“十四五”时期国家重点出版物出版专项规划项目

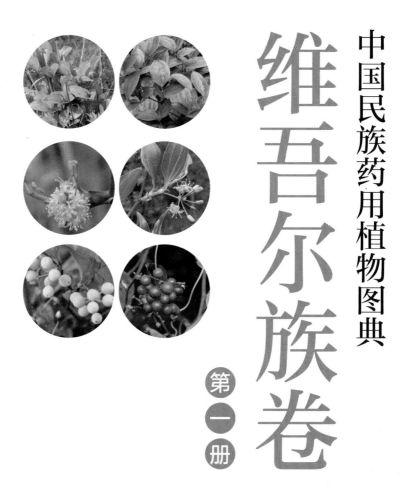

中国民族药用植物图典
维吾尔族卷
第一册

总主编： 肖培根　诸国本

主　　编： 马依拉·买买提明　谢　宇　李海霞

副主编： 齐　菲　杨　芳　马　华　刘士勋　高楠楠　项　红　孙　玉　薛晓月

编　　委： 马　楠　王　俊　王忆萍　王丽梅　王郁松　王梅红　卢　军　卢立东　田大虎　冯　倩　吕凤涛　刘　芳　刘　艳　刘士勋　刘卫华　刘立文　孙　宇　孙瑗琨　严　洁　李　惠　李远清　李俊勇　杨　帆　杨冬华　余海文　邹智峰　宋　伟　张　坤　张印辉　陈艳蕊　陈朝霞　罗建锋　郑小玲　赵白宇　赵卓君　段艳梅　饶　佳　秦　臻　耿赫兵　莫　愚　贾政芳　翁广云　郭春芳　黄　红　蒋思琪　程宜康　翟文慧　戴　峰　鞠玲霞　魏献波

图片摄影： 周重建　谢　宇　裴　华　邬坤乾　袁井泉　孙骏威　谢　言　钟炯平　李　萍　夏云海

CTS 湖南科学技术出版社 · 长沙

国家一级出版社　全国百佳图书出版单位

“十四五”时期国家重点出版物出版专项规划项目

《中国民族药用植物图典》丛书编委会

前言

中国是一个历史悠久、幅员辽阔、人口众多的多民族国家。民族医药主要是指中国少数民族的传统医药，少数民族传统医药是我国少数民族同胞在漫长的历史长河中创造和沿用的中医药的统称，它们在长期的生产生活实践活动中，为保护少数民族同胞的生命健康发挥了积极作用。民族医学和中医学有着相似的哲学思维、医疗特点、用药经验和历史命运，都属于中国的传统医药。民族医药是祖国医药学宝库的重要组成部分，发展民族医药事业，不但是各族人民健康的需要，更是对增进民族团结，促进民族地区经济、文化事业的发展，建设具有中国特色的社会主义医疗卫生事业有着十分重要的意义。

2002年10月19日，中共中央、国务院《关于进一步加强农村卫生工作的决定》指出："要认真发掘、整理和推广民族医药技术。"

2004年2月19日，时任国务院副总理吴仪在全国中医药工作会议上指出："民族医药在保障人民群众身体健康方面也发挥着重要作用，要认真做好挖掘、整理、总结、提高工作，大力促进其发展。"

中药资源家底不清、保护不力是我国目前中医药现代化发展面临的七大难题之一，民族医药更是如此。在这样的背景下，全面、系统地对各民族医药资源现状进行整理和归纳，组织出版《中国民族药用植物图典》丛书，既为切实保护、合理利用、深度开发我国民族医药资源提供了基础数据和科学依据，也是大力宣传党中央、国务院坚定不移地发展中医药包括民族医药事业、切实推进其继承与创新的一项重要举措。

本丛书第一辑包括《中国民族药用植物图典·苗族卷》《中国民族药用植物图典·壮族卷》《中国民族药用植物图典·藏族卷》《中国民族药用植物图典·蒙古族卷》《中国民族药用植物图典·水族卷》《中国民族药用植物图典·维吾尔族卷》。每卷收录该类民族药数百种，每种配以高清彩色药物照片6～10幅，并详细介绍了每种药物的民族药名、别名、来源、性味归经、识别特征、生境分布、采收加工、药材鉴别、功效主治、药理作用、用法用量、民族药方、使用注意等内容。本丛书是我国第一套系统整理和深度总结各少数民族传统药物的大型专著，有效填补了民族药研究和应用领域的一项空白。各分册主编均长期从事相应领域的实践工作，均为各自领域的研究专家，有着丰富的实践经验和长期的资源积累（包括文字和图片）。本丛书的出版对更好地保护和开发民族药物将发挥积极的作用，对民族药物知识的传播和可持续发展都将产生深远的影响，对少数民族药物临床应用及各种研究也会起到积极的作用。

本丛书的问世，充分展现了我国科学技术和民族医药发展的成果，必将对提升我国民族医药产业的整体水平，促进我国民族医药卫生事业高质量发展发挥重要的作用。衷心希望本丛书在普及民族药知识、保护和开发民族药资源方面起到积极作用。同时，我们也希望在开发利用各民族药物时，能够注意生态平衡、保护野生资源及物种。对那些疗效佳、用量大的野生药物，应逐步引种栽培（或培育），建立种植生产基地、资源保护区，使我国有限的民族药物资源能永远延续下去，更好地为人类健康造福。

本丛书的出版不仅可以填补这一领域的学术空白，还可为我国民族药物资源的进一步保护和发展夯实基础、指明方向，为广大民族药医疗、教学和科研工作者提供重要参考和权威指导，对从事药物研究、保护、管理的专业技术人员以及中药企业、中药院校师生和中医药爱好者都具有极高的参考价值和指导意义。

由于时间仓促，书中难免有错漏之处，还望广大读者批评指正。

《中国民族药用植物图典》丛书编委会

2023年2月

凡例

一、本丛书第一辑分为《中国民族药用植物图典·苗族卷》《中国民族药用植物图典·壮族卷》《中国民族药用植物图典·藏族卷》《中国民族药用植物图典·蒙古族卷》《中国民族药用植物图典·水族卷》《中国民族药用植物图典·维吾尔族卷》共六卷，每卷又分若干册。

二、为更好地普及和传播少数民族常用中草药知识，让更多的读者认识和了解少数民族的中医药文化，本丛书以《中华人民共和国药典（2020年版）》（一部）及《中药学》（第7版）为指导，共收录药物品种4000余种（为达到更好的传播效果，本丛书所收录品种以各民族常用中药为主）。

三、为便于读者快速识别各民族药物，每种药物均配有6～10幅高清彩色照片，包含药物的生境图、入药部位图、局部识别特征放大图、药材图和饮片图。对于多来源的药物品种，原则上只为第一来源的品种配图。

四、正文部分收录的内容有民族药名、别名、来源、性味归经、识别特征、生境分布、采收加工、药材鉴别、功效主治、用法用量、民族药方、使用注意。

1.民族药名：为该种药物在该民族的唯一名称。

2.别名：为该种药物在临床用法中的常用名称，一般收录2～6种。

3.来源：即药物基原，详细介绍药物的科、种名、拉丁文及药用部位。

4.性味归经：该种药物的药性、药味和归经。

5.识别特征：该种药物的形态识别特征，包含根、茎、叶、花、果的详细识别特征及花、果期。

6.生境分布：该种药物的生长环境和主要分布区域。

7.采收加工：该种药物的最佳采收季节、采收方法、加工技术和注意事项。

8.药材鉴别：该种药物的药材形状、颜色、气味等。

9.功效主治：该种药物的功效和主治疾病。

10.药理作用：该种药物的作用机制，以及药物组合所发挥的作用。

11.用法用量：该种药物的单味药煎剂的成人一日干品内服量，外用无具体用量者均表示适量取服。

12.民族药方：收录该民族区域内以该种药物为主，对功效主治有印证作用或对配伍应用有实际作用的古今效验方。

13.使用注意：该种药物对某些症状的毒副作用或配伍禁忌等。

内容简介

本书为《中国民族药用植物图典》系列丛书之一，收录维吾尔族习用药、常用药近150种，详细介绍了每种药物的维药名、别名、来源、性味归经、识别特征、生境分布、采收加工、药材鉴别、功效主治、药理作用、用法用量、民族药方、使用注意等知识，并配以近1300幅药物高清彩色照片。本书是国内第一部全面、系统介绍维吾尔族药识别与应用知识的彩色图鉴，对更好地挖掘、保护和开发维吾尔族传统药物将发挥积极作用，对维吾尔族药知识的传播和可持续发展将产生深远影响，对弘扬和开发中国传统中医药文化，特别是少数民族传统特色药物文化具有重要意义。本书集识药、用药于一体，适合广大医药专业学生、药农、药材销售人员、医药爱好者及医务工作者收藏和阅读。

总目录

第一册

第二册

第三册

第四册

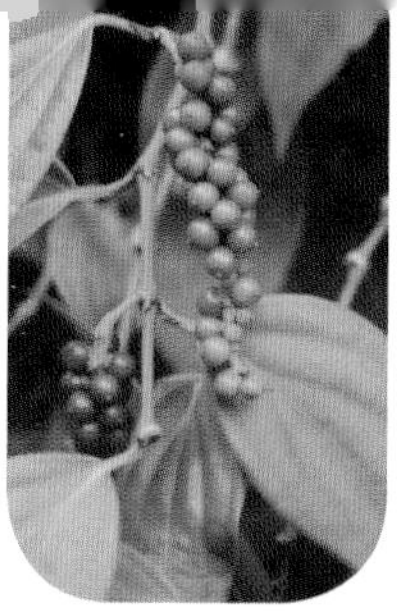

目录

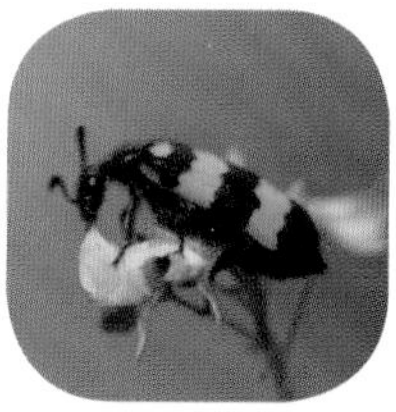

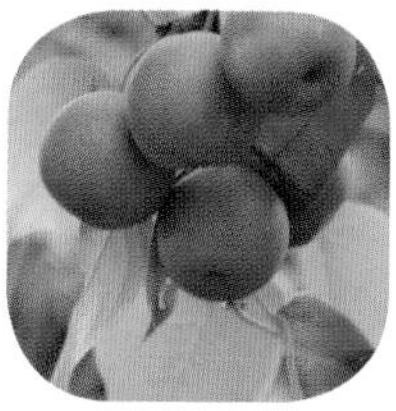

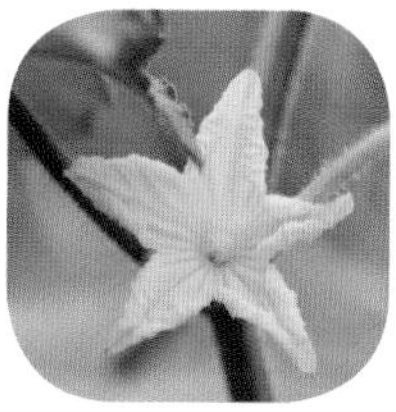

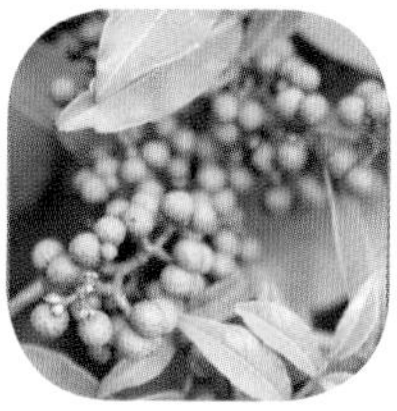

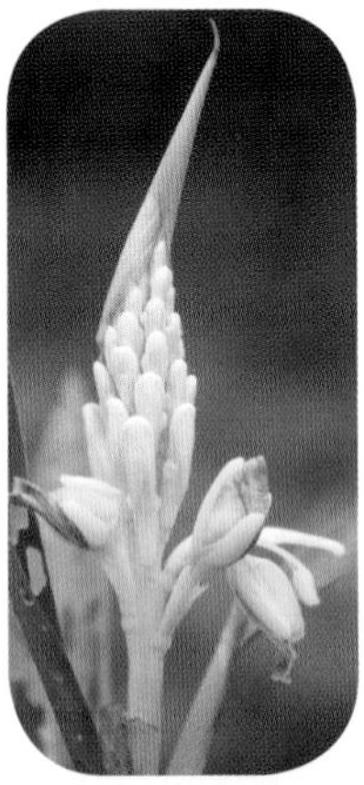

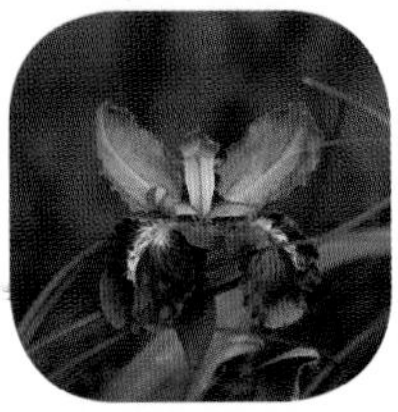

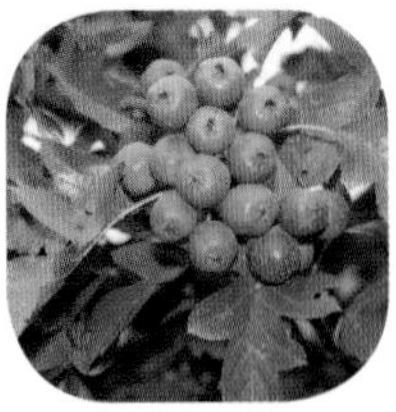

中国民族药用植物图典·苗族卷
中国民族药用植物图典·壮族卷
中国民族药用植物图典·藏族卷
中国民族药用植物图典·蒙古族卷
中国民族药用植物图典·水族卷
中国民族药用植物图典·维吾尔族卷

中国民族药用植物图典（第一辑）

维吾尔族卷（第一册）

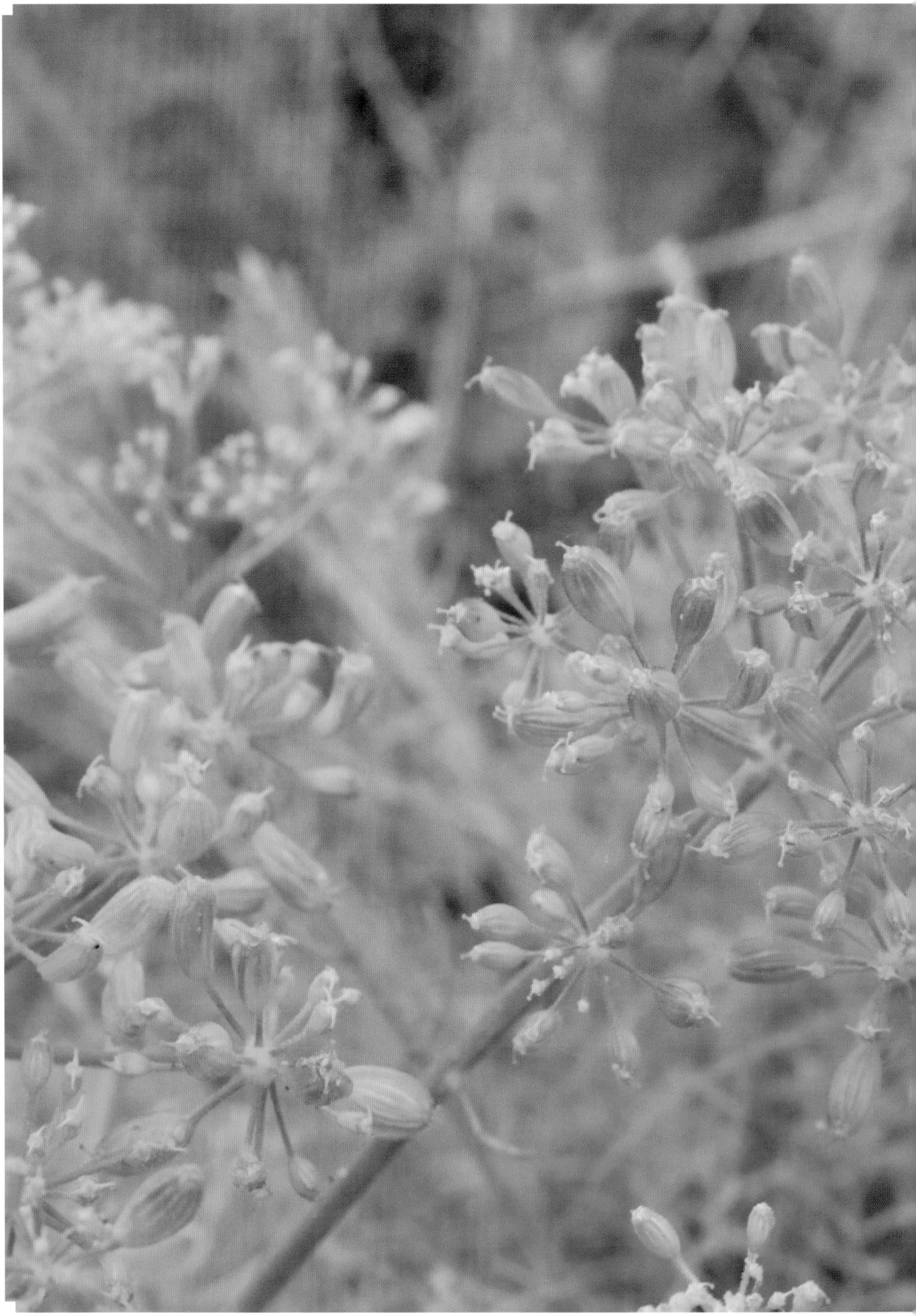

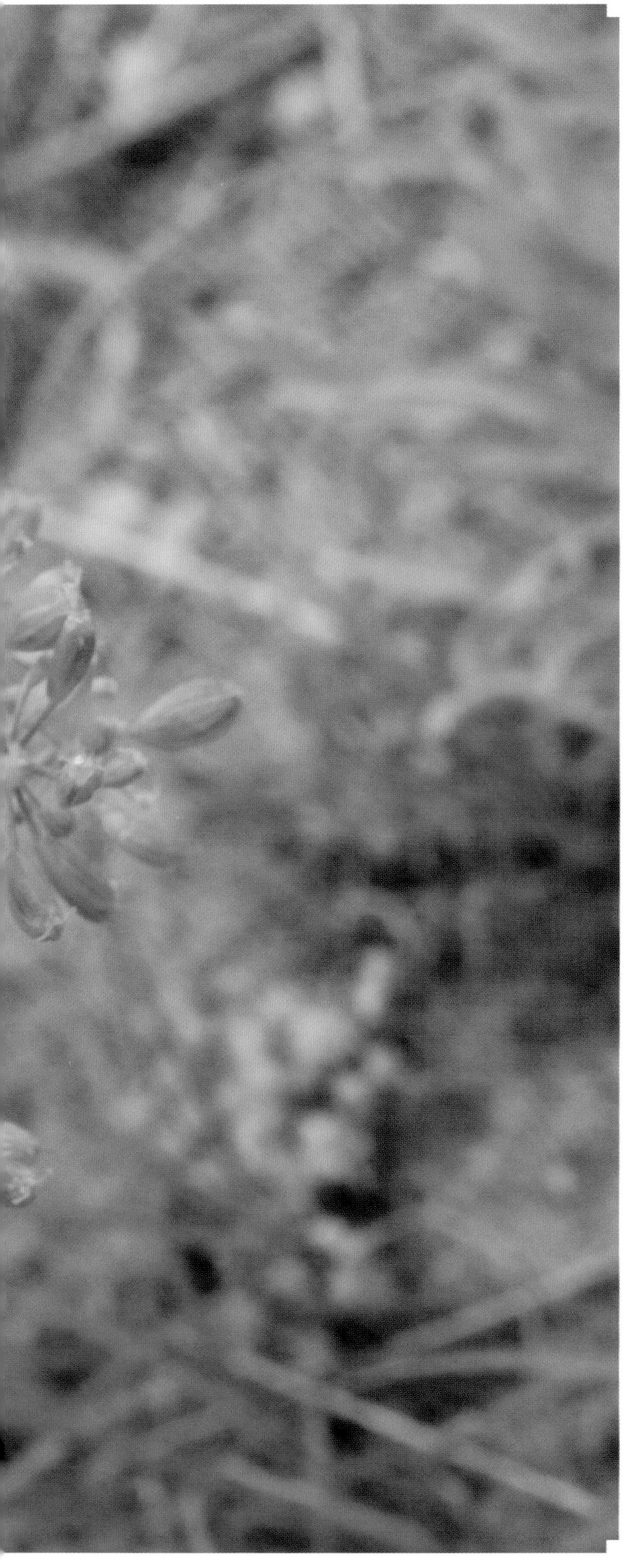

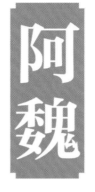

阿魏

【维药名】英依力蜜。

【别　名】臭阿魏、五彩魏。

【来　源】本品为伞形科植物新疆阿魏 *Ferula sinkiangensis* K. M. Shen 或阜康阿魏 *Ferula fukanensis* K. M. Shen 的树脂。

【性味归经】苦、辛，温。归脾、胃、肝经。

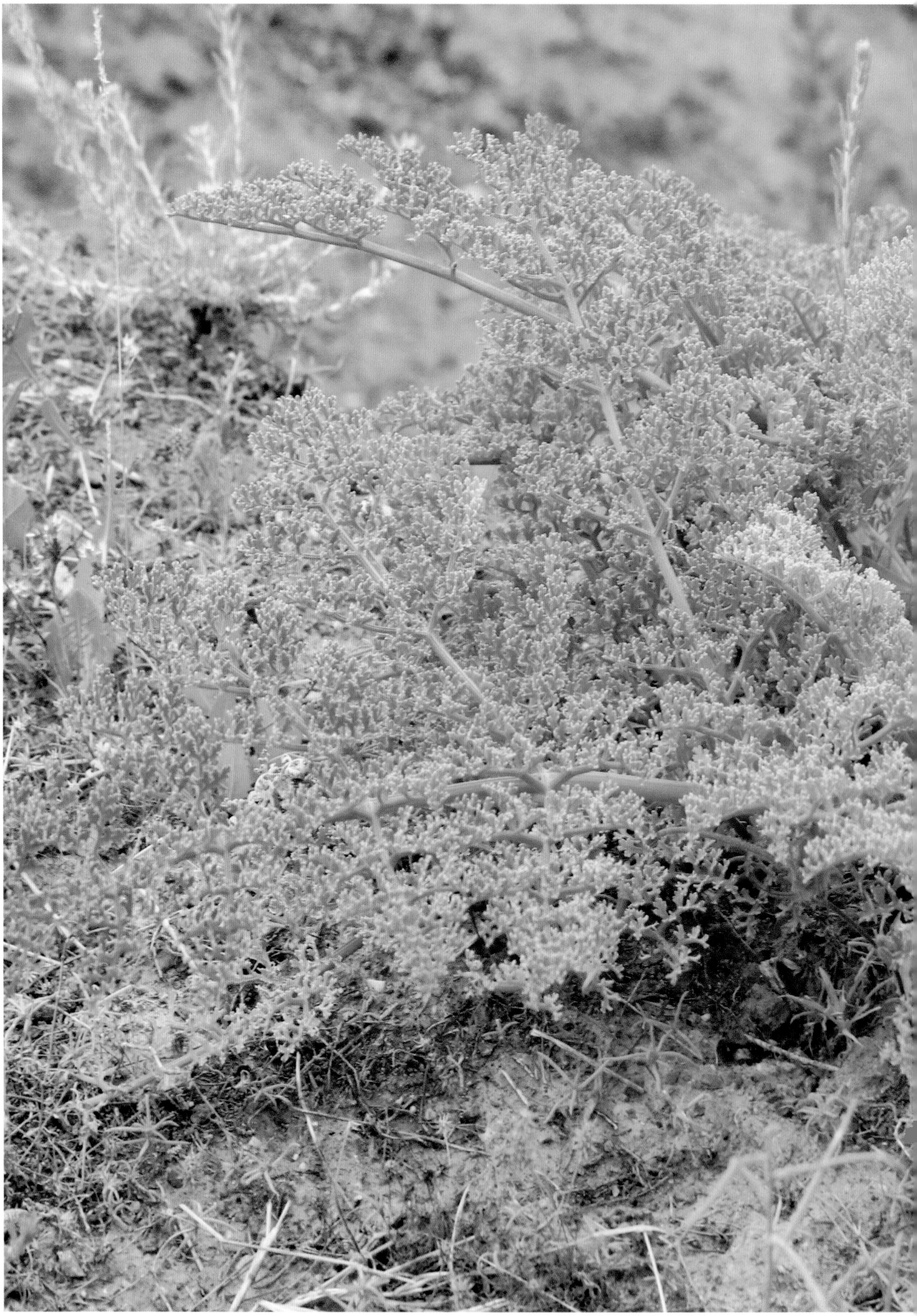

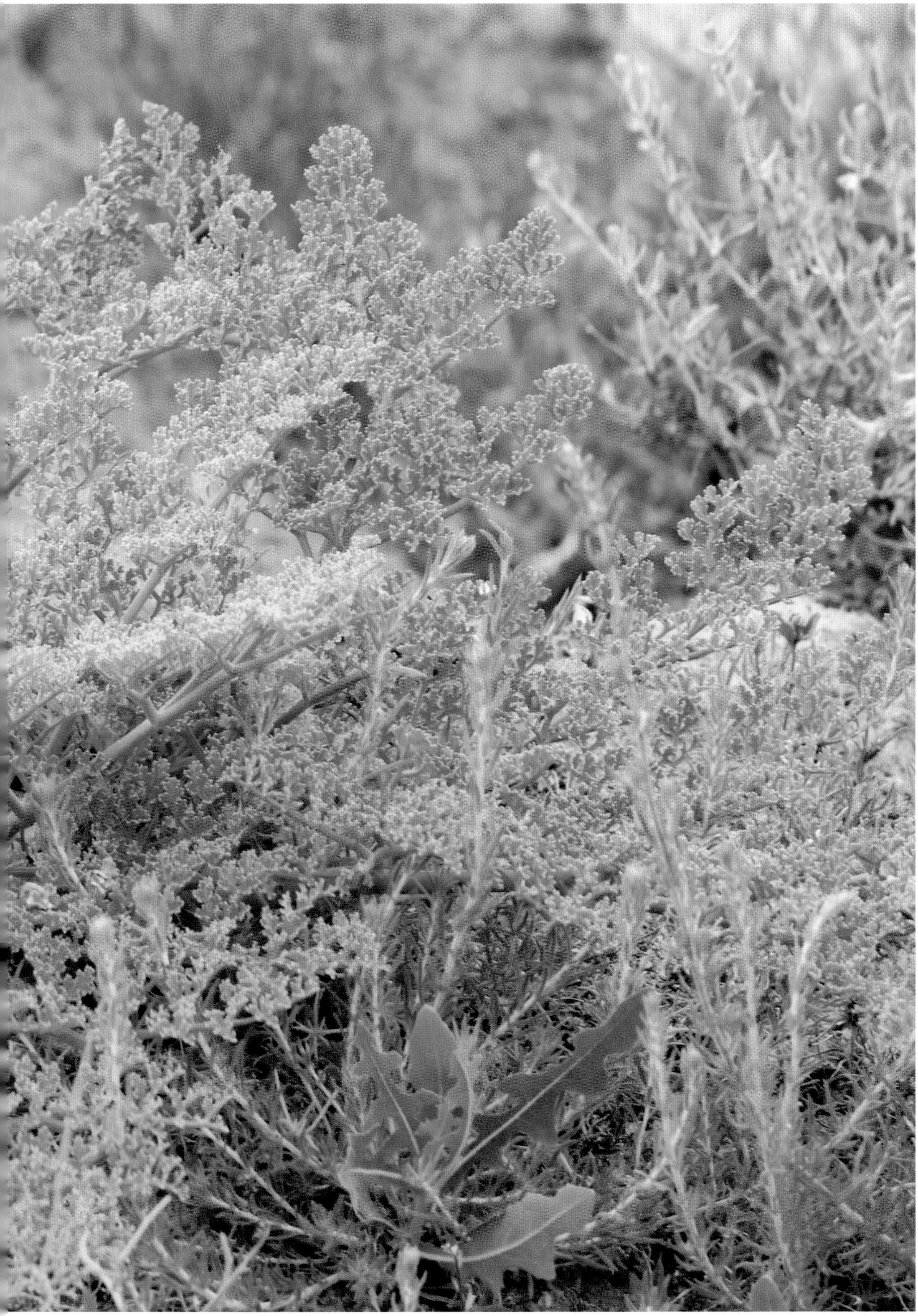

阿魏

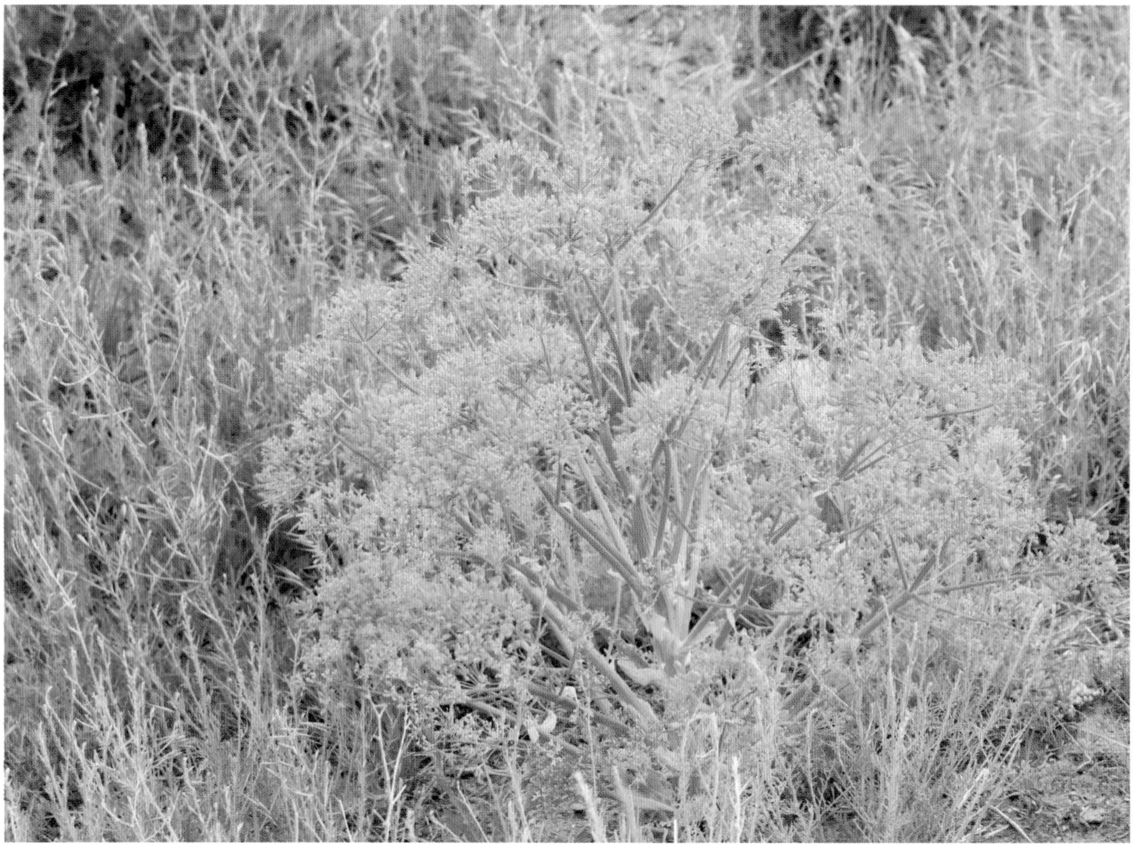

新疆阿魏

识别特征

多年生草本，初生时只有根生叶，至第 5 年始抽花茎；花茎粗壮，高达 2 m，具纵纹。叶近于肉质，早落，近基部叶为 3 ~ 4 回羽状复叶，长达 50 cm，叶柄基部略膨大；最终裂片长方披针形或椭圆披针形，灰绿色，下面常有毛。花单性或两性，复伞形花序，中央花序有伞梗 20 ~ 30 枝，每枝又有小伞梗多枝；两性花与单性花各成单独花序或两性花序，中央着生 1 个雌花序，两性花黄色。双悬果背扁，卵形、长卵形或近方形，背面有毛，棕色。花期 4—5 月，果期 5—6 月。

生境分布

生长于多沙地带。分布于我国新疆维吾尔自治区。

采收加工

春末夏初盛花期至初果期，分次由茎上部往下斜割，收集渗出的乳状树脂，阴干。

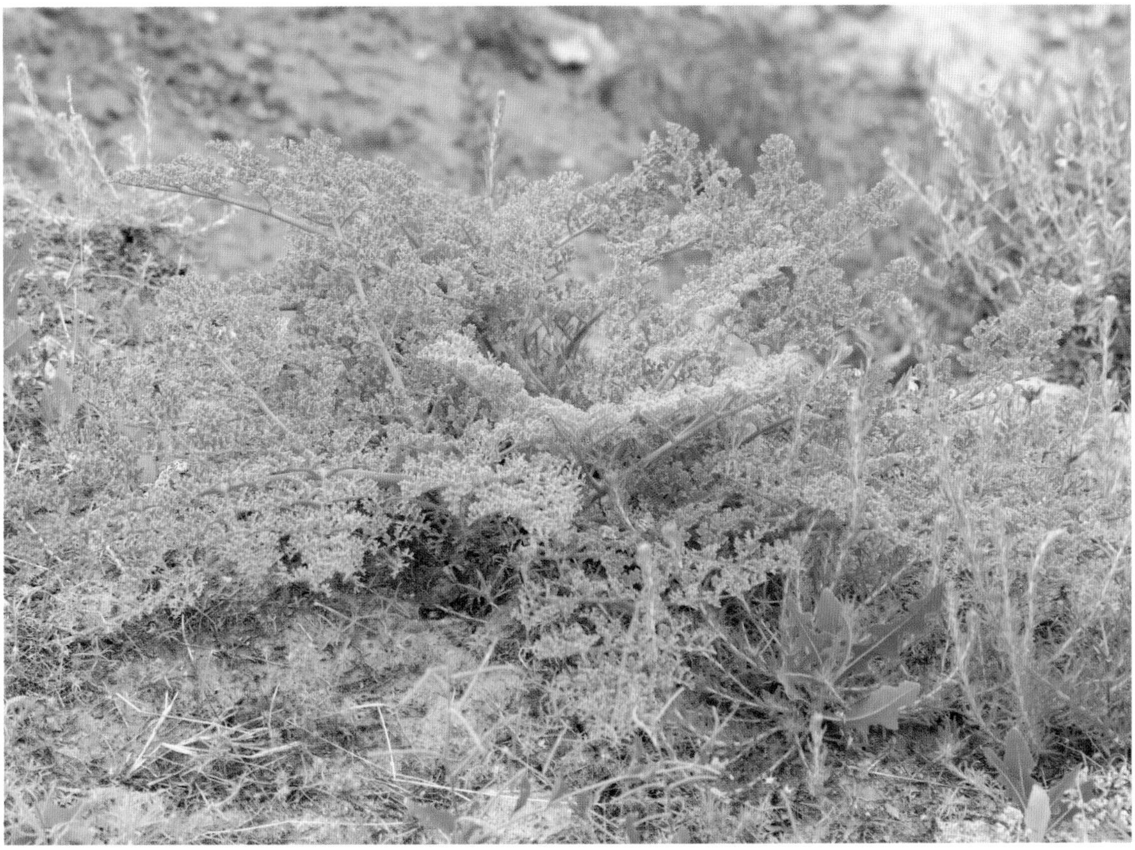

新疆阿魏

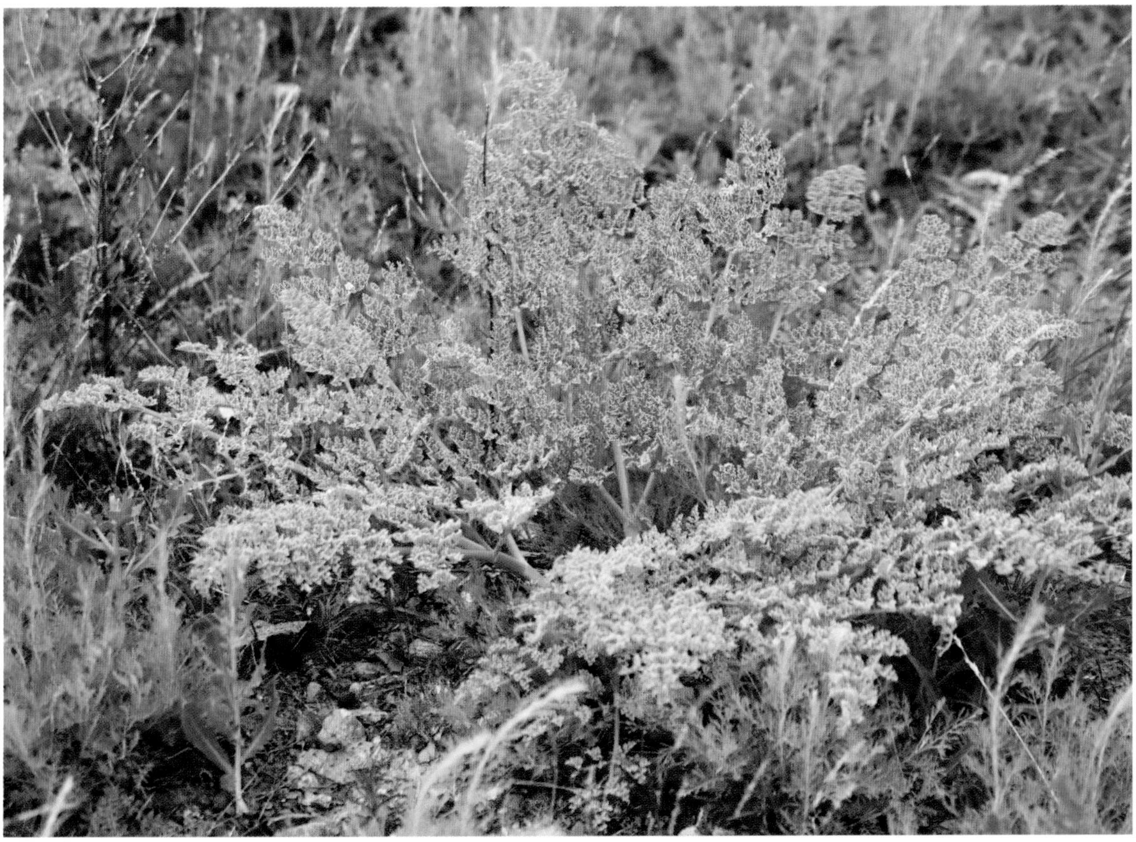

新疆阿魏

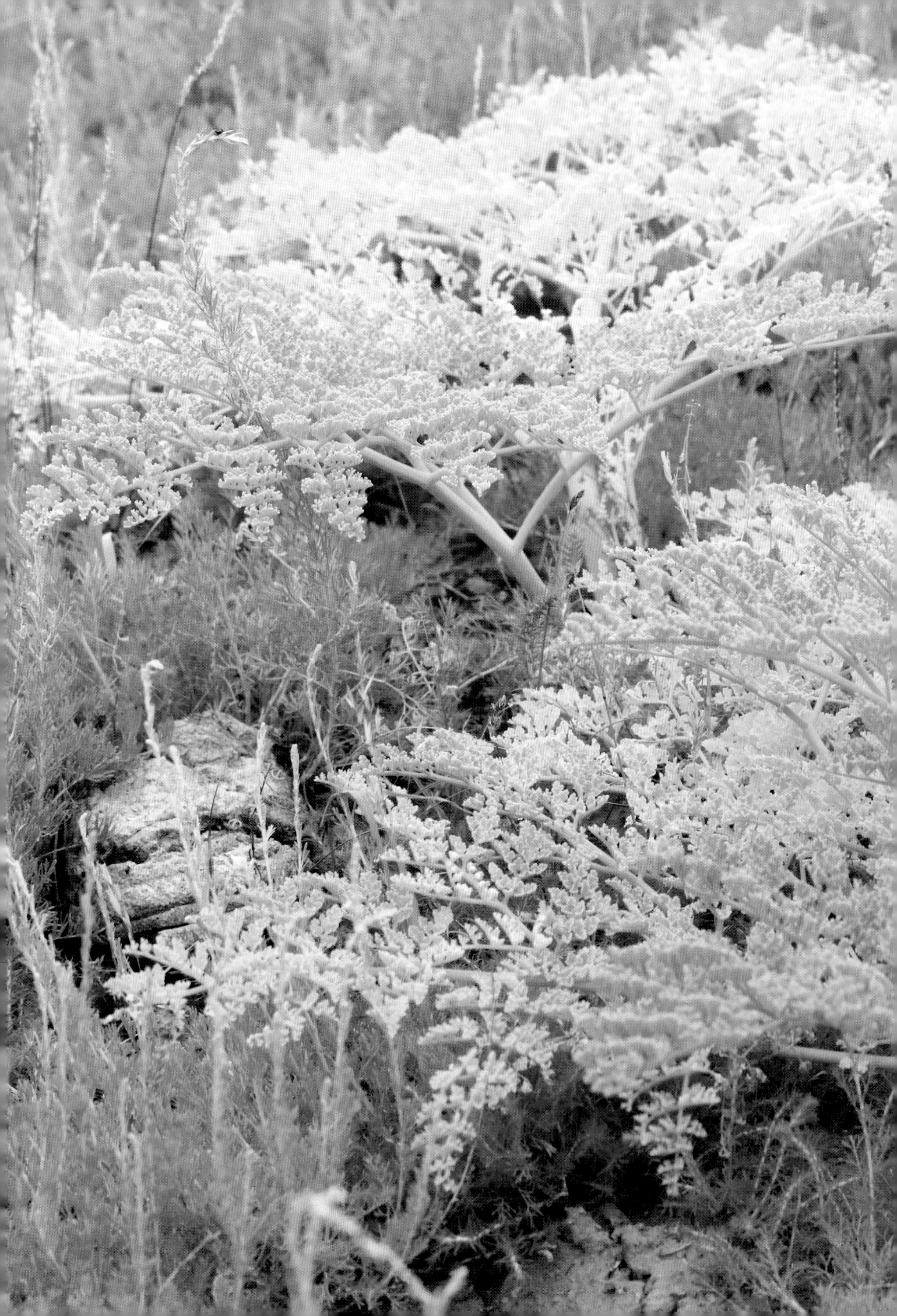

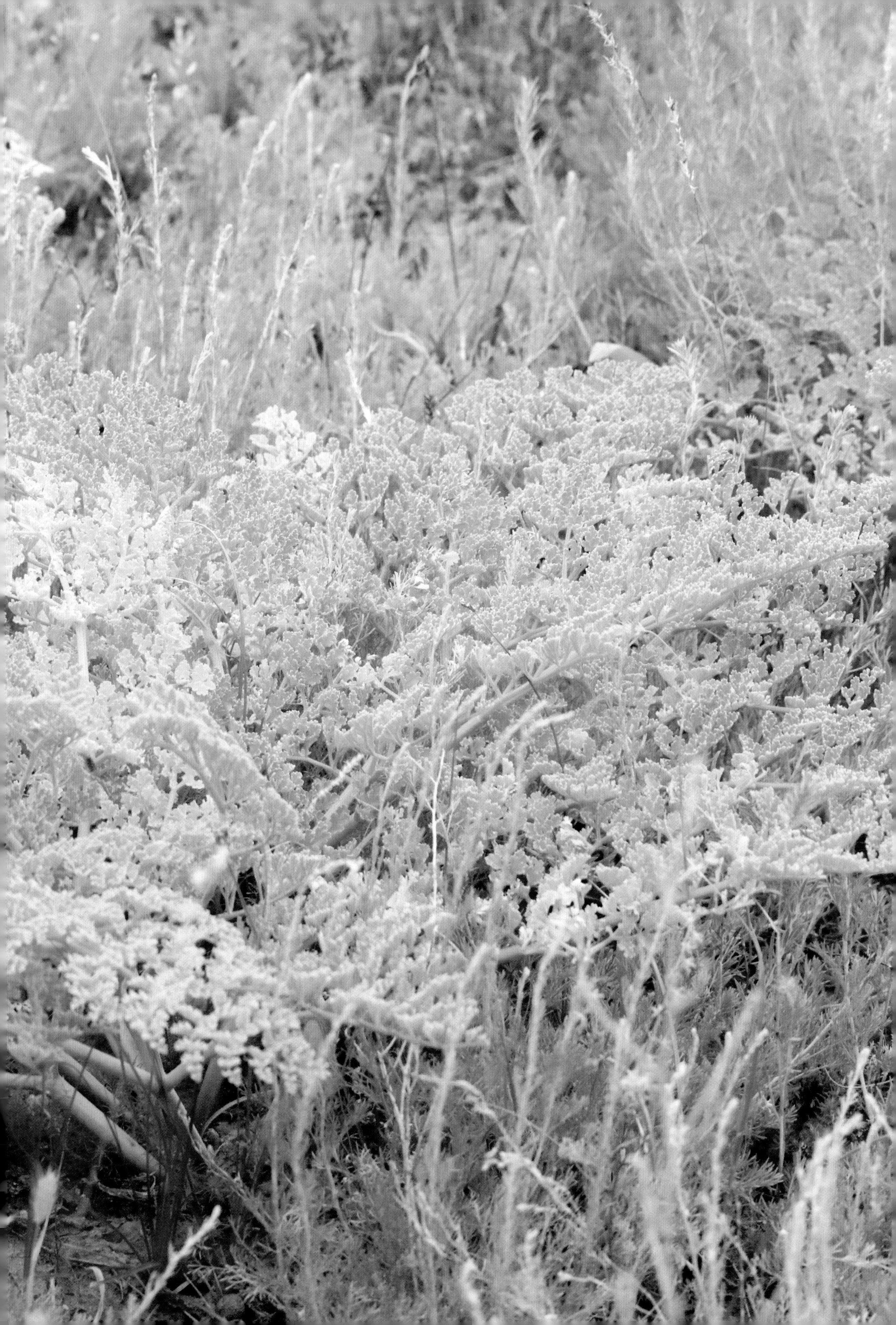

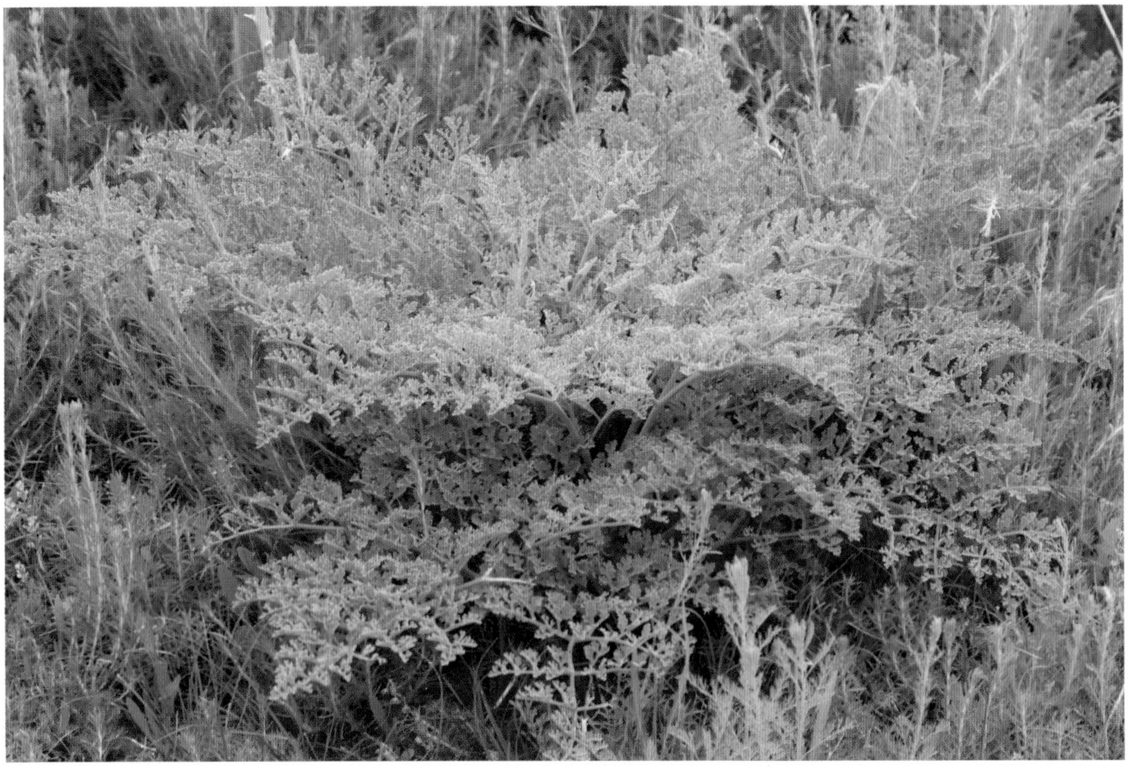

新疆阿魏

药材鉴别

本品呈不规则的块状和脂膏状。颜色深浅不一，表面蜡黄色至棕黄色。块状者体轻、质地似蜡，断面稍有孔隙；新鲜切面颜色较浅，放置后色渐深。脂膏状者黏稠，灰白色。具强烈而持久的蒜样特异臭气，味辛辣，嚼之有灼烧感。

功效主治

消积开胃，祛痰除湿，杀虫。本品味苦、辛，性温，辛能行滞，苦能燥湿，温可散寒。归脾、胃经，能行脾、胃之食物积滞，温胃散寒，健脾开胃，温燥寒湿以祛痰湿之邪。

药理作用

阿魏煎剂在体外对人型结核分枝杆菌有抑制作用。国外有用其胶质作抗惊厥用或治疗某些精神病，也有用作驱虫剂。其挥发油自肺排出，故支气管炎、百日咳或哮喘患者可用其作刺激性祛痰剂。

用法用量

内服：9 ~ 15 g，入丸、散。外用：适量。

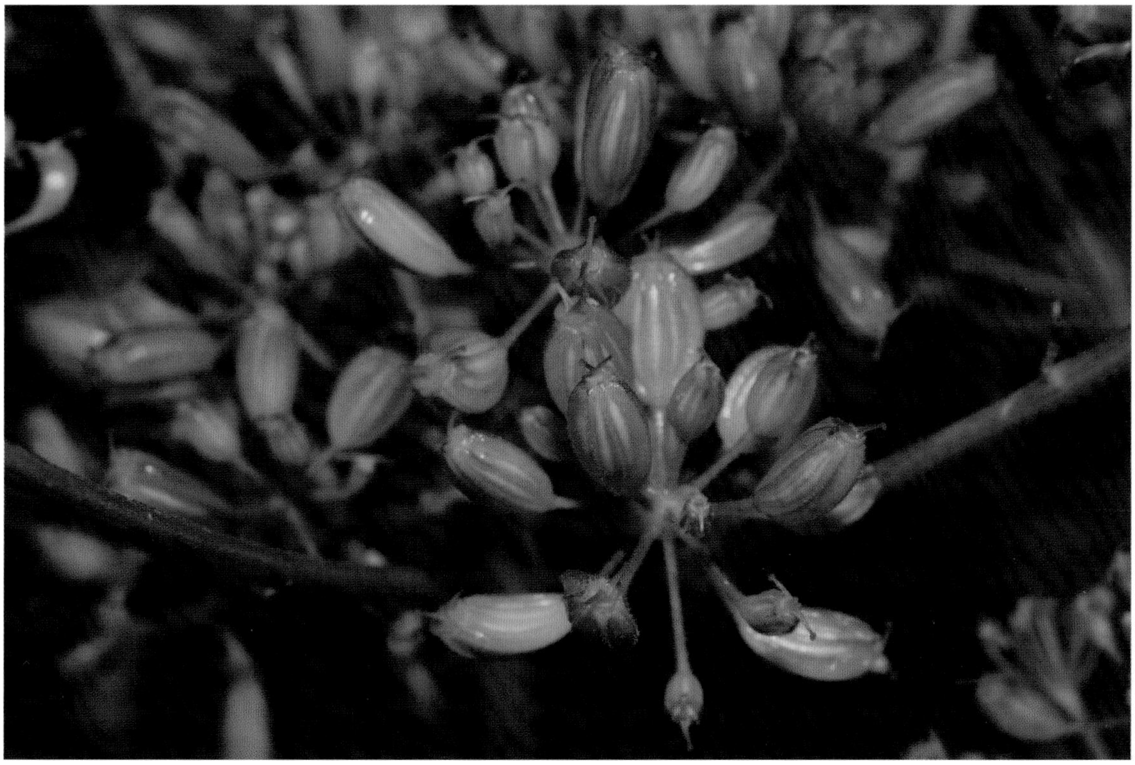

新疆阿魏

民族药方

1．疟疾 阿魏、干姜各 3 g，细辛 2.5 g，肉桂 1.5 g，白芥子 6 g。共为细末，用风湿膏两张将药粉分放在两张膏药上，再用斑蝥 2 只，去头足及壳，压碎，每张膏药放 1 只，病发前 6 小时贴神阙、命门两穴，贴 24 小时取下。

2．血管瘤 阿魏、柴胡、甘草各 15 g，当归尾、赤芍各 6 g，桔梗 3 g。水煎服，每日 1 剂，须连续服 15 ~ 30 剂。

3．肠炎腹痛泄泻或消化不良、便溏 取阿魏一粒如黄豆大。切碎，置脐上，以腹脐膏 1 张贴之。

4．预防麻疹 阿魏 0.2 ~ 0.4 g。置于如铜币大的小膏药中心，中心要对准易感儿的脐眼。紧密贴上，注意保护，不使脱落。

使用注意

脾胃虚弱者及孕妇忌服。

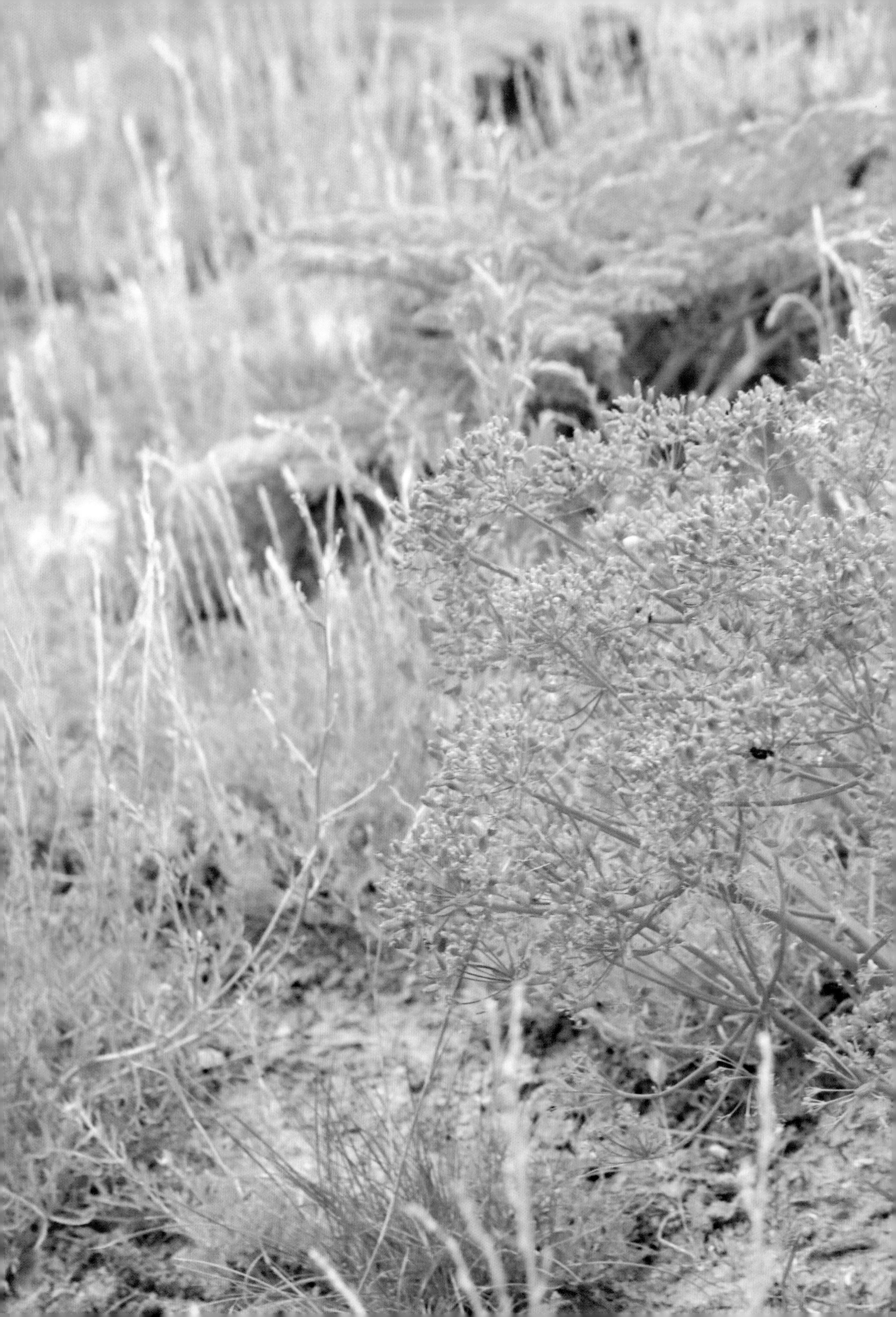

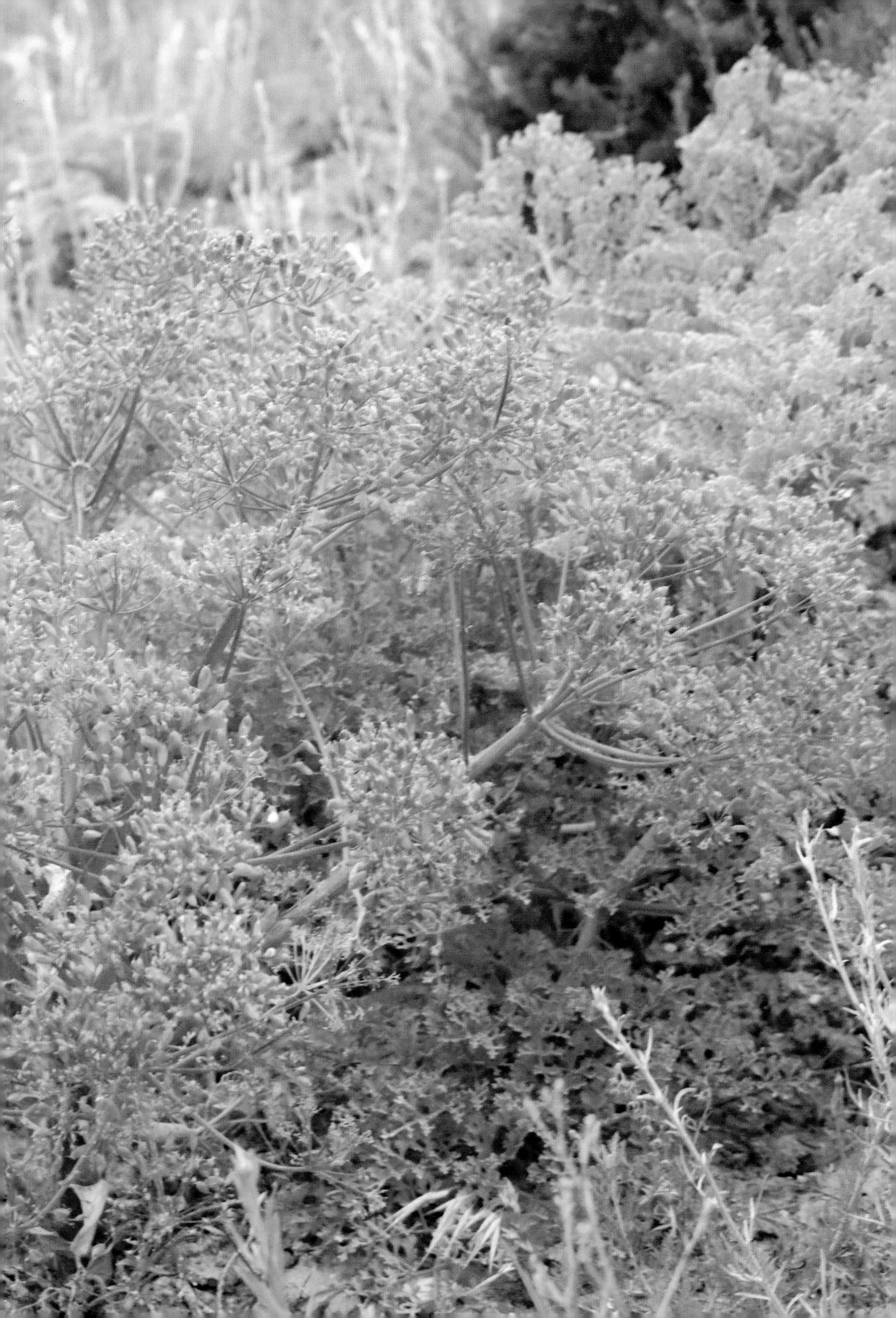

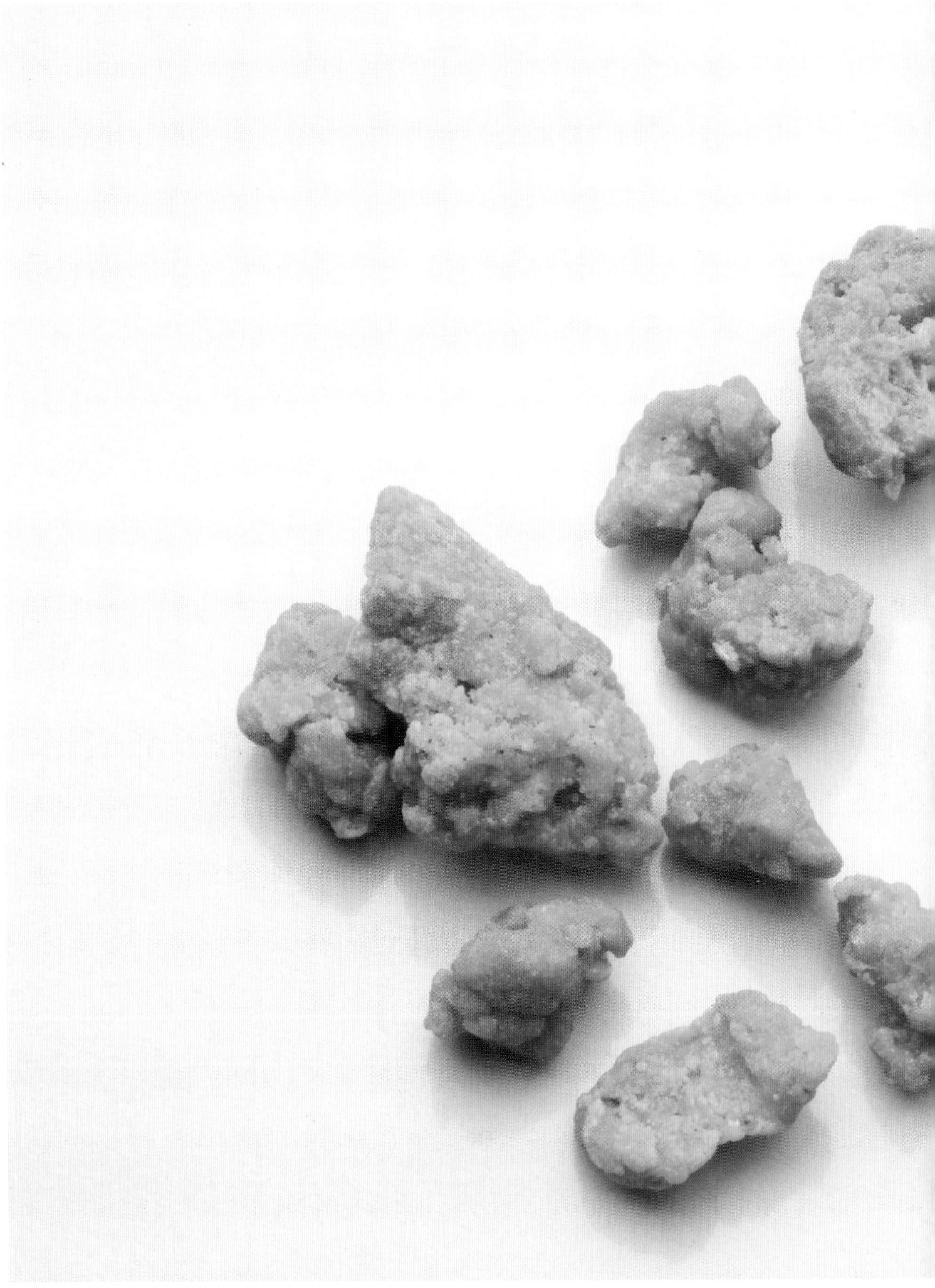

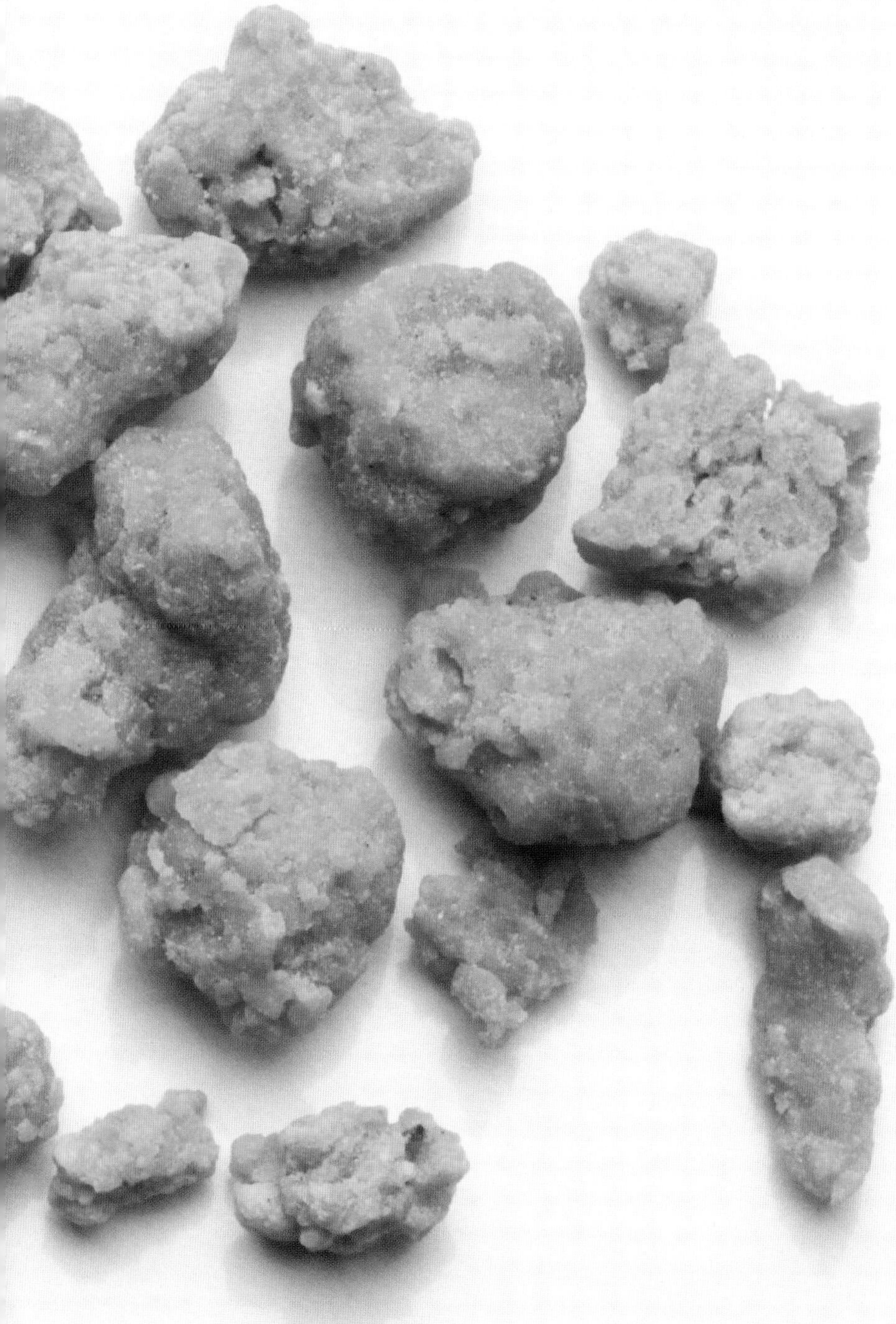

阿魏饮片

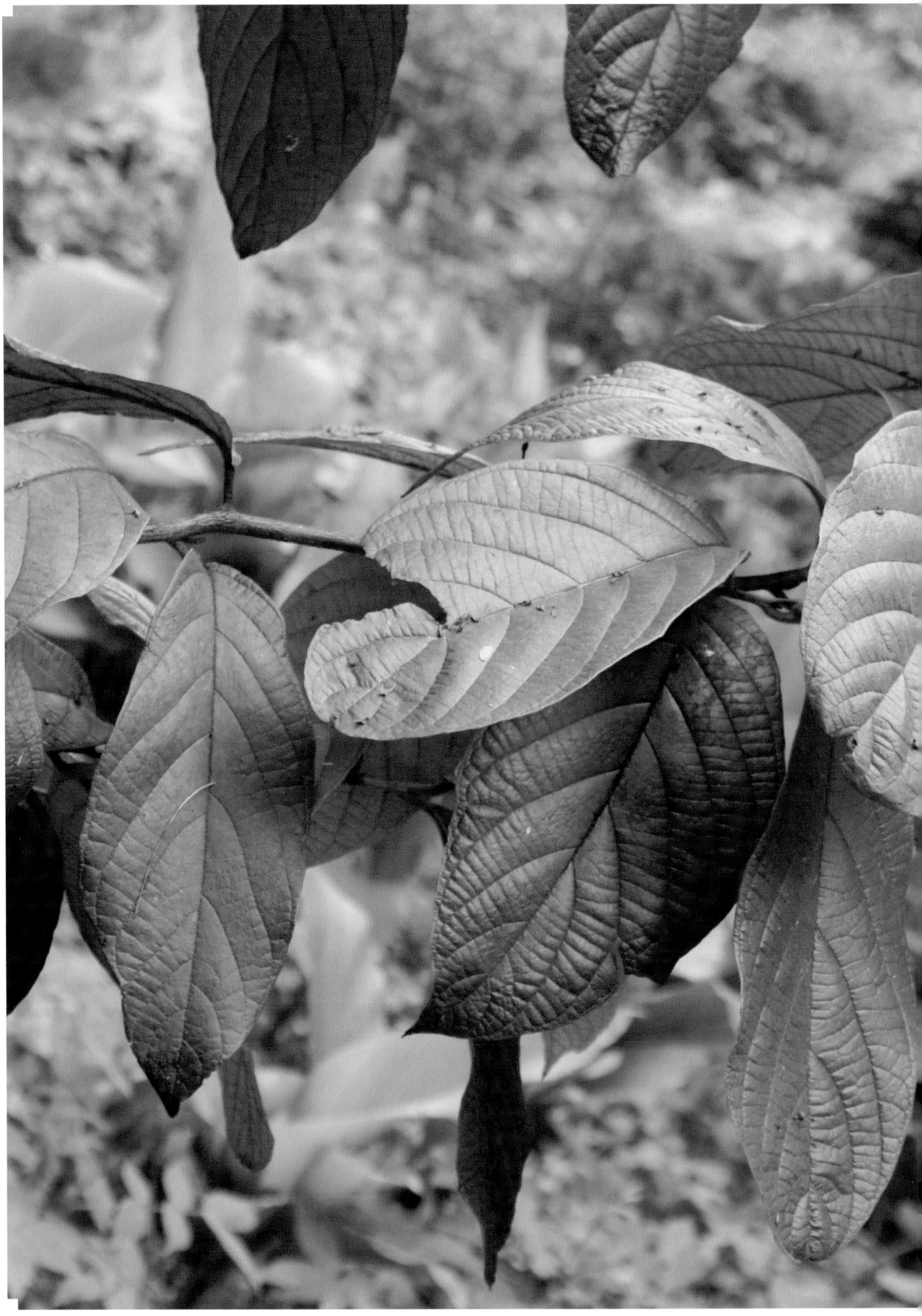

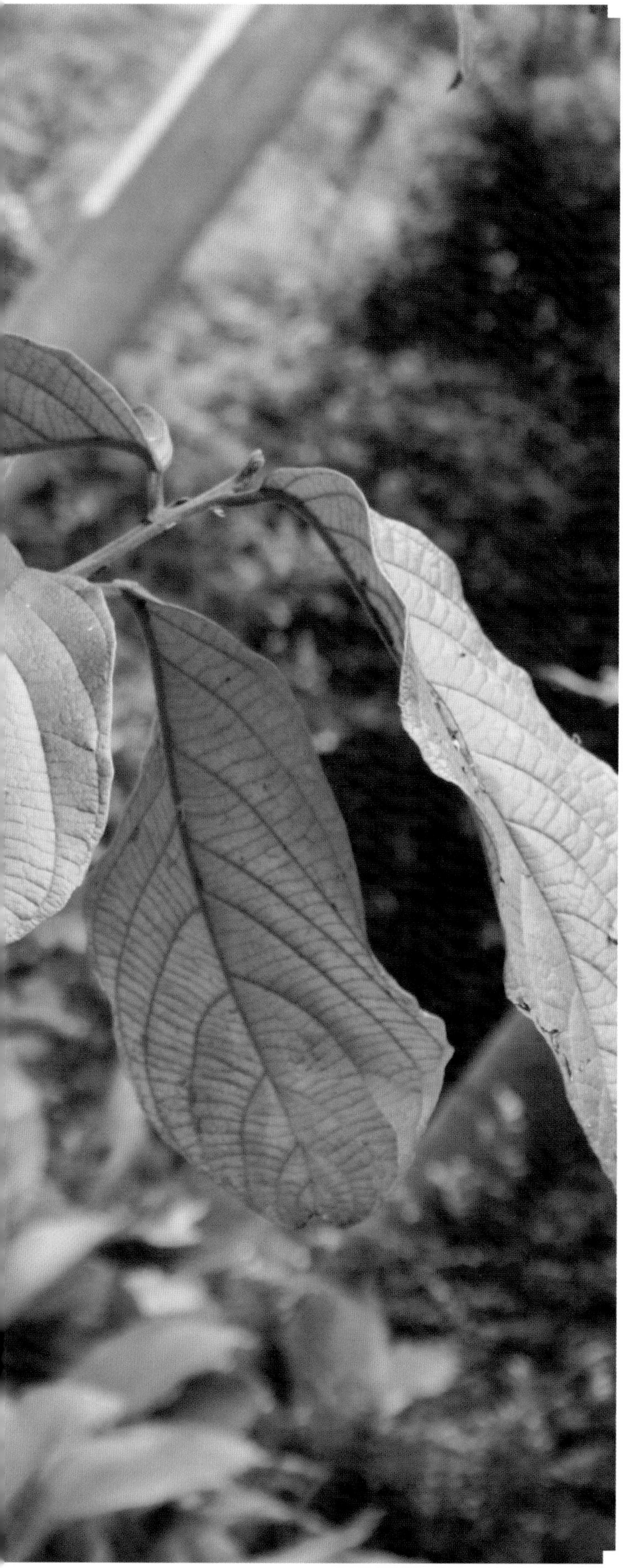

安息香

【维药名】罗邦。

【别　名】安息香。

【来　源】本品为安息香科乔木白花树 *Styrax tonkinensis*（Pierre）Craib ex Hart. 的干燥树脂。

【性味归经】辛、苦，平。归心、脾经。

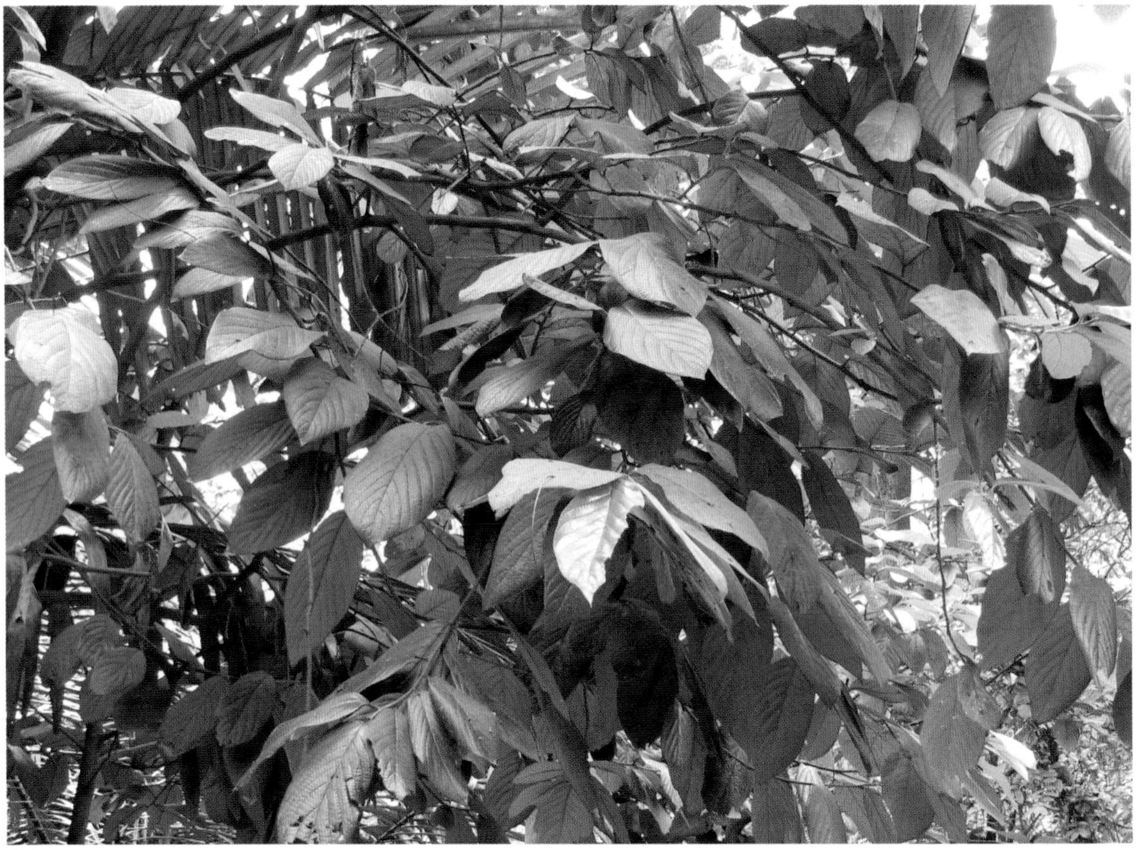

安息香

识别特征

乔木，高 10 ~ 20 m。树皮绿棕色，嫩枝被棕色星状毛。叶互生，长卵形，长达 11 cm，宽达 4.5 cm，叶缘具不规则齿牙，上面稍有光泽，下面密被白色短星状毛；叶柄长约 1 cm。总状或圆锥花序腋生及顶生，被毡毛；苞片小，早落；花萼短钟形，5 浅齿；花冠 5 深裂，裂片披针形，长约为萼筒的 3 倍；花萼及花瓣外面被银白色丝状毛，内面棕红色；雄蕊 8 ~ 10，花药线形，2 室；子房上位，卵形，密被白色茸毛，下部 2 ~ 3 室，上部单室，花柱细长，棕红色。果实扁球形，长约 2 cm，灰棕色。种子坚果状，红棕色，具 6 浅色纵纹。花期 4—6 月，果期 8—10 月。

生境分布

分布于越南、老挝及泰国等地，我国云南、广西也产。

采收加工

树干经自然损伤或夏、秋二季割裂树干，收集流出的树脂，阴干。

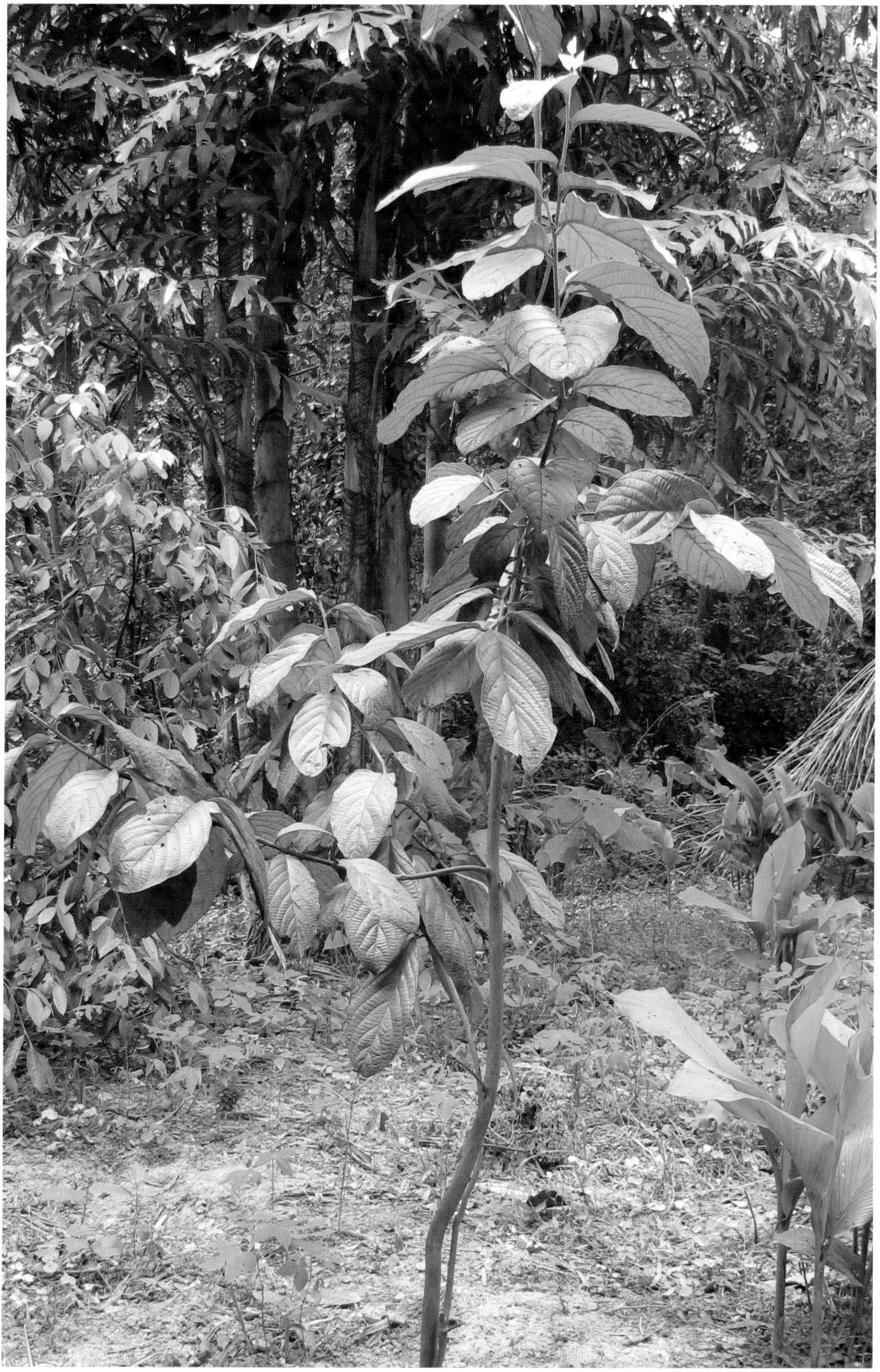

安息香

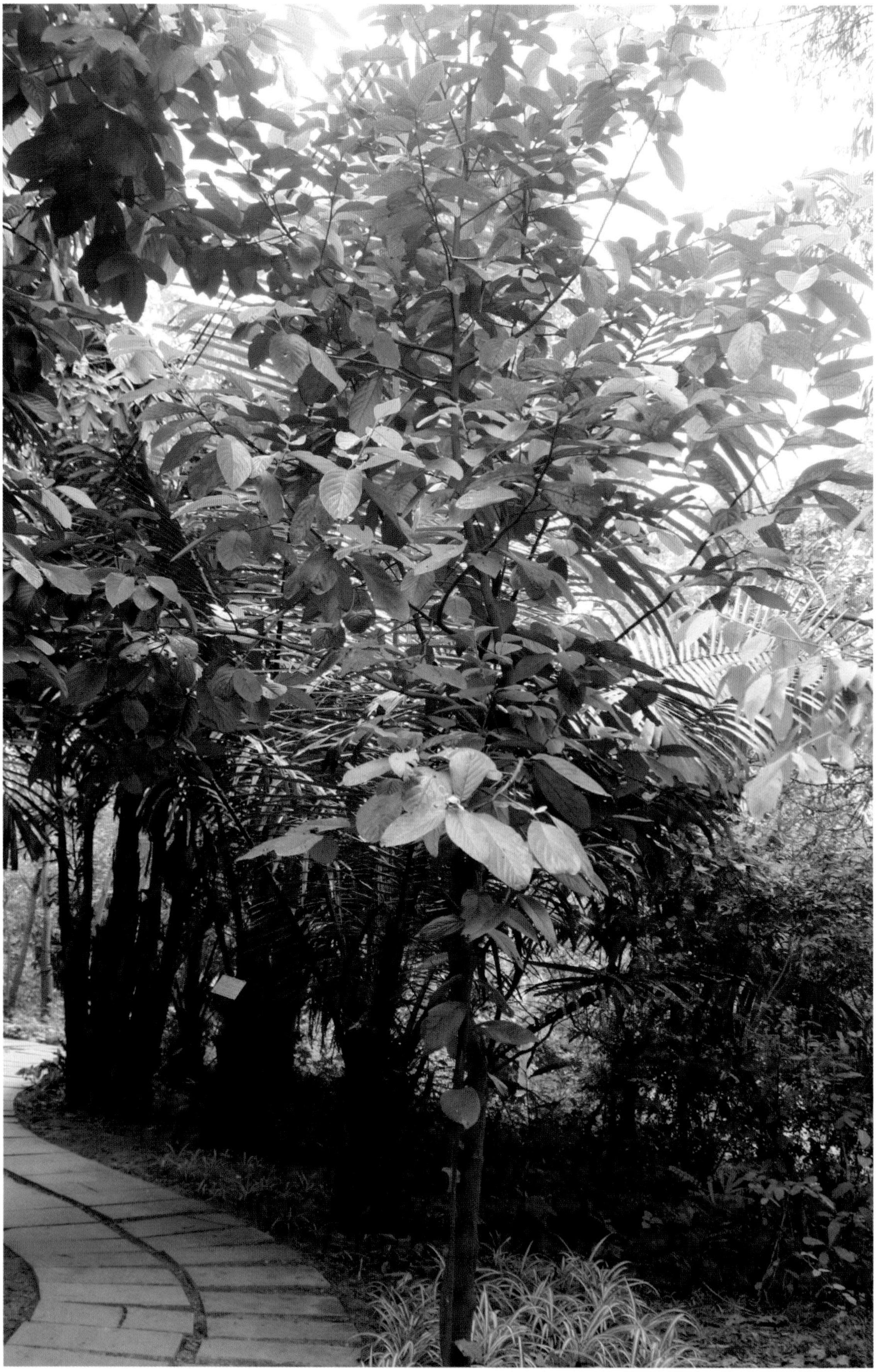

安息香

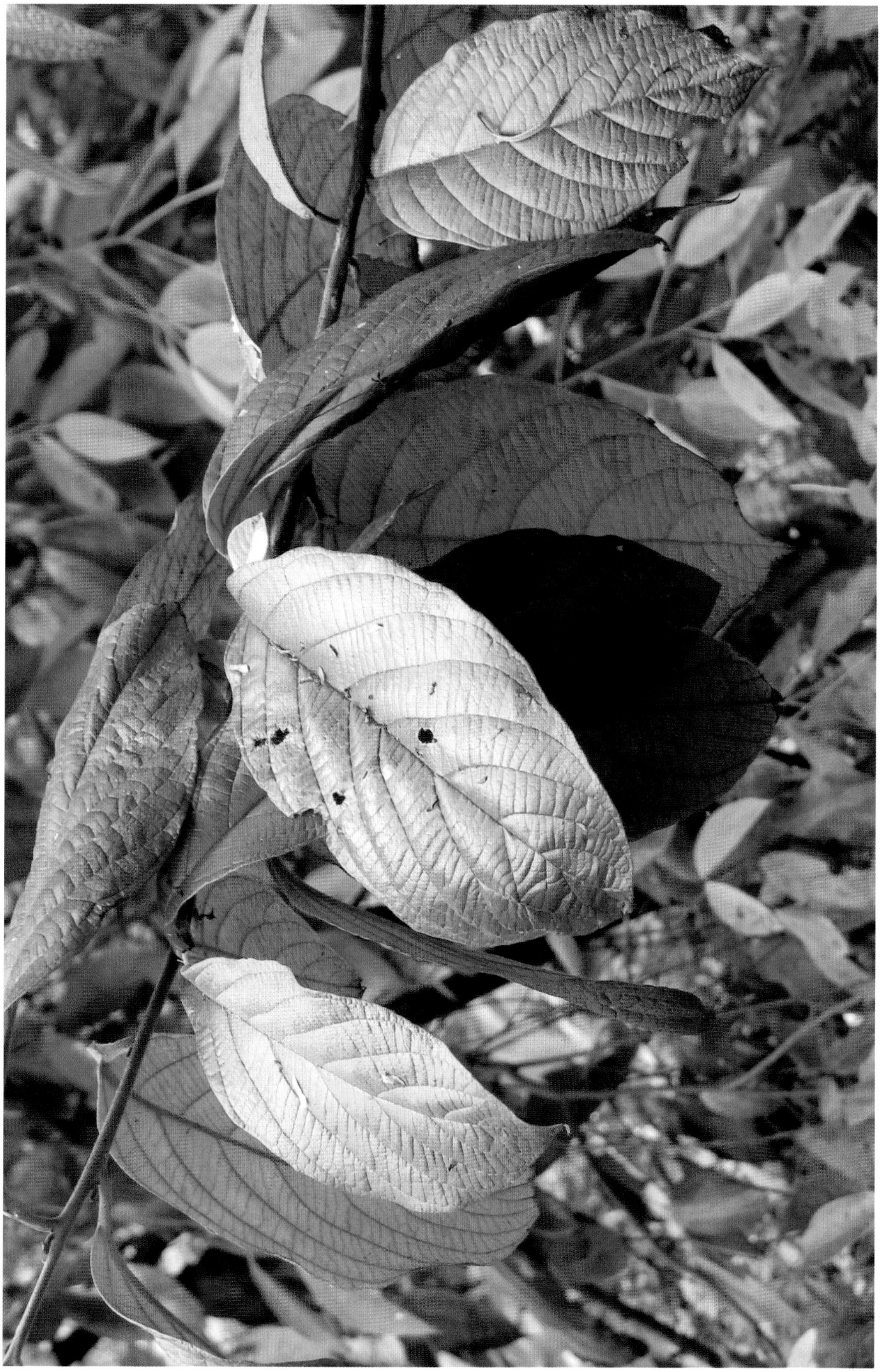

安息香

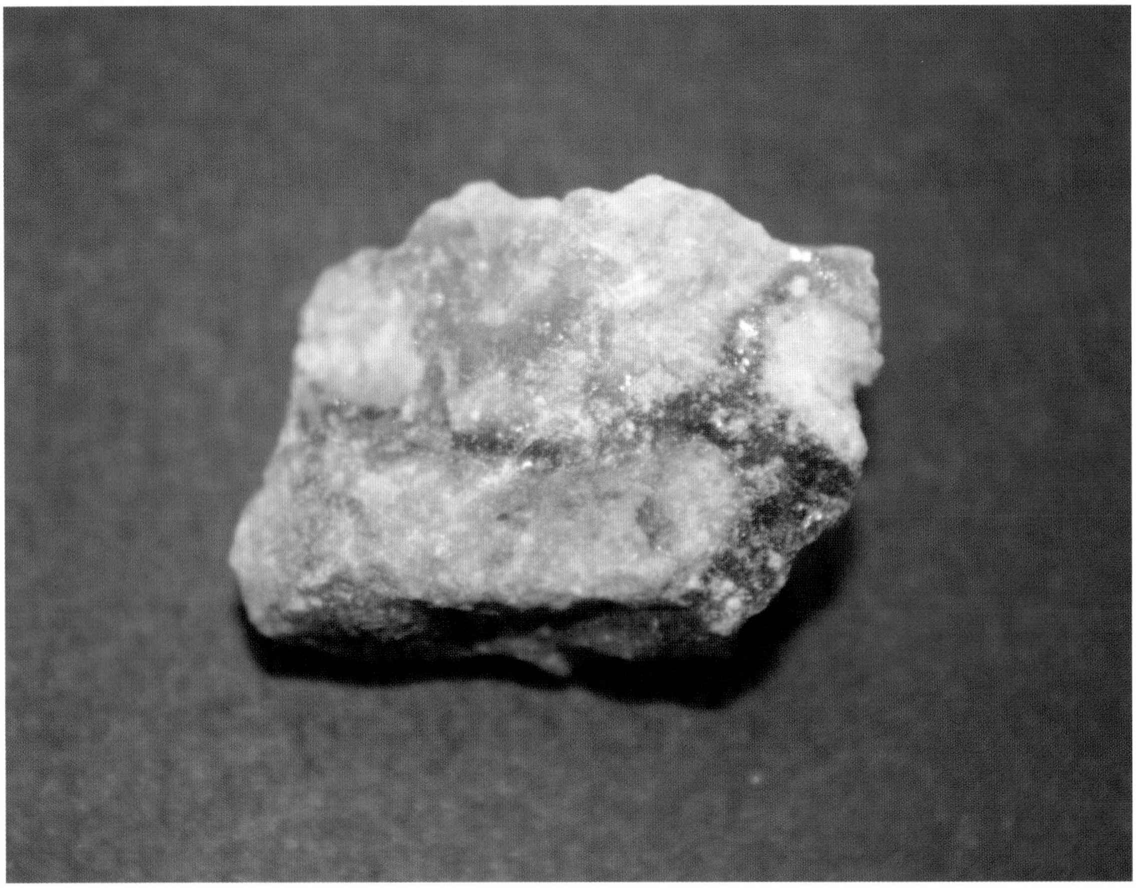

安息香药材

药材鉴别

本品为不规则的小块，稍扁平，常黏结成团块。表面橙黄色，具蜡样光泽（自然出脂），或为不规则的圆柱状、扁平块状。表面灰白色至淡黄白色（人工割脂）。质脆，易碎，断面平坦。白色，放置后逐渐变为淡黄棕色至红棕色，加热则软化熔融。气芳香，味微辛，嚼之有沙粒感。

功效主治

开窍醒神，行气活血，止痛。本品气味芳香、辛温行散，走窜。入心经可芳香开窍醒神，走脾经可避秽解毒而安中行气。此外，本品辛散温通，气血同治，行气活血而止痛。

药理作用

安息香酊为刺激性祛痰药，置入热水中吸收其蒸气，则能直接刺激呼吸道黏膜而增加分泌液，可用于支气管炎以促进痰液排出，还可外用作局部防腐剂。

用法用量

内服：0.6 ~ 1.5 g，多入丸、散服。

民族药方

1．黄疸 安息香 1 支，瓜蒂 10 g。共捣一处，用草纸卷成卷，用火点着熏鼻，如系阴黄再加台麝少许。

2．腰肌劳损 安息香、杜仲、徐长卿、卷柏、牛膝各 10 g，延胡索 15 g，马钱子（有毒，慎用）6 g，七叶一枝花 8 g。先将马钱子用麻油炸黄，研细末，其他药合研为细末，与马钱子混匀后过 80 目筛，装瓶备用，温开水冲服，每次 3 g，每日 2 次，12 日为 1 个疗程。

使用注意

阴虚火旺者慎服。

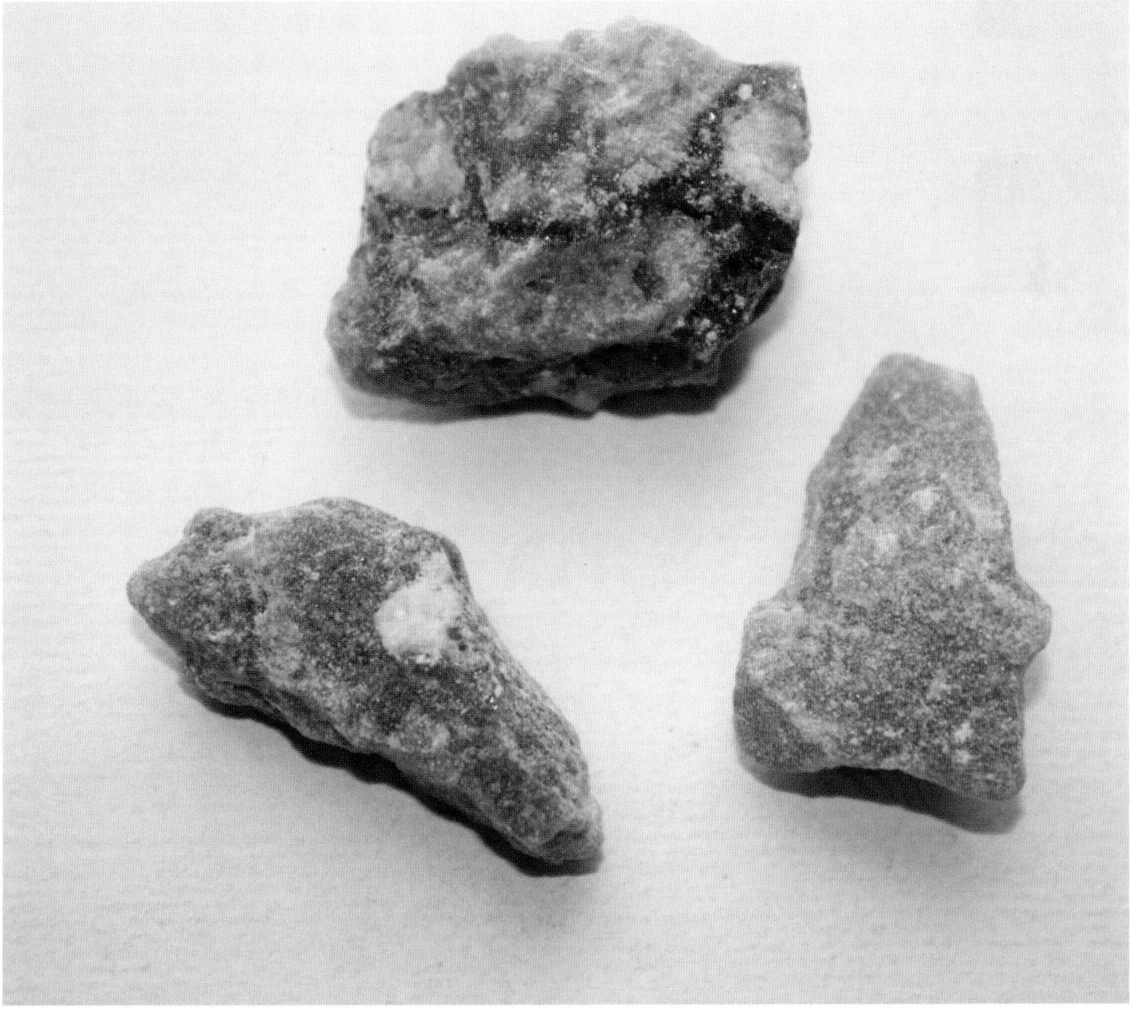

安息香药材

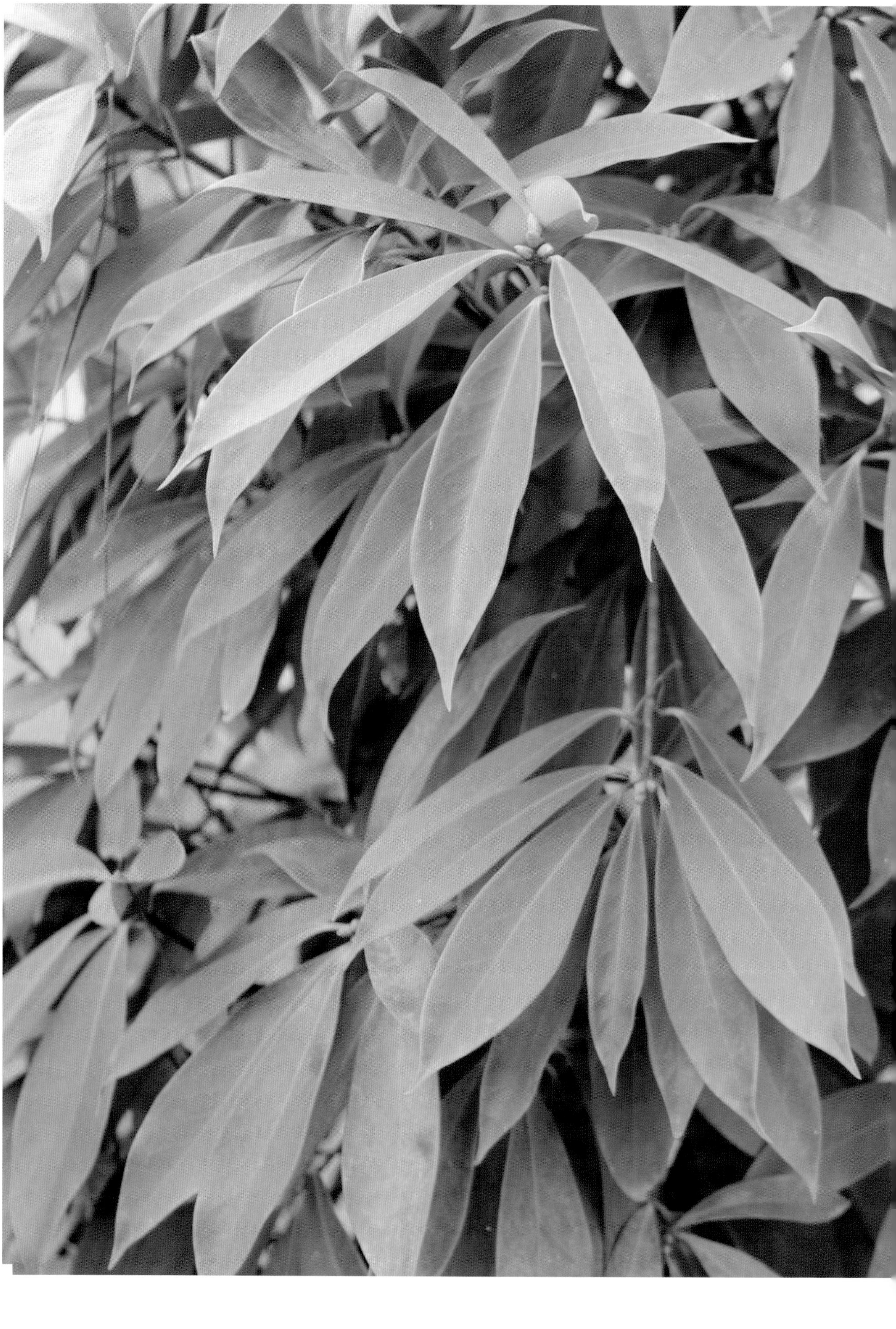

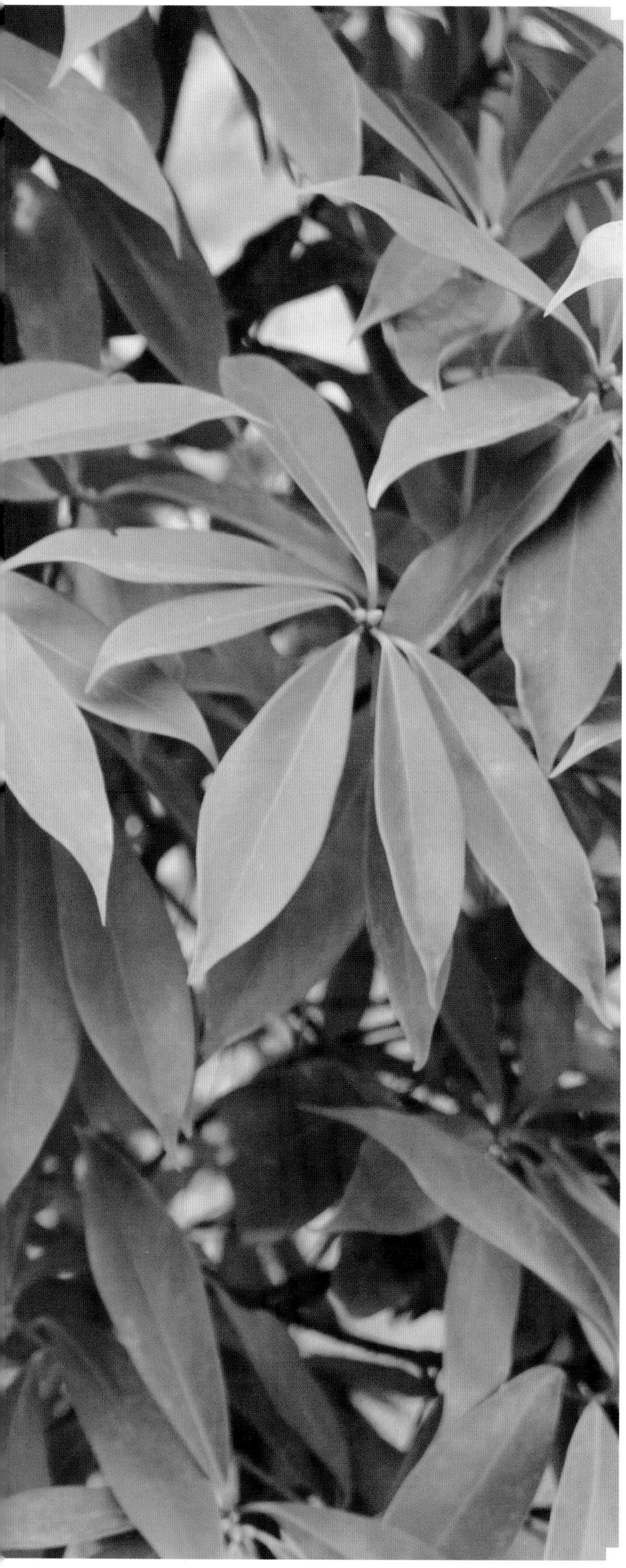

八角茴香

【维药名】沙卡里巴地洋。

【别　名】八角、大茴香、八月珠、五香八角。

【来　源】本品为木兰科植物八角茴香 *Illicium verum* Hook. f. 的干燥成熟果实。

【性味归经】辛，温。归肝、肾、脾、胃经。

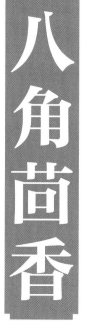

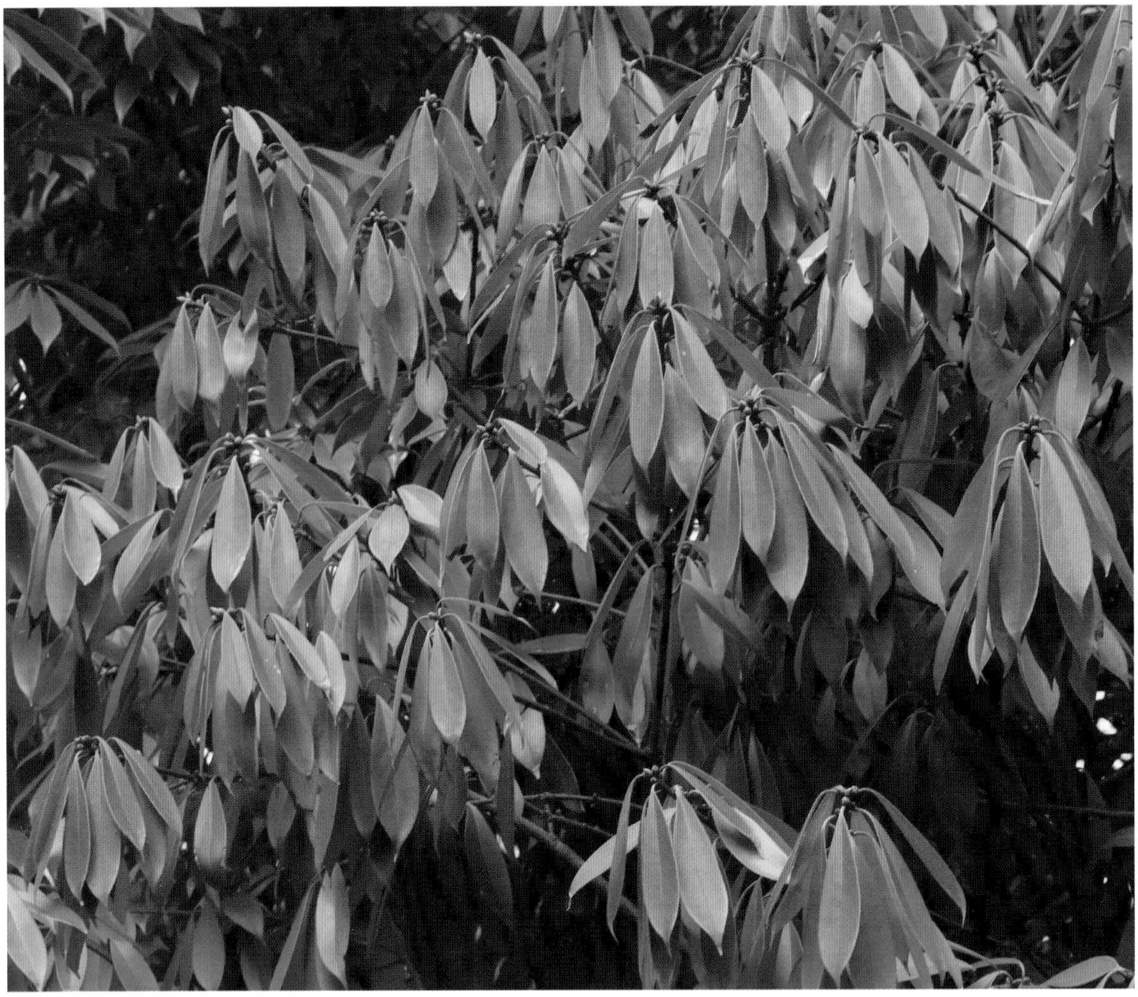

八角茴香

识别特征

常绿乔木，高达 20 m。树皮灰色至红褐色。叶互生或螺旋状排列，革质，椭圆形或椭圆状披针形，长 6 ~ 12 cm，宽 2 ~ 5 cm，上面深绿色，光亮无毛，有透明油点，下面淡绿色，被疏毛。花单生长于叶腋，有花梗；萼片 3，黄绿色；花瓣 6 ~ 9，淡红色至深红色；雄蕊 15 ~ 19；心皮 8 ~ 9；胚珠倒生。聚合果星芒状。花期春、秋二季，果期秋季至翌年春季。

生境分布

生长于阴湿、土壤疏松的山地。分布于广东、广西等省区。

采收加工

秋、冬二季果实由绿变黄时采摘，置沸水中略烫后干燥或直接干燥。

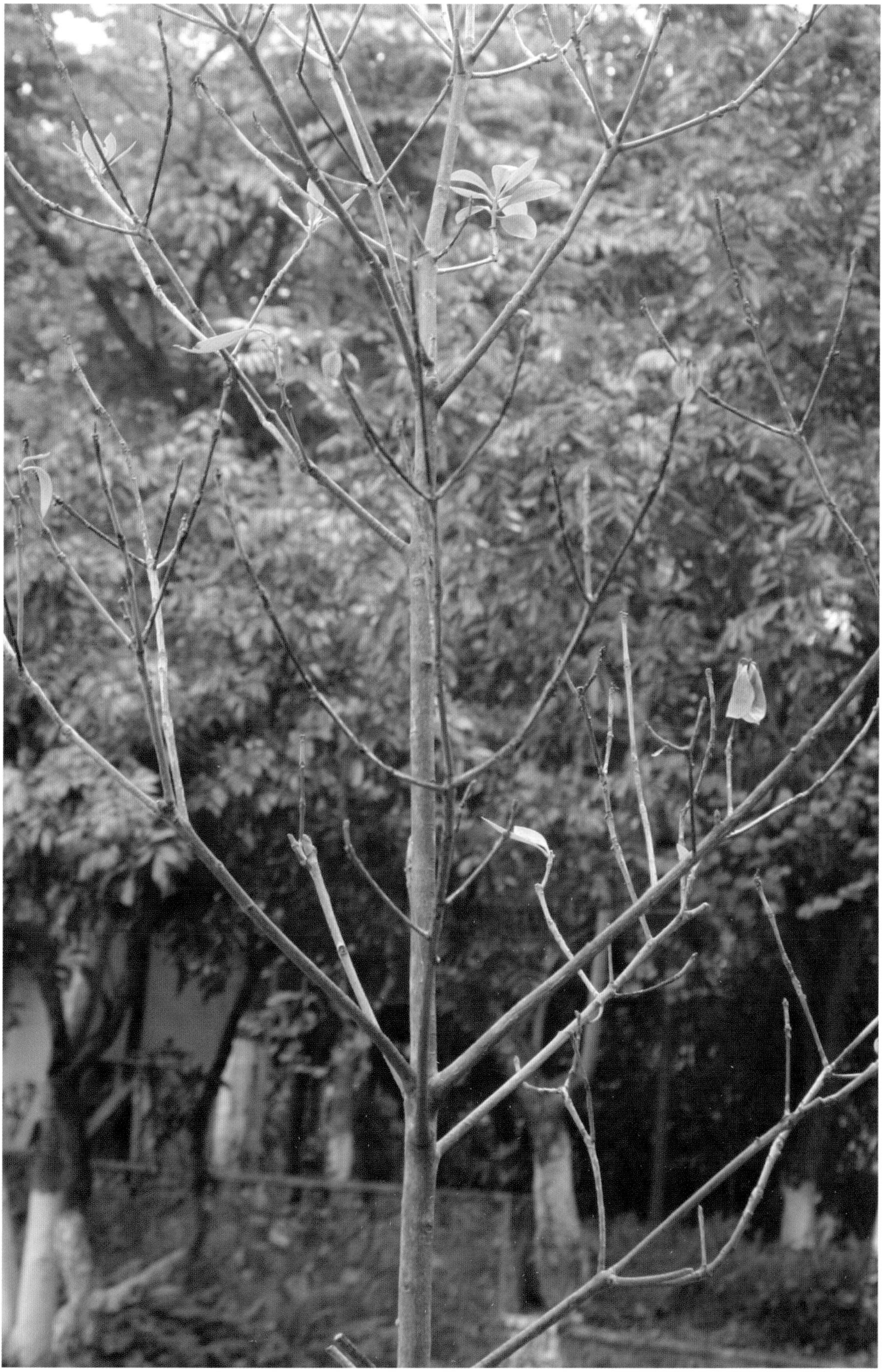

八角茴香

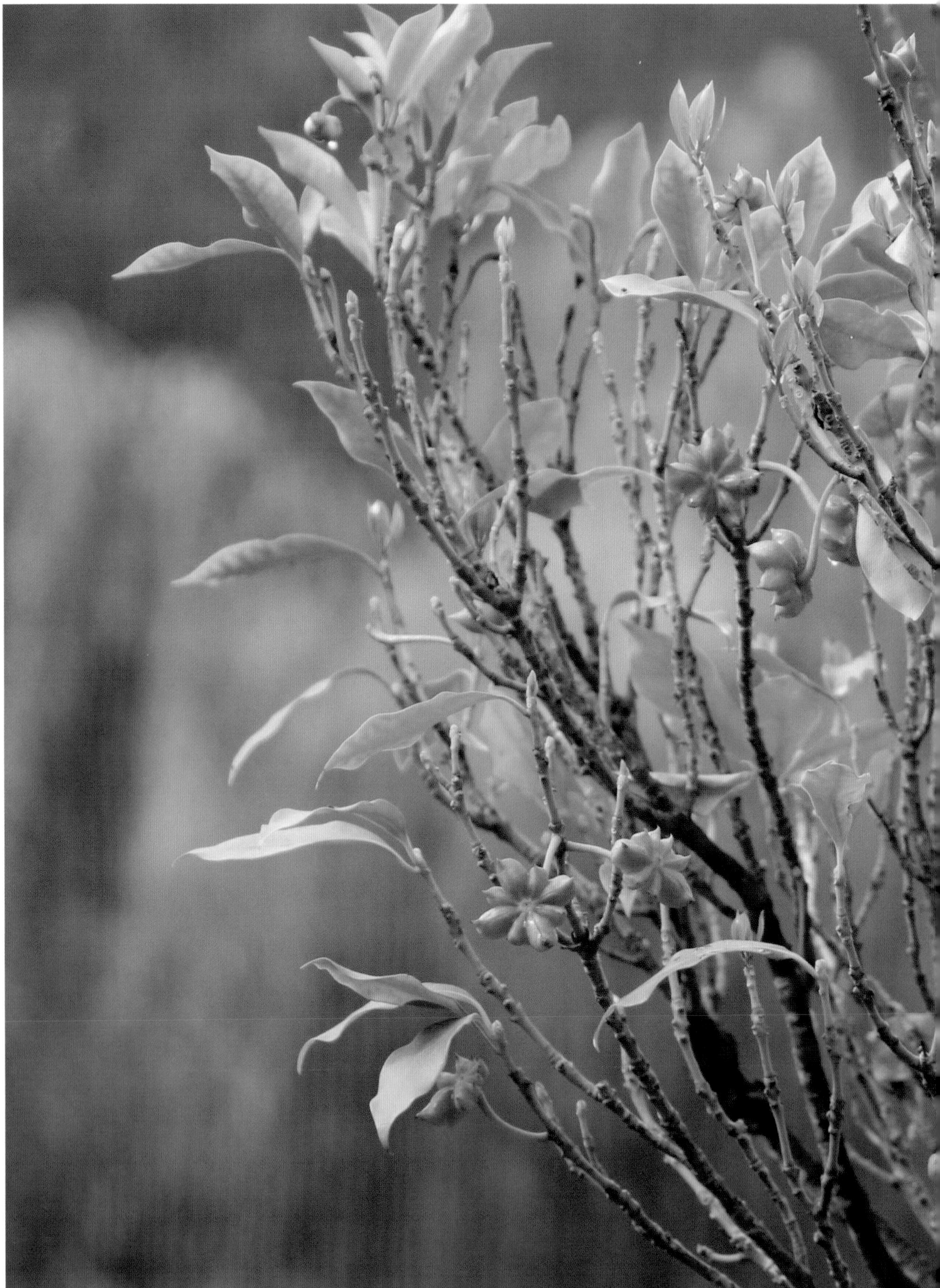

八角茴香

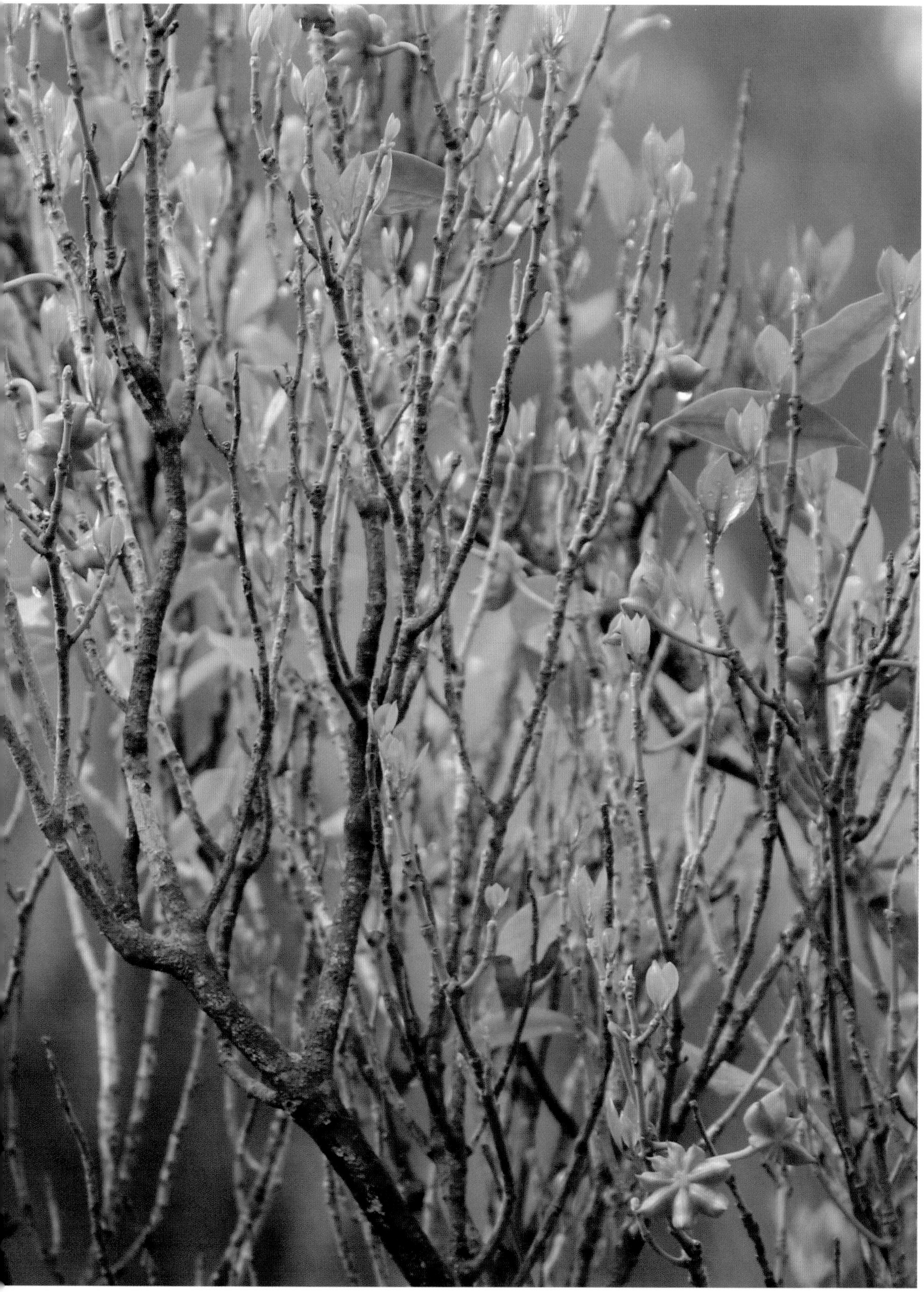

八角茴香

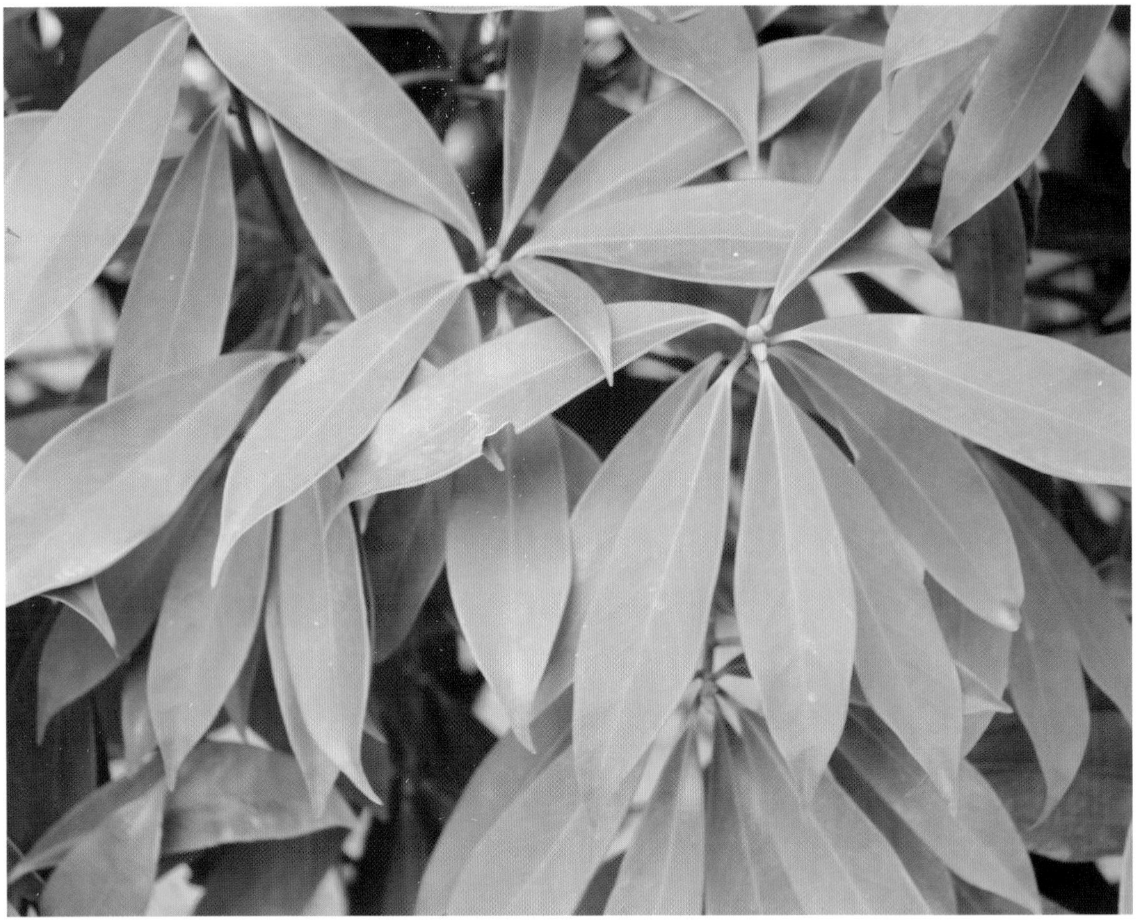

八角茴香

药材鉴别

本品为聚合果，多由 8 蓇葖果组成，放射状排列于中轴上。蓇葖果外表面红棕色，有不规则形的皱纹，顶端呈鸟喙状，上侧多开裂；内表面淡棕色，平滑，有光泽；质硬而脆。每个蓇葖果含种子 1 粒，红棕色或黄棕色，光亮，尖端有种脐；胚乳白色，富油性。气芳香，味辛、甜。

功效主治

温阳散寒，理气止痛。用于治寒疝腹痛、肾虚腰痛、胃寒呕吐、脘腹冷痛。

药理作用

本品具有抑菌作用，刺激作用，升白细胞作用，有雌激素活性。

用法用量

内服：3 ~ 6 g，煎服；或入丸、散。外用：适量，研末调敷。

民族药方

1. 腰重刺胀　八角茴香 10 g。炒后研为末，饭前酒调服。

2. 小肠气坠　八角茴香 50 g，花椒 25 g。炒后研为末，每次 5 g，酒下。

3. 大小便闭、臌胀气促　八角茴香 7 个，火麻仁 25 g。研为末，生葱白 7 根，同研煎汤，调五苓散服之，每日 1 剂。

4. 风火牙痛　八角茴香适量，乌头 10 g。先将八角茴香烧灰，与乌头熬水一茶杯送下。

5. 腰痛如刺　八角茴香（炒研）每次 10 g。饭前盐汤下。同时，取糯米 1 ~ 2 kg，炒热，袋盛，拴于痛处。

使用注意

阴虚火旺者慎服。

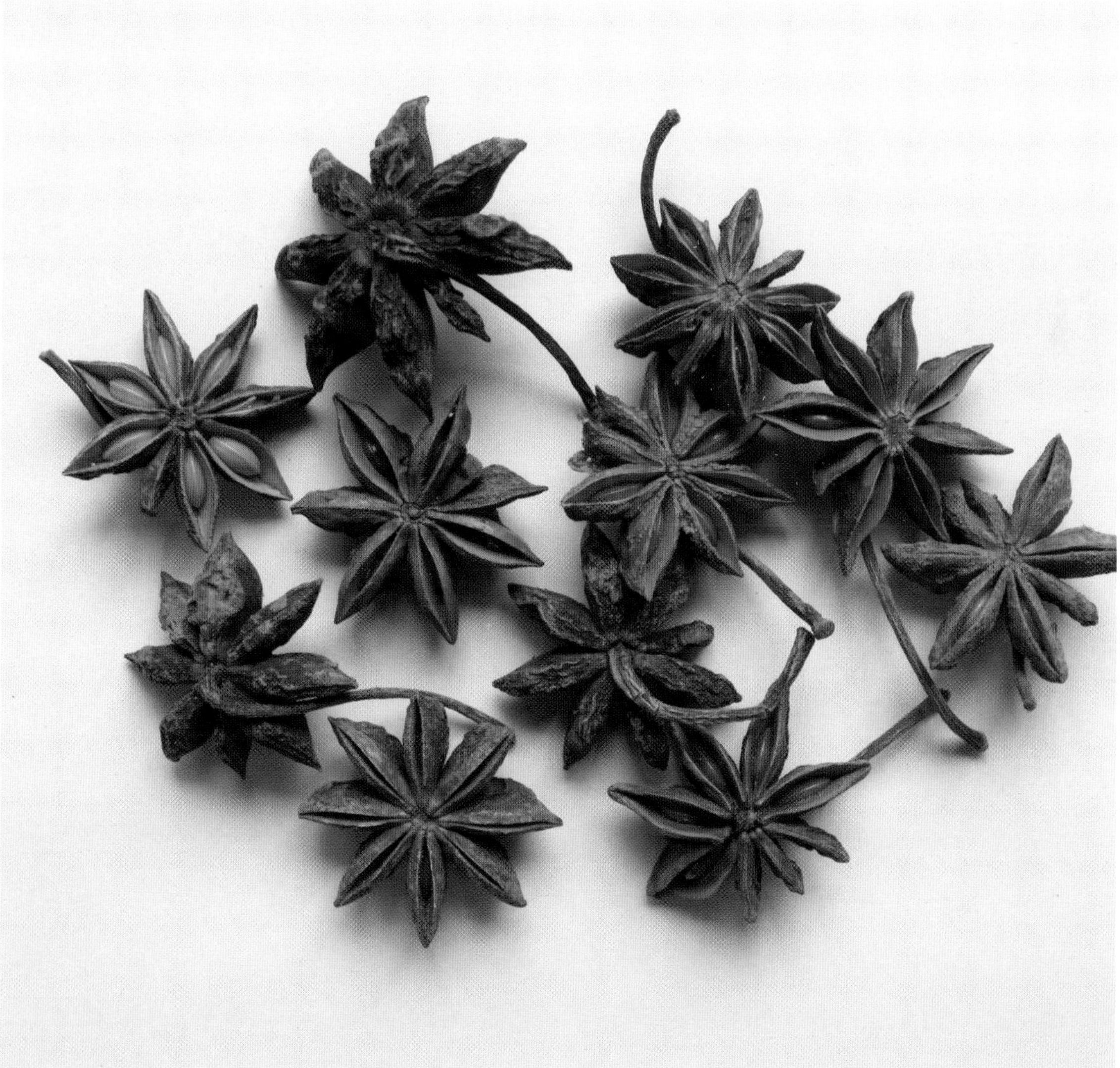

八角茴香药材

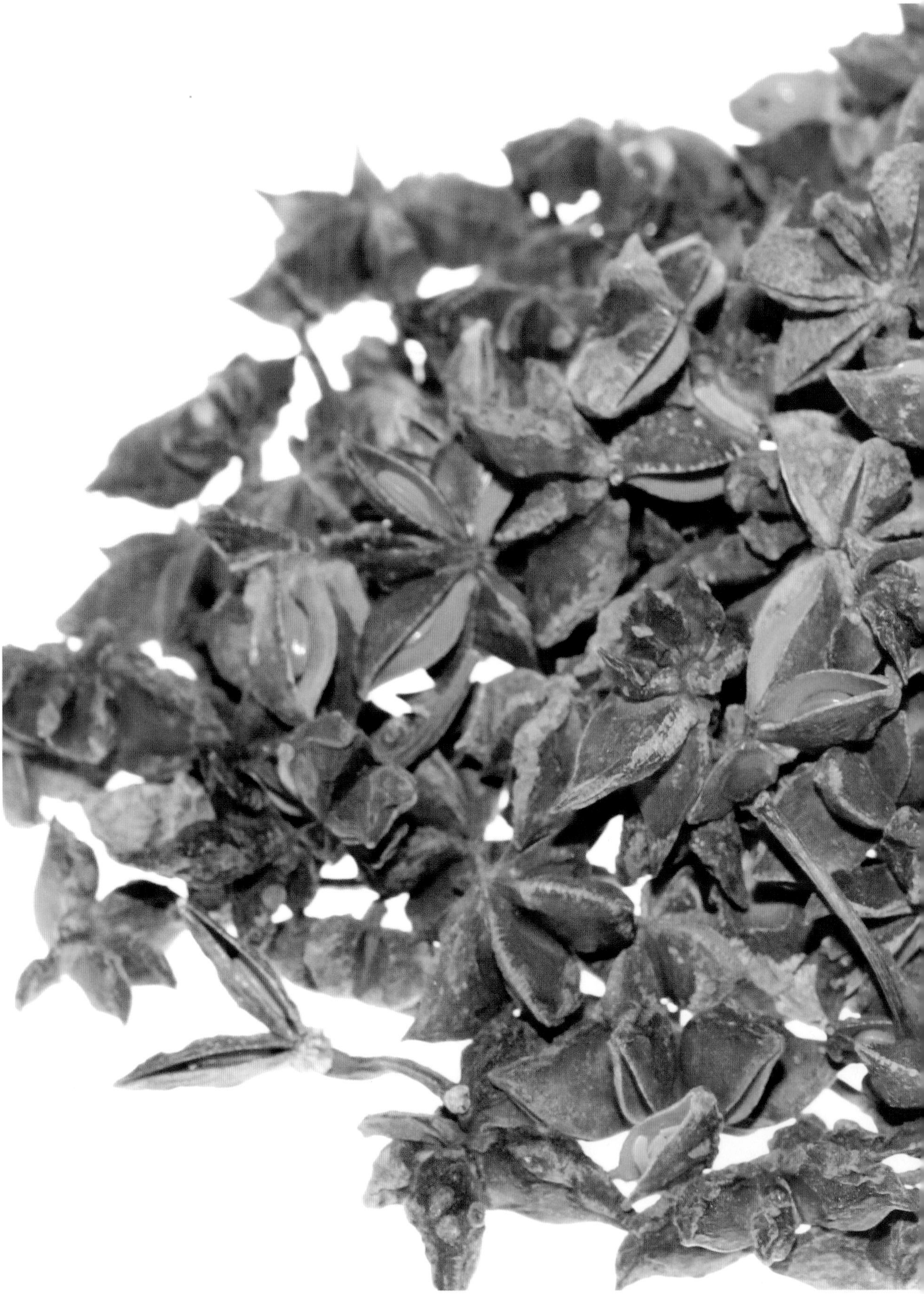

八角茴香

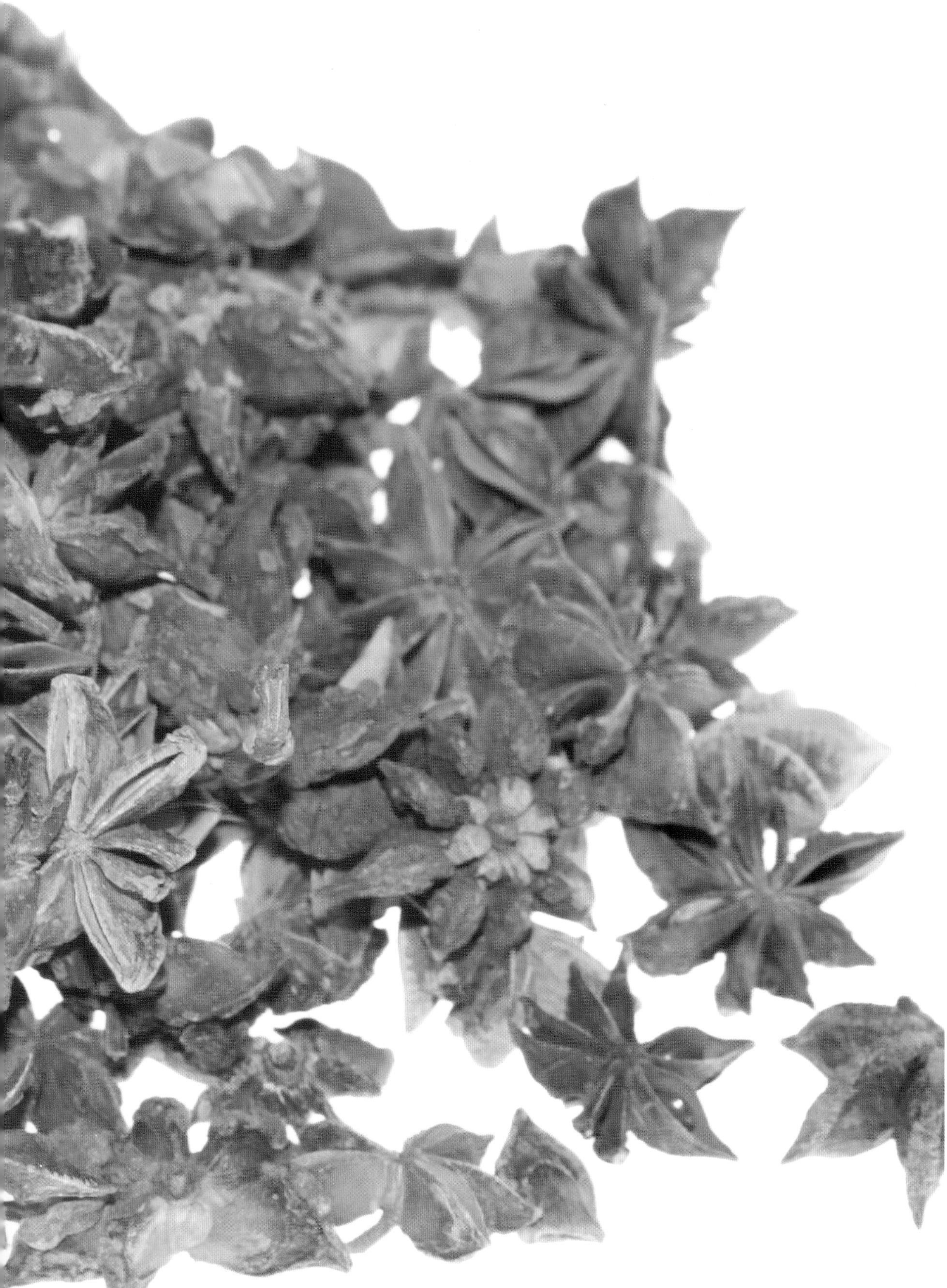

八角茴香饮片

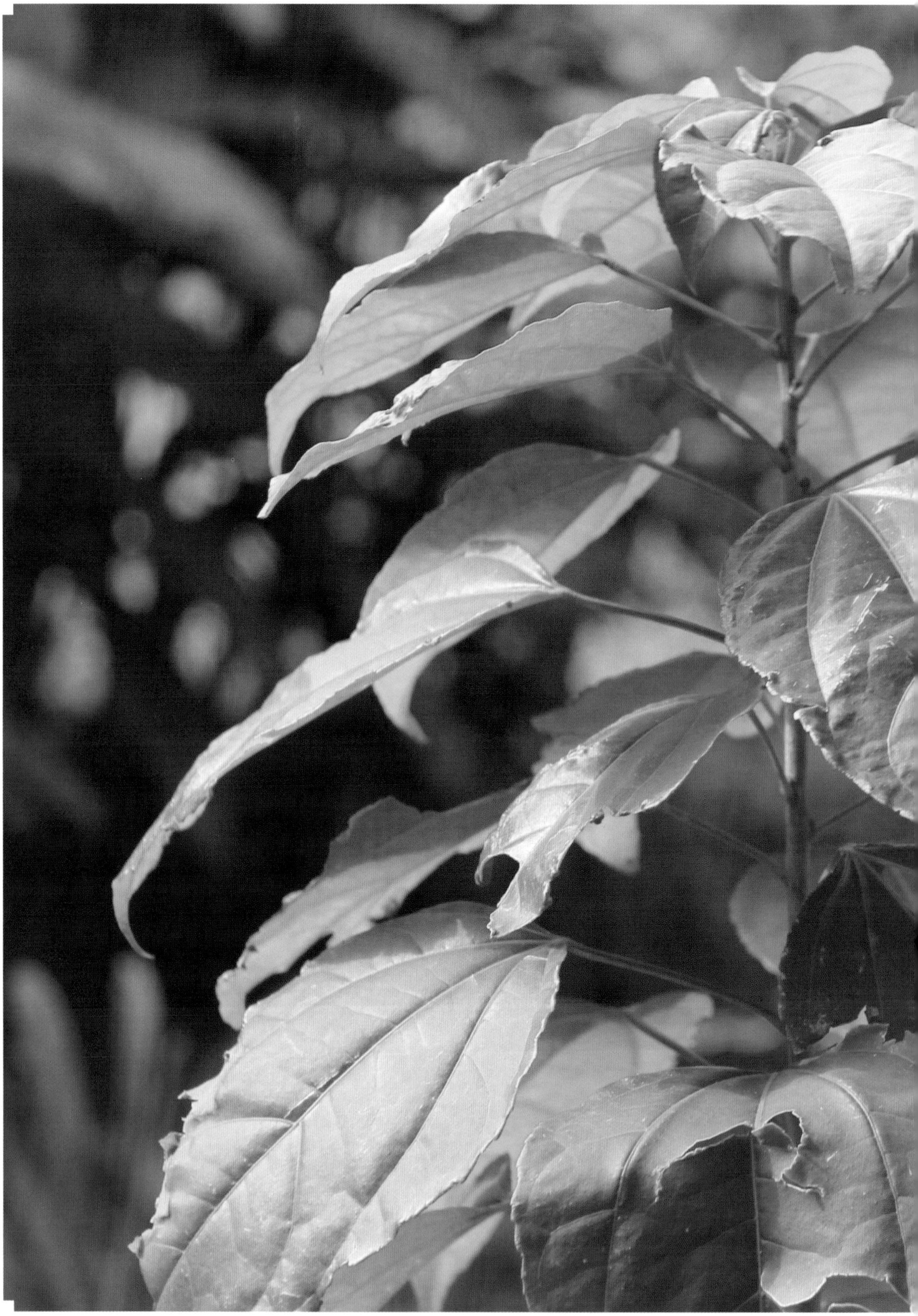

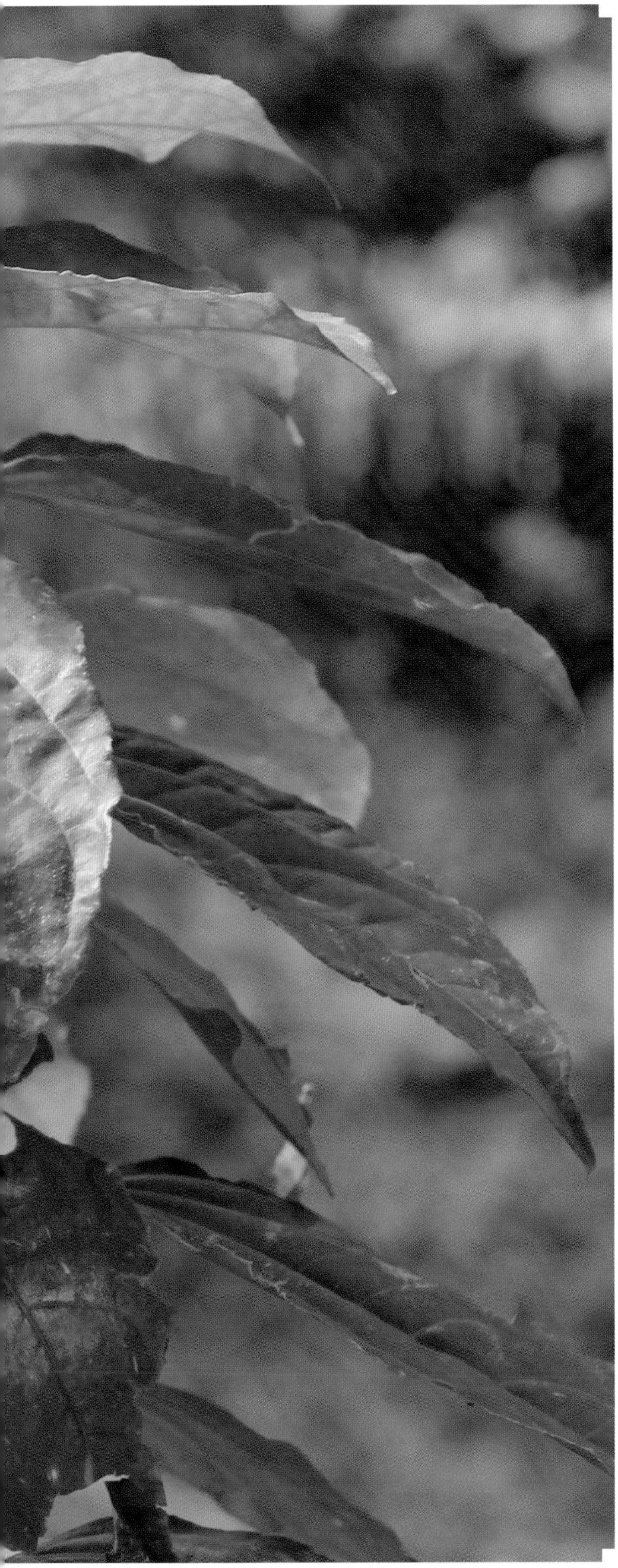

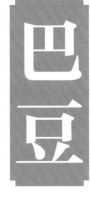

巴豆

【维药名】旦德。

【别　名】巴豆霜、焦巴豆。

【来　源】本品为大戟科常绿乔木植物巴豆 *Croton tiglium* L. 的干燥成熟果实。

【性味归经】辛，热；有大毒。归胃、大肠经。

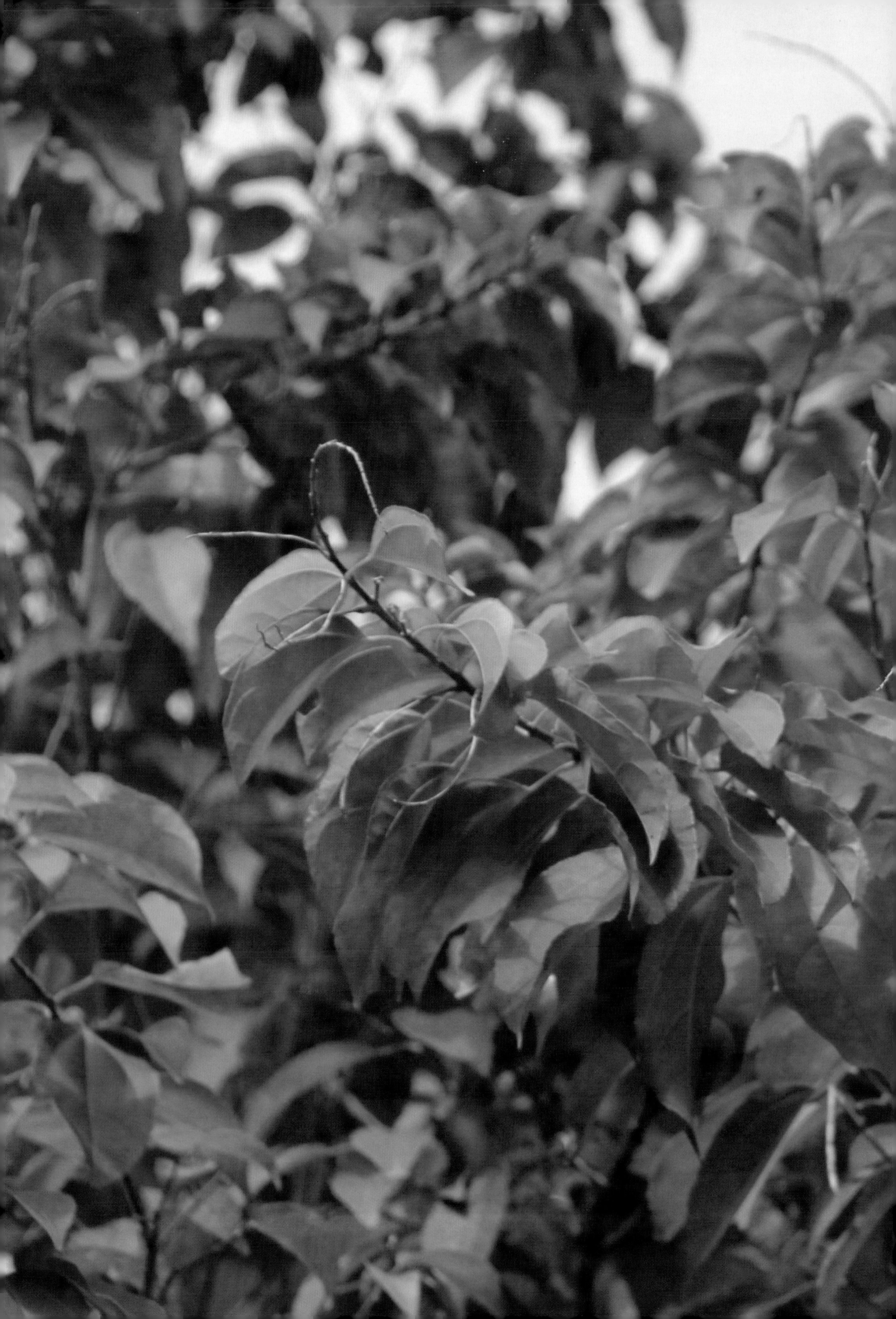

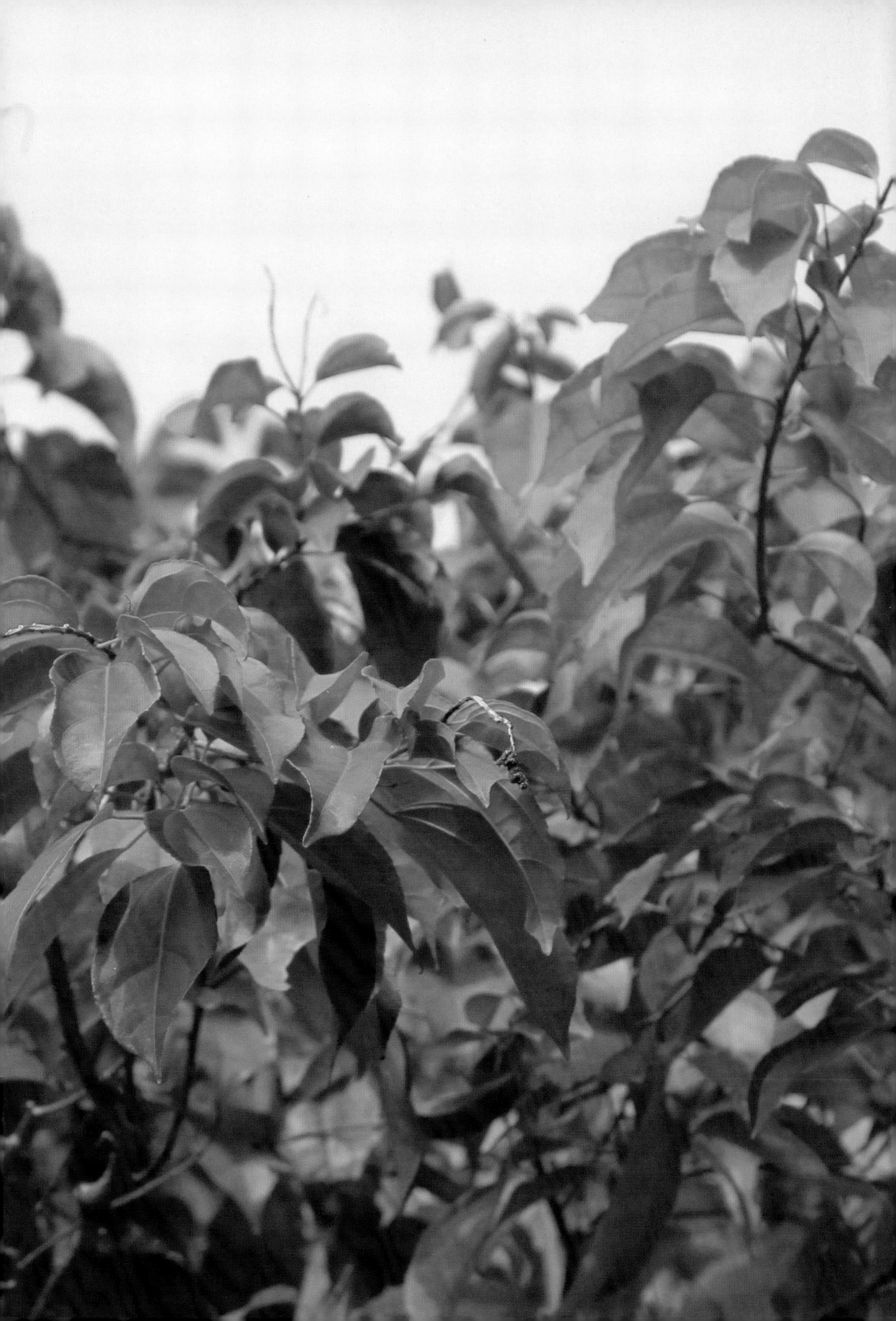

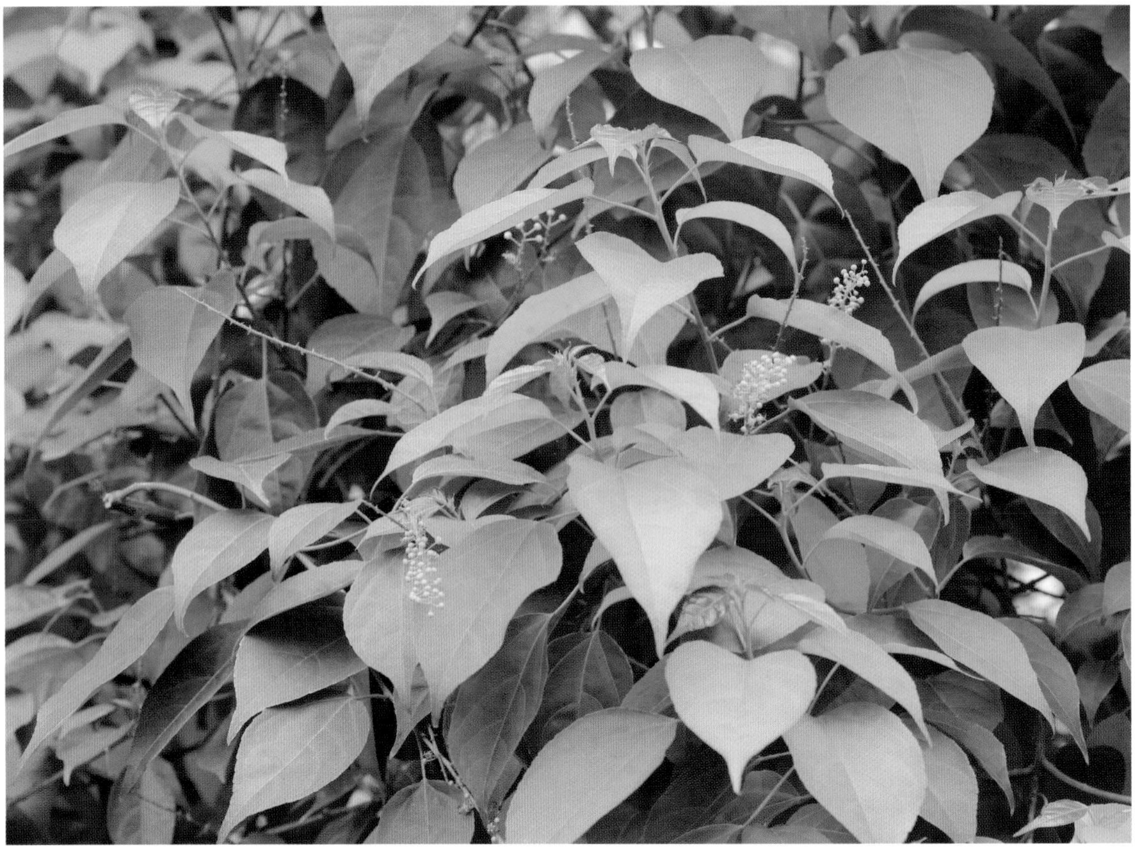

巴豆花

识别特征

常绿小乔木。叶互生，卵形至矩圆状卵形，顶端渐尖，两面被稀疏的星状毛，近叶柄处有2腺体。花小，呈顶生的总状花序，雄花在上，雌花在下；蒴果类圆形，3室，每室内含1粒种子。果实呈卵圆形或类圆形，长1.5 ~ 2.0 cm，直径1.4 ~ 1.9 cm，表面黄白色，有6条凹陷的纵棱线。去掉果壳有3室，每室有1枚种子。花期3—5月，果期6—7月。

生境分布

多为栽培植物。野生于山谷、溪边、旷野，有时也见于密林中。分布于四川、广西、云南、贵州等省区。

采收加工

秋季果实成熟时采收，堆置2 ~ 3日，摊开，干燥。

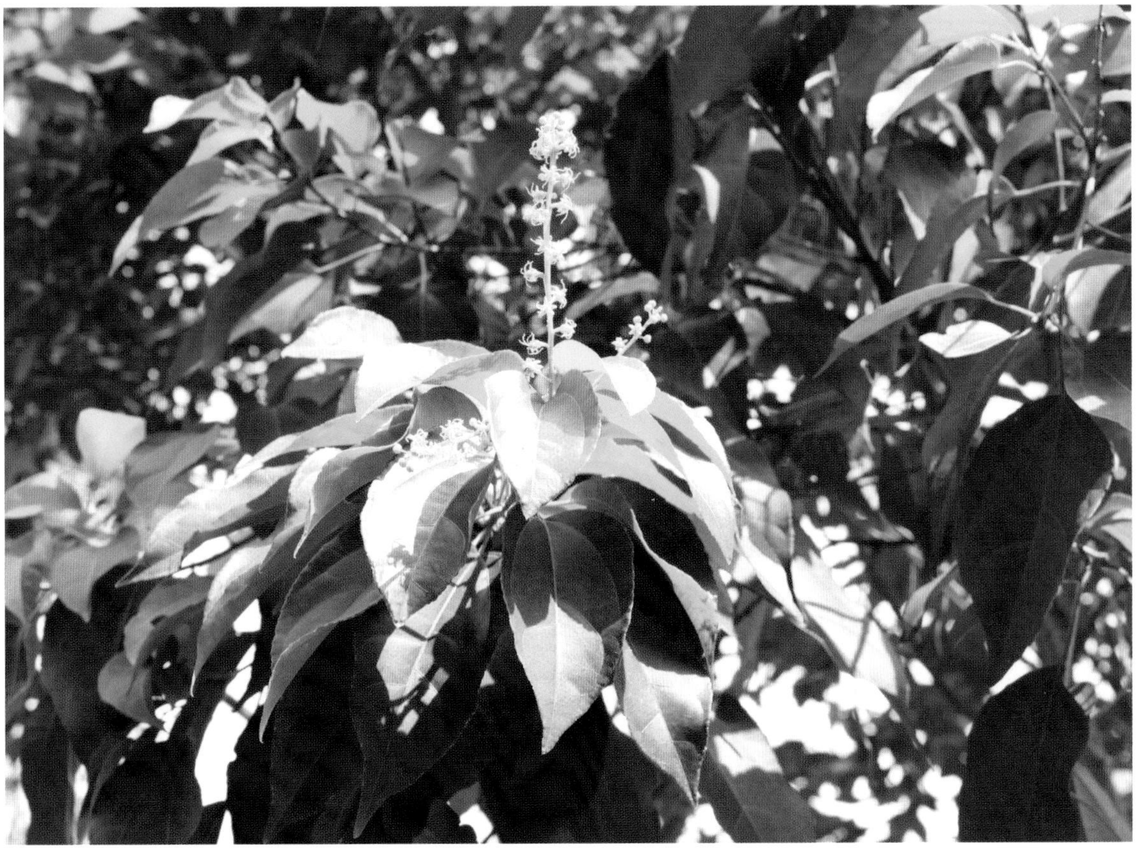

巴豆花

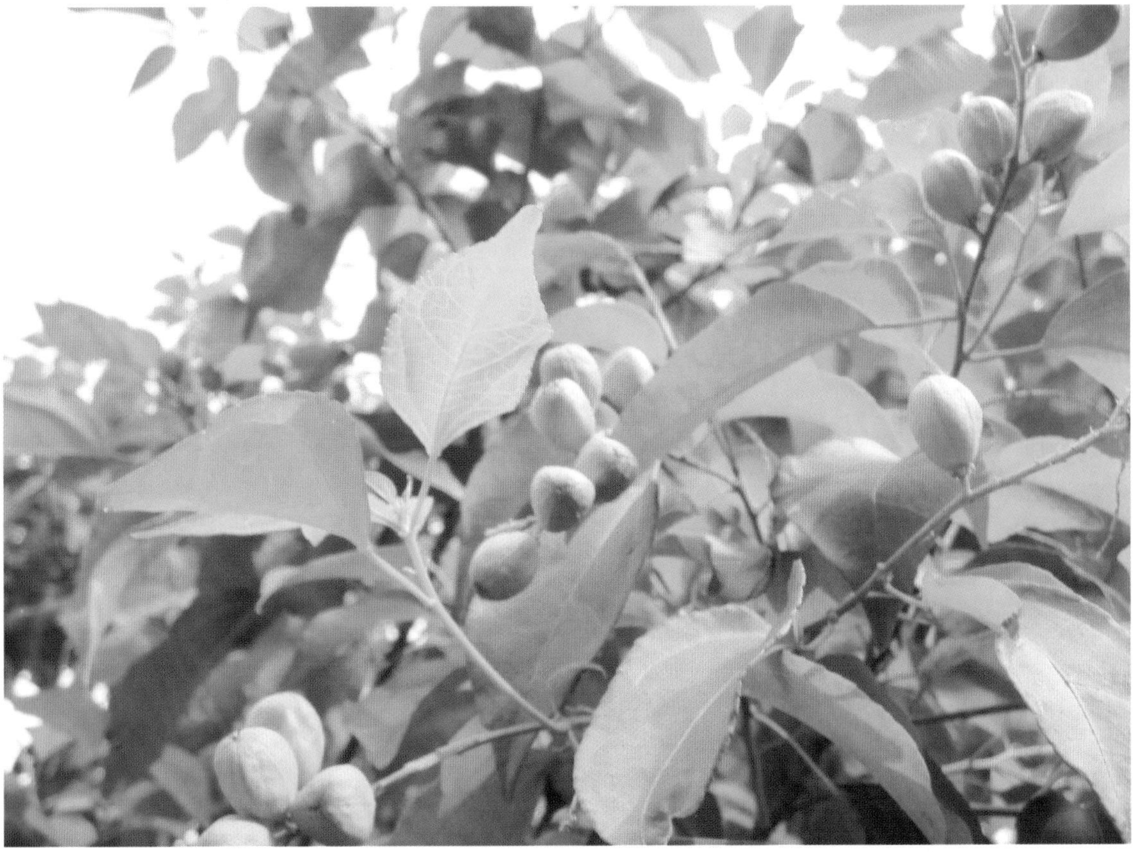

巴豆

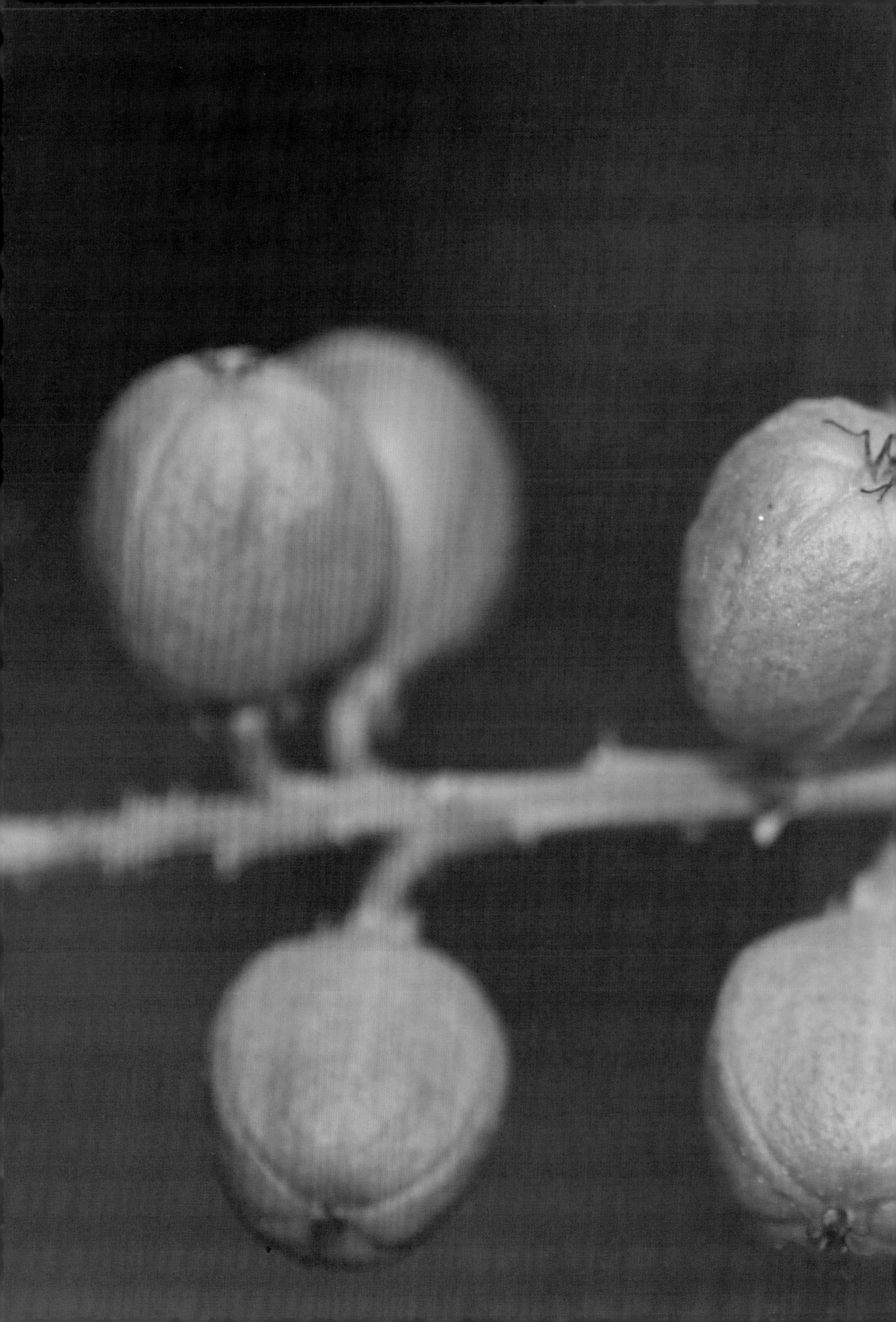

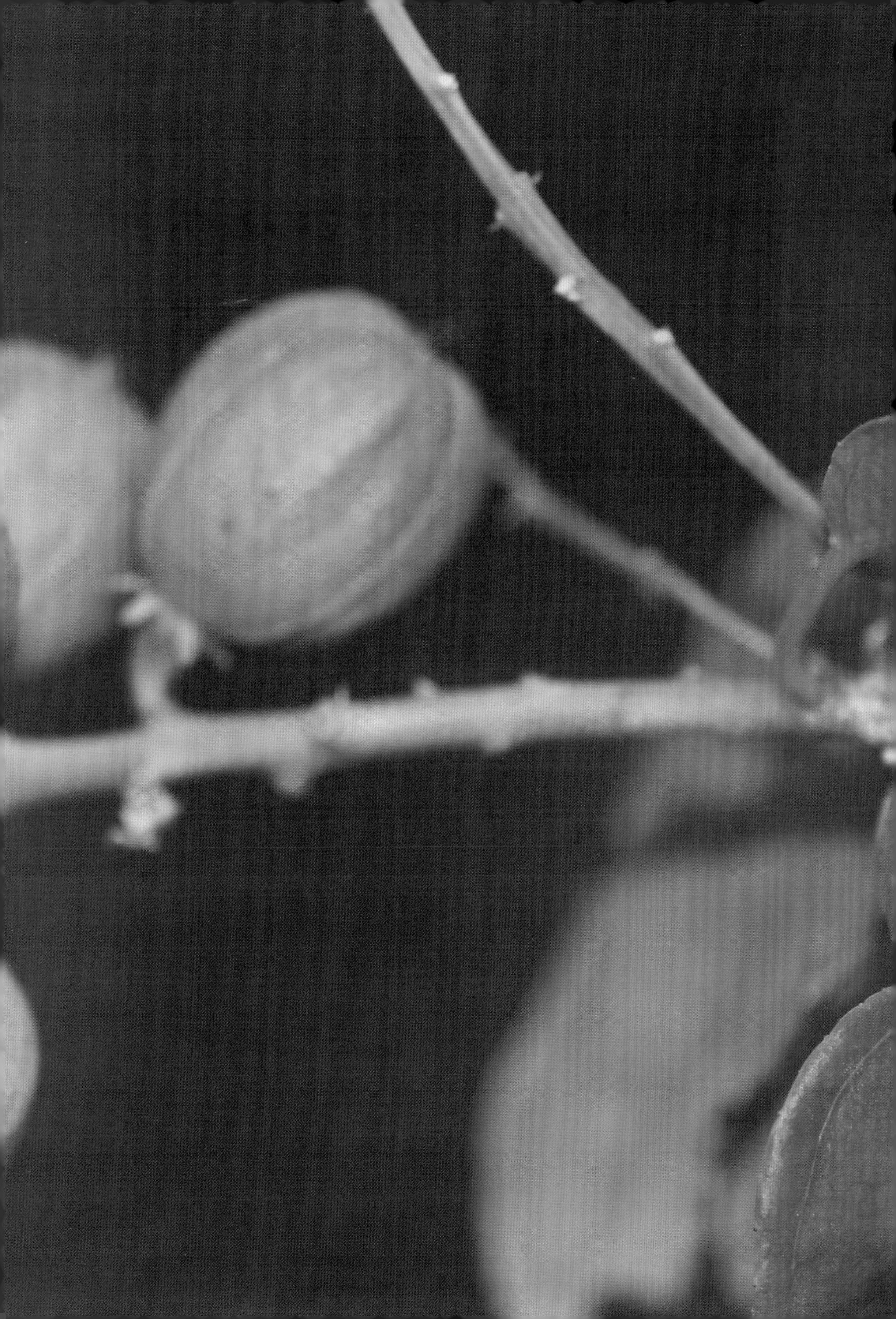

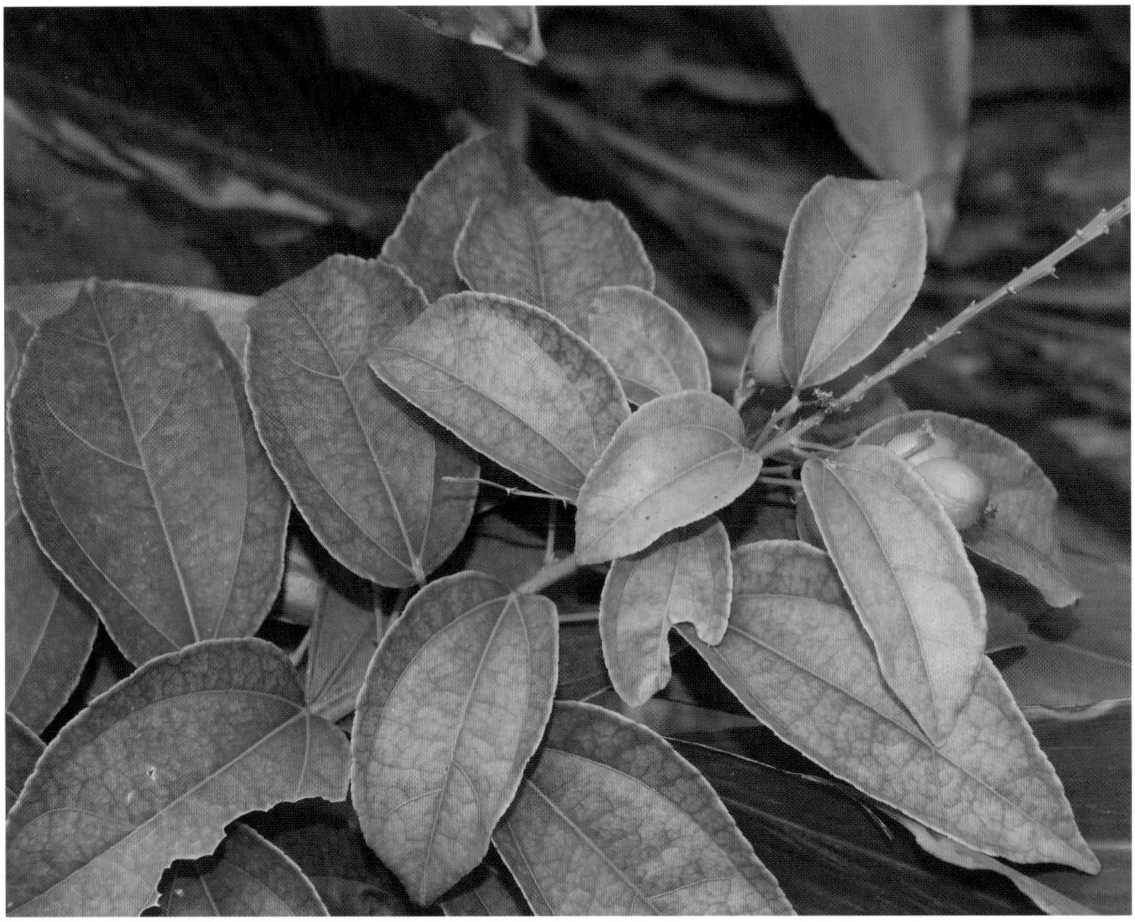

巴豆

药材鉴别

本品呈椭圆形，略扁。表面棕色或灰棕色，有隆起的种脊。外种皮薄而脆，内种皮呈白色薄膜，种仁黄白色，富油质。味辛辣。

功效主治

下冷积，逐水退肿，祛痰利咽，蚀疮祛腐。本品大辛大热，有大毒。归胃经与大肠经，可荡涤胃肠寒滞食积和腹水，是重要的温通峻下、逐水消胀药。外用可蚀疮祛腐。

药理作用

本品有抗肿瘤及促肿瘤发生作用，并能镇痛、抗病原微生物、增加胆汁和胰液的分泌，能使大鼠皮肤局部释放组胺及引起肾上腺皮质激素分泌增加。

用法用量

内服：0.1 ~ 0.3 g，入丸、散服。大多制成巴豆霜用。外用：适量。

民族药方

1. 泻痢　巴豆仁（炒焦研泥）6 g，蜂蜡等量。共同熔化约制 80 丸，每丸重 0.15 g（内含巴豆 0.075 g），成人每次 4 丸，每日 3 次，空腹服；8 ~ 15 岁每次服 2 丸；5 ~ 7 岁每次服 1 丸；1 ~ 4 岁每次服半丸；6 个月以上每次服 1/3 丸；6 个月以下每次服 1/4 丸；未满 1 个月忌服。

2. 急性梗阻性化脓性胆管炎　巴豆仁切成米粒的 1/3 ~ 1/2 大小，不去油，备用，每次用温开水送服 150 ~ 200 mg，可在 12 小时内给药 3 ~ 4 次，次日酌情用 1 ~ 2 次。

3. 胆绞痛　巴豆仁适量。切碎置胶囊内，每次服 100 mg，小儿酌减，每 3 ~ 4 小时用药 1 次，至畅泄为度，每 24 小时不超过 400 mg。以服巴豆通下后，胆绞痛减轻为有效。

4. 骨髓炎，骨结核，多发性脓肿　巴豆仁（纱布包好）60 g，猪蹄 1 对。置大瓦钵内，加水 3000 ml，炖至猪蹄熟烂，去巴豆仁和骨，不加盐，每日分 2 次空腹服。如未愈，每隔 1 周可再服 1 剂，可连服 10 ~ 20 剂。

使用注意

孕妇及体弱者忌用。畏牵牛子。

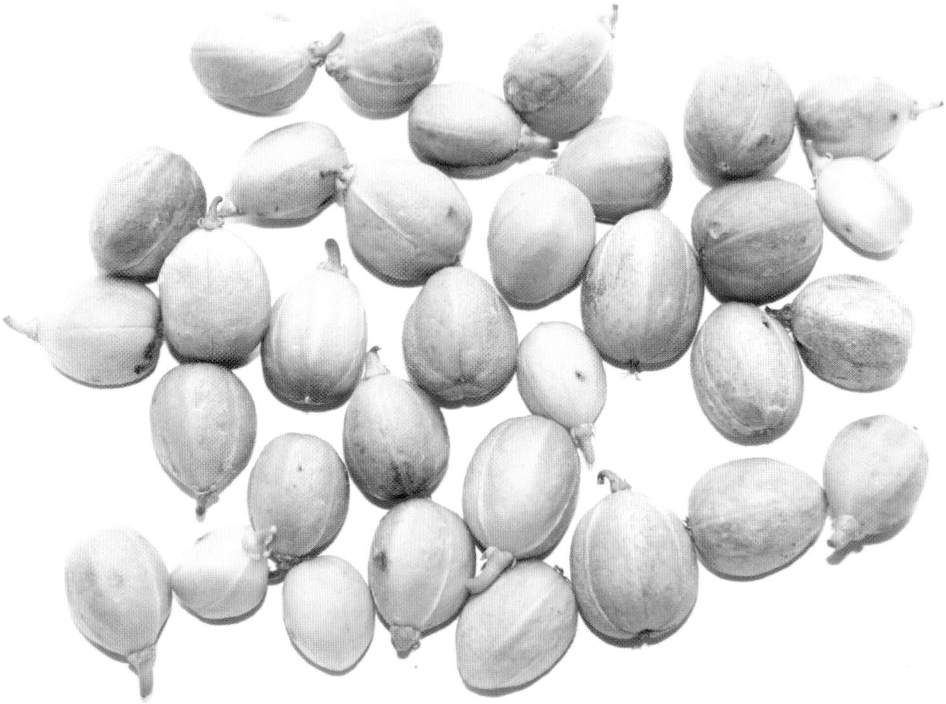

巴豆药材

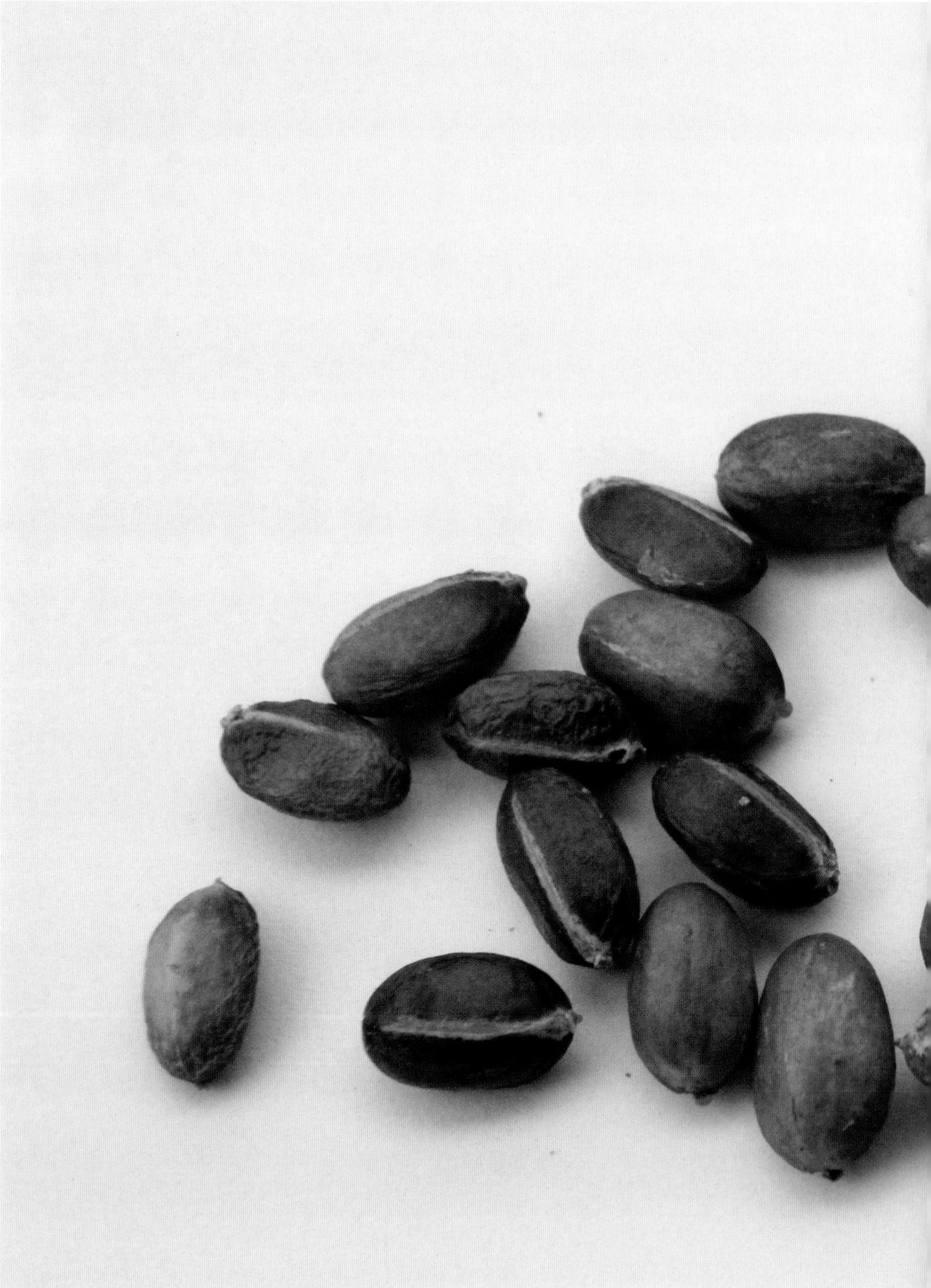

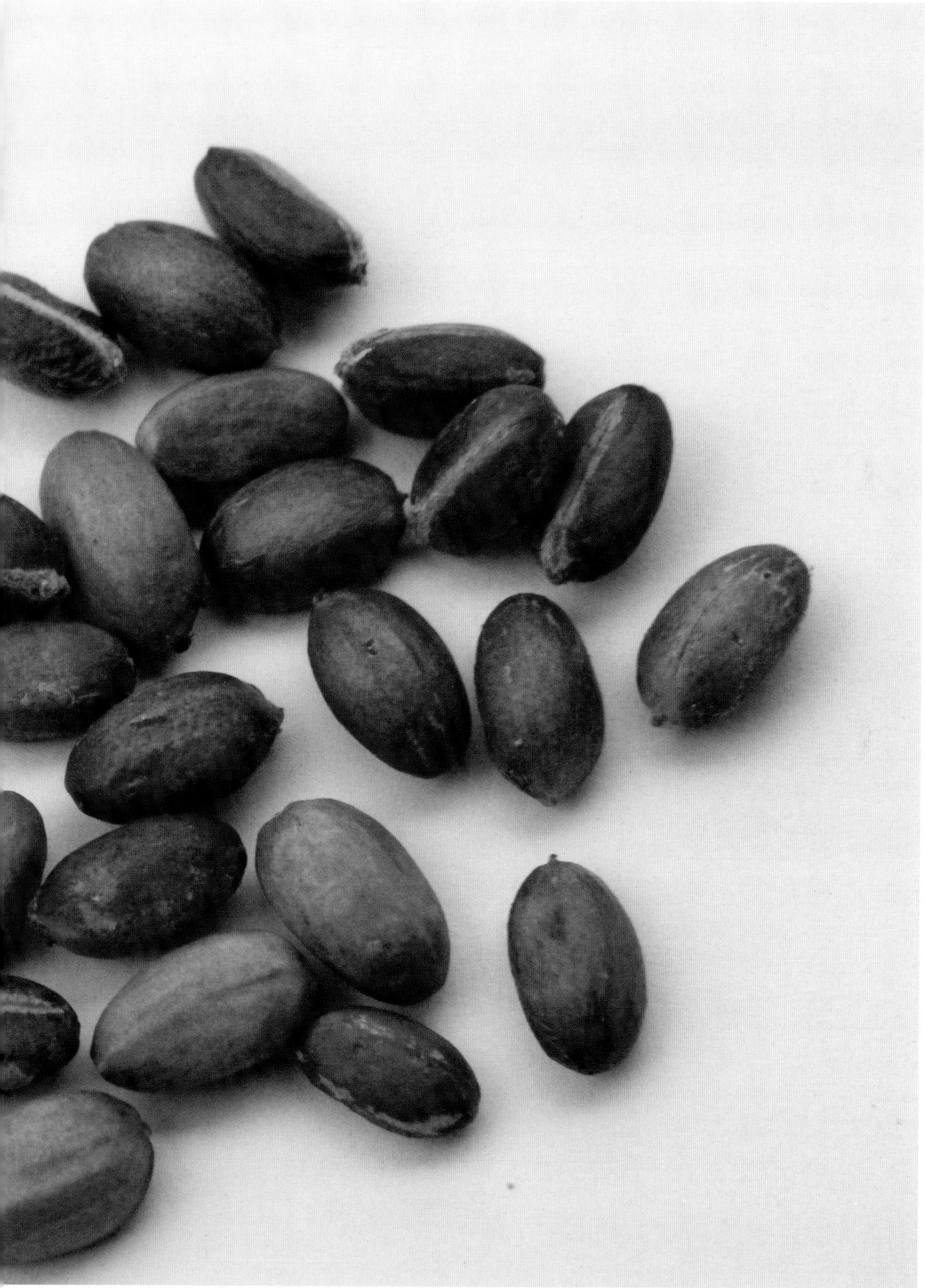

巴豆饮片

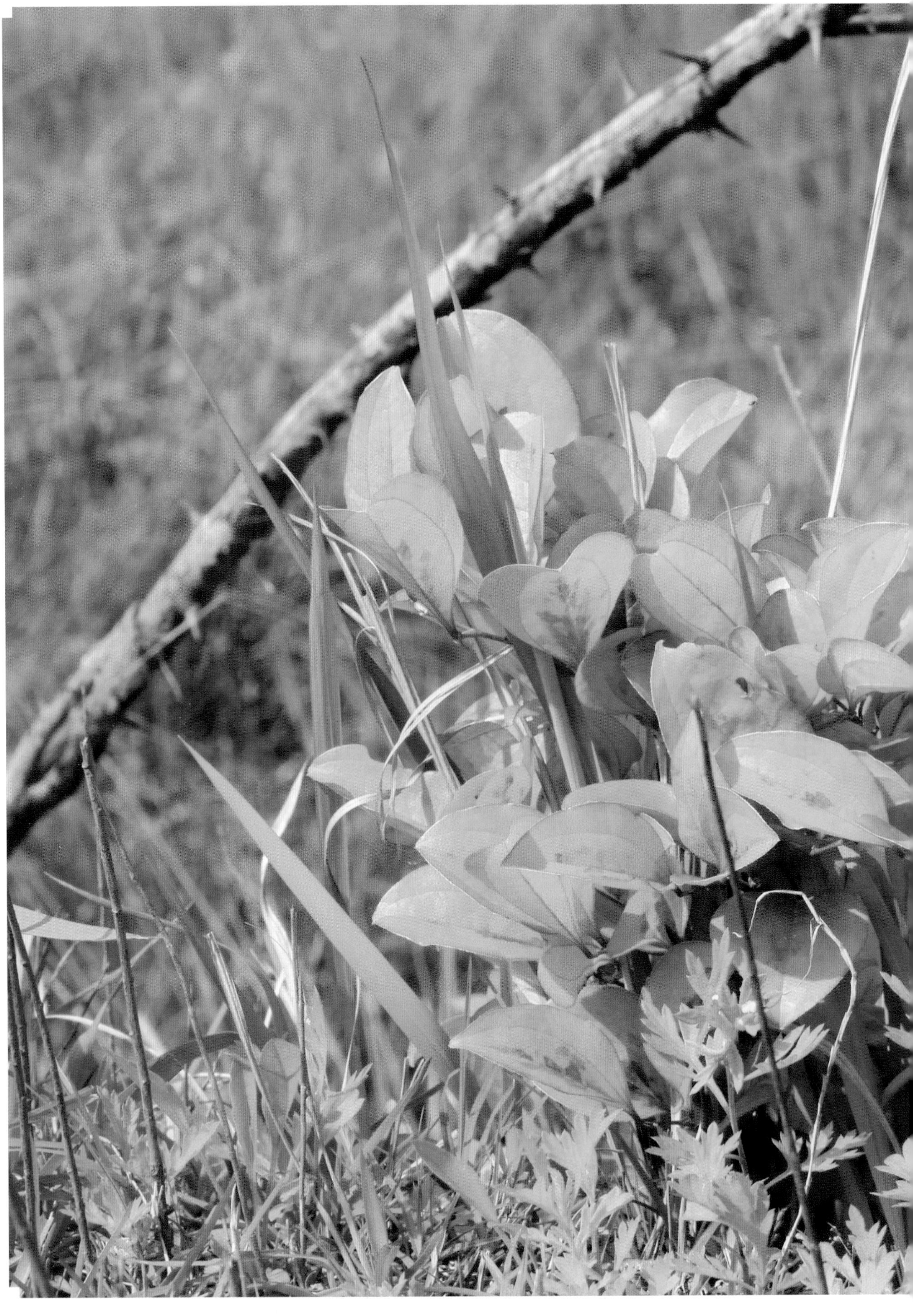

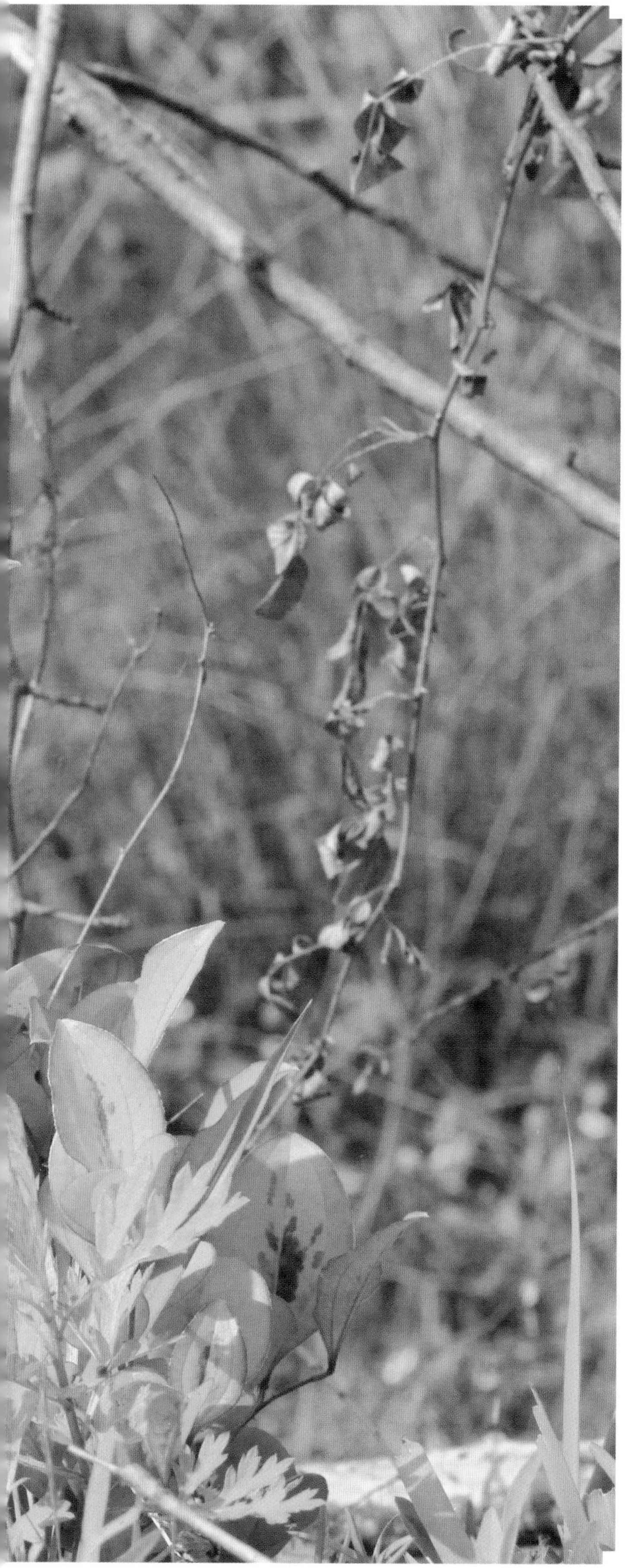

菝葜

【维药名】确比其尼。

【别　名】金刚藤、金刚根、铁菱角。

【来　源】本品为百合科攀缘状灌木植物菝葜 *Smilax china* L. 的干燥根茎。

【性味归经】甘，温。归肝、肾、膀胱经。

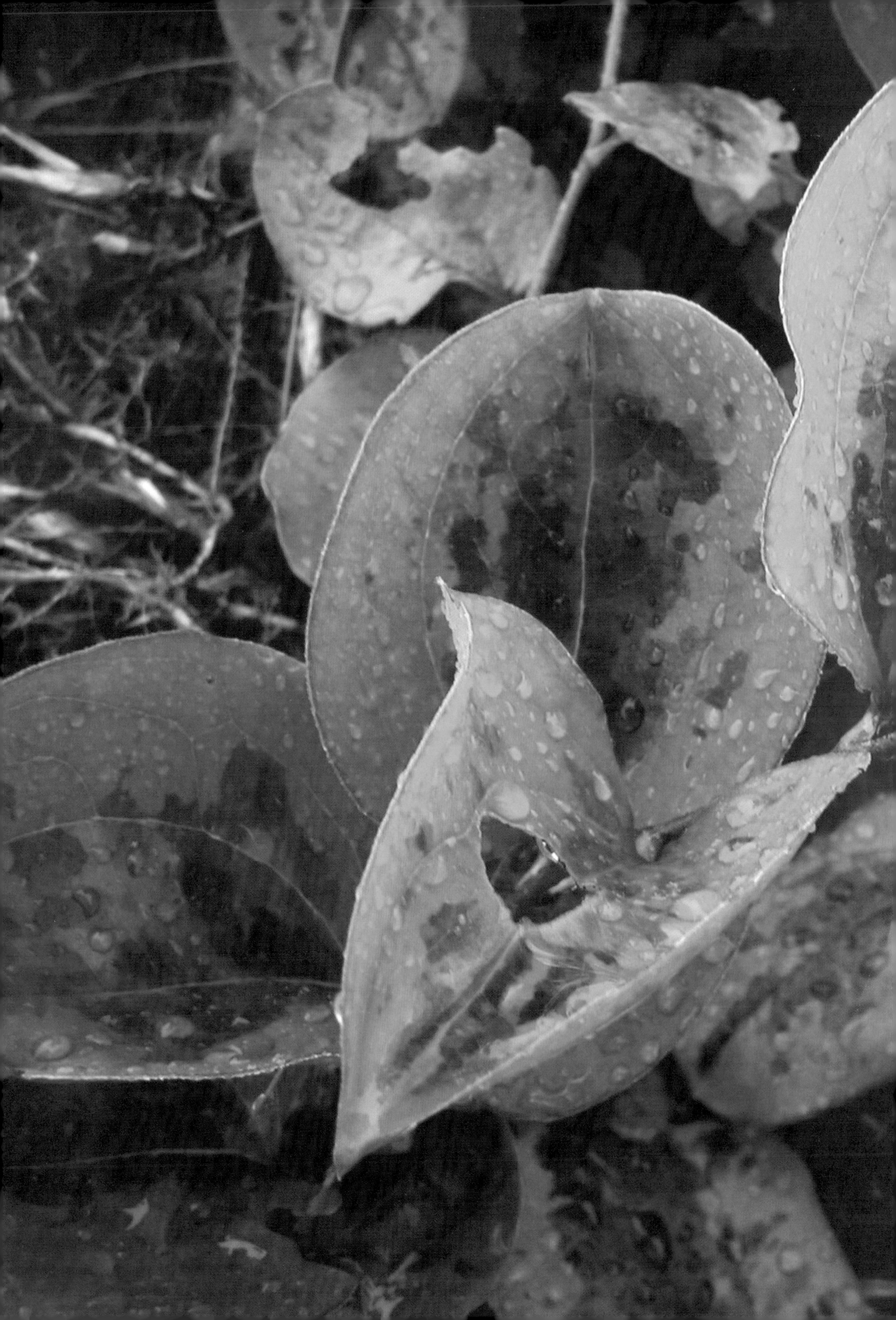

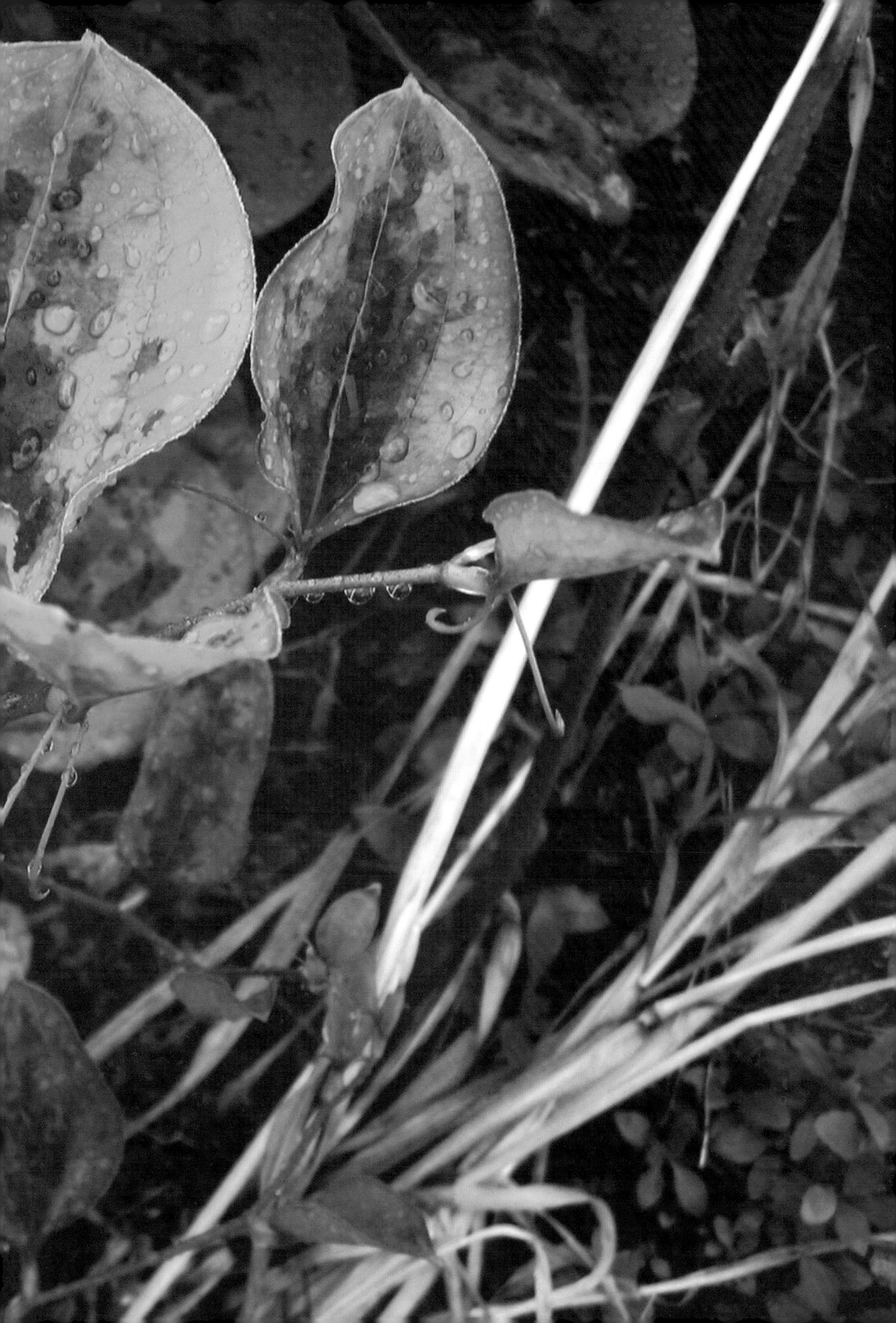

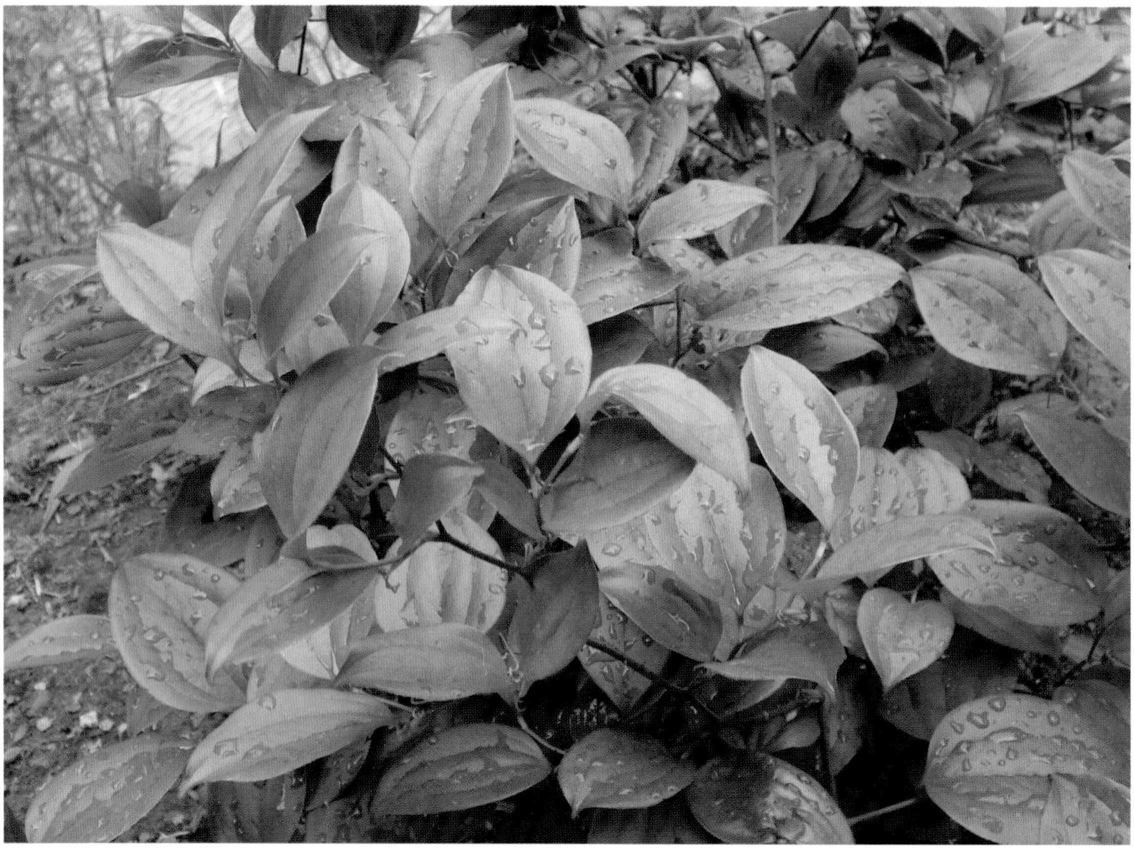

菝葜

识别特征

攀缘状灌木，高 1 ~ 3 m，疏生刺。根茎粗厚，坚硬，为不规则的块根，粗 2 ~ 3 cm。叶互生；叶柄长 5 ~ 15 mm，占全长的 1/3 ~ 1/2，具宽 0.5 ~ 1.0mm 的狭鞘，几乎都有卷须，少有例外，脱落点位于靠近卷须处；叶片薄革质或坚纸质，卵圆形或圆形、椭圆形，长 3 ~ 10 cm，宽 1.5 ~ 5.0 cm，基部宽楔形至心形，下面淡绿色，较少苍白色，有时具粉霜。花单性，雌雄异株；伞形花序生于叶尚幼嫩的小枝上，具十几朵或更多的花，常呈球形；总花梗长 1 ~ 2 cm，花序托稍膨大，近球形，较少稍延长，具小苞片；花绿黄色，外轮花被片 3，长圆形，长 3.5 ~ 4.5 mm，宽 1.5 ~ 2.0 mm，内轮花被片，稍狭。雄蕊长约为花被片的 2/3，花药比花丝稍宽，常弯曲；雌花与雄花大小相似，有 6 枚退化雄蕊。浆果直径 6 ~ 15 mm，熟时红色，有粉霜。花期 2—5 月，果期 9—11 月。

生境分布

生长于海拔 2000 m 以下的林下灌木丛中、路旁、河谷或山坡上。主要分布于我国长江以南各地。

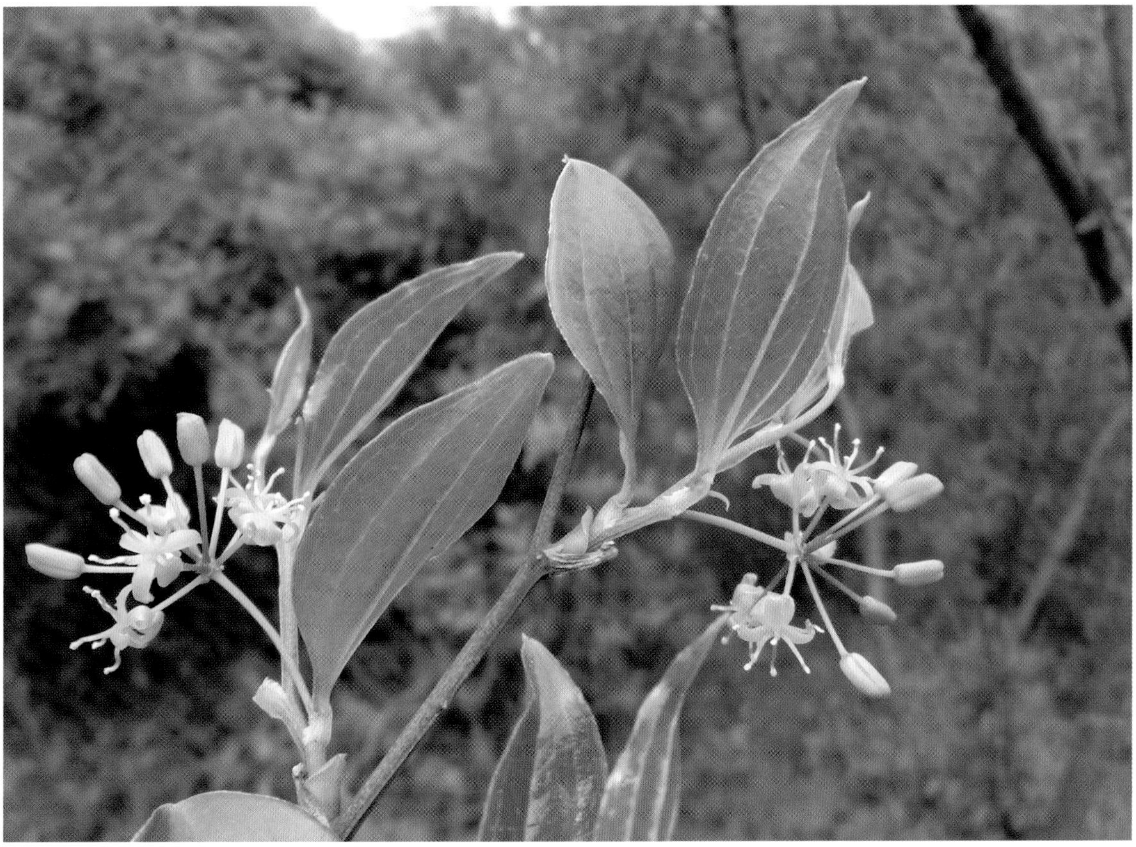

菝葜

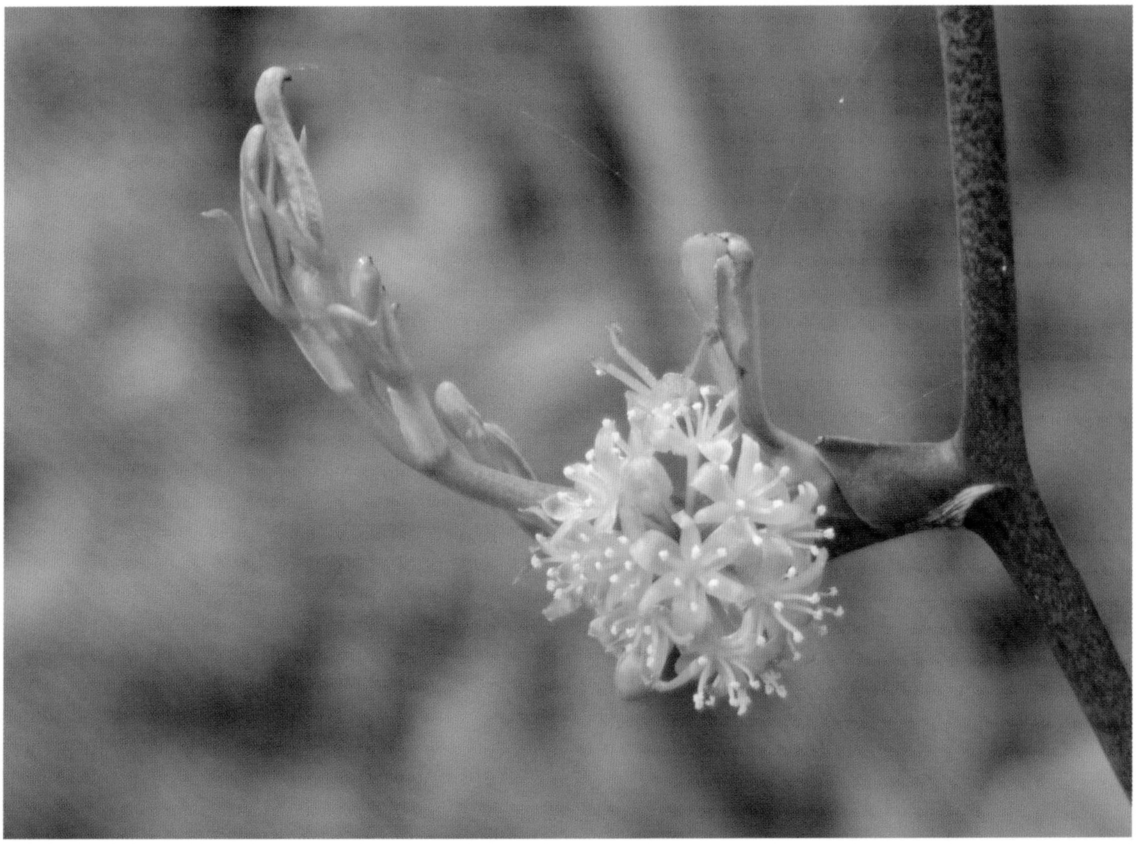

菝葜

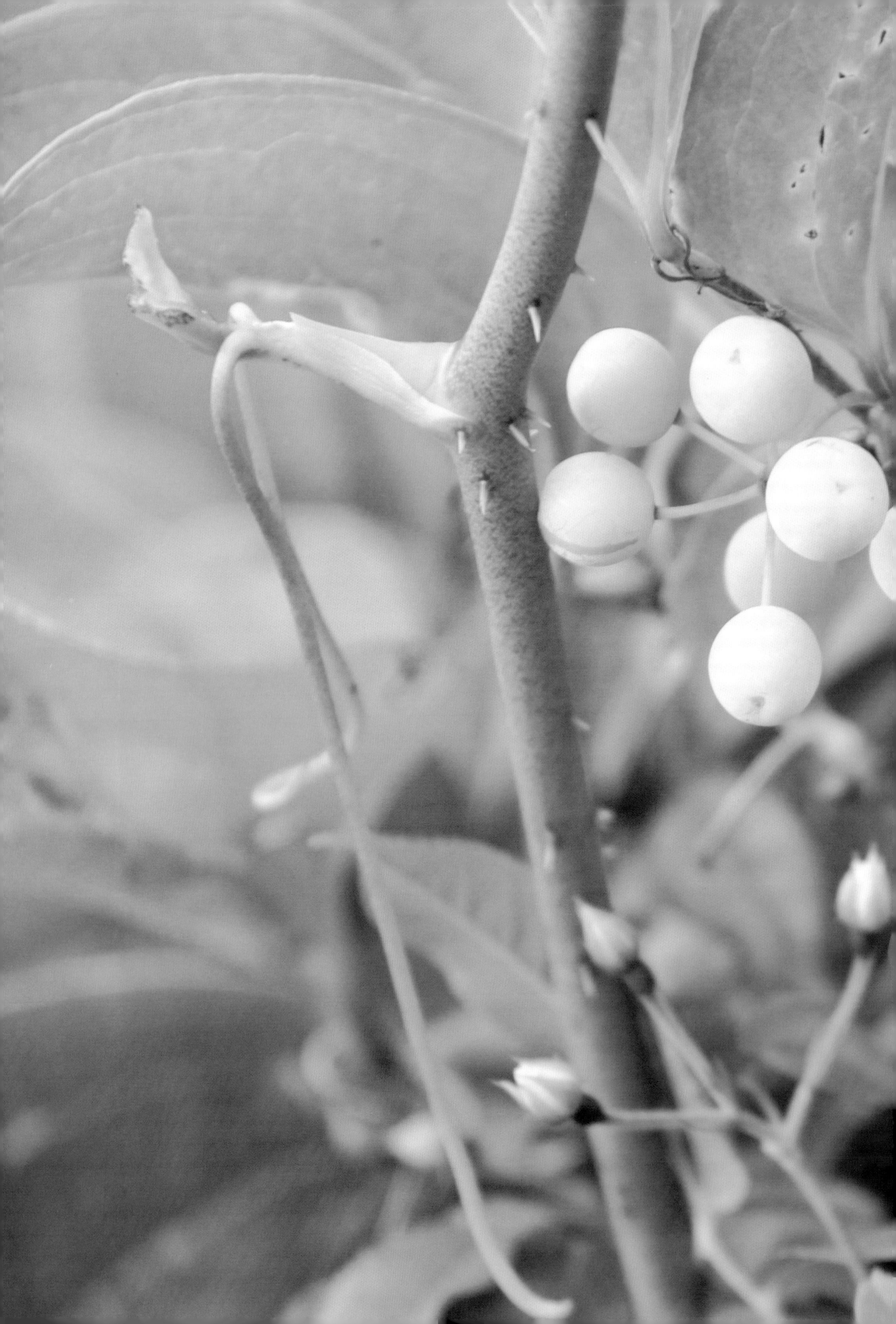

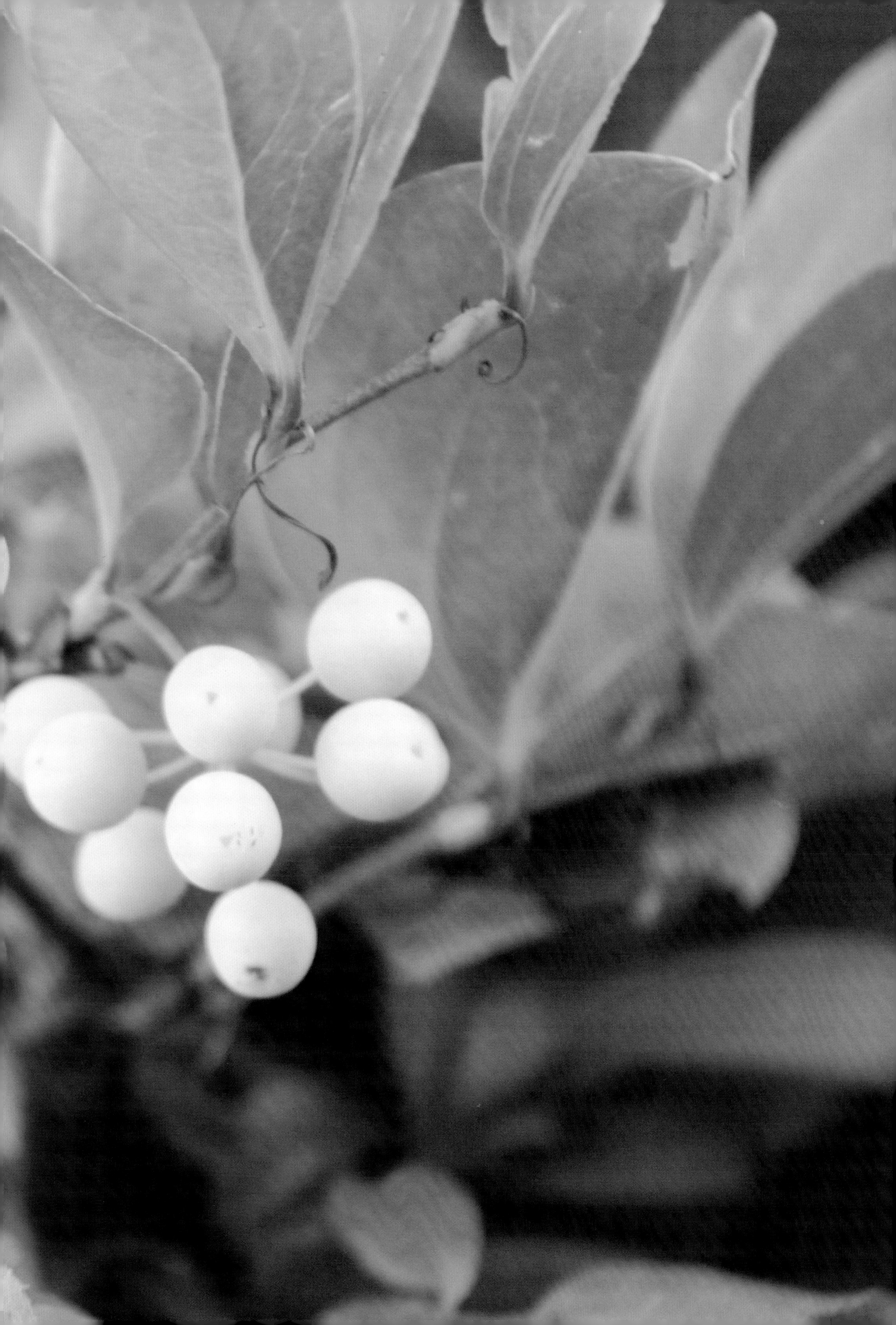

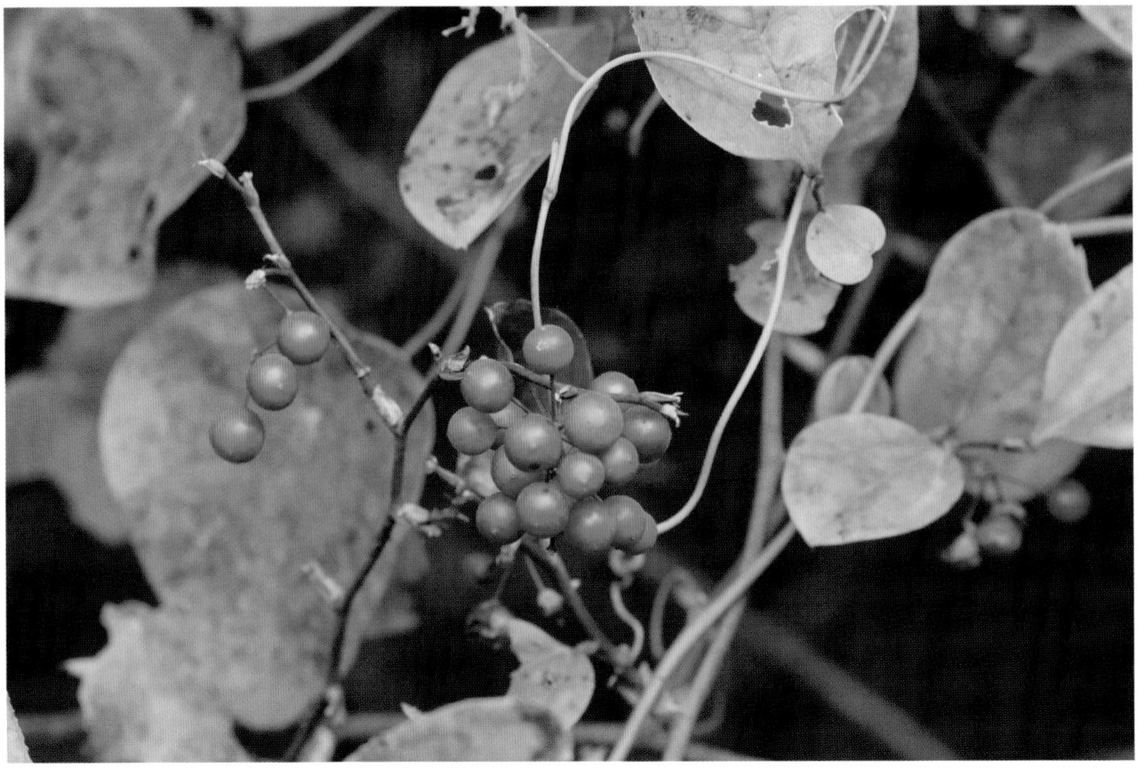

菝葜

采收加工

2 月或 8 月采挖根茎，除去泥土及须根，切片，晒干生用。

药材鉴别

本品呈不规则片状。外表皮紫棕色或黄棕色，有圆锥状突起。质坚实，断面红棕色，具粗纤维，味微甘。

功效主治

祛风湿，利小便，消肿毒。本品甘温助阳，入肝经则祛经络筋脉之风湿；入肾、膀胱经则利小便。风湿祛，不再积热化毒，而肿痛可消、热毒可解。

药理作用

本品对金黄色葡萄球菌、铜绿假单胞菌、大肠埃希菌有抑制作用。

用法用量

内服：9 ~ 15 g，大剂量 30 ~ 90 g，浸酒或入丸、散。外用：煎水熏洗。

民族药方

1．风湿性关节炎 鲜菝葜根 1000 g。用乙醇提取法制成 300 ml 注射液，每安瓿 2 ml，肌内注射，每次 2 ml，每日 1 次。

2．牛皮癣 菝葜根 20 ~ 40 g。用温开水 1500 ml 浸泡 10 小时，煮沸 40 ~ 80 分钟，每日分 2 ~ 3 次饭后服。

3．关节风湿痛 菝葜、活血龙、山楂根各 15 ~ 25 g。水煎服。

4．筋骨麻木 菝葜适量。浸酒服。

5．小便多，滑数不禁 菝葜适量。研为细末，以好酒调 15 g 服用。

6．风湿关节痛 菝葜、虎杖各 50 g，寻骨风 25 g，白酒 750 ml。上药泡酒 7 日，每次服一酒盅（约 25 ml），早、晚各服 1 次。

7．胃肠炎 菝葜根状茎 100 ~ 200 g。水煎服。

8．乳糜尿 菝葜根状茎、楤木根各 50 g。水煎服，每日 1 剂。

9．癌症 菝葜根状茎 50 ~ 750 g。洗净切片，晒干，水浸 1 小时，文火浓煎 3 小时去渣，加猪肥肉 50 ~ 100 g，煮 1 小时，取药液 500 ml，1 日内分数次服完。

10．烧烫伤 新鲜菝葜叶烤干（不要烤焦），碾成 80 ~ 100 g 粉末。用时，加麻油调成糊状，每日涂患处 1 ~ 2 次。

使用注意

服药期间忌茶、醋。

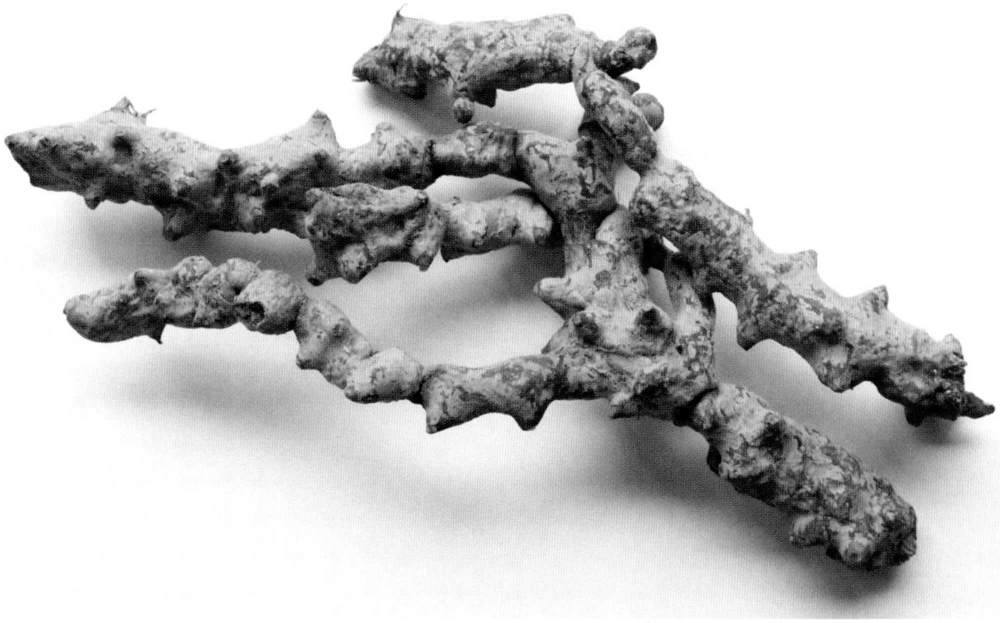

菝葜药材

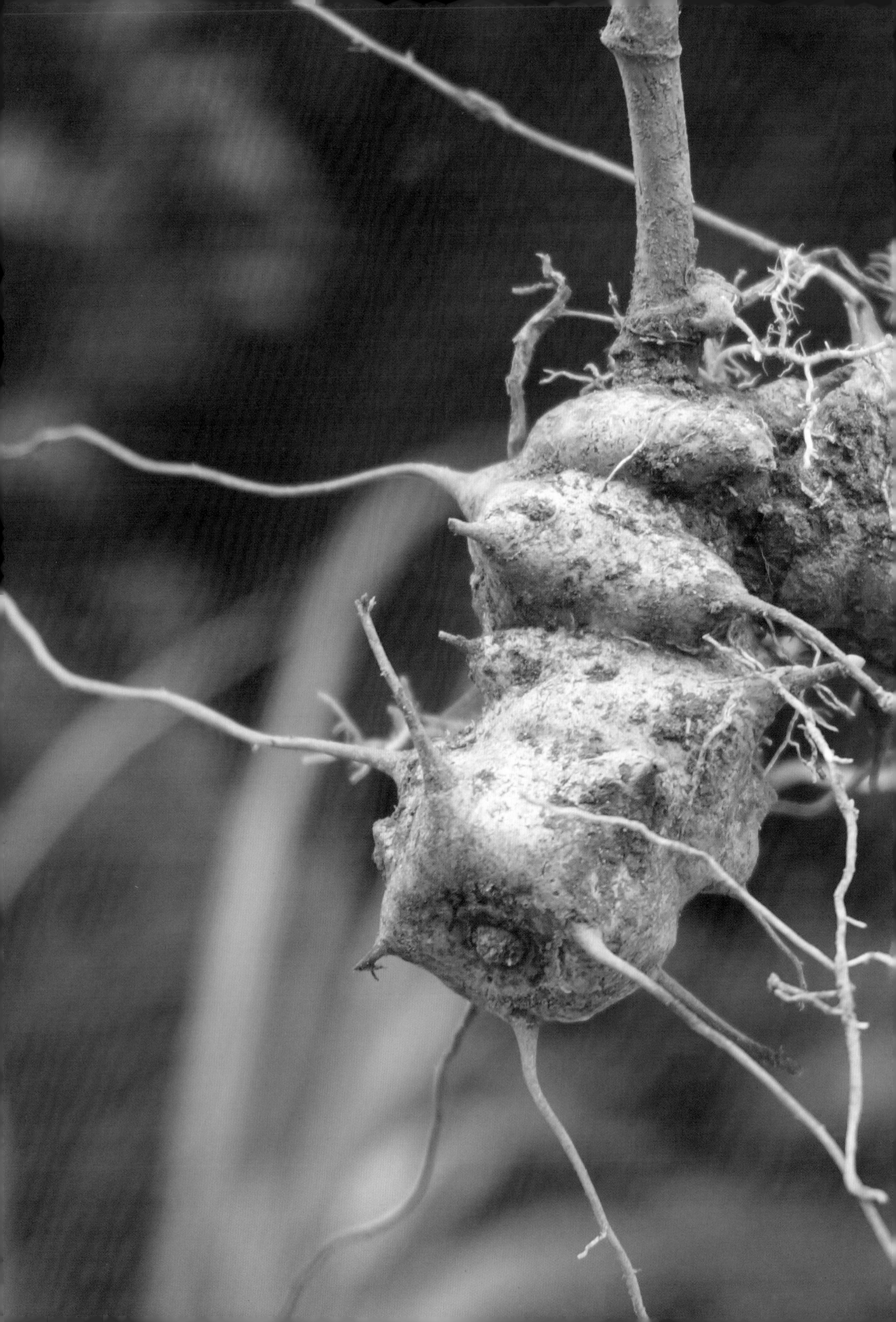

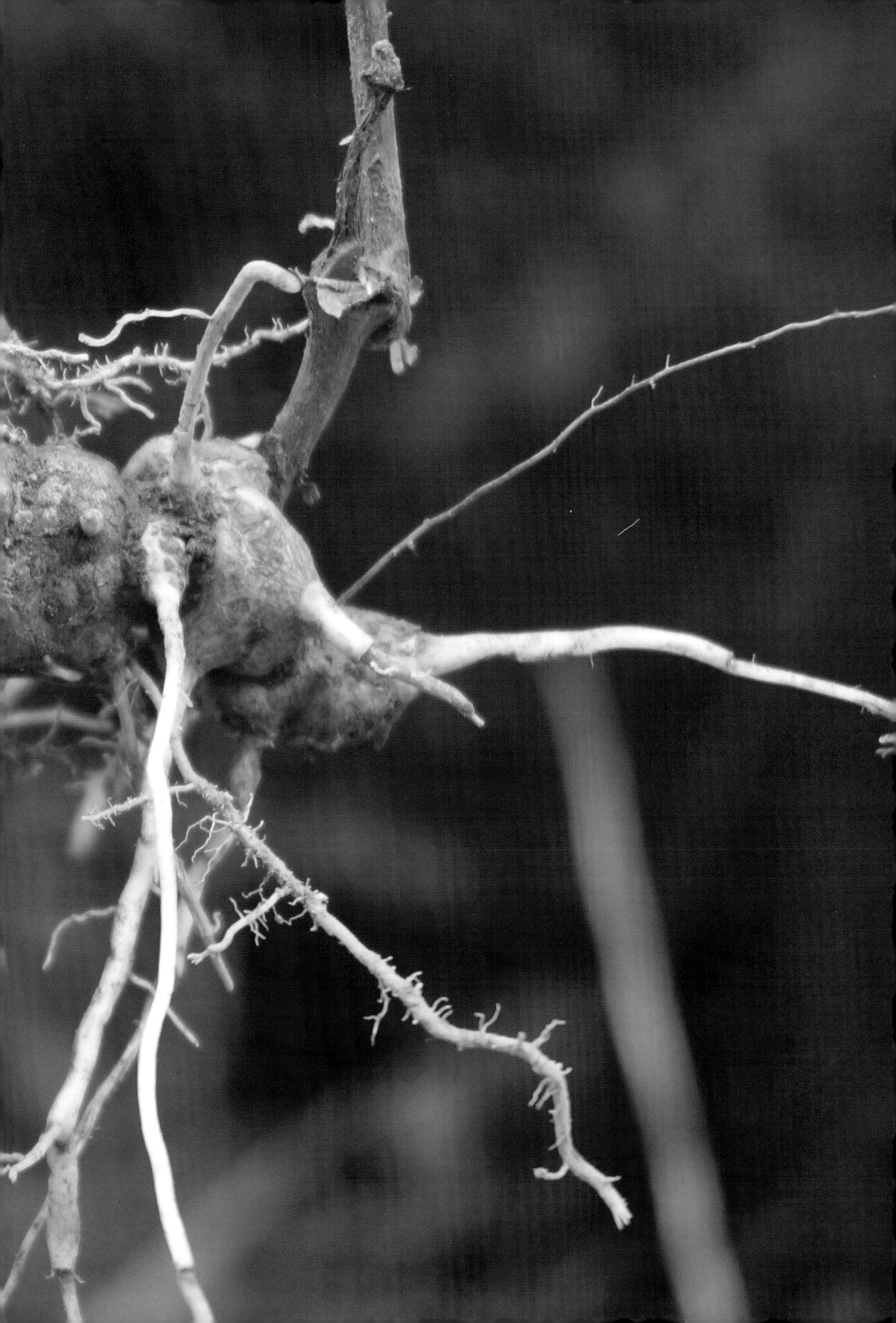

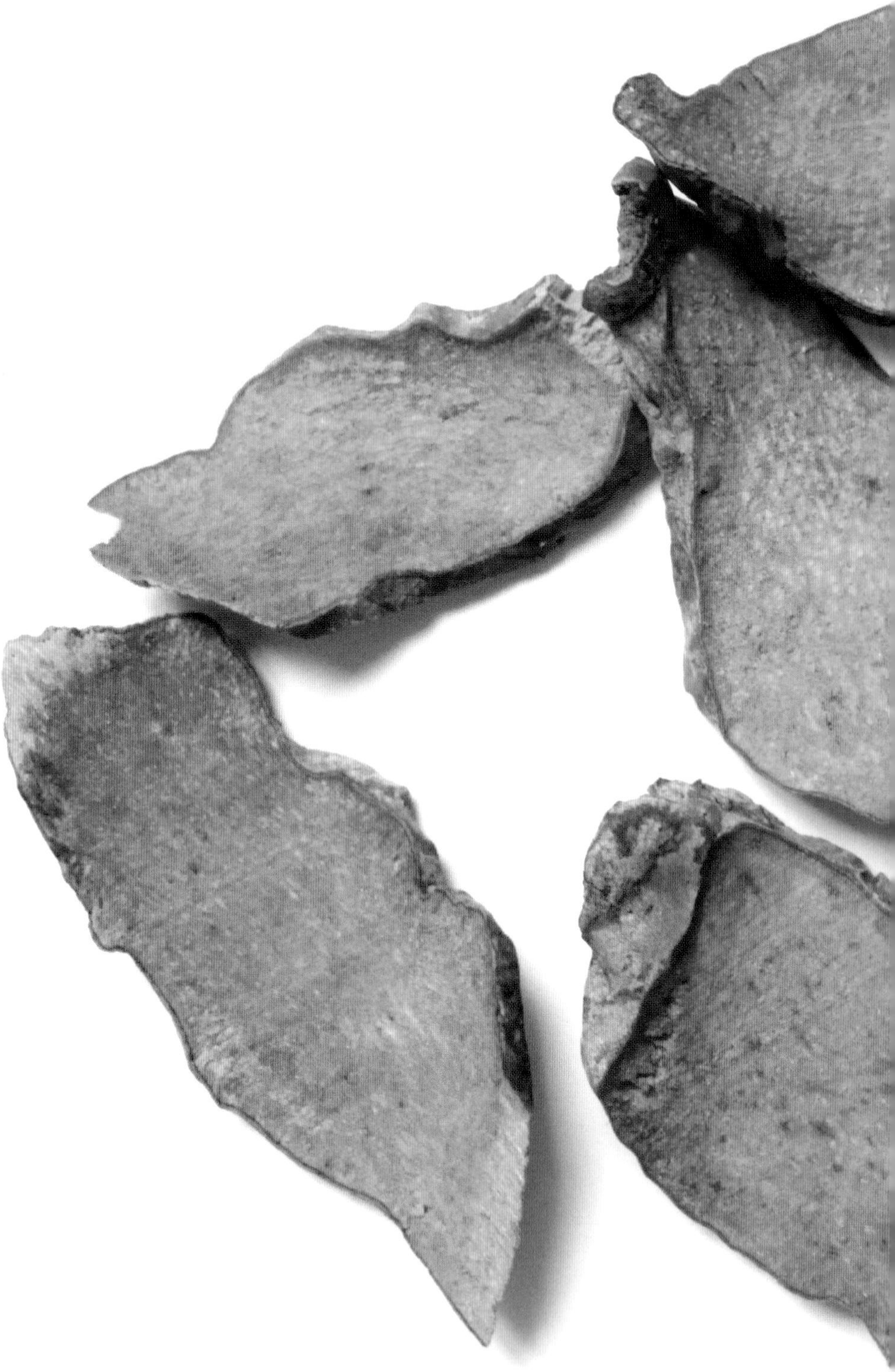

菝葜

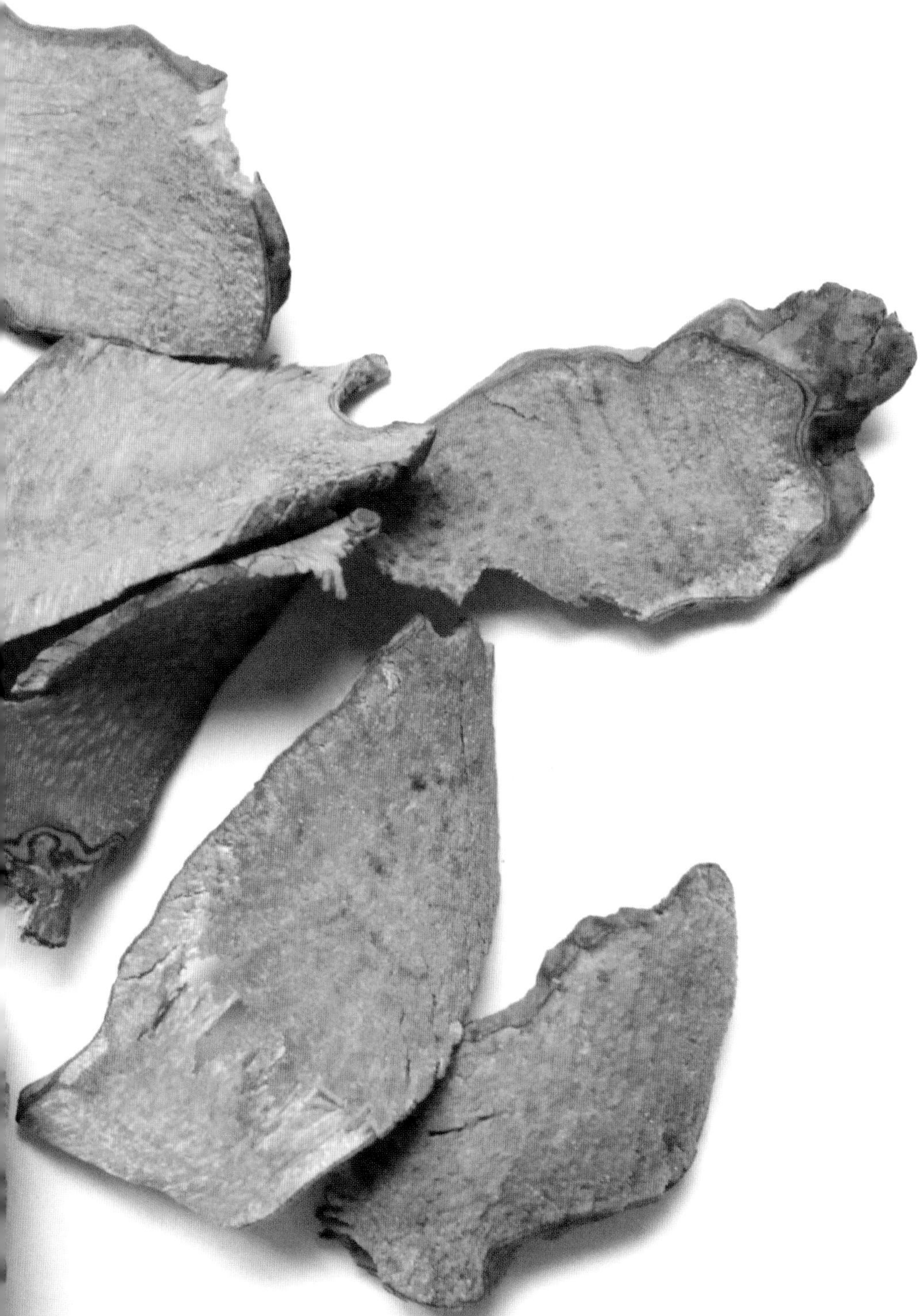

菝葜饮片

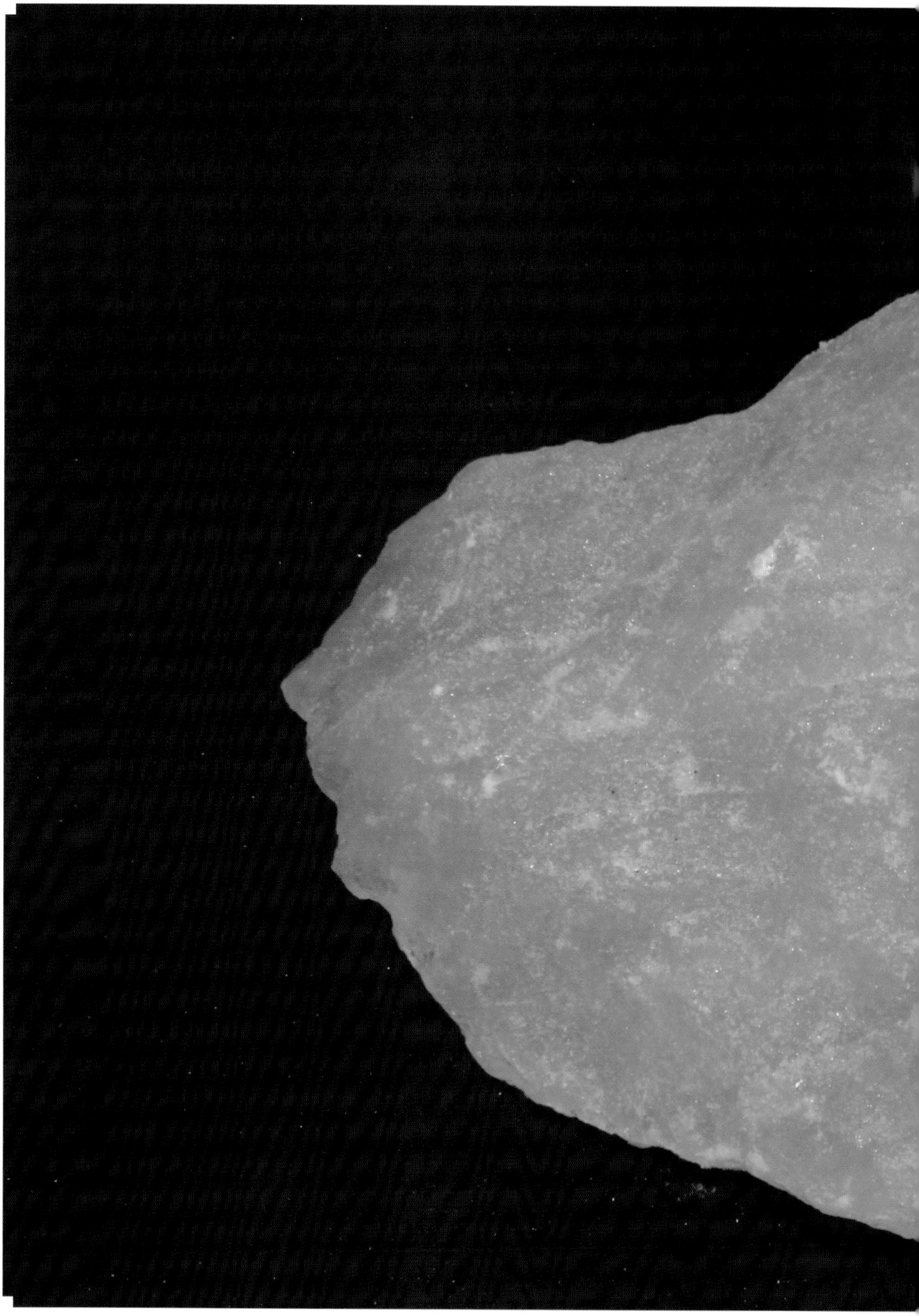

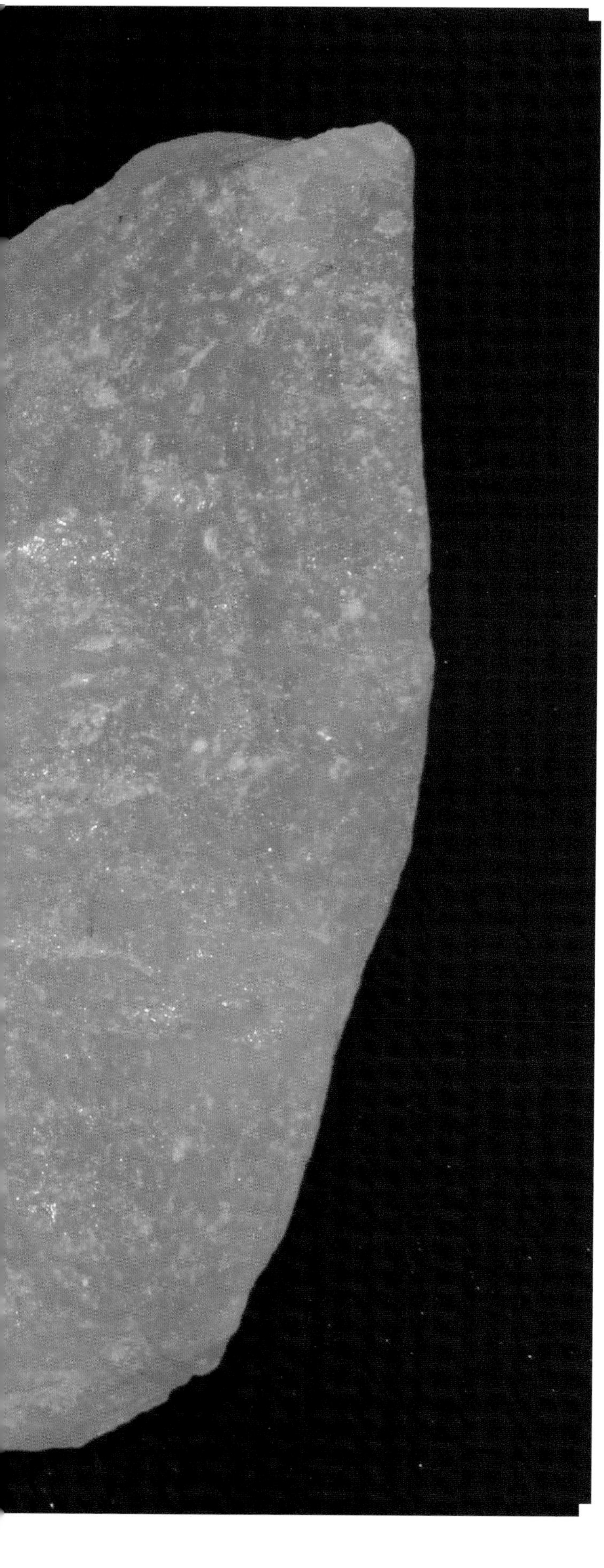

白矾

【维药名】再米切。

【别　名】矾石、明矾、枯矾。

【来　源】本品为硫酸盐类矿物明矾石经加工提炼制成，主含含水硫酸铝钾[$KAl(SO_4)_2 \cdot 12H_2O$]。

【性味归经】酸，寒；有毒。归肺、肝、脾、大肠经。

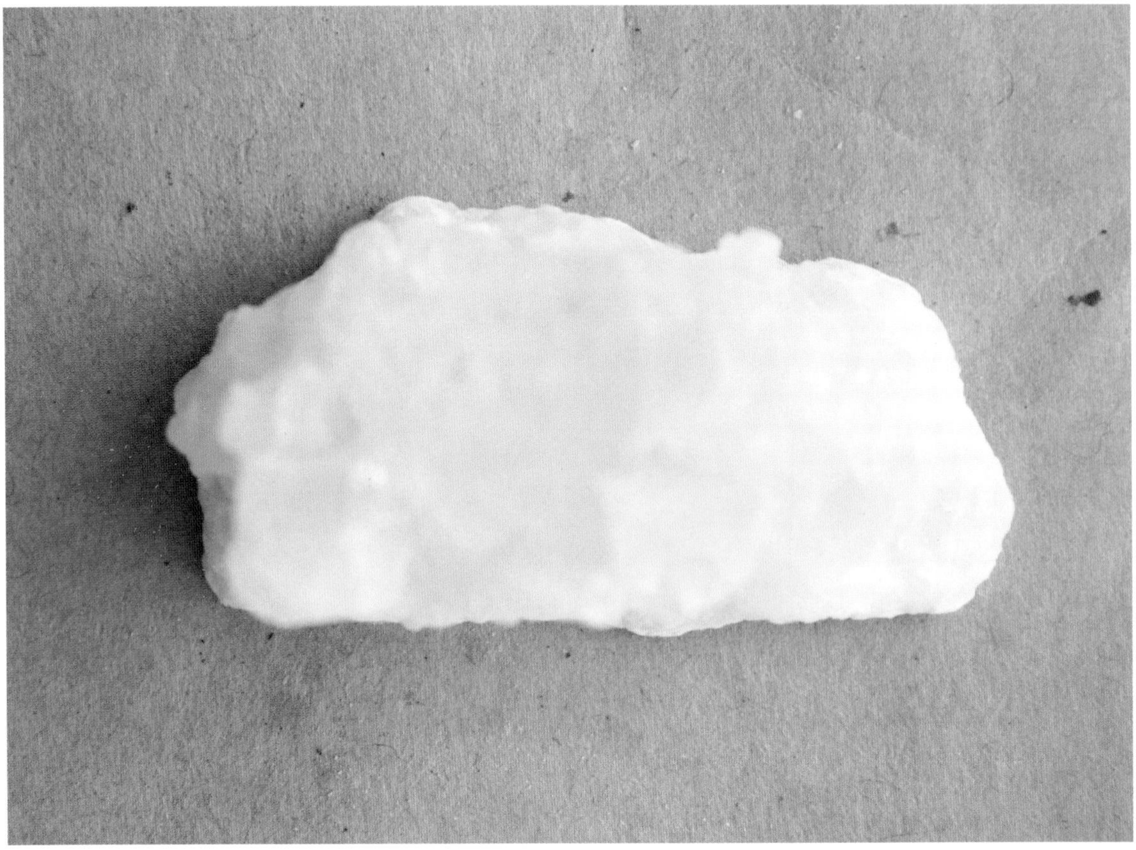

白矾

识别特征

晶形，呈细小的菱面体或板状，通常为致密块状、细粒状、土状等，颜色为无色、白色，常带淡黄及淡红等色。条痕白色。玻璃状光泽，解理面上有时微带珍珠光，块状者光泽暗淡或微带蜡状光泽，透明至半透明。解理平行不完全。断口晶体者呈贝状，块体者呈多片状、参差状，有时土状。硬度 3.5 ~ 4.0，比重 2.6 ~ 2.8，性脆。

生境分布

常为碱性长石受低温硫酸盐溶液的作用变质而成，多分布于火山岩中。分布于甘肃、安徽、山西、湖北、浙江等省区。

采收加工

采得后，打碎，用水溶解，收集溶液，蒸发浓缩，放冷后即析出结晶。

药材鉴别

本品为不规则粒状或块状。淡黄白色或无色。表面凹凸不平或略平滑。质硬，脆。气微，味酸。

功效主治

解毒杀虫，燥湿止痒，止血止泻，清热消痰。本品酸寒，有燥湿、收敛之功。外用能燥湿、杀虫、止痒，内服能祛痰，有止泻、止血作用。煅后收敛作用增强。

药理作用

本品对金黄色葡萄球菌和变形杆菌有抑制作用，有抗阴道毛滴虫作用。内服有抗癫痫、利胆、降血脂等作用。外用低浓度明矾有消炎、收敛、防腐作用，并能凝固蛋白、硬化皮肤、止血；高浓度会侵蚀肌肉，引起溃烂。

用法用量

内服：1 ~ 3 g，多入丸、散。外用：适量，研末撒，调敷或化水外洗。

民族药方

1．内痔　以明矾制成 15% 或 18% 注射液注入痔核，对各期内痔及混合痔合并黏膜脱垂，均有疗效。

2．脓疱疮，湿疹，手足癣，黄水疮　白矾、松香、铜绿各等份。将药装入葱叶内，水煎待药熔化，取出葱叶晒干，加冰片共研细末。疮未溃者香油调搽；疮已溃流脓水者药粉干撒。每日 1 次，一般需连用 3 ~ 7 日。

3．顽固性口腔溃疡　白矾 6 g，白糖 4 g。放入瓷器皿内，置小火上加热，待其熔化成膏后稍冷即可使用。气候寒冷易凝固，须加温熔化后再用。用棉签蘸矾糖膏搽于溃疡面上，每日 1 次。搽后溃疡处疼痛剧增，口流涎水，一般 3 ~ 5 分钟即可消失。

4．宫颈炎　明矾、儿茶、冰片各 30 g。共研细面，搽上药塞于创面上，每日用药 2 次。

5．传染性肝炎　单用明矾适量。研成粉末，装入胶囊，空腹吞服，成人每次 1 g，每日 3 次，儿童改为 5% 明矾糖浆口服，剂量按年龄增减。

使用注意

体虚胃弱及无湿热痰火者忌服。

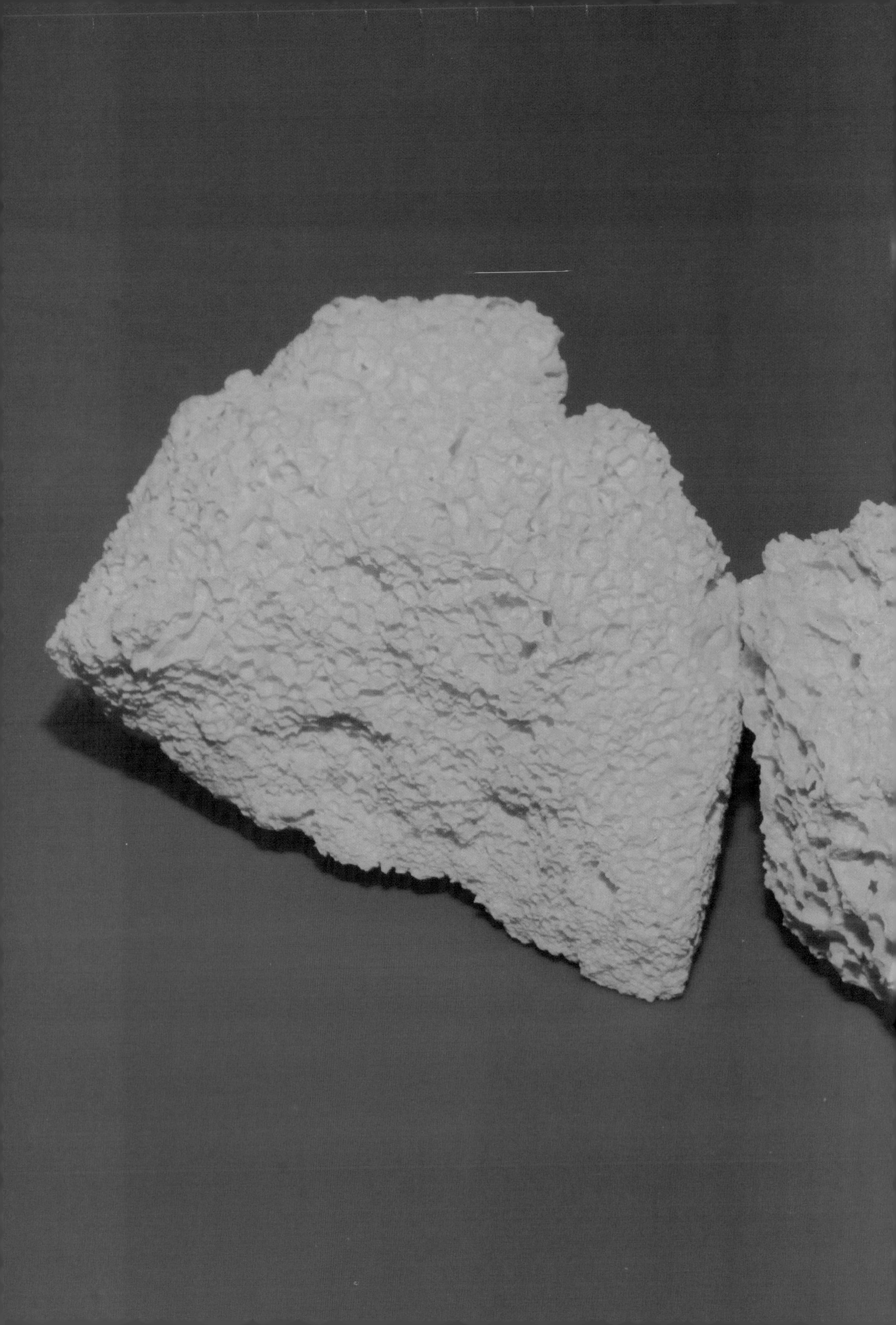

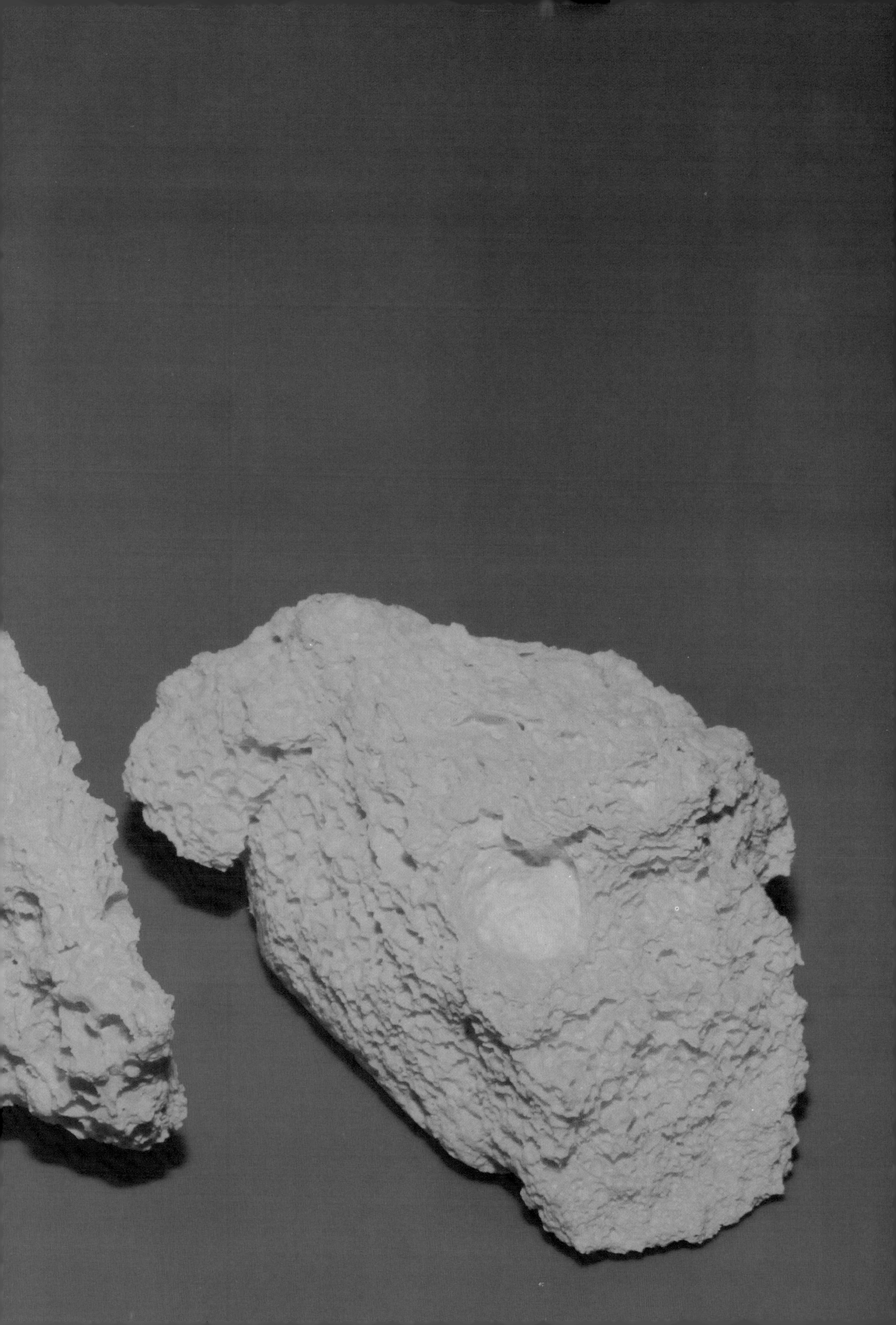

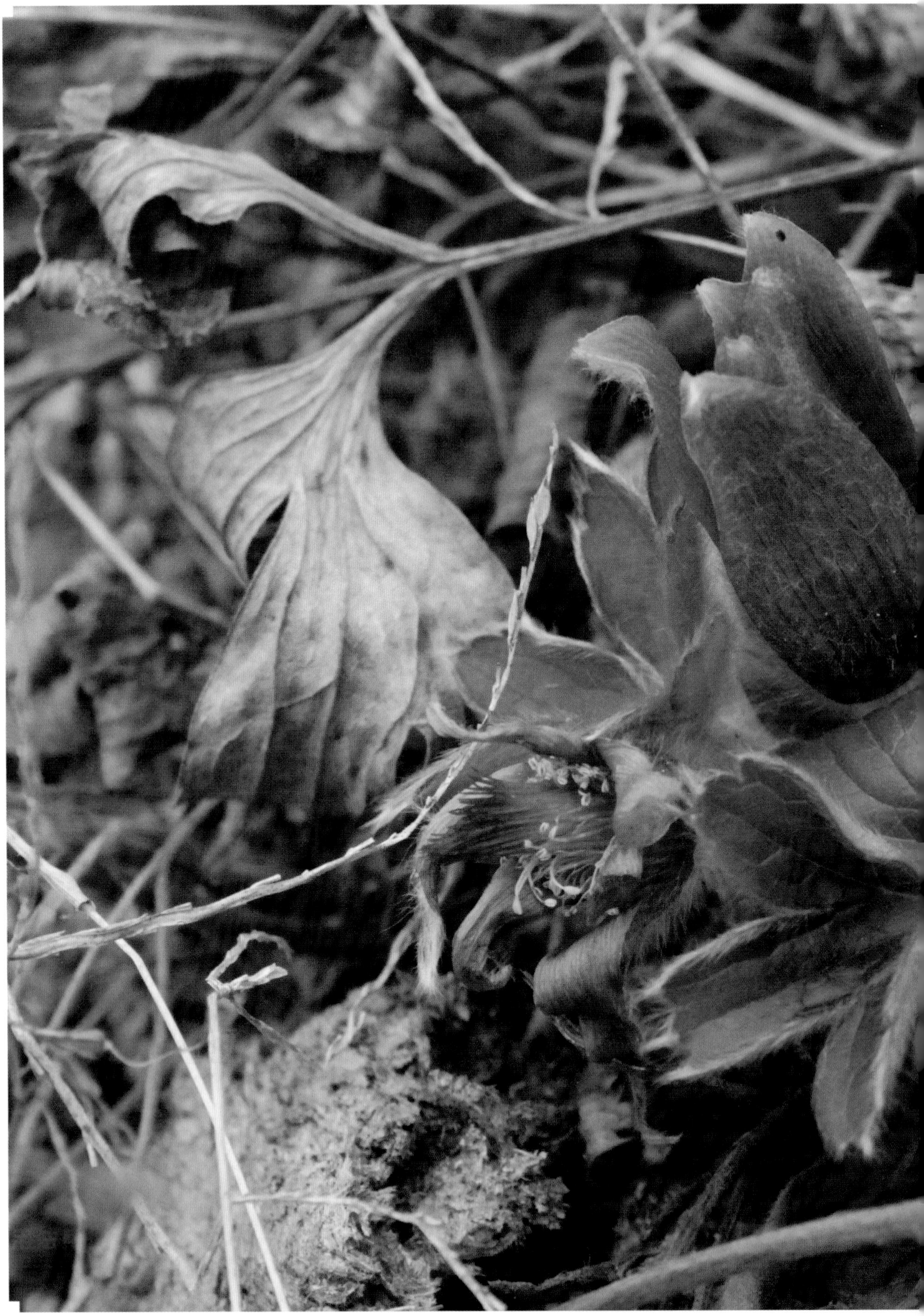

白头翁

【维药名】阿克巴西欧提。

【别　名】翁草、老翁花、野丈人、白头公、犄角花、胡王使者。

【来　源】本品为毛茛科多年生草本植物白头翁 *Pulsatilla chinensis*（Bge.）Regel 的干燥根。

【性味归经】苦，寒。归大肠经。

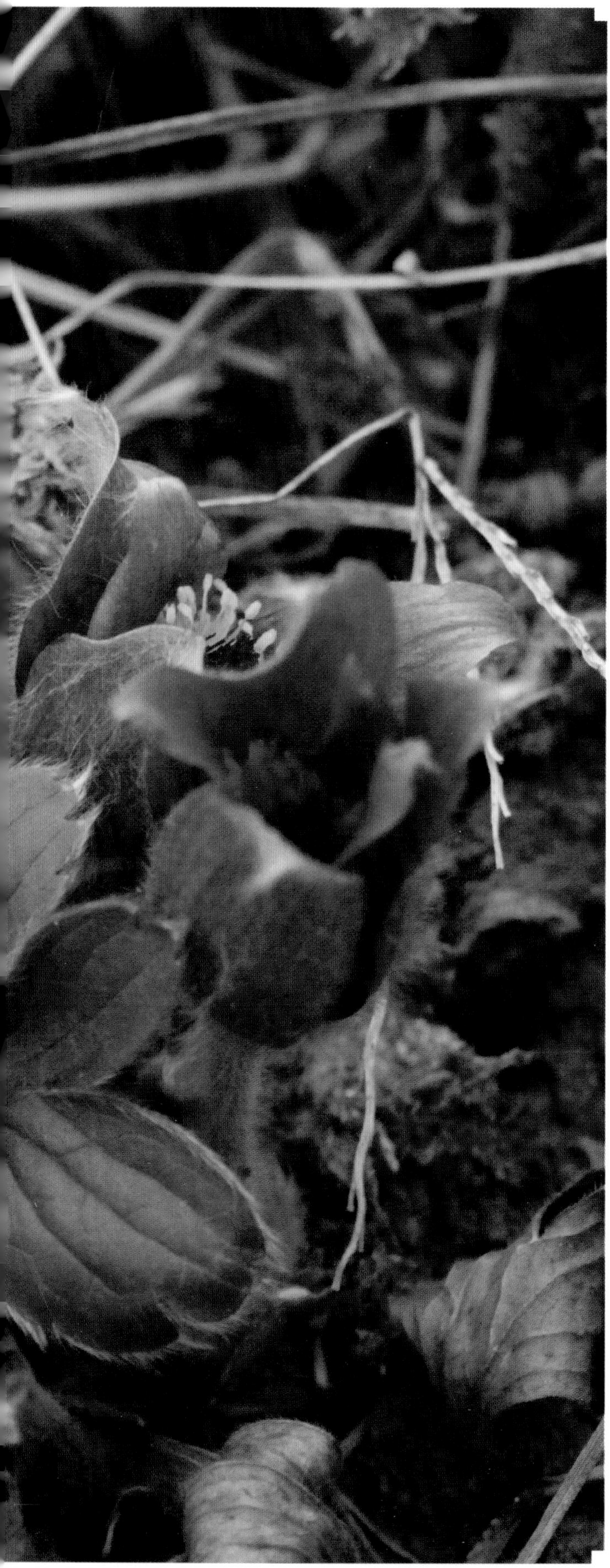

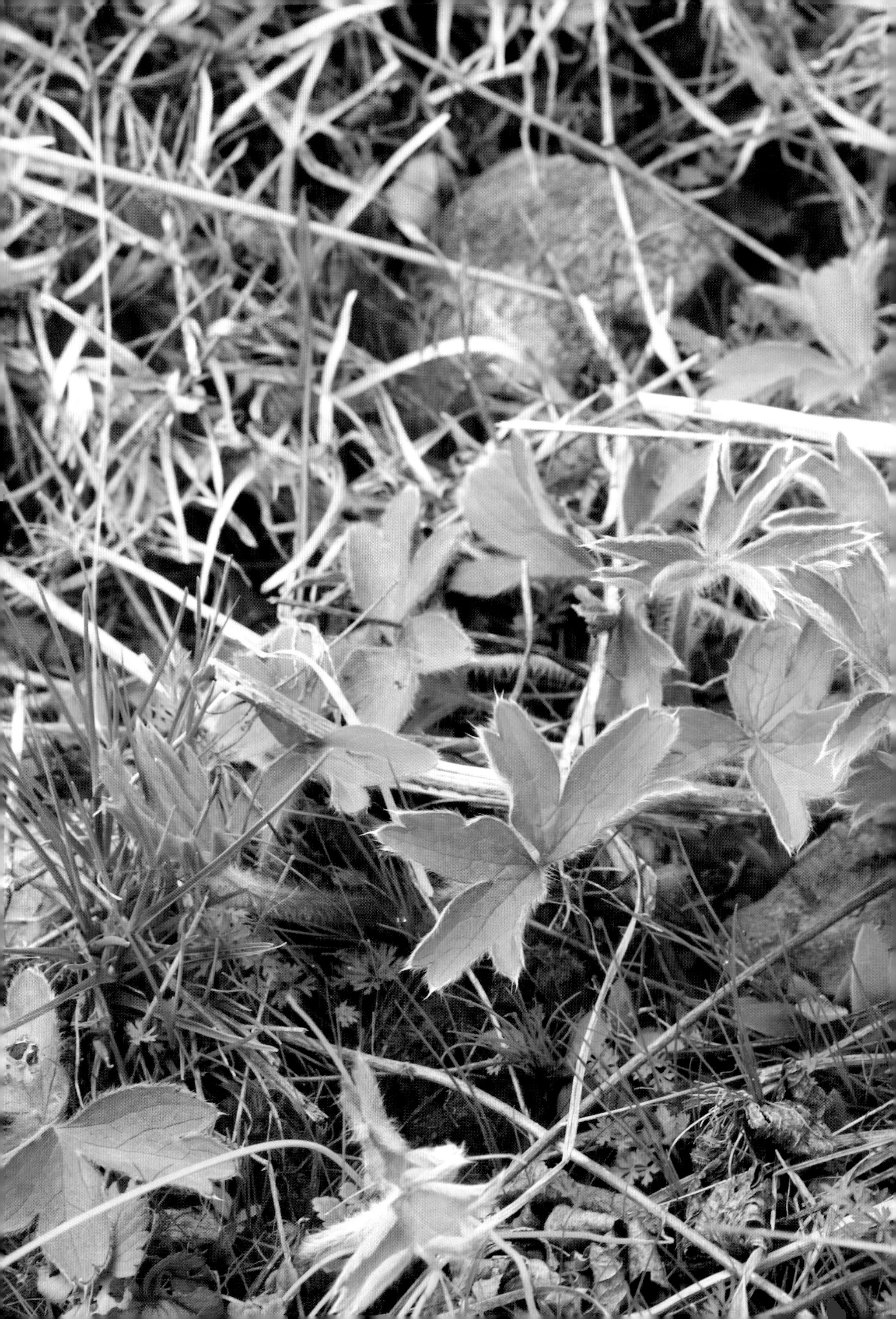

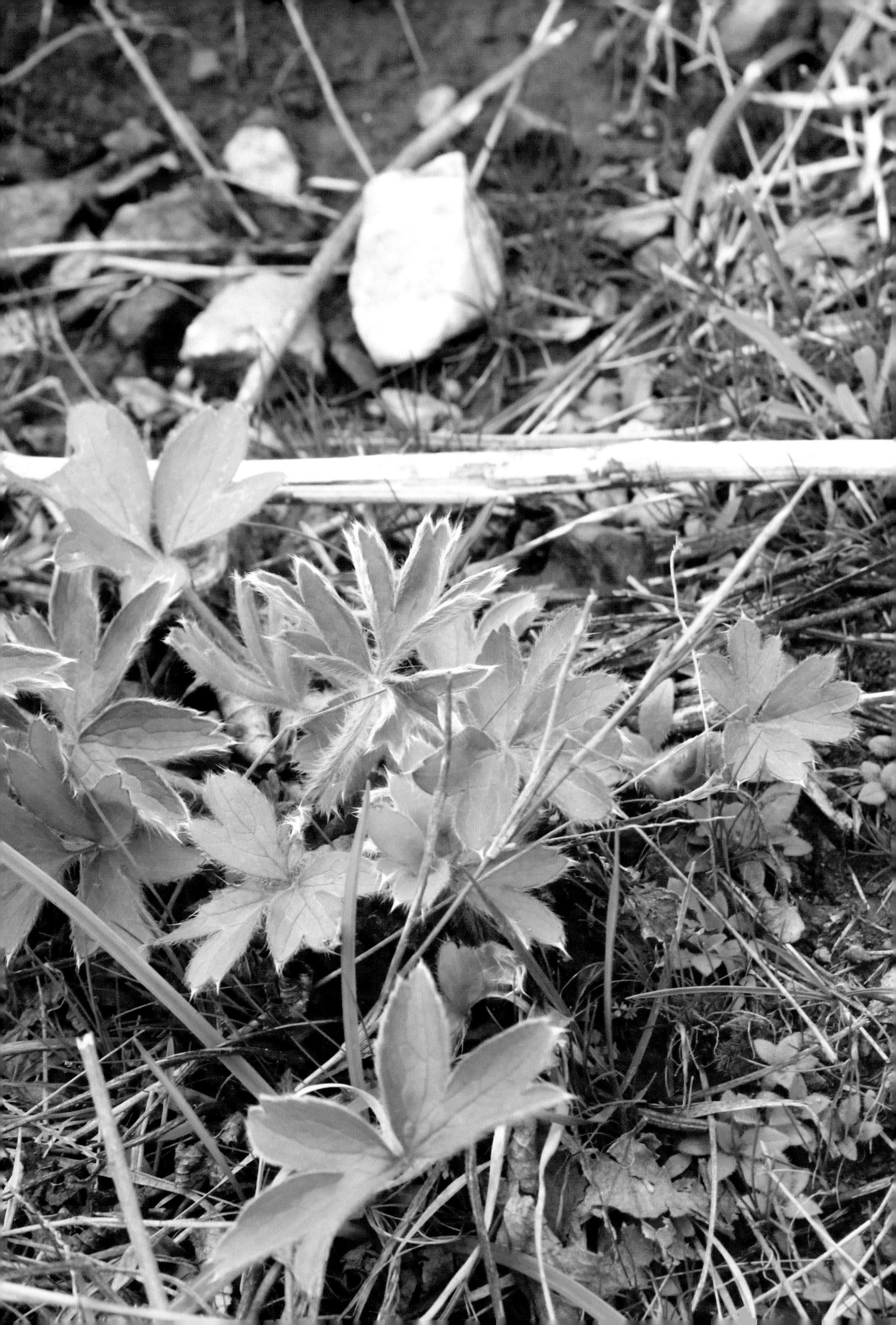

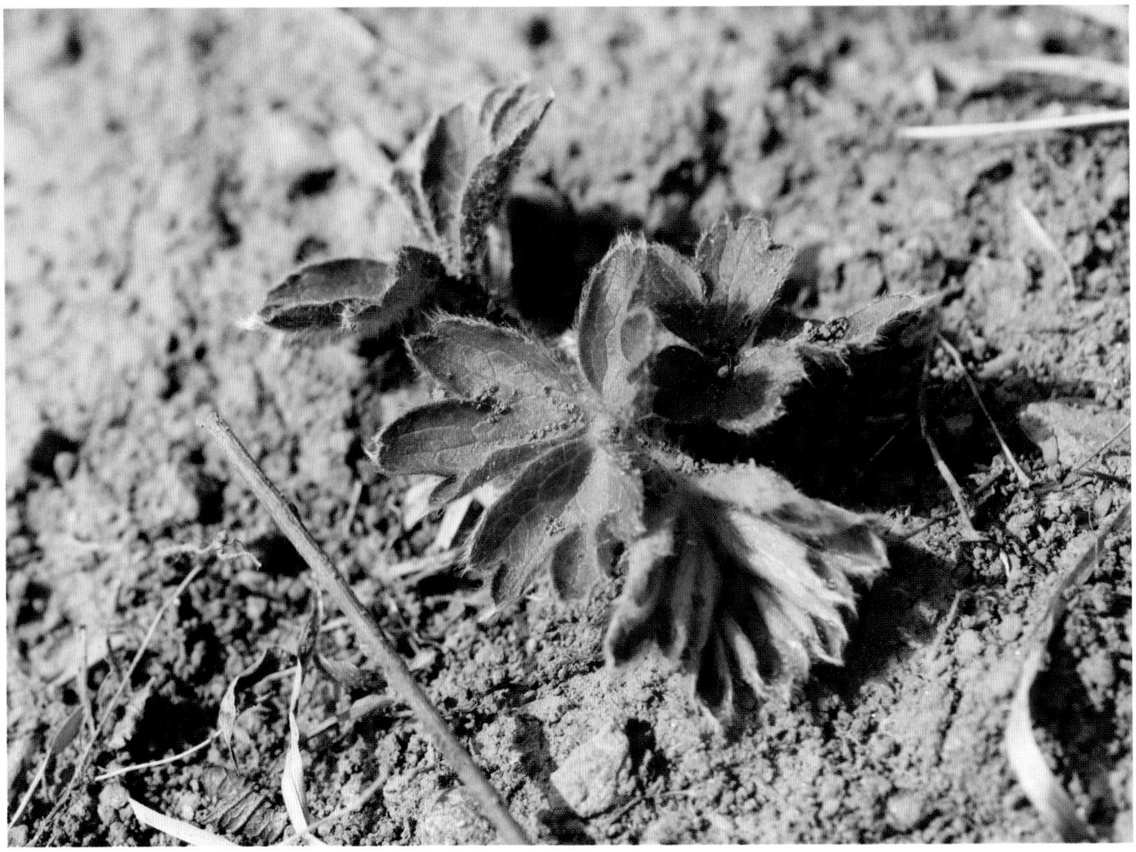

白头翁

识别特征

多年生草本，高达 50 cm，全株密被白色长柔毛。主根粗壮，圆锥形。叶基生，具长柄，叶 3 全裂，中央裂片具短柄，3 深裂，侧生裂片较小，不等 3 裂，叶上面疏被伏毛，下面密被伏毛。花茎 1 ~ 2 cm，高 10 cm 以上，总苞由 3 小苞片组成，苞片掌状深裂。花单一，顶生，花被 6，紫色，2 轮，外密被长绵毛。雄蕊多数，离生心皮，花柱丝状，果期延长，密被白色长毛。瘦果多数，密集成头状，宿存花柱羽毛状。花期 3—5 月，果期 5—6 月。

生境分布

生长于平原或低山山坡草地、林缘或干旱多岩石的坡地。分布于我国北方各省。

采收加工

春、秋二季采挖，除去泥沙、花茎和须根，保留根头白绒毛，晒干，生用。

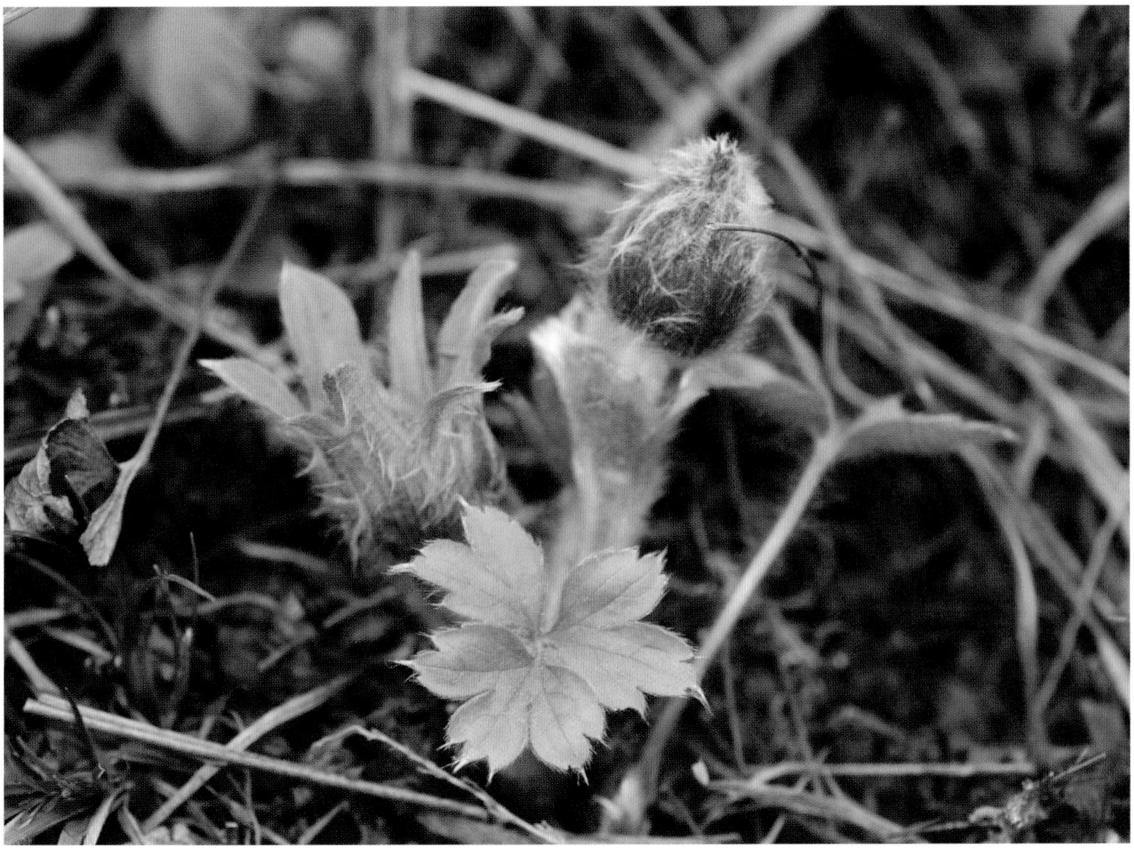

白头翁

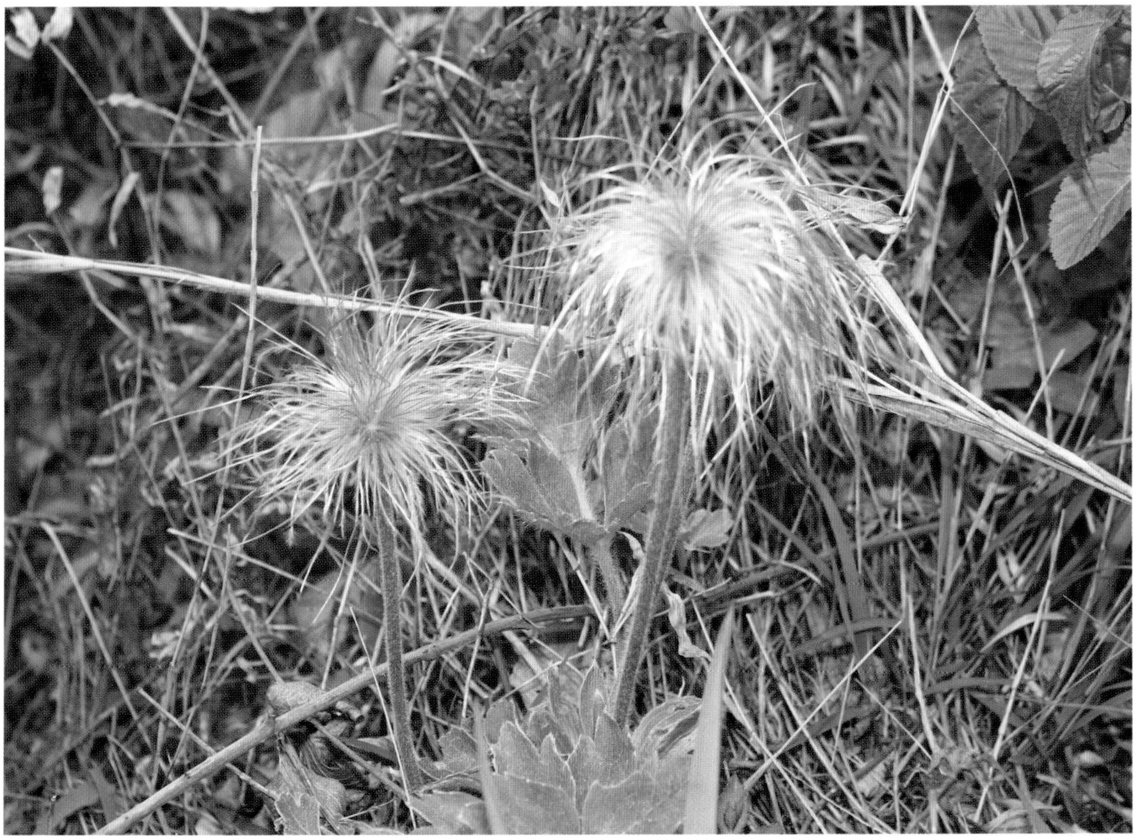

白头翁

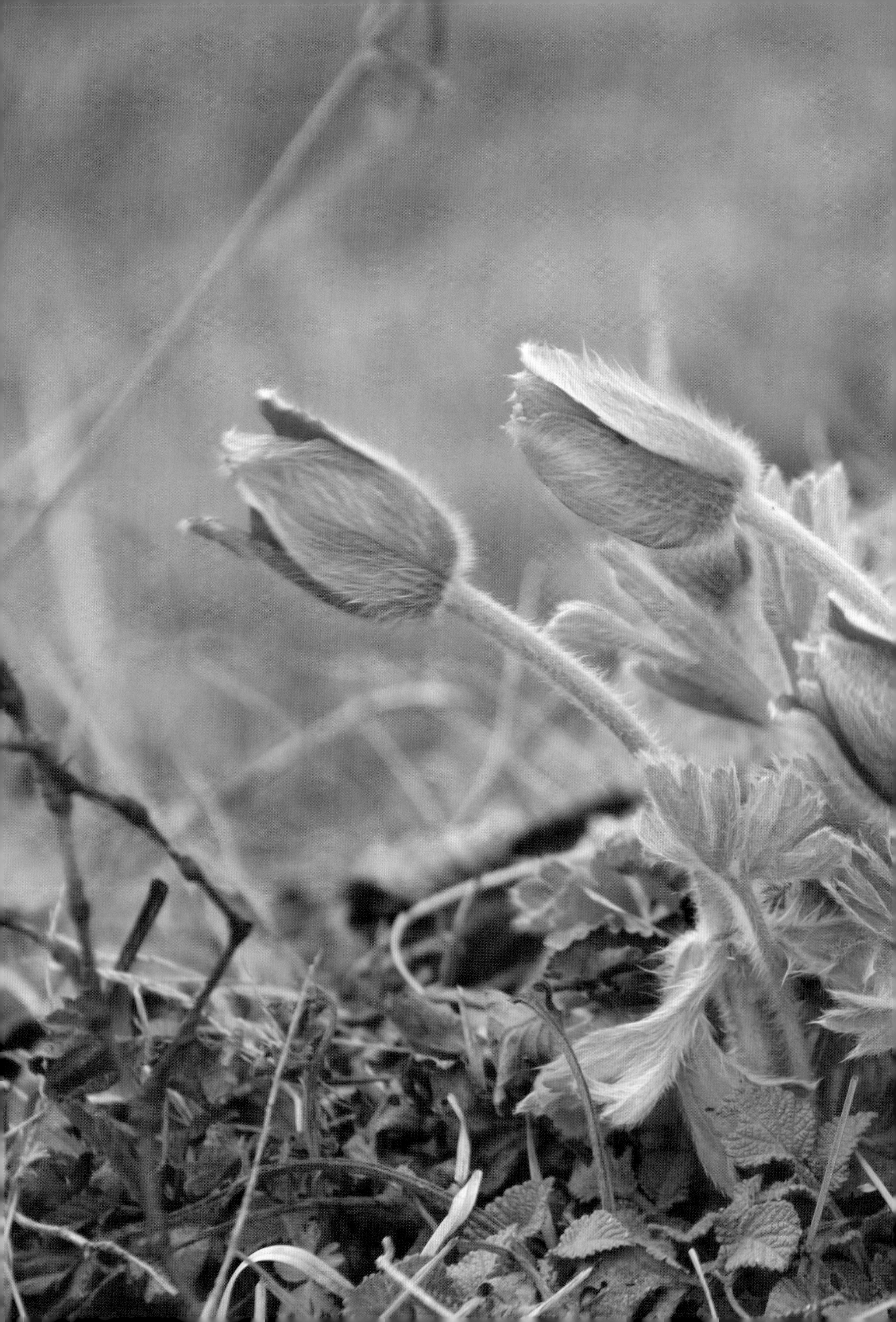

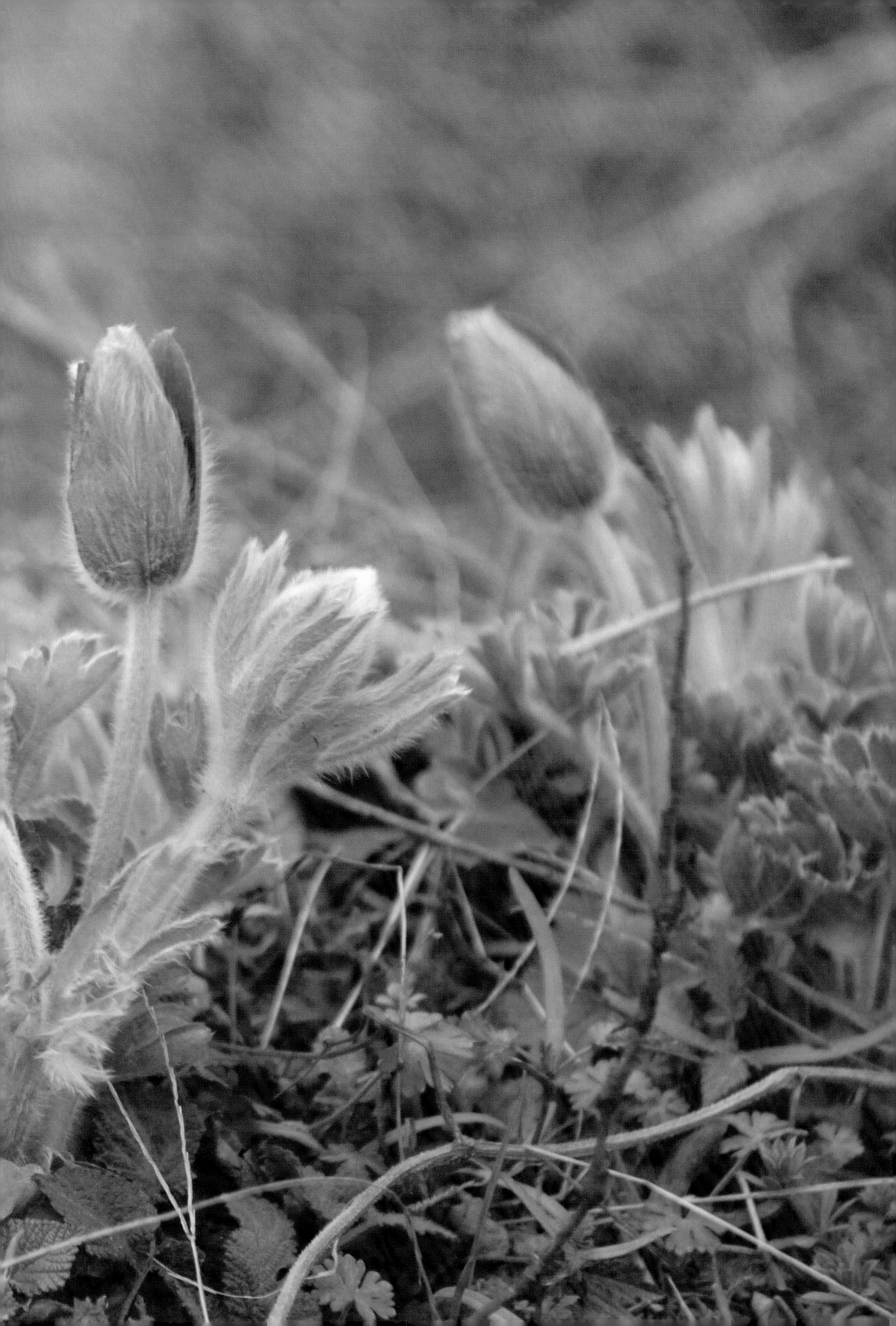

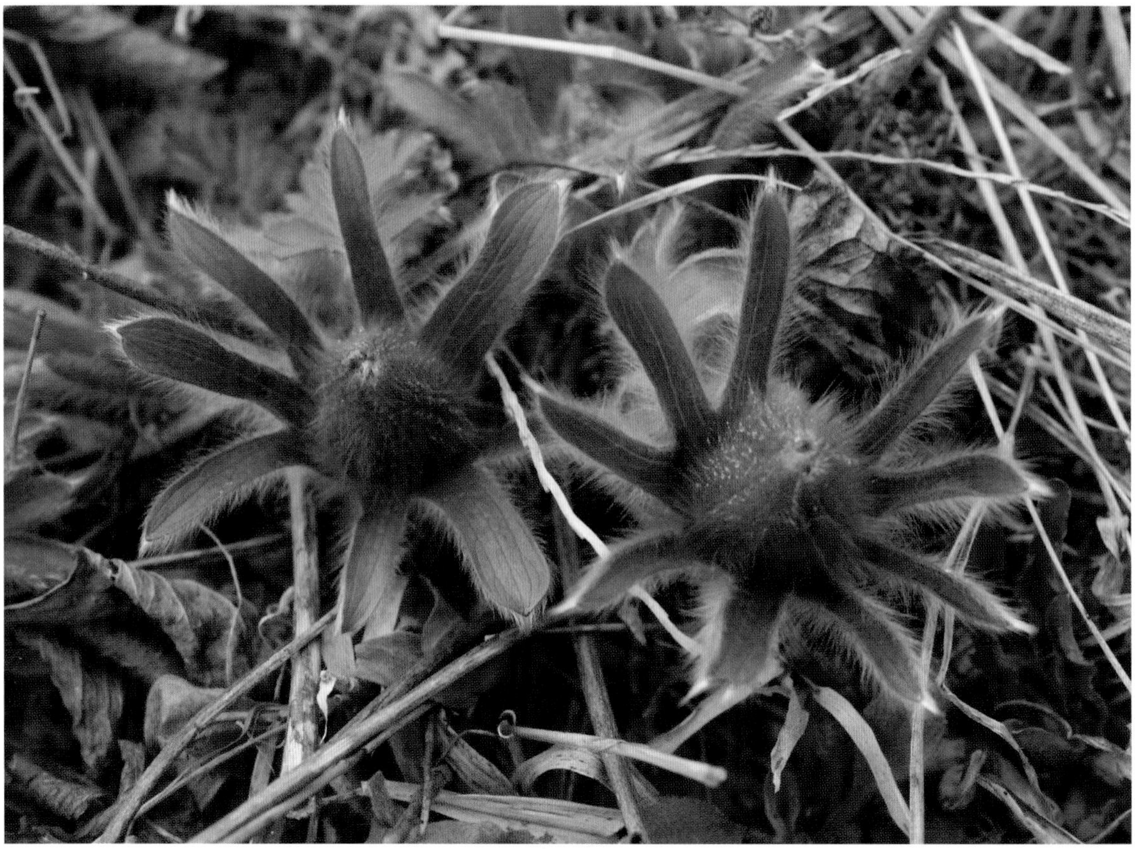

白头翁

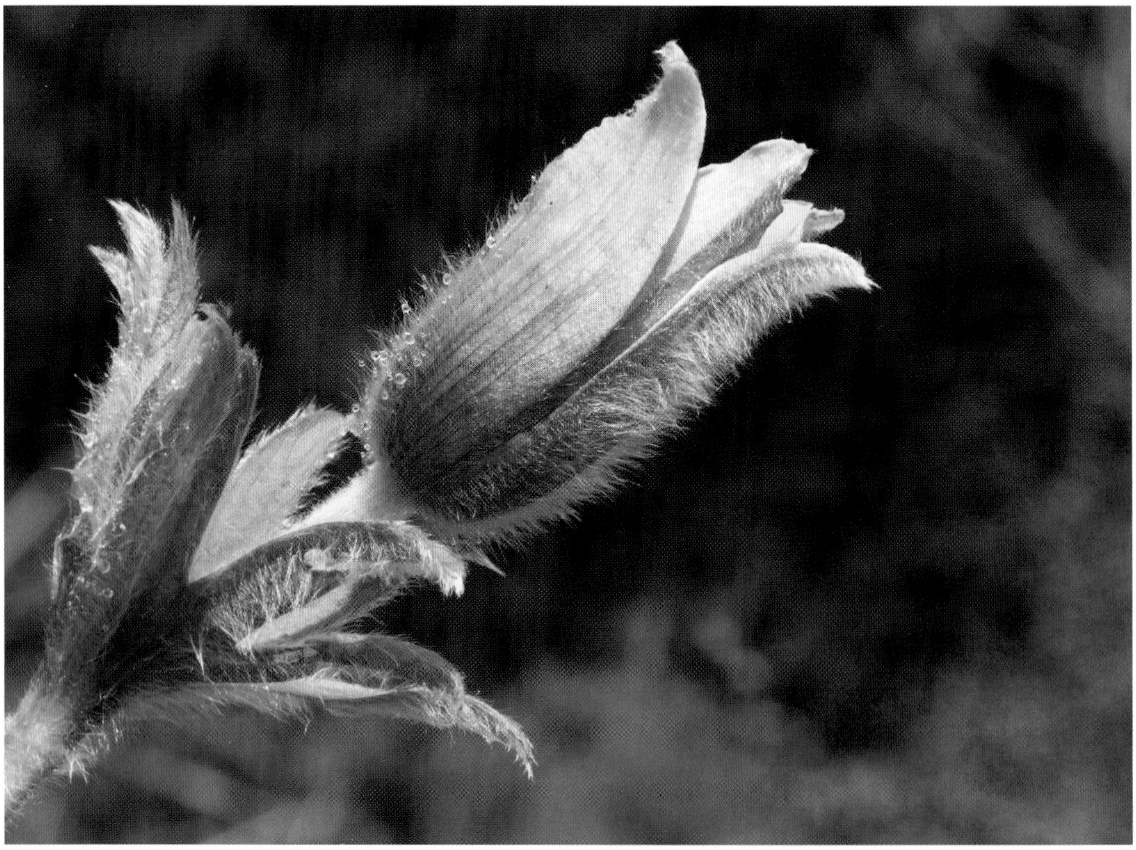

白头翁

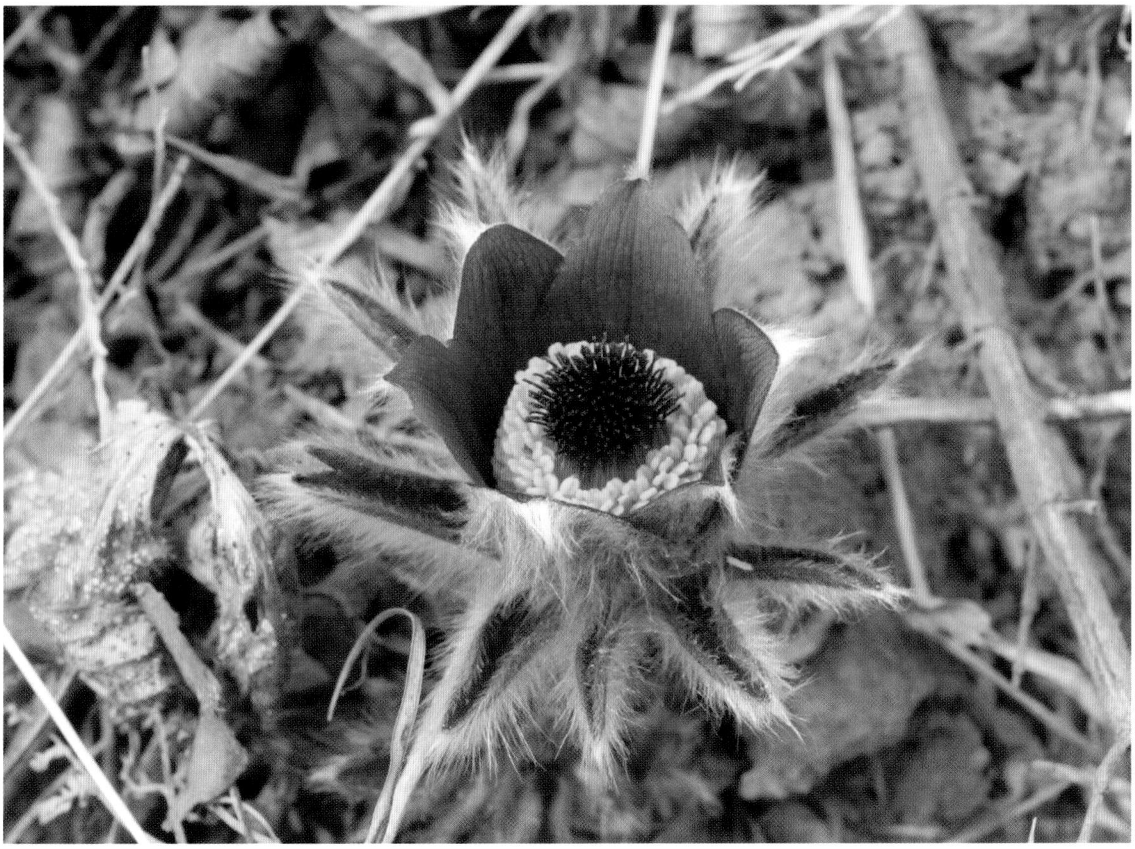

白头翁

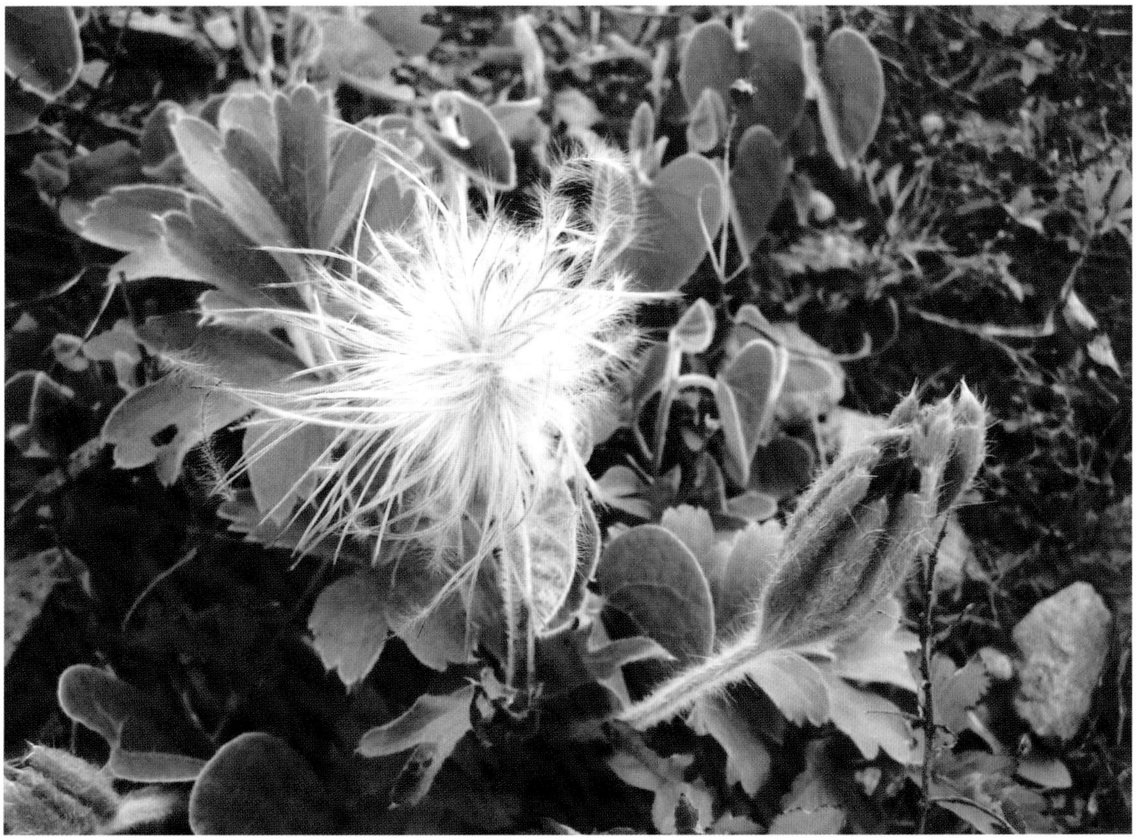

白头翁

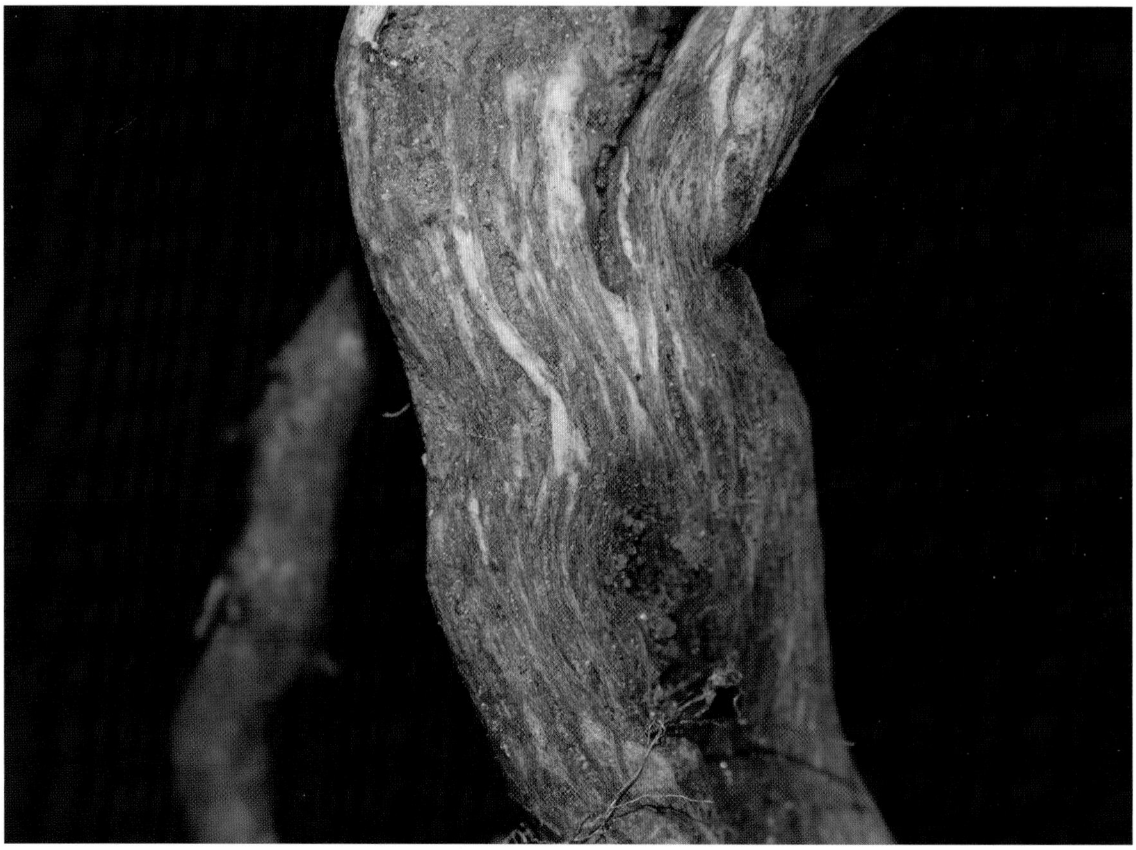

白头翁

药材鉴别

本品为类圆形的片。外表皮黄棕色或棕褐色，具不规则纵皱纹或纵沟，近根头部有白色绒毛。外皮易剥离。切面稍平坦，皮部黄白色或淡黄棕色，木部淡黄色。质硬而脆。气微，味微苦涩。

功效主治

清热解毒，凉血止痢。本品苦寒，归大肠经，善清除肠中热毒而止泻痢，为治热毒血痢、湿热泻痢之要药。

药理作用

本品有明显抗菌作用及抗阿米巴原虫作用；对阴道毛滴虫有明显杀灭作用；对流行性感冒病毒有轻度抑制作用；还有一定的镇静、镇痛作用。

用法用量

内服：9 ~ 30 g，煎服。

民族药方

1．气喘　白头翁 10 g。水煎服。

2．外痔　白头翁全草适量。以根捣烂贴之，逐血止痛。

3．心烦口渴，发热，里急后重　白头翁 9 g，川黄连、川黄柏、北秦皮各 6 g。水煎服。

4．细菌性痢疾　白头翁 15 g，马齿苋 30 g，鸡冠花 10 g。水煎服。

5．小儿湿热腹泻　白头翁 15 g，生薏苡仁 30 g，高粱米、白糖各适量。高粱米放锅中爆花，取 6 g 与生薏苡仁、白头翁同煎水，加适量调服，每日 1 剂，分 2 ~ 3 次服。

6．伤寒　白头翁 18 g，紫苏叶 10 g。水煎服，每日 2 ~ 3 次。

7．非特异性阴道炎　白头翁 20 g，青皮 15 g，海藻 10 g。水煎服，每日 2 次。

8．急性淋巴结炎　白头翁 120 g。水煎取药汁，每日 1 剂，分 2 次服。

9．小儿消化不良　白头翁、山楂各 6 g，砂仁、炙甘草各 1 g，香附 4 g，焦神曲 8 g，苍术炭、茯苓各 5 g。上药加水，浓煎 200 ml，每日分多次服用。

10．细菌性痢疾（小儿急性细菌性痢疾）　白头翁 12 g，黄芩、白芍、秦皮、当归各 10 g，黄连 6 g，大黄、甘草、广木香各 5 g。加水，煎取药汁 250 ml，每日 1 剂，分 3 次灌肠。

使用注意

虚寒泻痢者忌服。

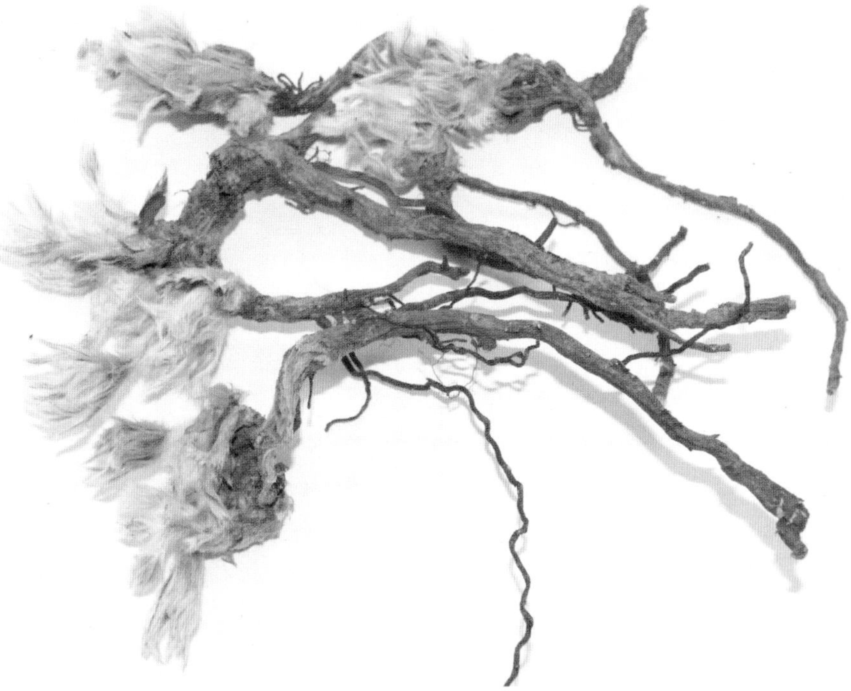

白头翁药材

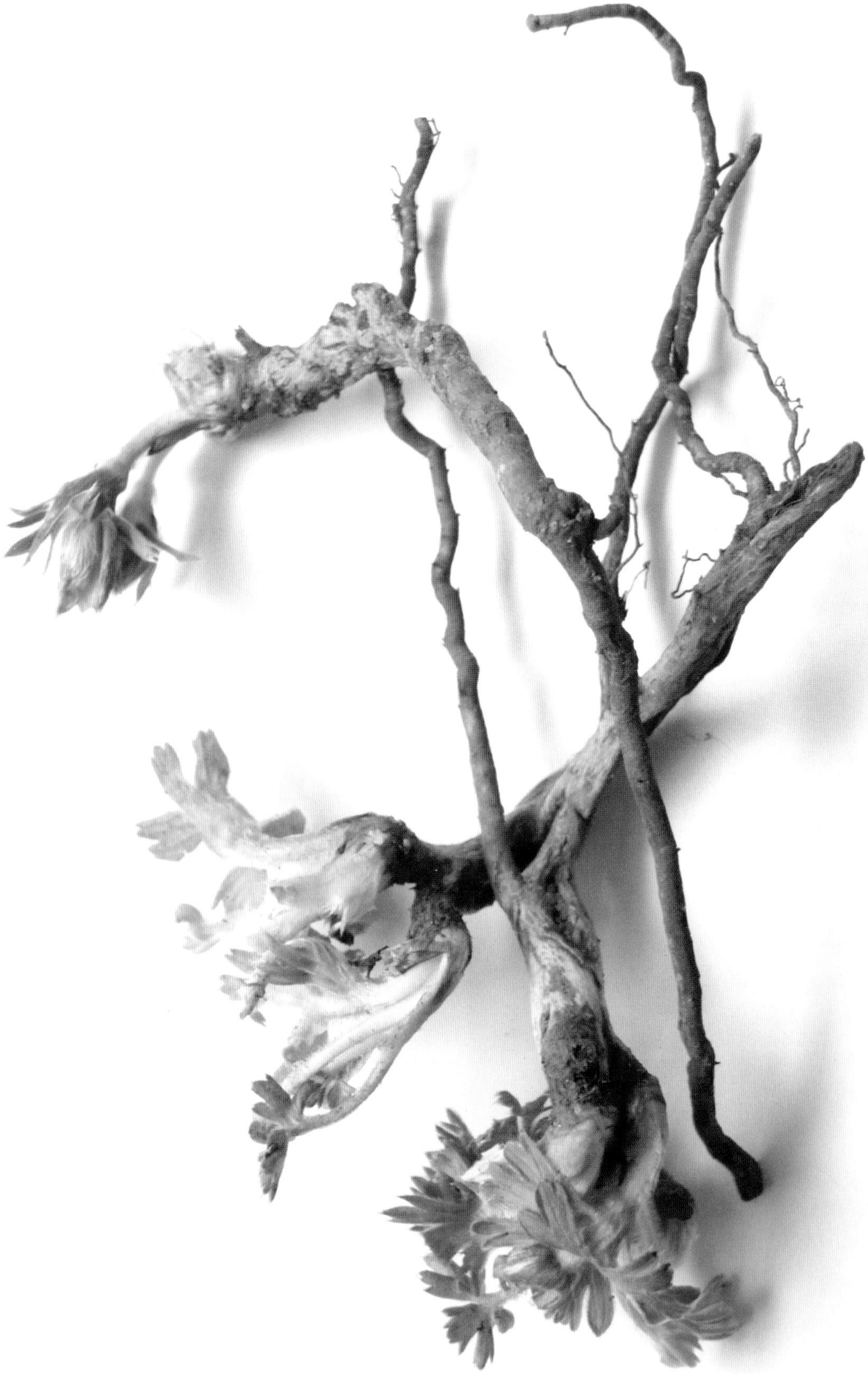

白头翁药材

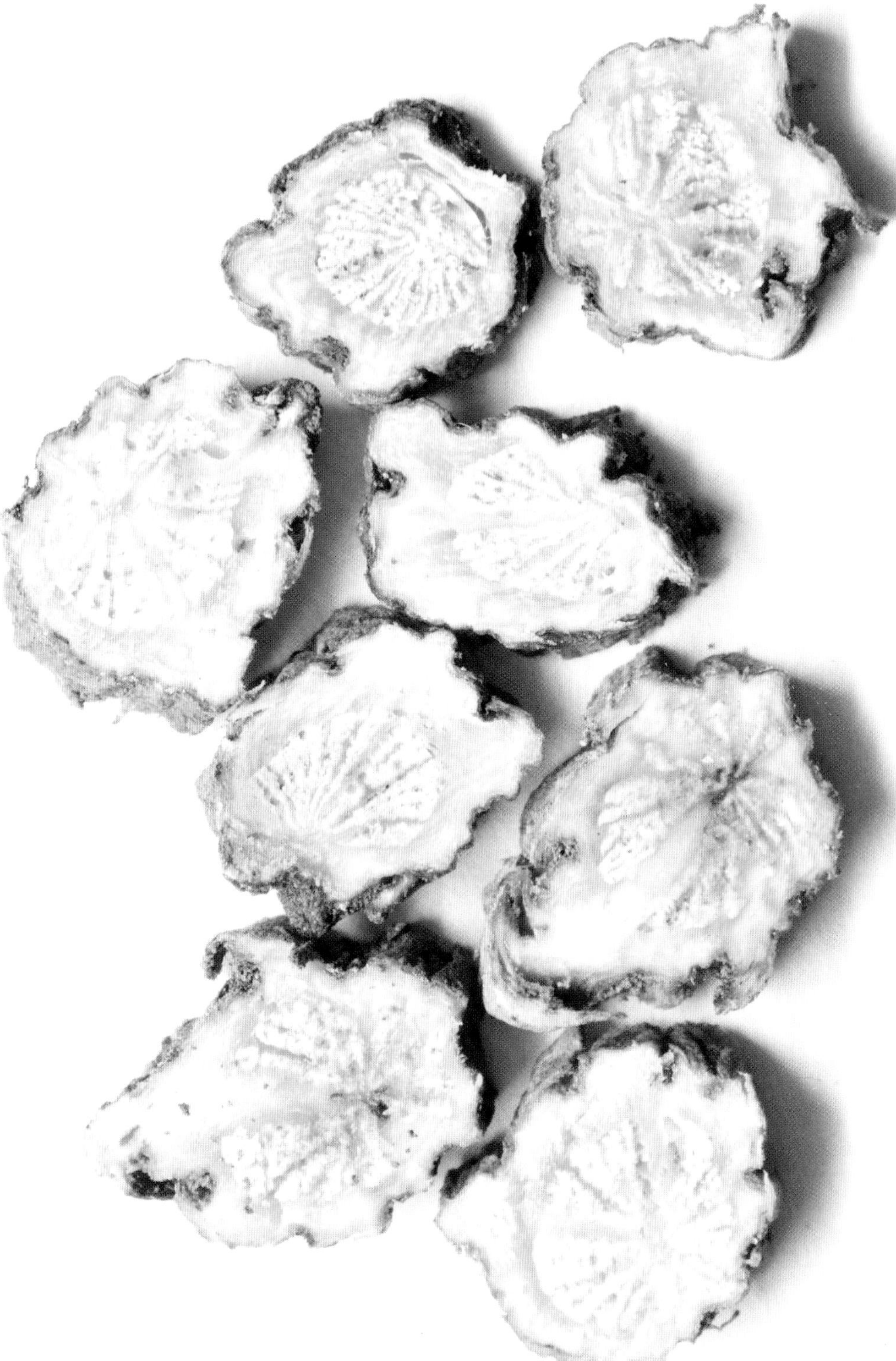

白头翁饮片

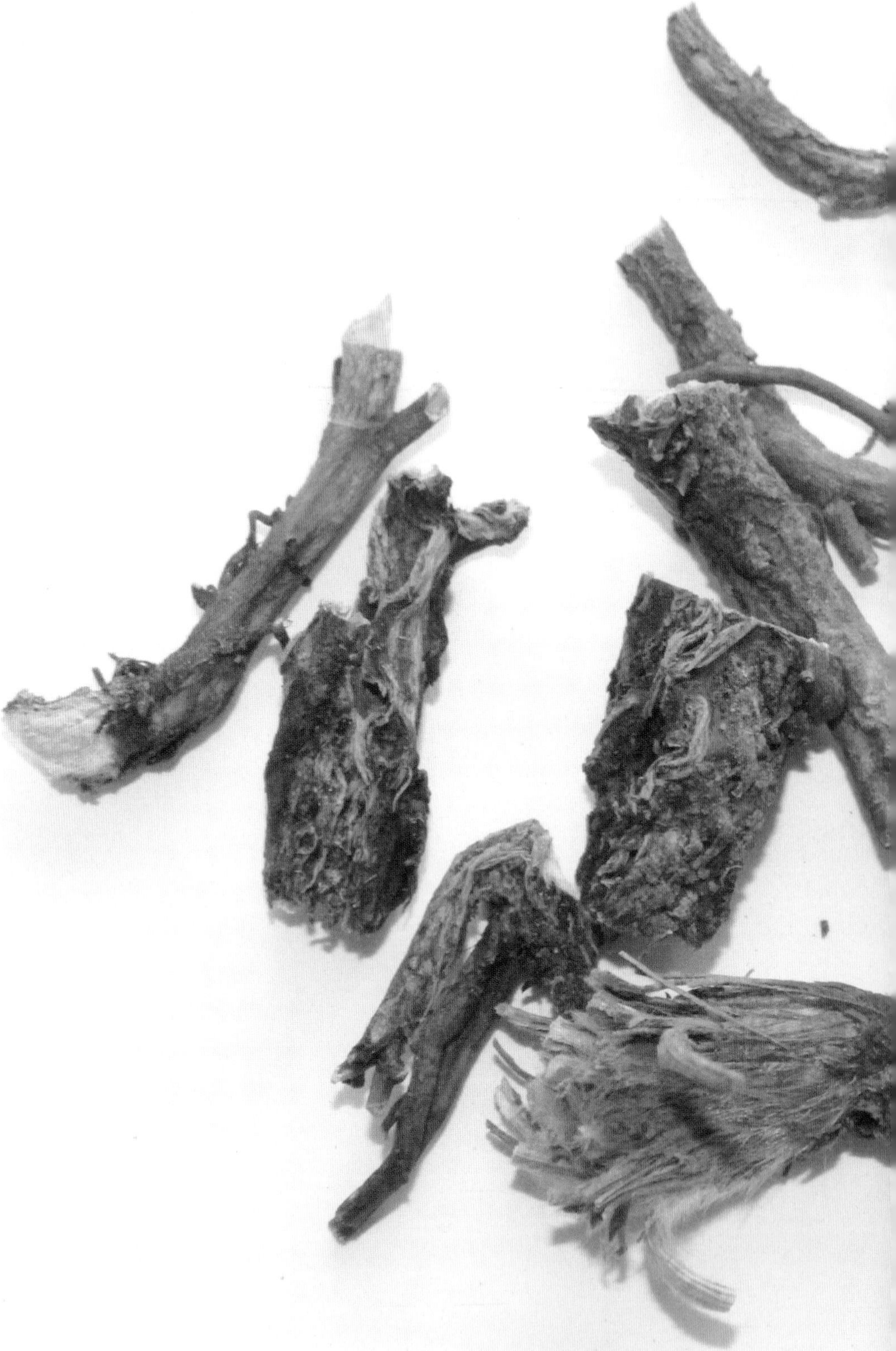

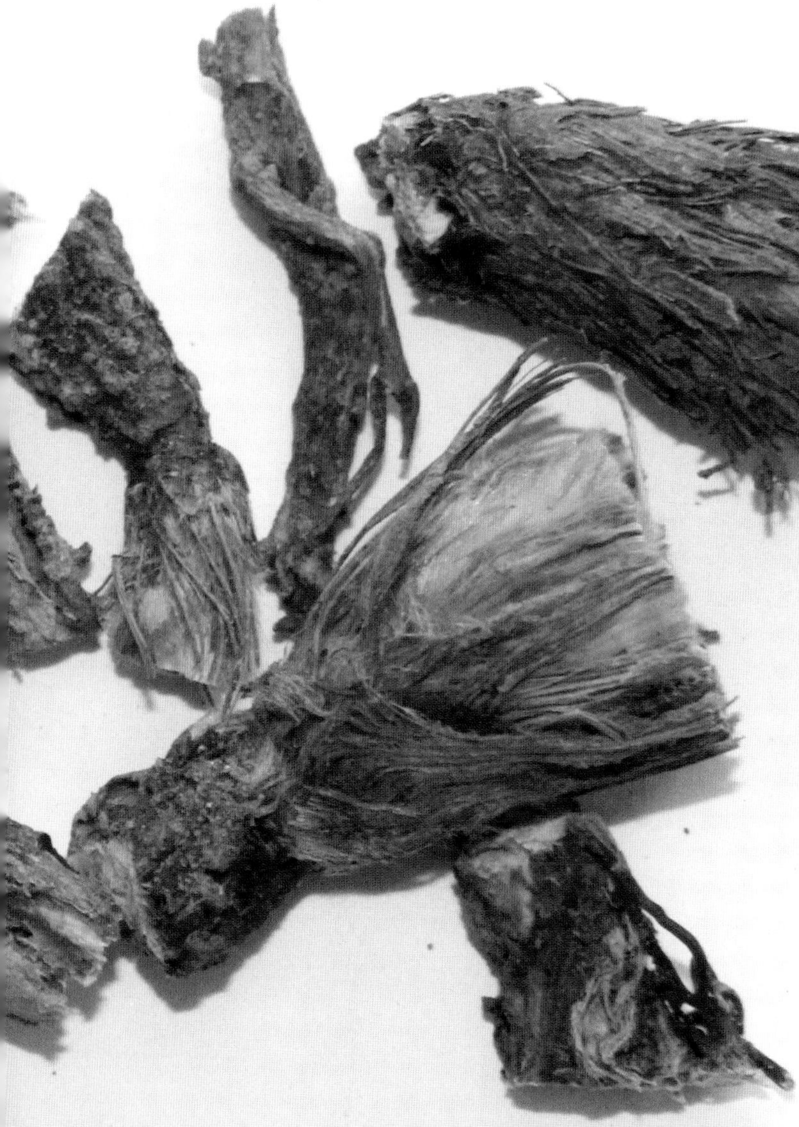

白头翁饮片

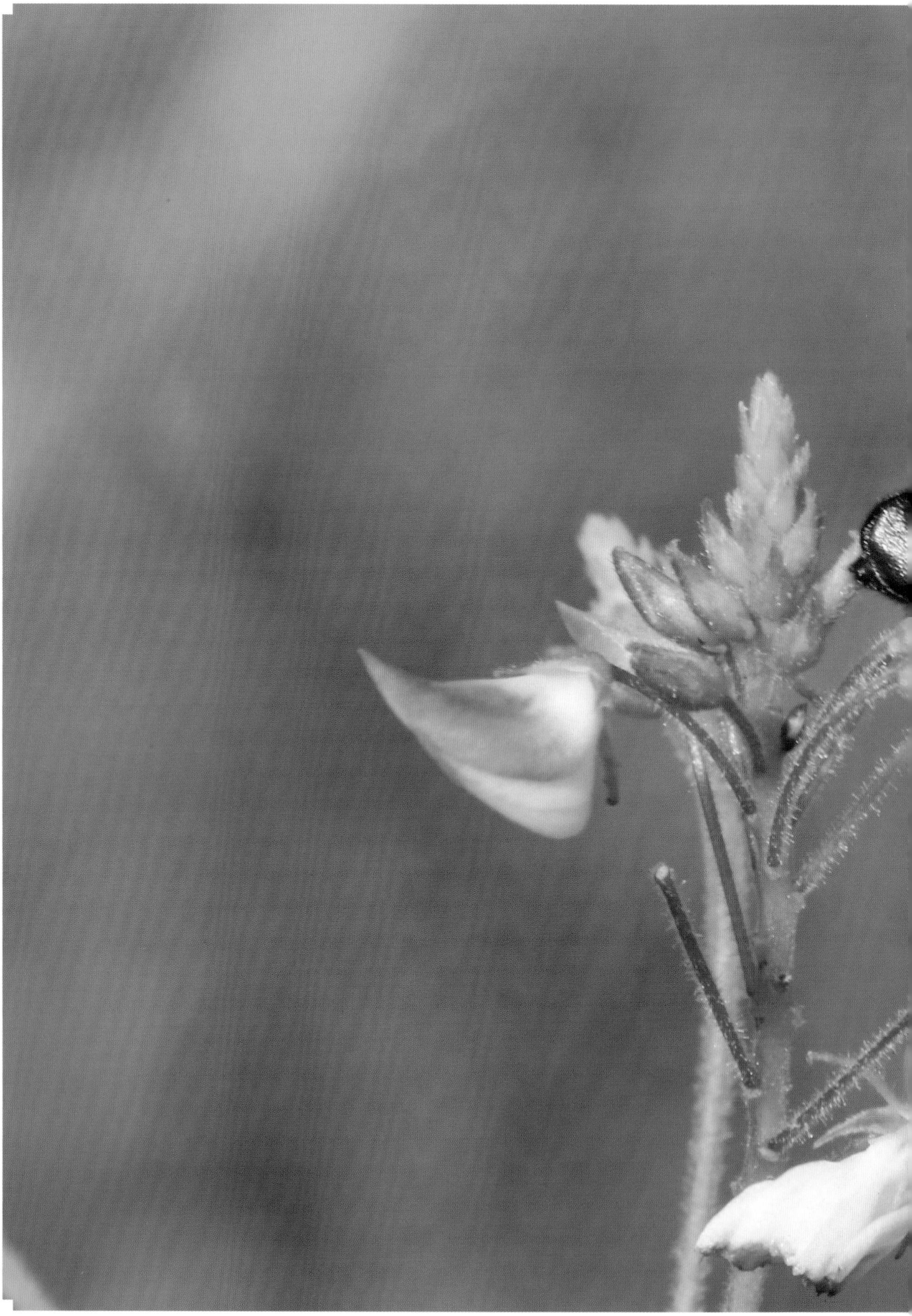

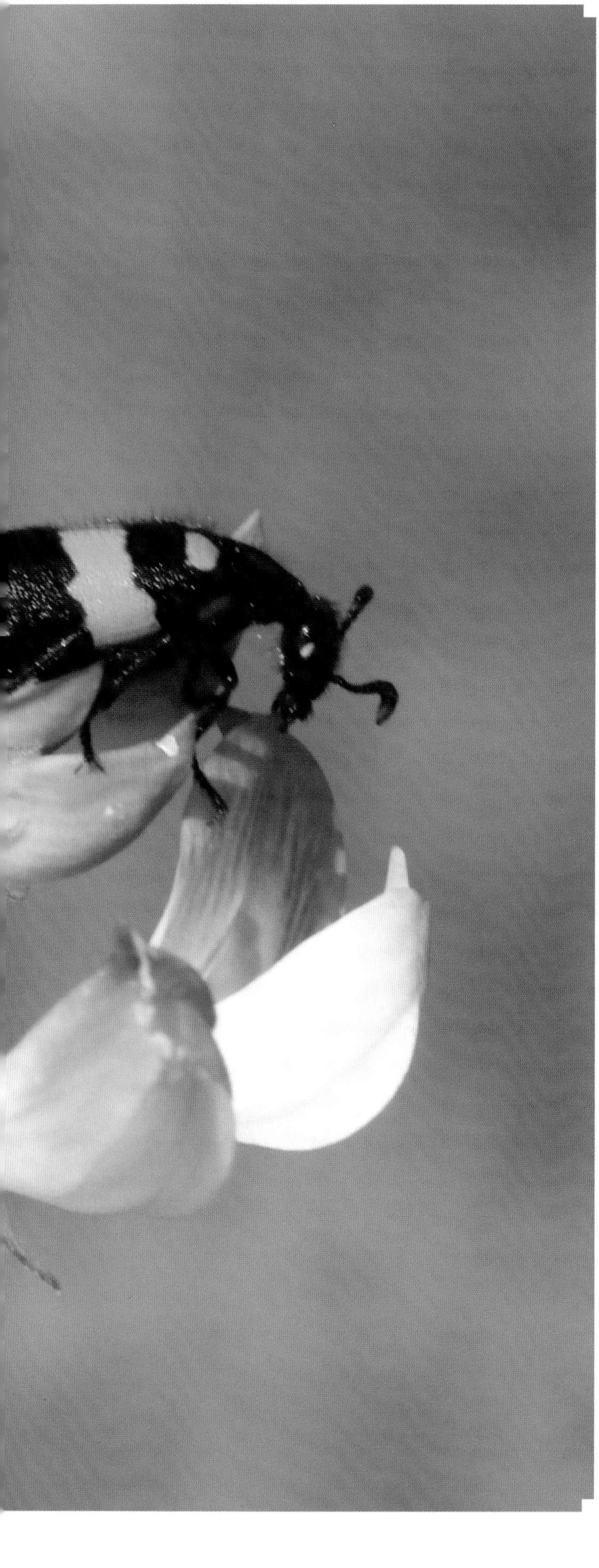

斑蝥

【维药名】阿拉库鲁克。

【别　名】斑毛、生斑蝥、炒斑蝥、米斑蝥。

【来　源】本品为芫青科昆虫南方大斑蝥 *Mylabris phalerata* Pallas 或黄黑小斑蝥 *Mylabris cichorii* Linnaeus 的干燥体。

【性味归经】辛，寒；有大毒。归肝、肾、胃经。

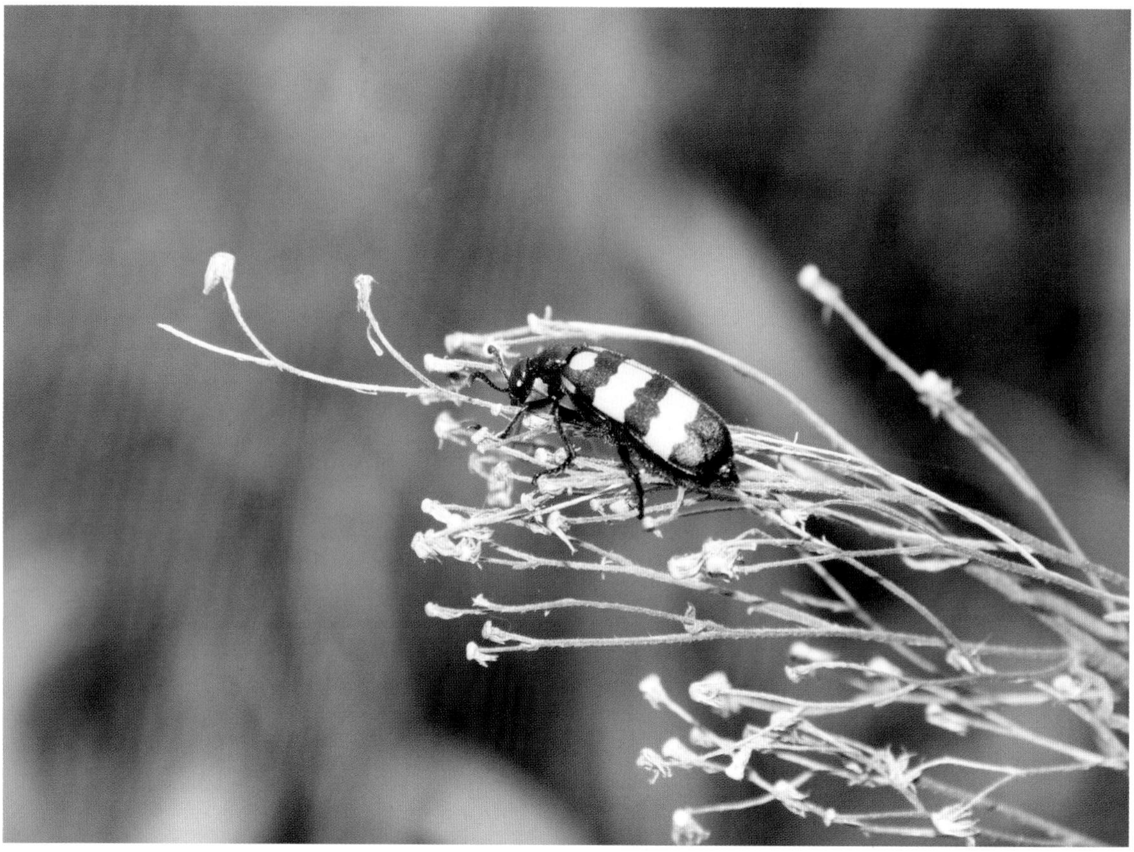

斑蝥

识别特征

1. 南方大斑蝥 又称大斑蝥。体长 15 ~ 30 mm，底色黑色，被黑绒毛。头部圆三角形，具粗密刻点，额中央有一条光滑纵纹。复眼大，略呈肾脏形。触角 1 对，线状，11 节，末端数节膨大呈棒状，末节基部狭于前节。前胸长稍大于阔，前端狭于后端；前胸背板密被刻点，中央具一条光滑纵纹，后缘前面中央有一凹陷，后缘稍向上翻，波曲形。小楯片长形，末端圆钝。鞘翅端部阔于基部，底色黑色，每翅基部各有 2 个大黄斑，个别斑点缩小；翅中央前后各有一黄色波纹状横带；翅面黑色部分刻点密集，密生绒毛，黄色部分刻点及绒毛较疏。鞘翅下为 1 对透明的膜质翅，带褐色。足 3 对，有黑色长绒毛，前足和中足跗节均为 5 节；后足的跗节则为 4 节，跗节先端有 2 爪；足关节处能分泌黄色毒液，接触皮肤，能起水疱。腹面也具黑色长绒毛。具复变态，幼虫共 6 龄，以假蛹越冬。成虫 4—5 月开始为害，7—9 月为害最烈，多群集取食大豆之花、叶，花生、茄子叶片及棉花的芽、叶、花等。

2. 黄黑小斑蝥 又称黄斑芫青。外形与上种极相近，体小型，长 10 ~ 15 mm。触角末节基部与前节等阔。

生境分布

主要分布于河南、广西、安徽、四川、江苏、湖南等省区。

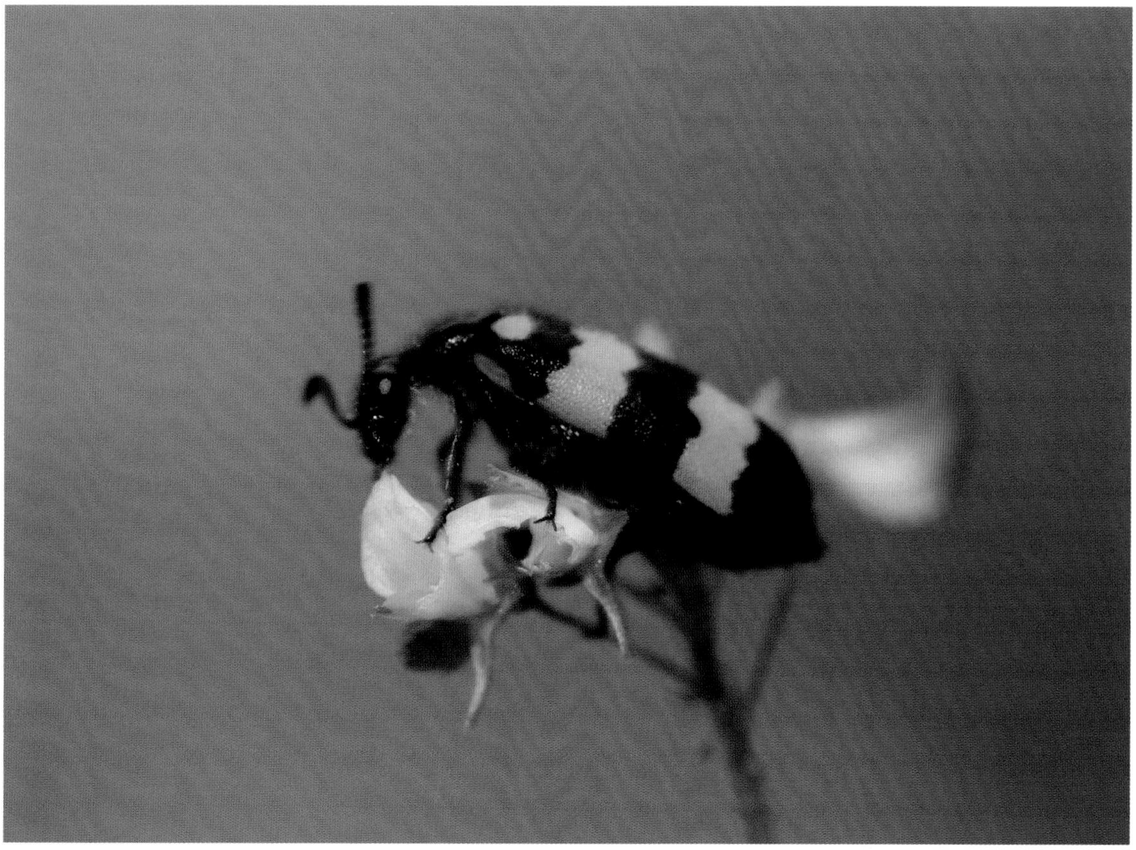

黄黑小斑蝥

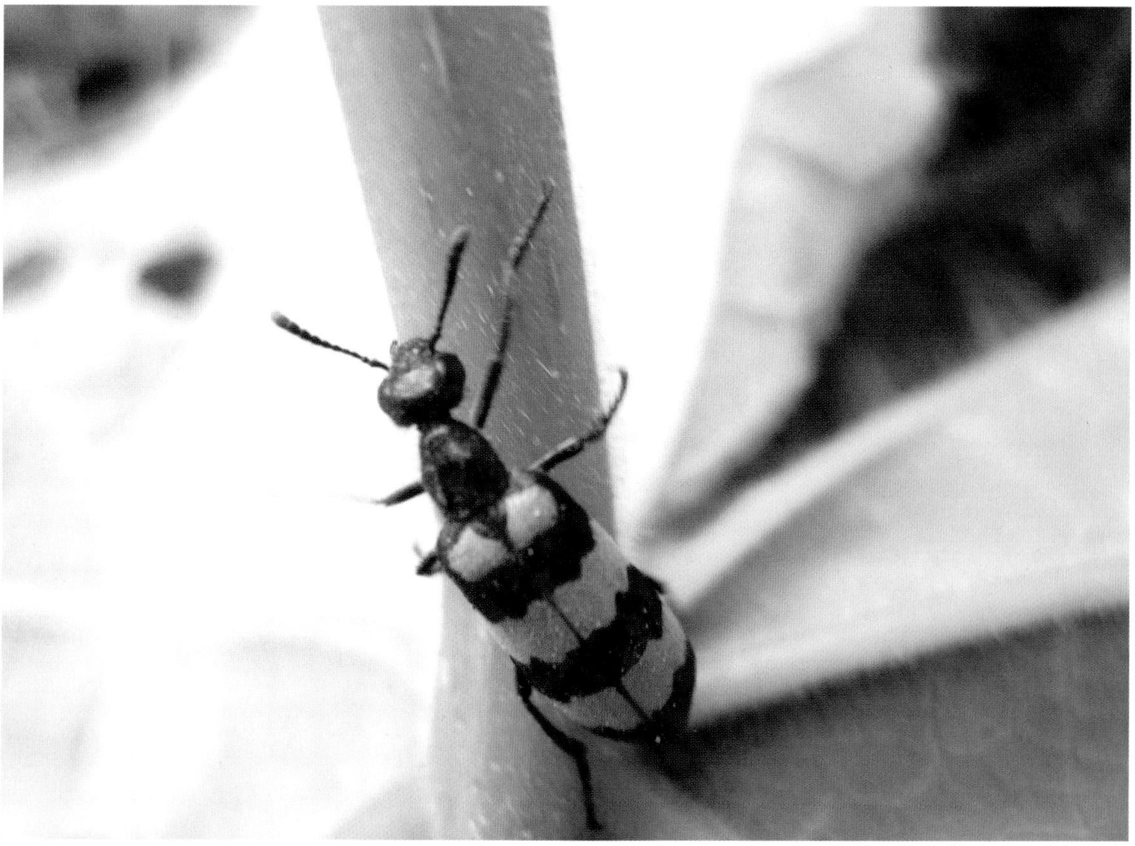

斑蝥

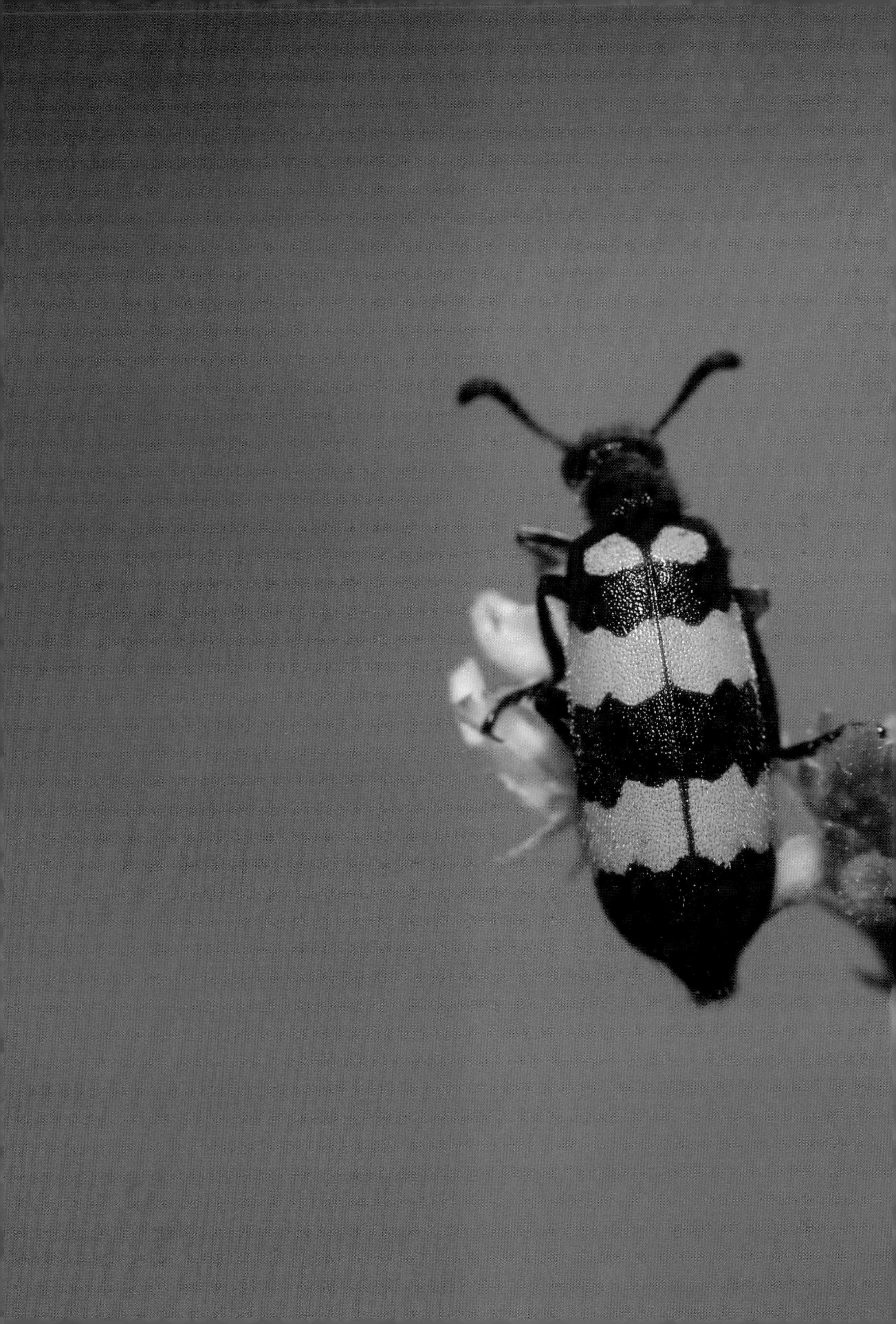

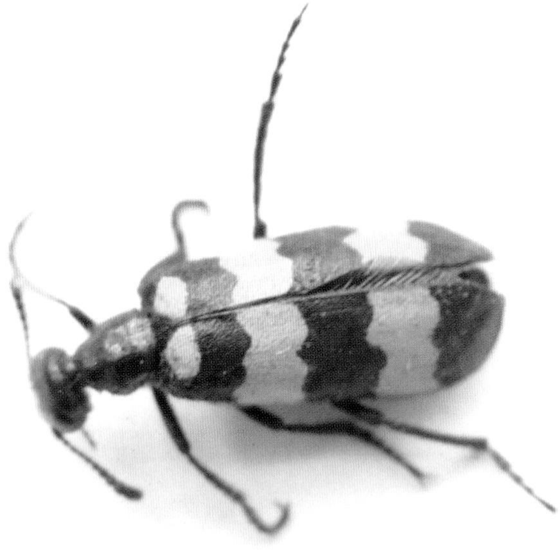

黄黑小斑蝥药材

采收加工

夏、秋二季捕捉，闷死或烫死，晒干。

药材鉴别

本品为去除头、足、翅的干燥躯体，略呈长圆形，背部有 3 条黄色或棕黄色的横纹，胸腹部乌黑色，有特殊臭气。

功效主治

破血散结，攻毒蚀疮，引发赤疱。主治癥瘕肿块，积年顽癣，瘰疬，赘疣，痈疽不溃，恶疮死肌。

药理作用

斑蝥素对小鼠腹水型肝癌和网织细胞肉瘤 ARS 均有一定抑制作用。水浸液对皮肤真菌有不同程度的抑制作用。斑蝥具有雌激素样作用、局部刺激作用，对甲醛兔实验性关节炎有明显抑制作用。

用法用量

内服：0.03 ~ 0.06 g，多入丸、散。外用：适量，研末敷贴，或酒、醋浸泡，或泡用。

民族药方

1．疥癣 斑蝥 1 个，甘遂 5 g。共研成细面，用醋调搽患处。

2．白癜风 斑蝥 50 g。用 95% 乙醇溶液 1000 ml 浸泡 2 周，将药液搽于白斑处，每日 2 ~ 3 次，白斑起疱后即停止，放出液体，有溃破者外搽烧伤类软膏，愈合后视色素沉着情况，行第 2、第 3 个疗程。

3．斑秃 斑蝥 40 个，闹洋花 40 朵，骨碎补 40 片。浸于 500 ml 95% 乙醇溶液内，5 日后取澄清液搽患处，每日 1 次。擦药前，先用土大黄、一枝黄花煎液洗患处。

4．神经性皮炎 斑蝥 15 g。置于 100 ml 70% 乙醇溶液中，1 周后取浸液搽患处。患处出现水疱后用针刺破，敷料包扎。

5．牛皮癣 斑蝥（烘干）15 g，皂角刺 250 g，砒霜 9 g。将皂角刺捣碎，加适量醋，煎浓后去渣，再加入其他两味药，稍煎一下，外搽患处，每日 3 ~ 4 次。此药有毒，忌内服。

使用注意

本品有大毒，内服宜慎，严格掌握剂量，体弱及孕妇忌服。外敷刺激皮肤，发红、起疱，甚至腐烂，不可敷之过久或大面积使用。内服过量，引起恶心、呕吐、腹泻、尿血及肾功能损害。

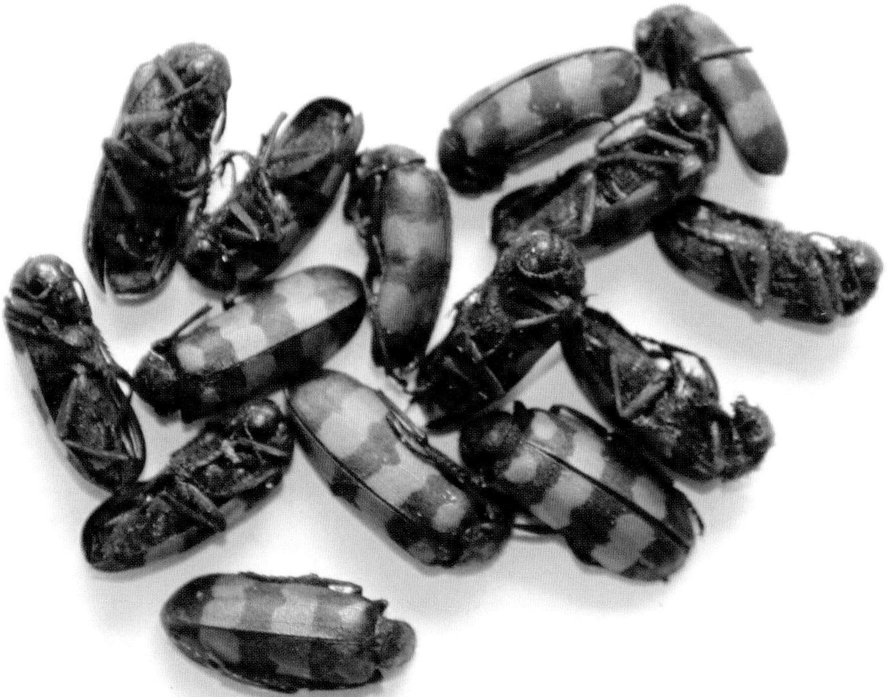

斑蝥药材

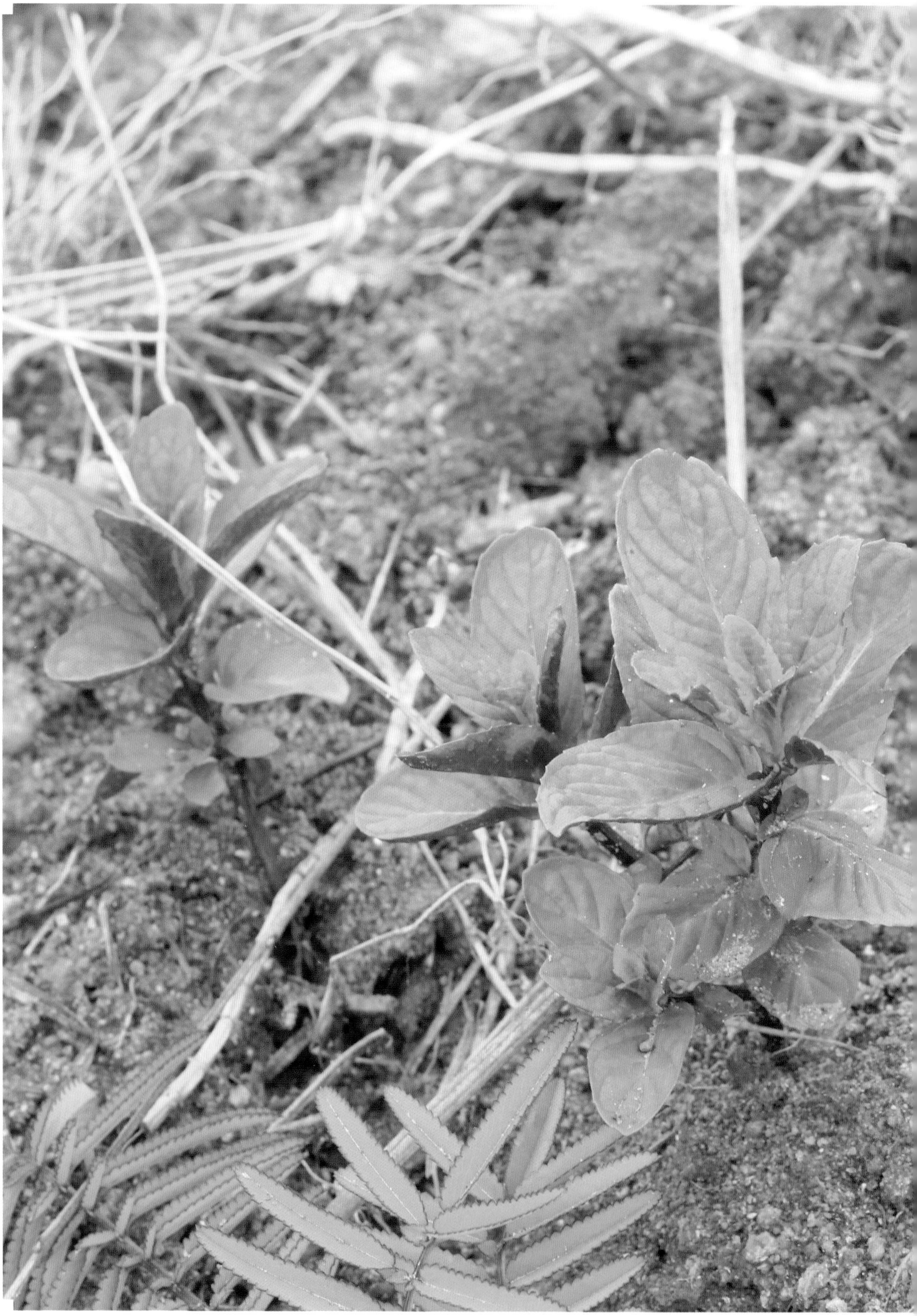

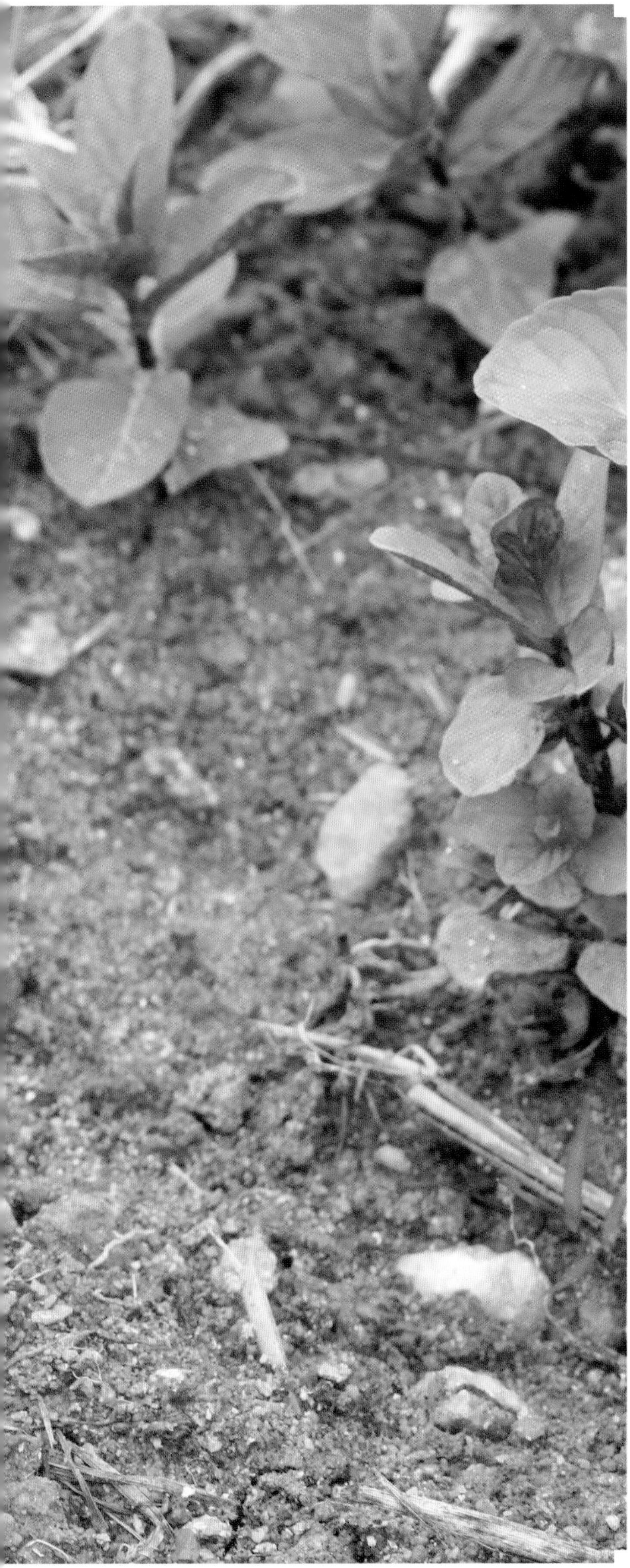

薄荷

【维药名】亚力普孜。

【别　名】薄荷、苏薄荷。

【来　源】本品为唇形科植物薄荷 *Mentha haplocalyx* Briq. 的干燥茎叶。

【性味归经】辛，凉。归肺、肝经。

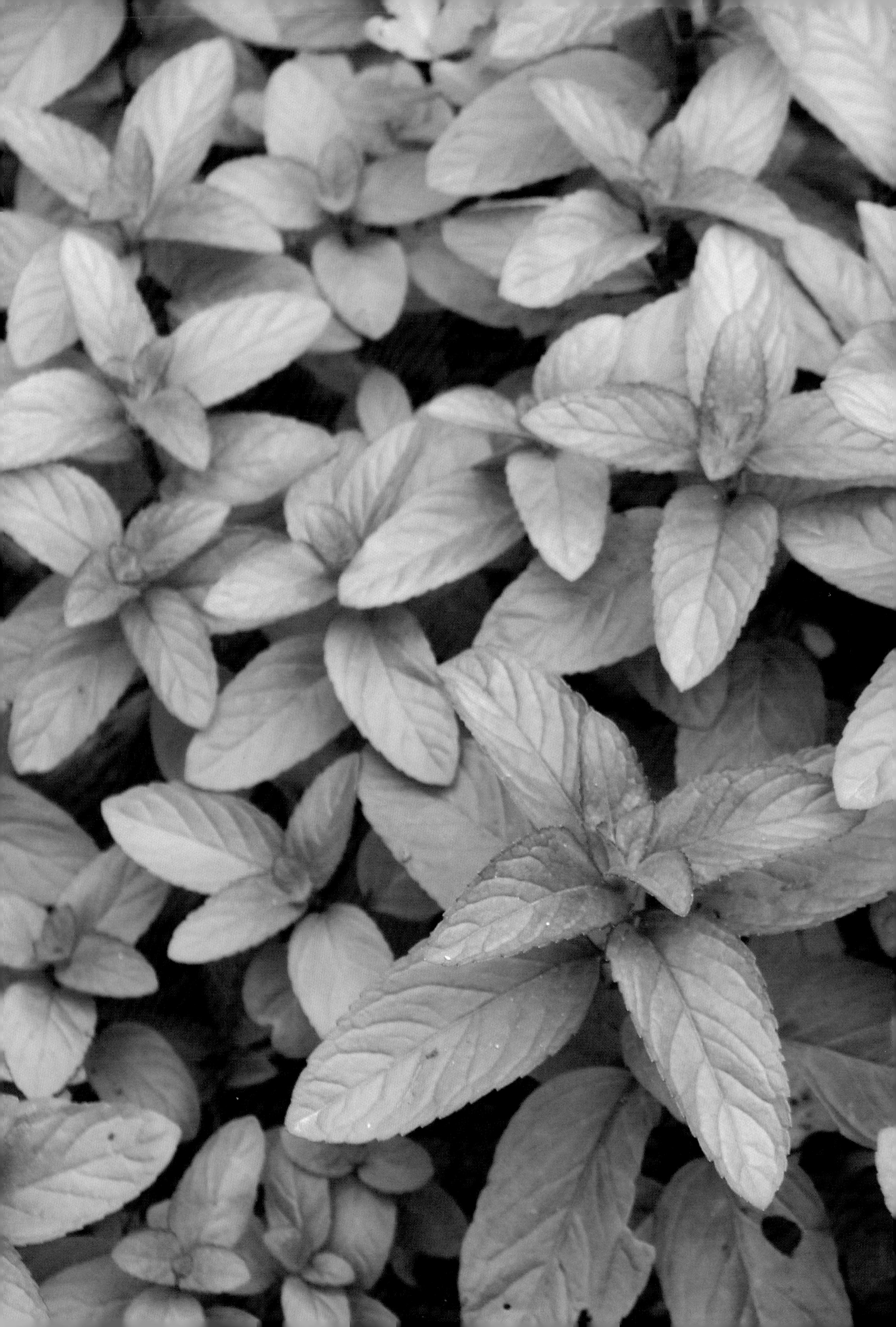

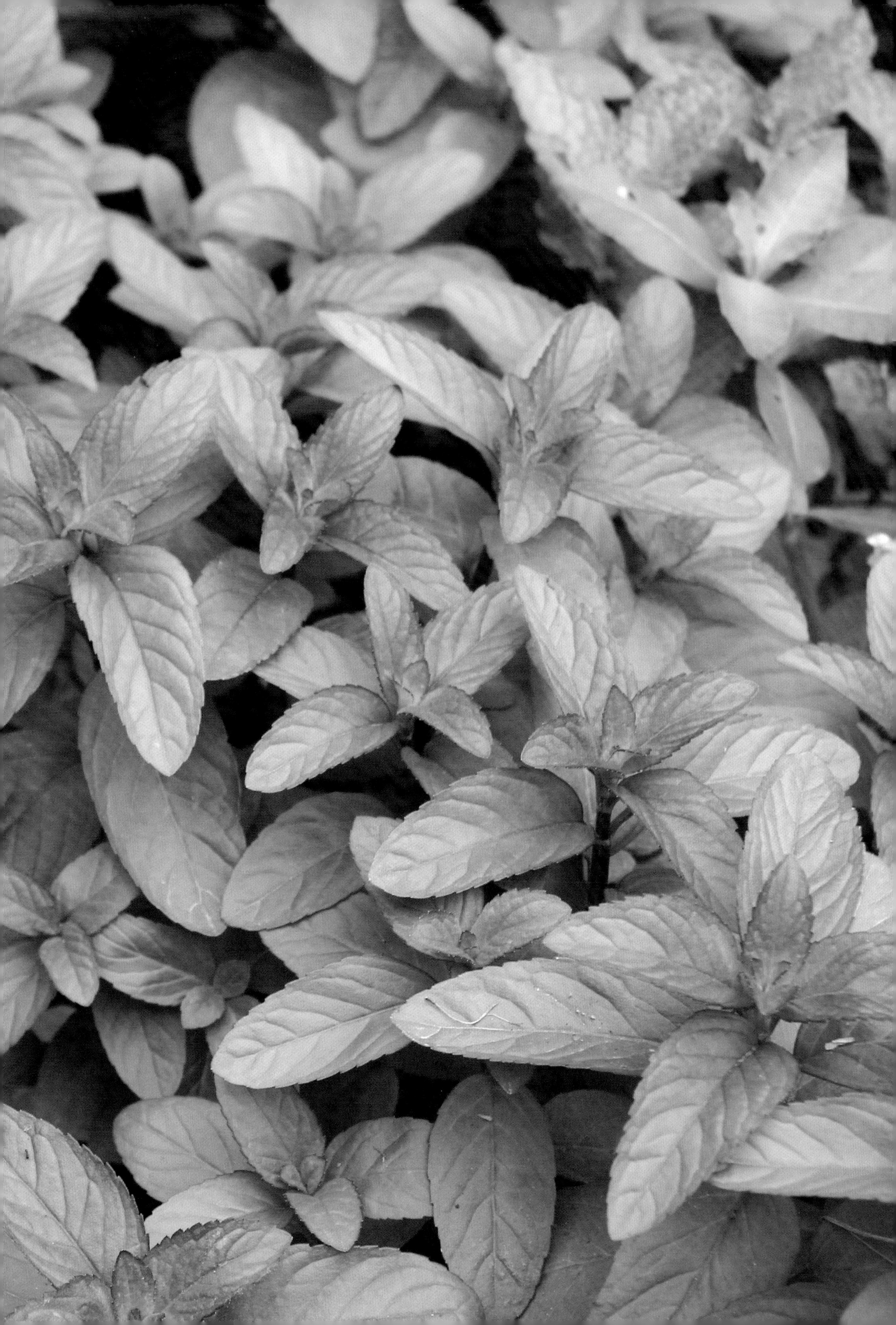

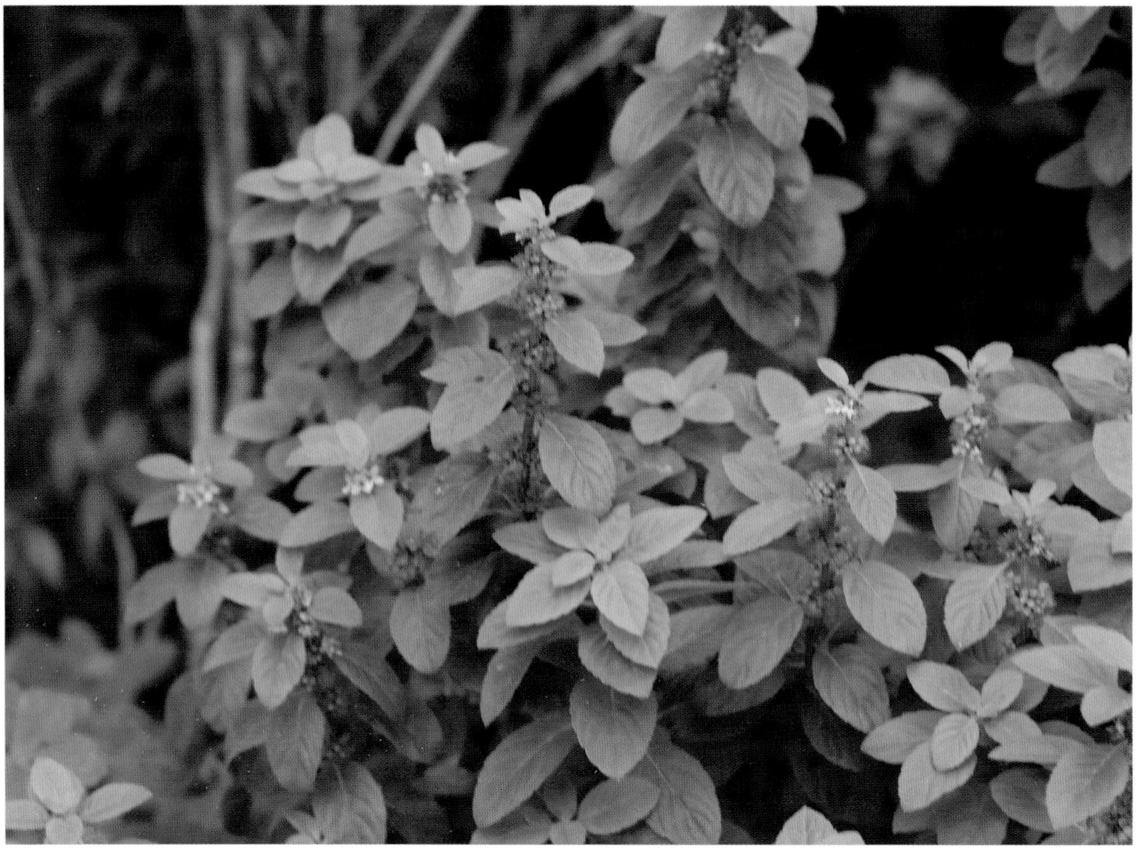

薄荷

识别特征

多年生草本，高 10 ~ 80 cm。茎方形，被逆生的长柔毛及腺点。单叶对生，叶片短圆状披针形，长 3 ~ 7 cm，宽 0.8 ~ 3.0 cm，两面有疏柔毛及黄色腺点，叶柄长 2 ~ 15 mm。轮伞花序腋生；萼钟形，外被白色柔毛及腺点，花冠淡黄色。小坚果卵圆形，黄褐色。花期 7—9 月，果期 10 月。

生境分布

生长于河旁、山野湿地。全国各地均产，以江苏、浙江、江西为主要分布区，其中尤以江苏产者为佳。

采收加工

大部分产区每年采割 2 次，第一次在夏季茎叶茂盛时，第二次在花开三轮时，割取地上部分，及时晒干或阴干。生长期长的地区也可每年采割 3 次。

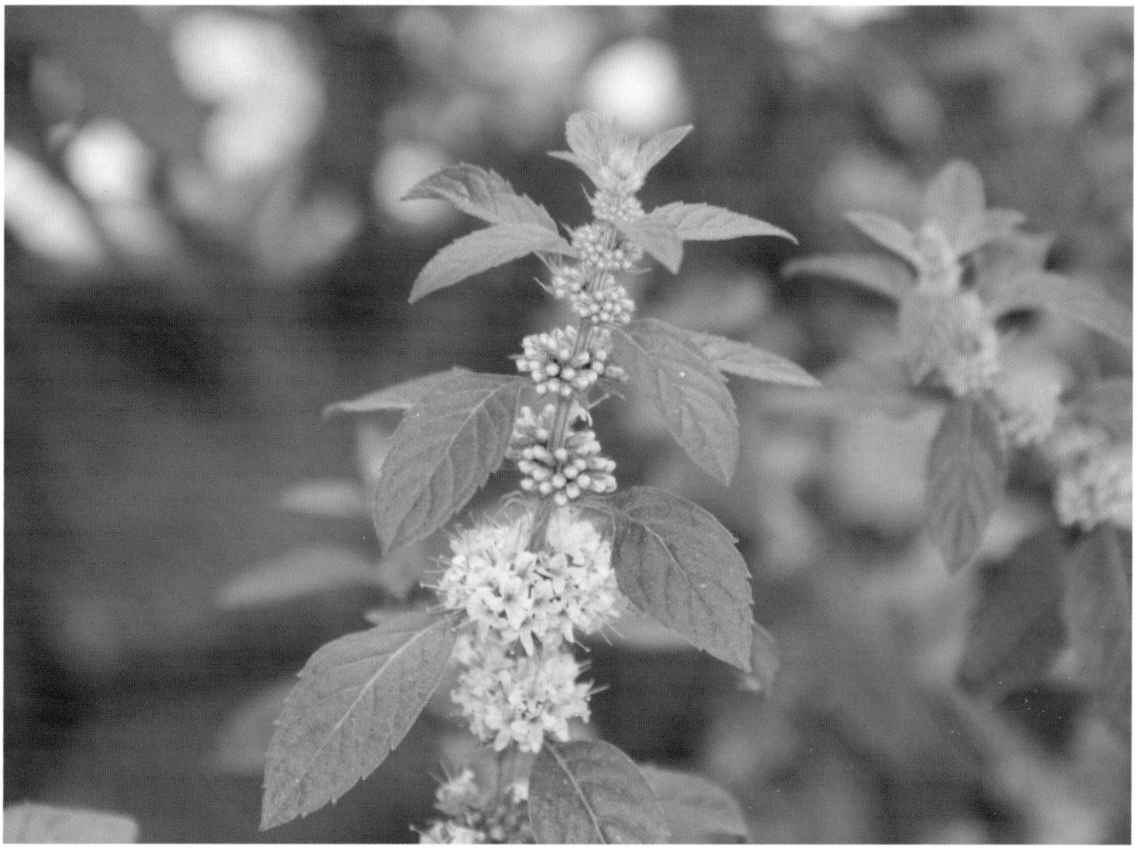

薄荷

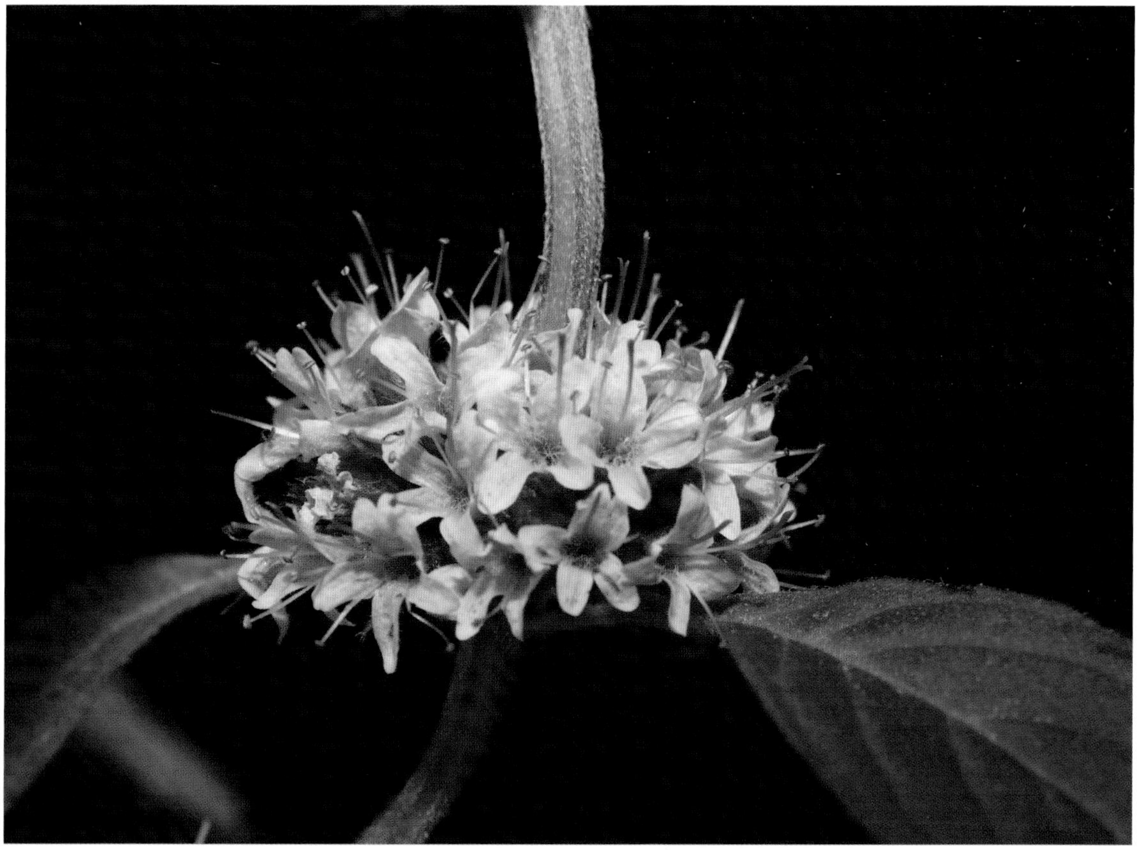

薄荷

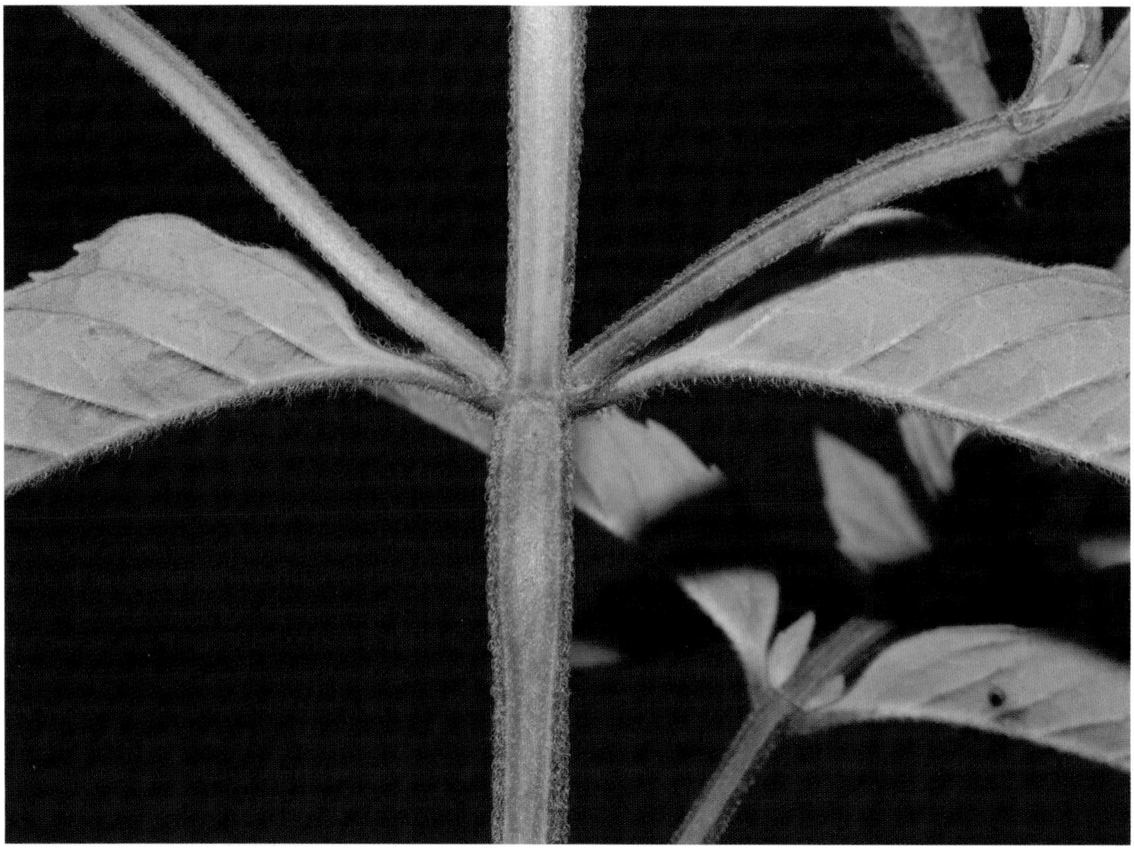

薄荷

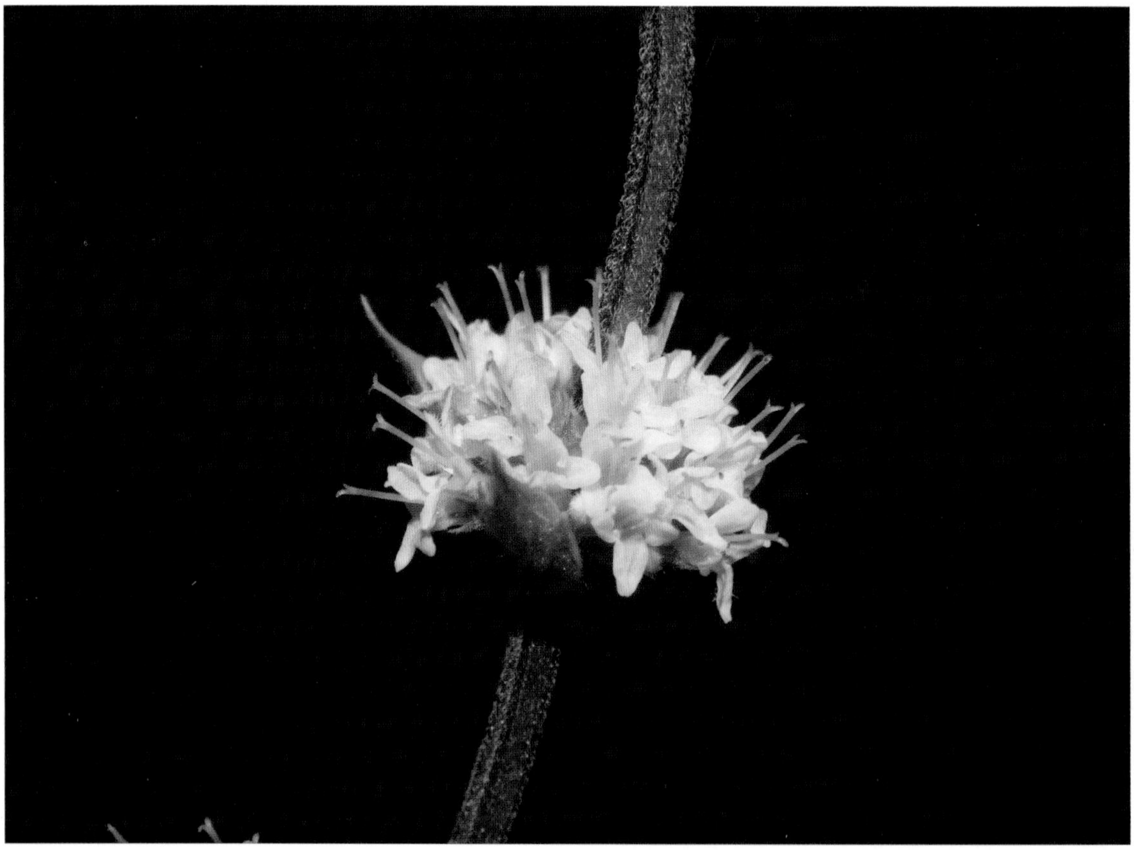

薄荷

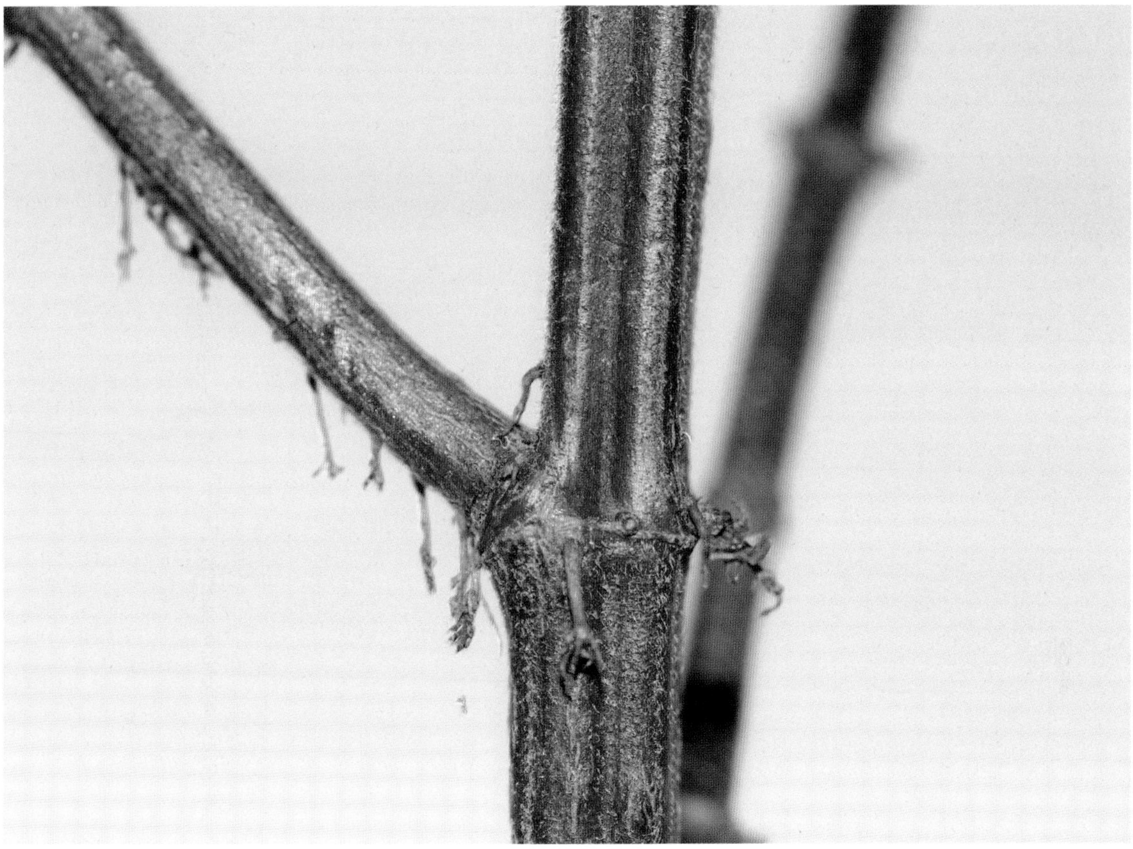

薄荷

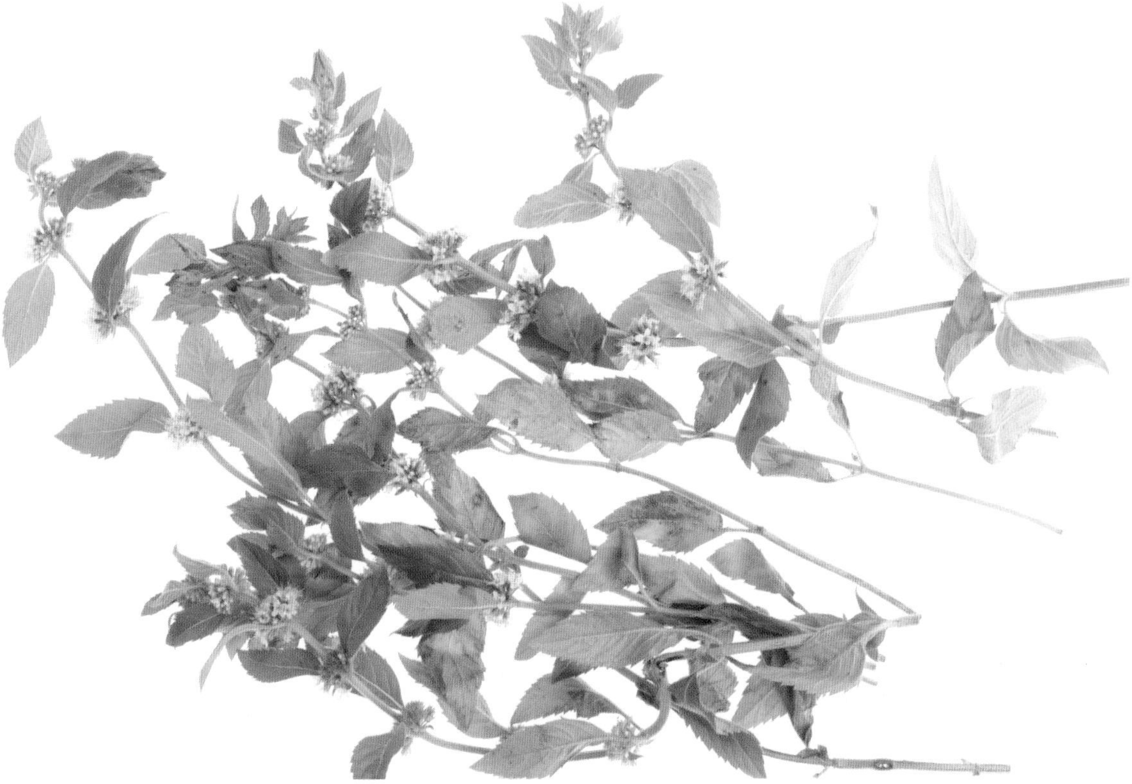

薄荷

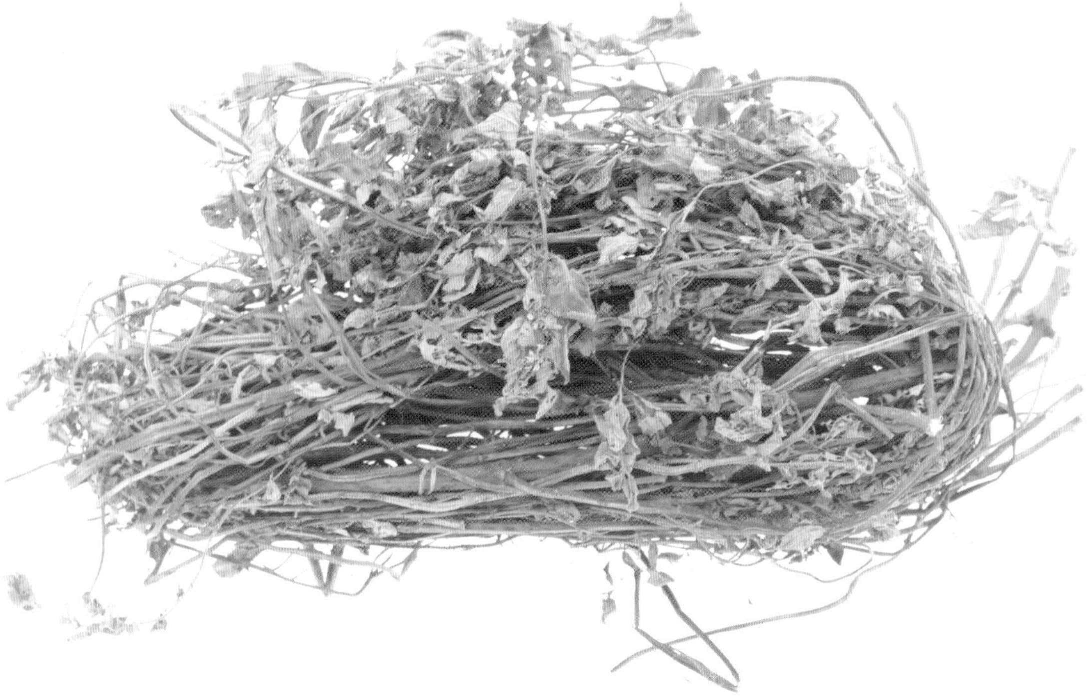

薄荷叶

药材鉴别

本品呈不规则的段。茎方柱形，表面紫棕色或淡绿色，具纵棱线，棱角处具茸毛。切面白色，中空，易脆，易折断。叶片卷曲皱缩，多破碎，上表面深绿色，下表面灰绿色，稀被茸毛，有时可见腋生的花序上残留花萼。揉搓后有特殊清凉香气，味辛、凉。

功效主治

宣散风热。清头目，透疹。主治风热感冒，风温初起，头痛，目赤，喉痹，口疮，风疹，麻疹，胸胁胀闷。

药理作用

本品能通过兴奋中枢神经系统，使皮肤毛细血管扩张，汗腺分泌增加，促进散热，因而有发汗解热作用；能制止肠内异常发酵，抑制胃肠平滑肌收缩，对抗乙酰胆碱而呈解痉作用；能促进呼吸道腺体分泌，使附着于呼吸道黏膜上的黏液易于排出；有轻度缩宫素的作用，可抗早孕、抗着床。

用法用量

内服：3 ~ 6 g，煎服。宜后下轻煎。发汗可专用叶，理气可专用梗。

民族药方

1．一切牙痛，风热肿痛 薄荷、樟脑、花椒各等份。研为细末，涂患处。

2．眼弦赤烂 薄荷适量。以生姜汁浸一宿，晒干为末，每次 5 g，沸汤泡洗。

3．小儿感冒 鲜薄荷 5 g，钩藤、贝母各 3 g。水煎服。

4．眼睛红肿 薄荷、夏枯草、鱼腥草、菊花各 10 g，黄连 5 g。水煎服。

5．目赤，咽痛 薄荷、桔梗各 6 g，牛蒡子、板蓝根、菊花各 10 g。水煎服。

6．鼻衄 鲜薄荷汁滴之或以干薄荷水煮。棉球蘸湿塞鼻。

7．外感发热、咽痛 薄荷 3 g，菊花、桑叶各 9 g。水煎服。

8．上呼吸道感染之风热证 薄荷、桔梗、生甘草、荆芥、淡豆豉各 6 g，金银花、连翘各 15 g，牛蒡子 9 g，淡竹叶 4 g。水煎取药汁，每日 1 剂，分 2 次服。

9．风热感冒 鲜薄荷叶 10 片，太子参 10 g，甘草、绿茶各 5 g，白糖适量。用 500 ml 沸水冲泡，10 分钟后滤去残渣，取汁，加白糖调匀，每日 1 剂，代茶饮。

使用注意

薄荷芳香辛散，发汗耗气，故体虚多汗者不宜使用。

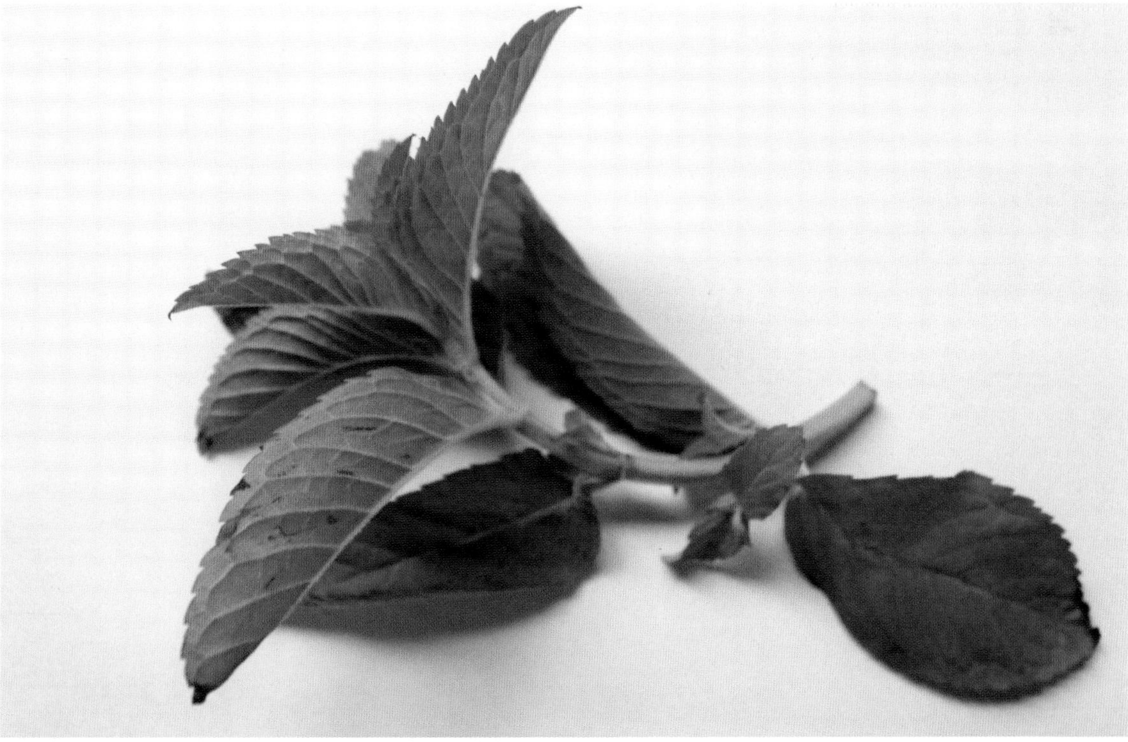

薄荷药材

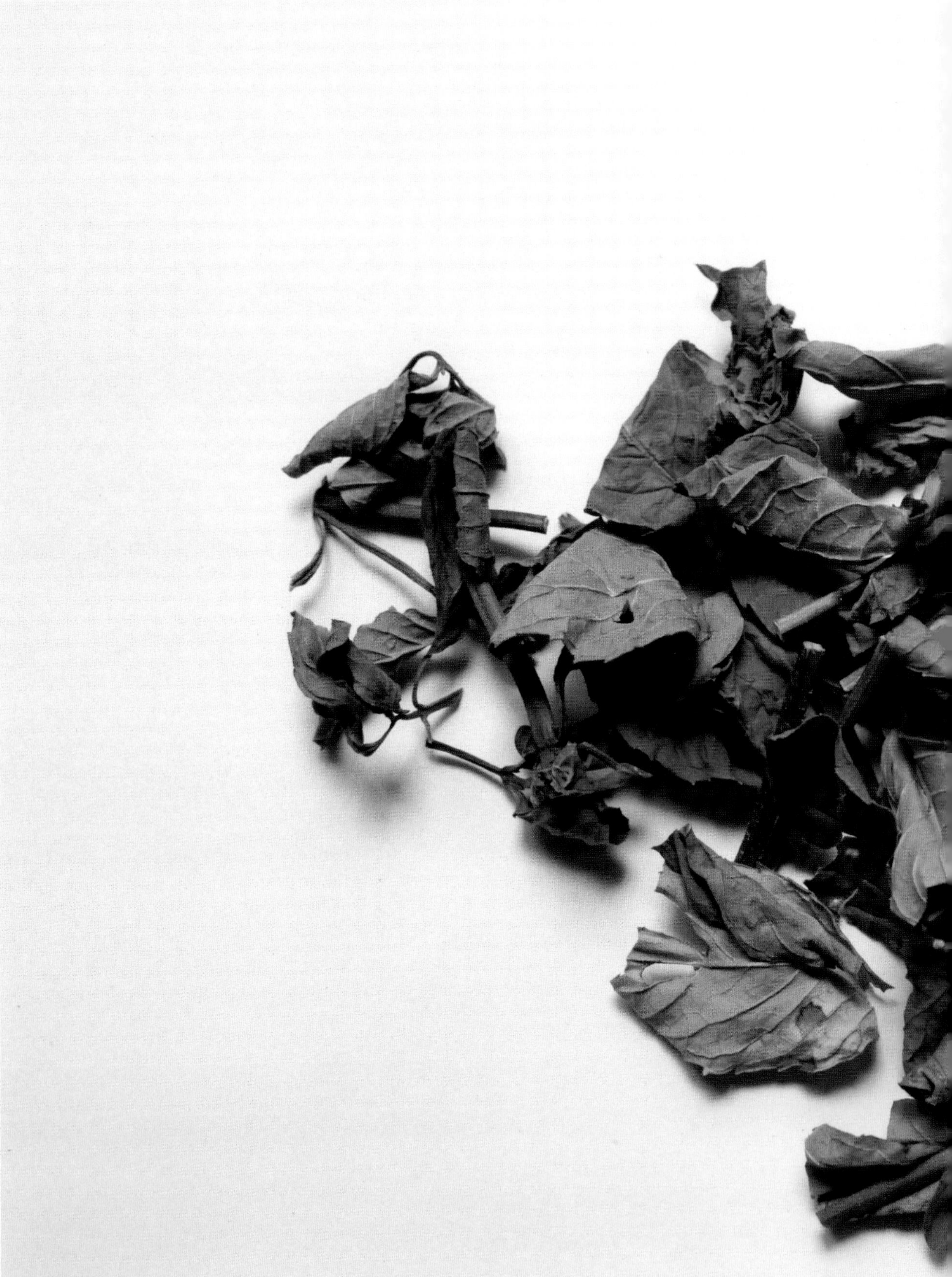

薄荷

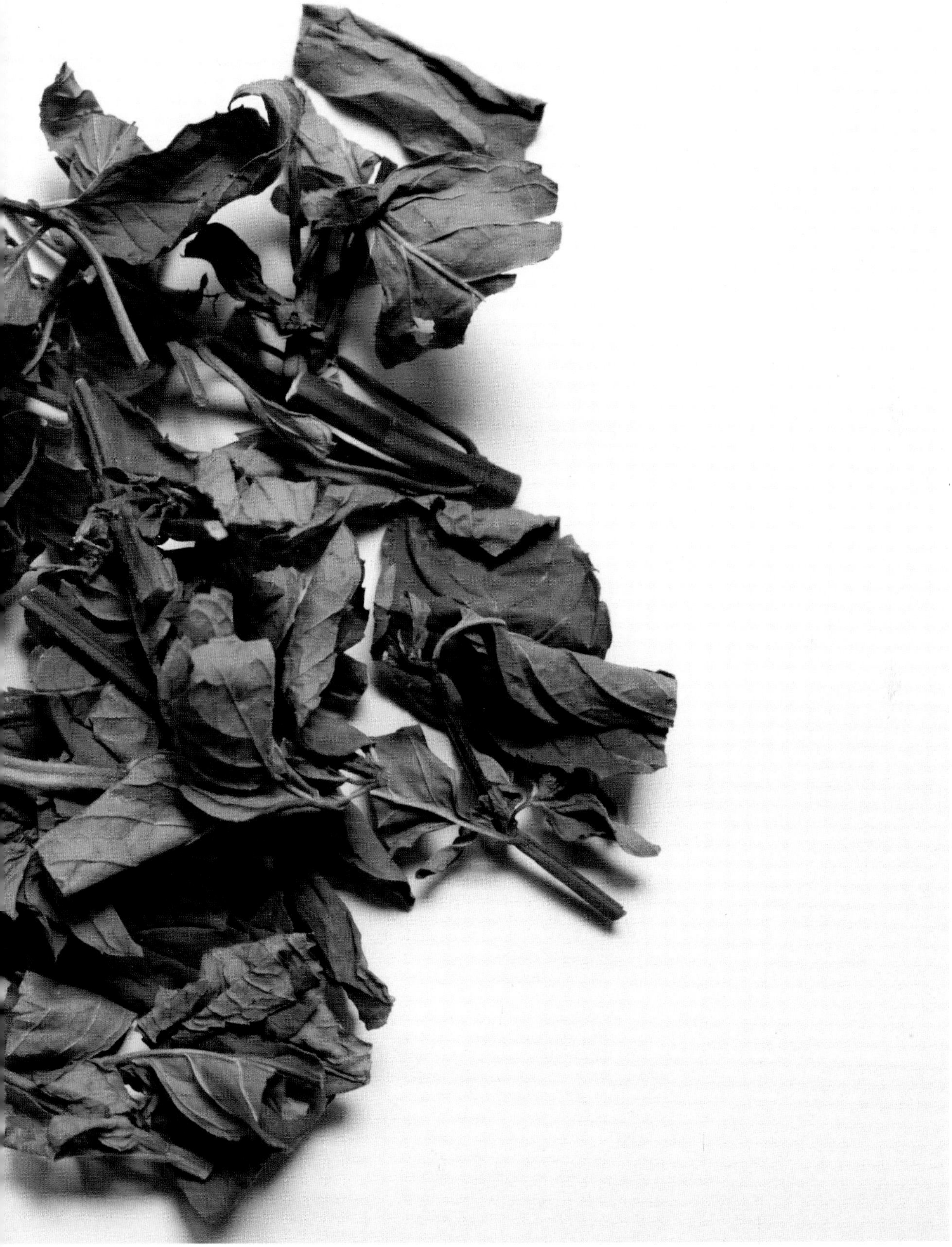

薄荷饮片

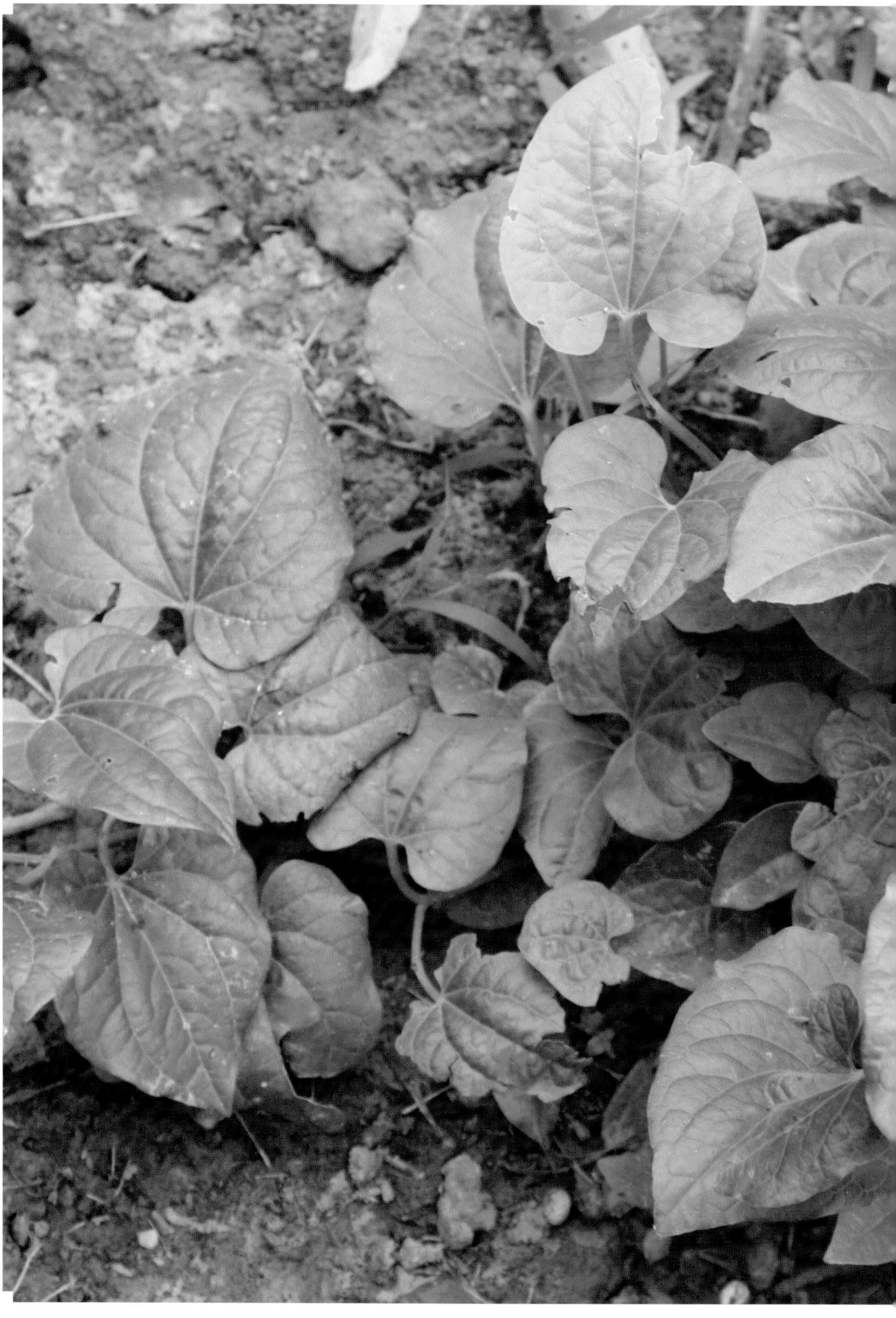

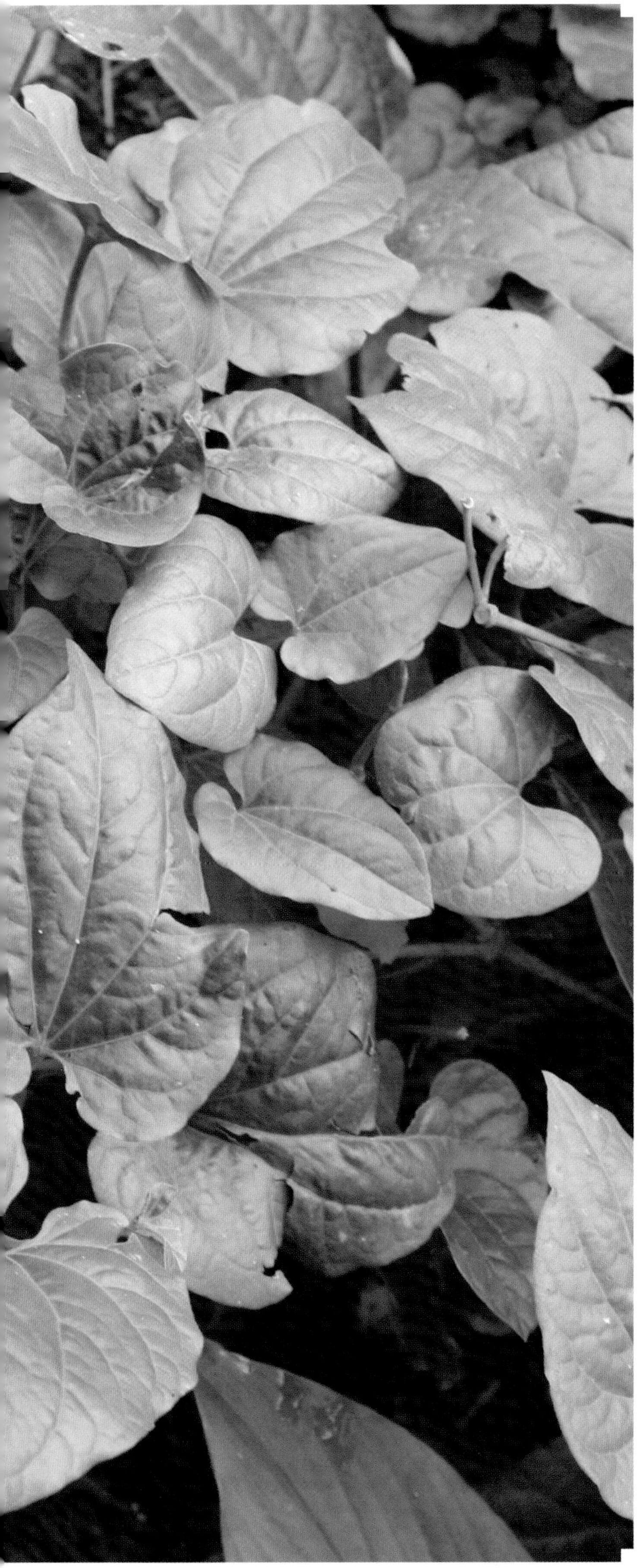

荜茇

【维药名】皮里皮力。

【别　名】荜拨。

【来　源】本品为胡椒科植物荜茇 *Piper longum* L. 的干燥近成熟或成熟果穗。

【性味归经】辛，热。归胃、大肠经。

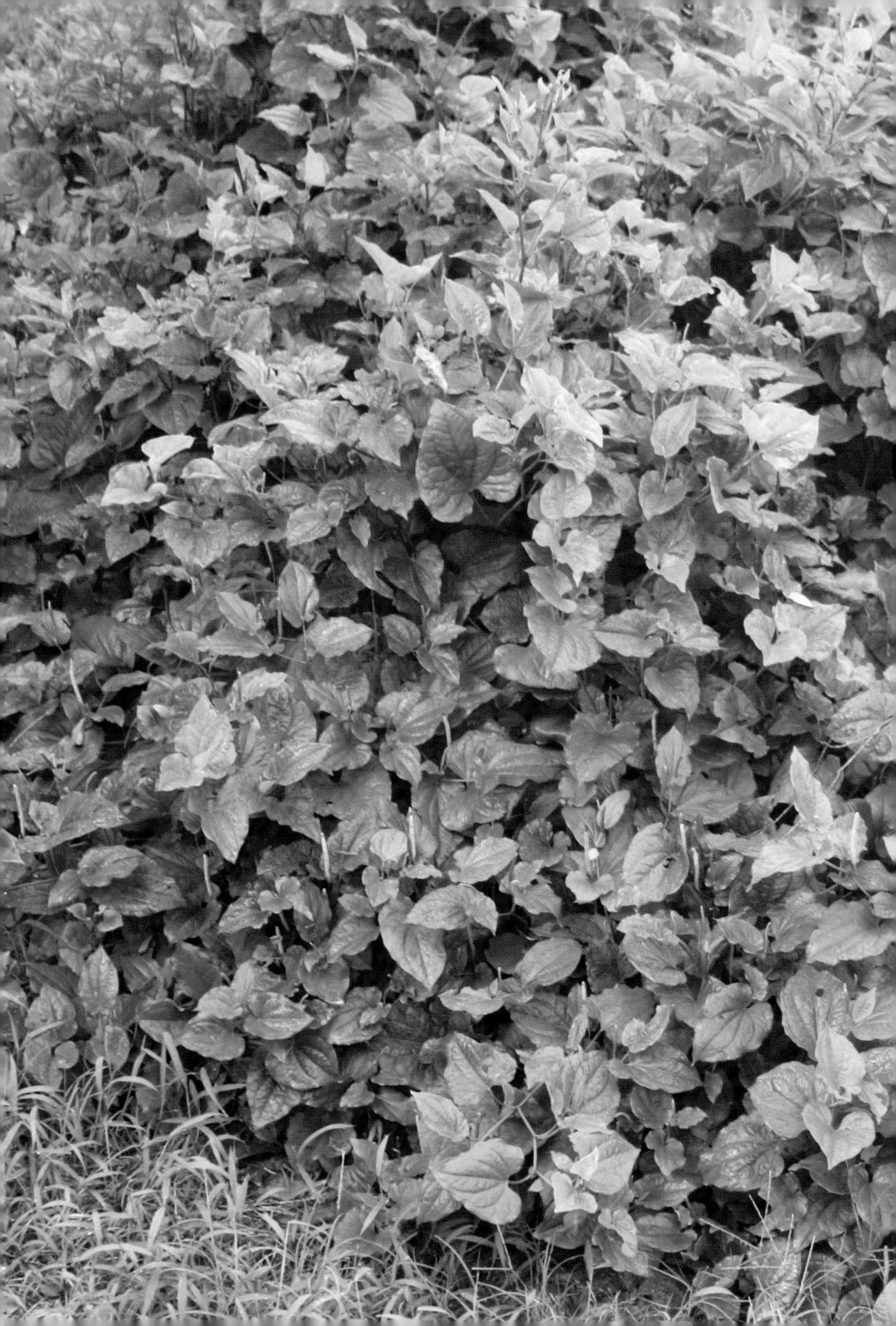

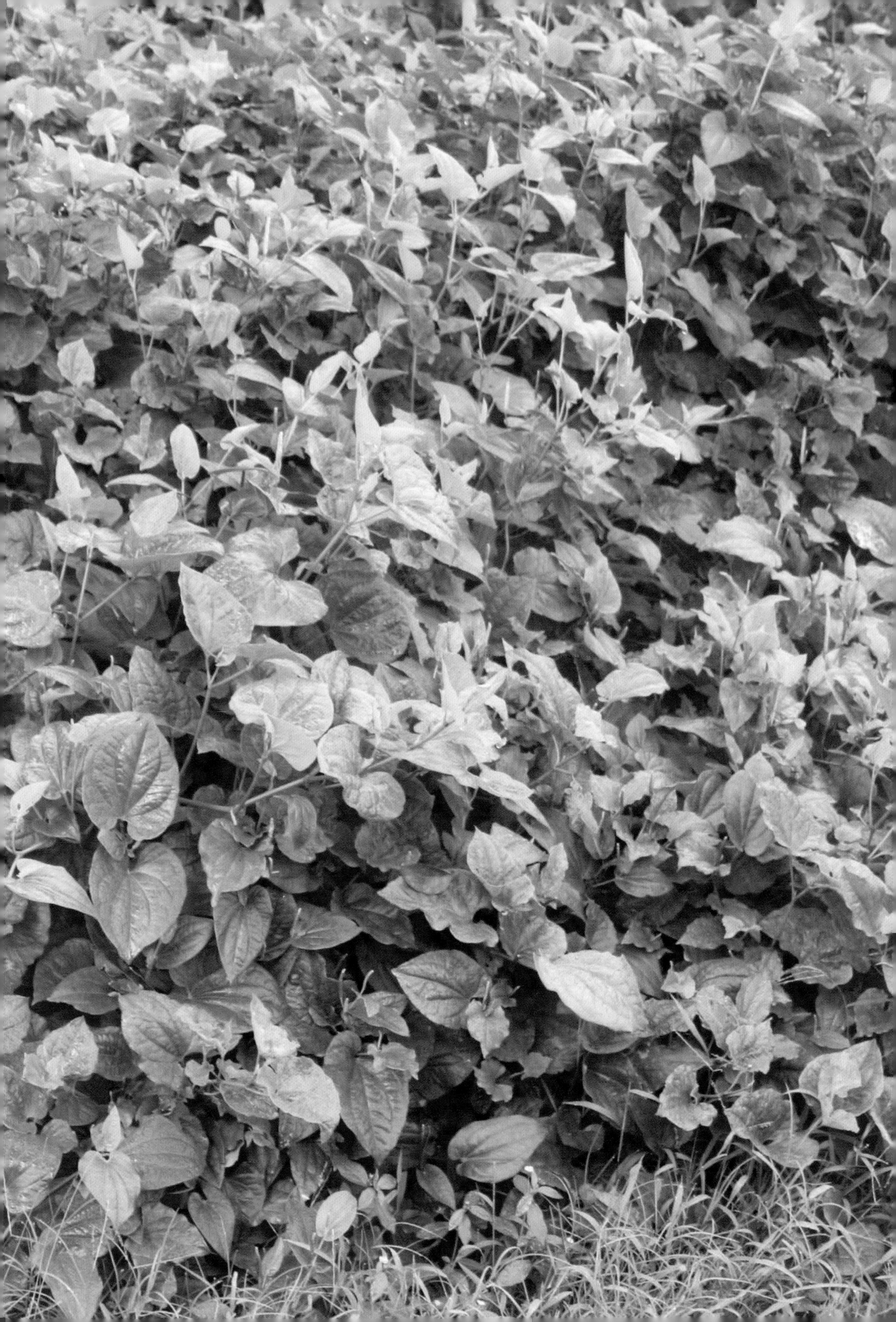

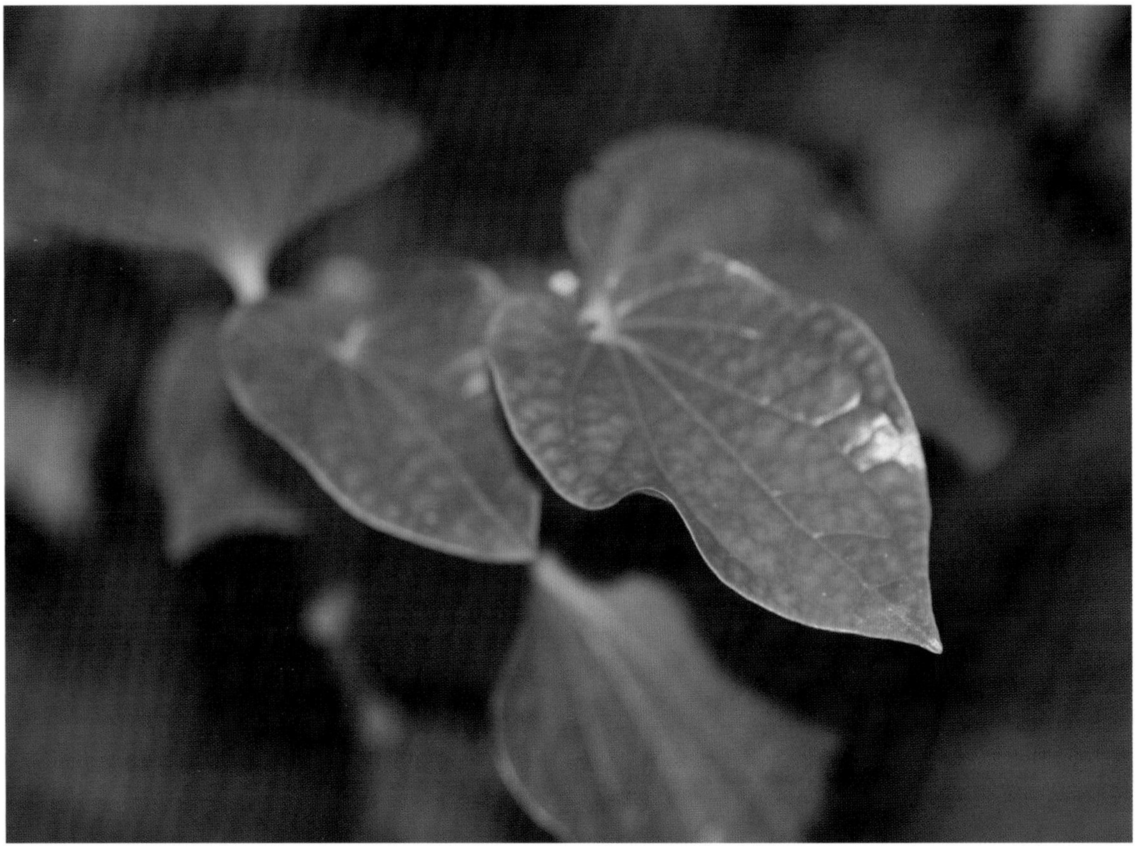

荜茇

识别特征

多年生攀缘藤本，茎下部匍匐，枝有粗纵棱，幼时密被粉状短柔毛。单叶互生，叶柄长短不等，下部叶柄最长，顶端近无柄，中部长 1 ~ 2 cm，密被毛；叶片卵圆形或卵状长圆形，长 5 ~ 10 cm，基部心形，全缘，脉 5 ~ 7 条，两面脉上被短柔毛，下面密而显著。花单性异株，穗状花序与叶对生，无花被；雄花序长约 5 cm，直径 3 mm，花小，苞片 1，雄蕊 2；雌花序长约 2 cm，于果期延长，花的直径不及 1 mm，子房上位，下部与花序轴合生，无花柱，柱头 3。浆果卵形，基部嵌于花序轴并与之结合，顶端有脐状突起。果穗圆柱状，有的略弯曲，长 2.0 ~ 4.5 cm，直径 5 ~ 8 mm。果穗柄长 1.0 ~ 1.5 cm，多已脱落。果穗表面黄褐色，由多数细小浆果紧密交错排列聚集而成。小果部分陷于花序轴并与之结合，上端钝圆，顶部残存柱头呈脐状突起，小果略呈球形，被苞片，直径 1 ~ 2 mm。质坚硬，破开后胚乳白色，有胡椒样香气，味辛辣。花期 5—8 月，果期 7—10 月。

生境分布

生长于海拔约 600 m 的疏林中。分布于海南、云南、广东等省区。

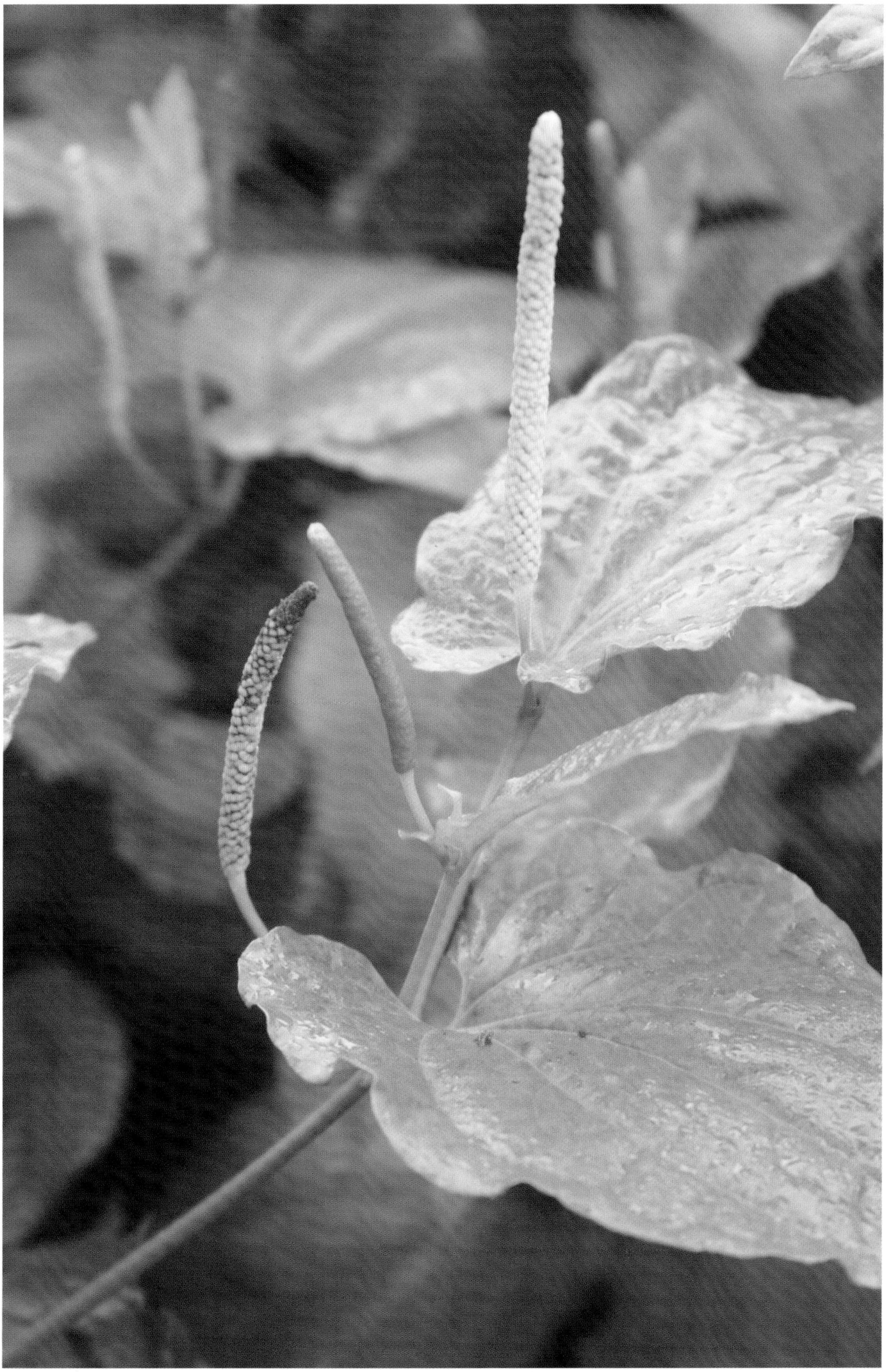

萆茇

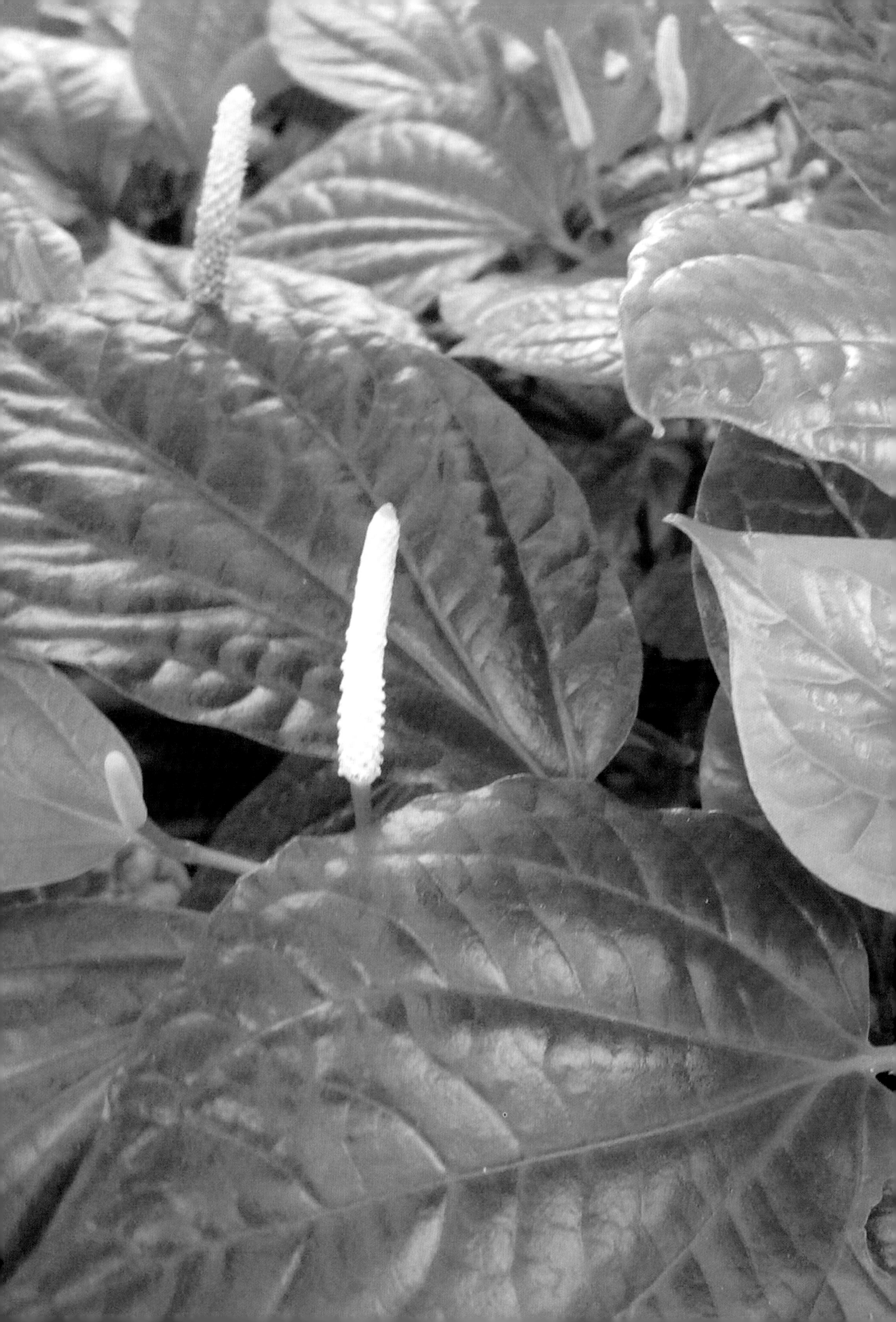

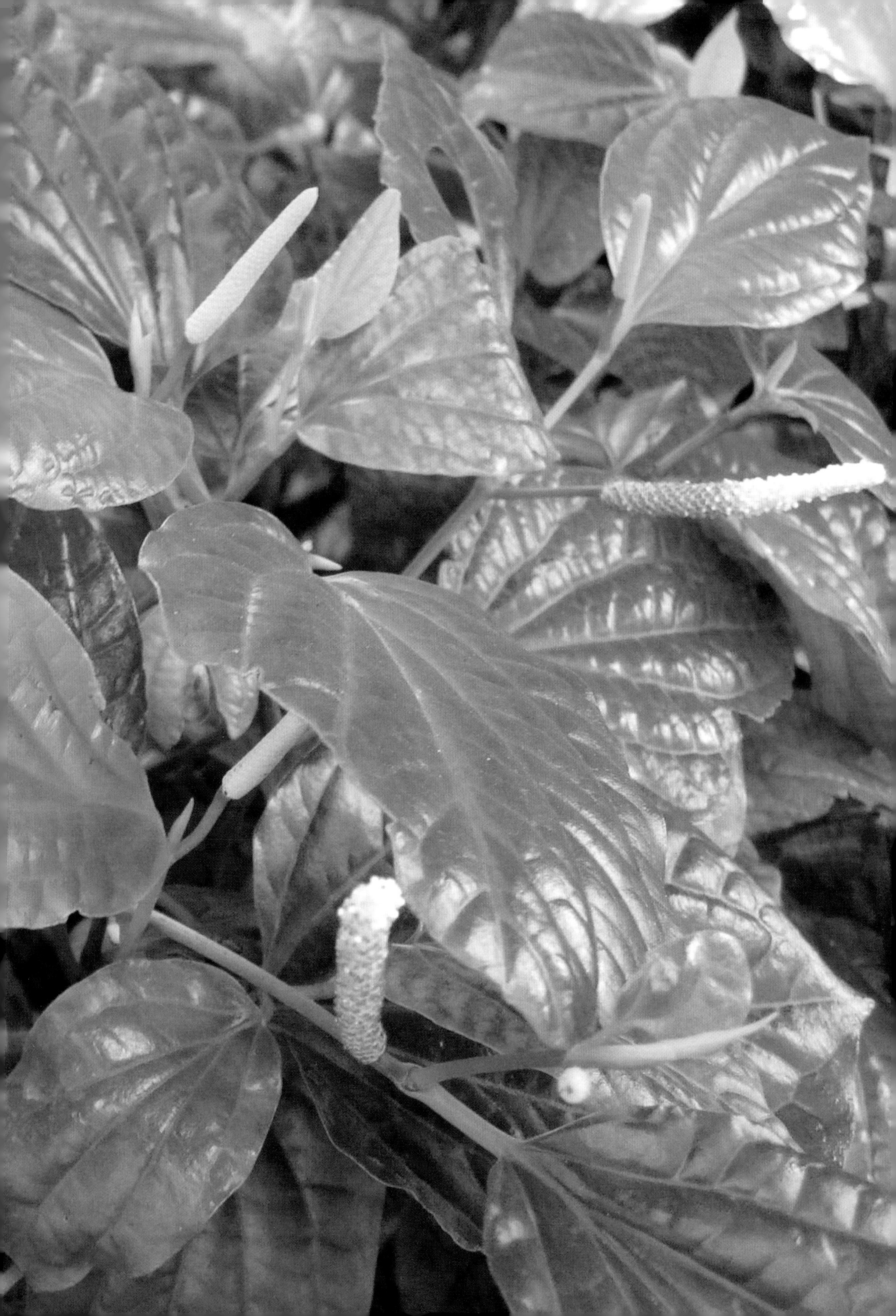

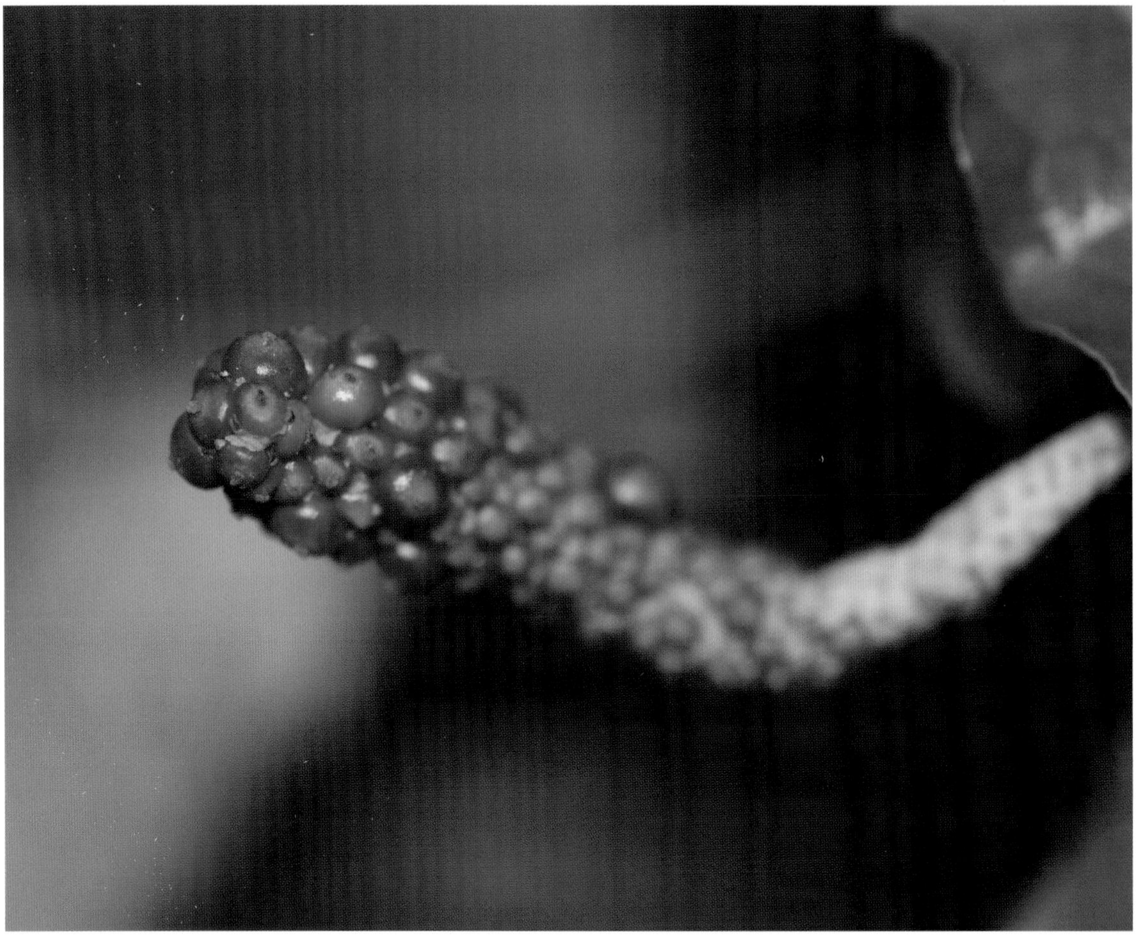

荜茇

采收加工

9—10 月间果穗由绿变黑时采收，除去杂质，晒干。

药材鉴别

本品呈圆柱状，稍弯曲，由多数小浆果集合而成。表面黑褐色或棕褐色，基部有果穗柄脱落的痕迹。质硬而脆，易折断。有特异香气，味辛辣。

功效主治

温中散寒。本品辛热，专温散胃肠寒邪，故有温中散寒之效。

药理作用

本品所含胡椒碱有抗惊厥作用。以本品提取的精油，对白色葡萄球菌、金黄色葡萄球菌、枯草芽孢杆菌、志贺菌属有抑制作用。荜茇能引起皮肤血管扩张，故服药后可出现全身温热感。

用法用量

内服：3 ~ 6 g，煎汤。外用：适量。

民族药方

1. 头痛，鼻渊，流清涕　荜茇适量。研细末吹鼻。

2. 三叉神经痛　荜茇配伍川芎治疗三叉神经痛有增效协同作用。

3. 牙痛　荜茇 10 g，细辛 6 g。煎水漱口，每日 1 剂，每日漱 3 ~ 5 次，每次漱口 10 ~ 20 分钟，不宜内服。

4. 妇女血气不和、疼痛不止及下血无时、月经不调　荜茇（盐炒）、蒲黄（炒）各等份。共研为细末，炼蜜为丸，如梧桐子大，每次 30 丸，空心温酒吞下，如不能饮，米汤下。

5. 痰饮恶心　荜茇适量。捣细罗为散，每次 2 g，饭前清粥饮下。

6. 偏头痛　荜茇适量。研为末，令患者口中含温水，左边痛令左鼻吸 0.4 g，右边痛令右鼻吸 0.4 g。

7. 牙痛　荜茇适量。研为细末，外搽痛牙处，每日数次。

使用注意

阴虚火旺者忌内服。

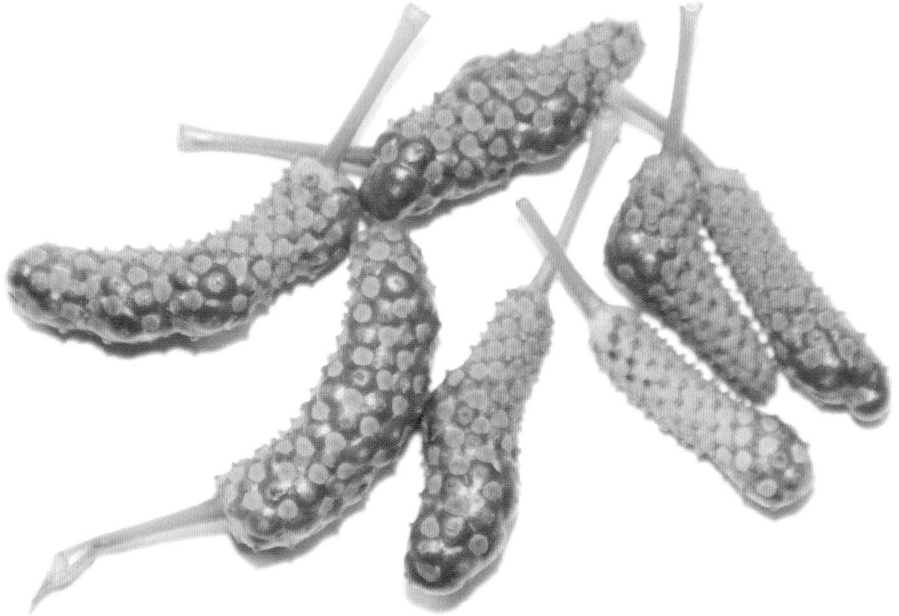

荜茇药材

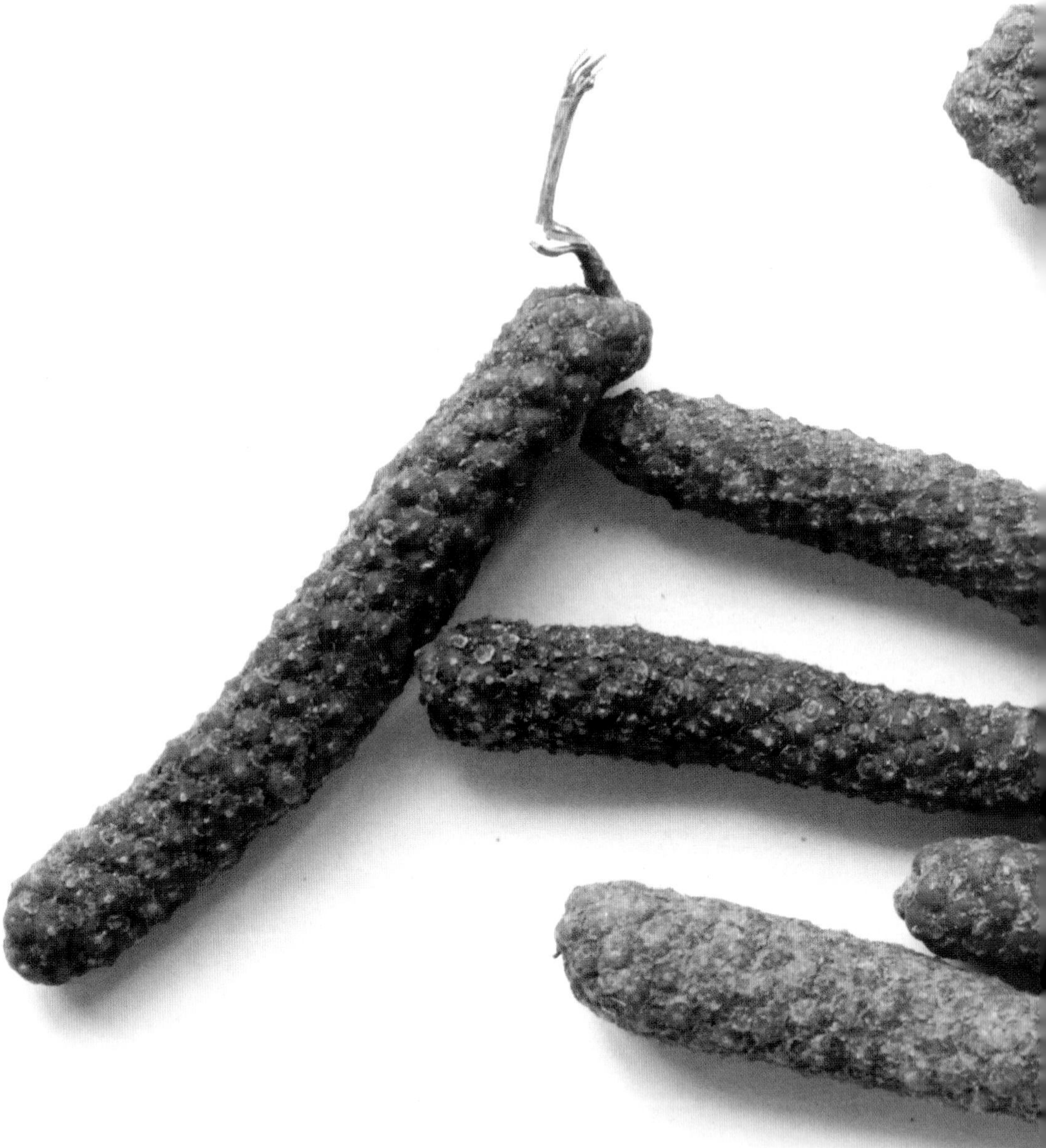

荜茇

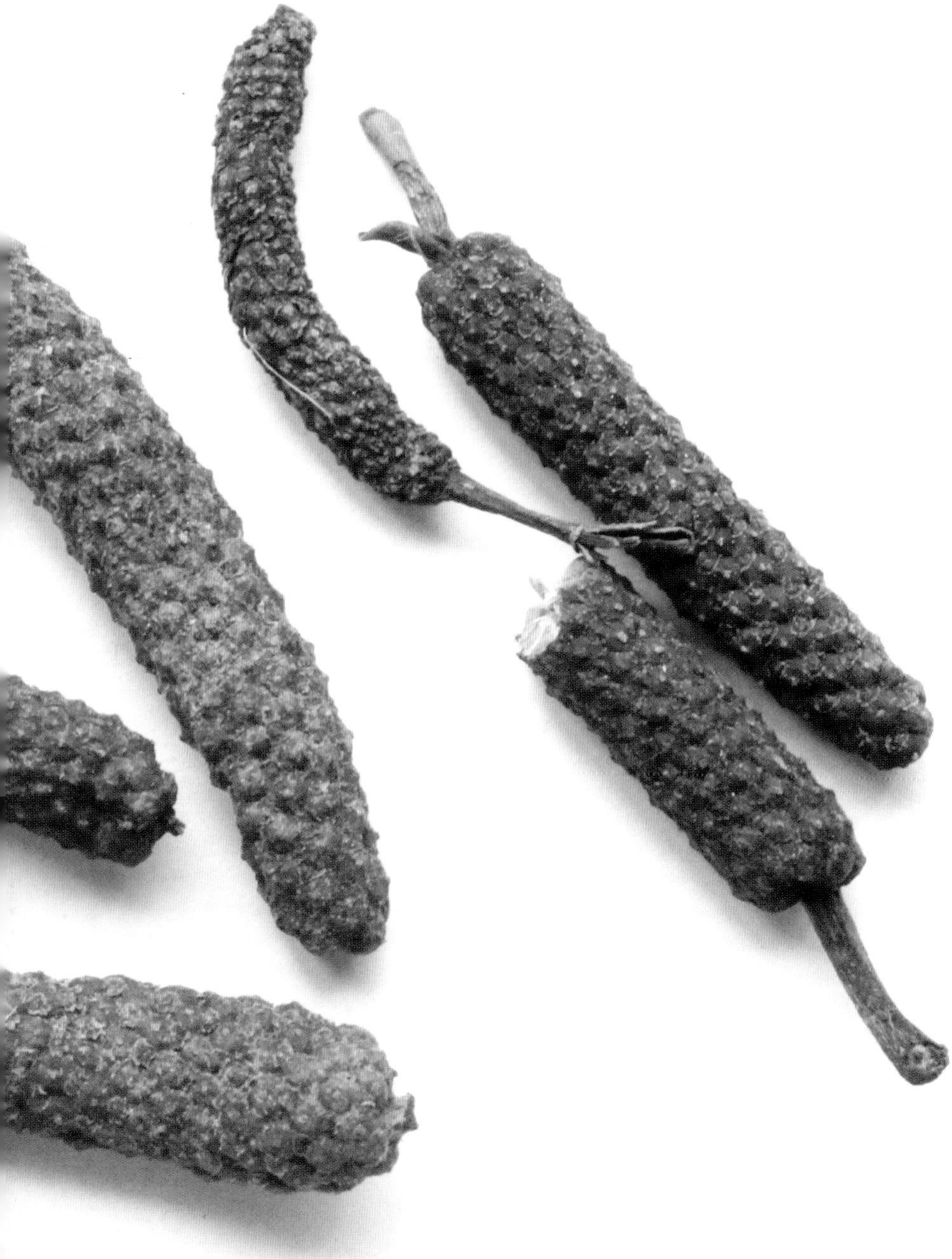

荜茇饮片

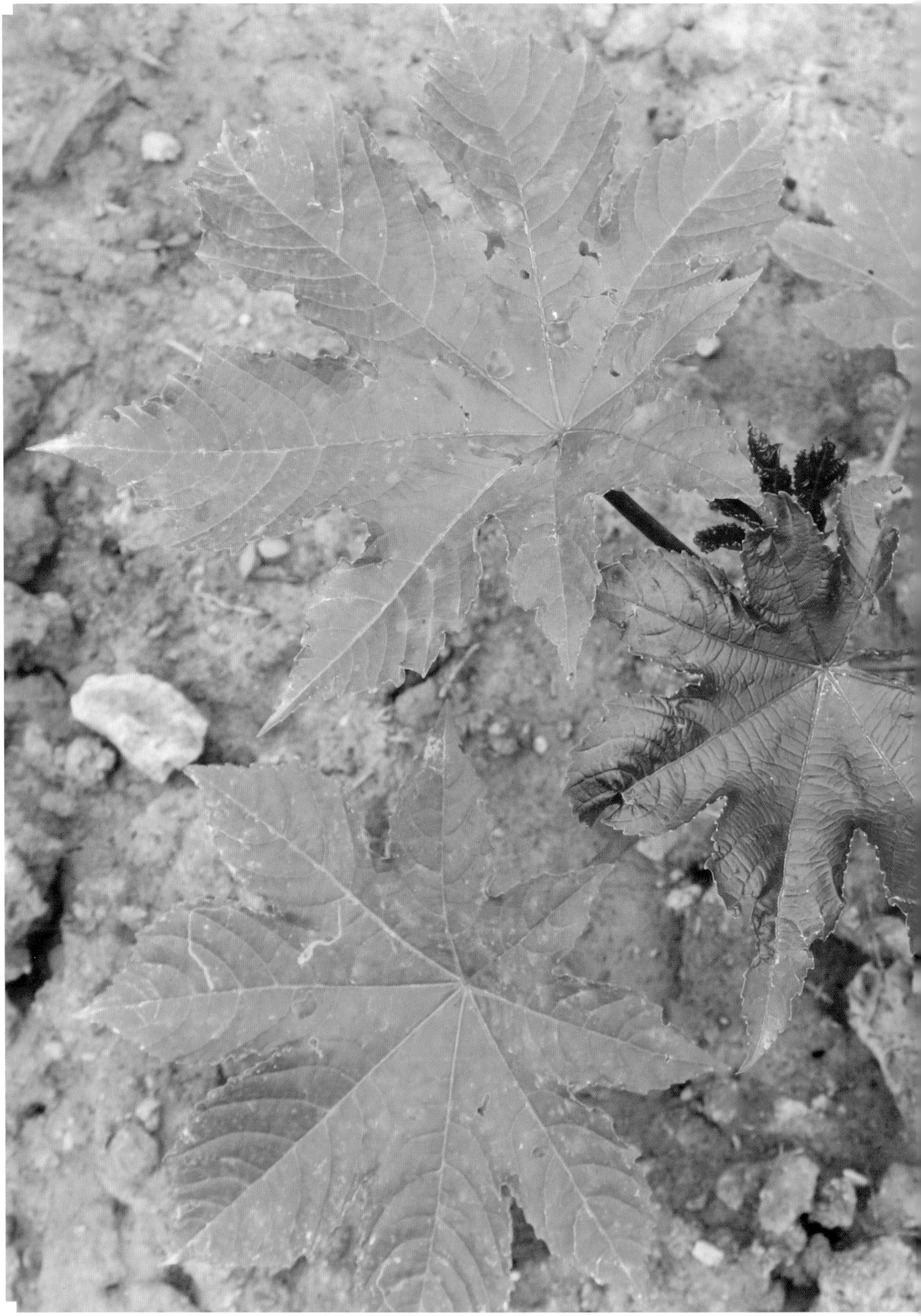

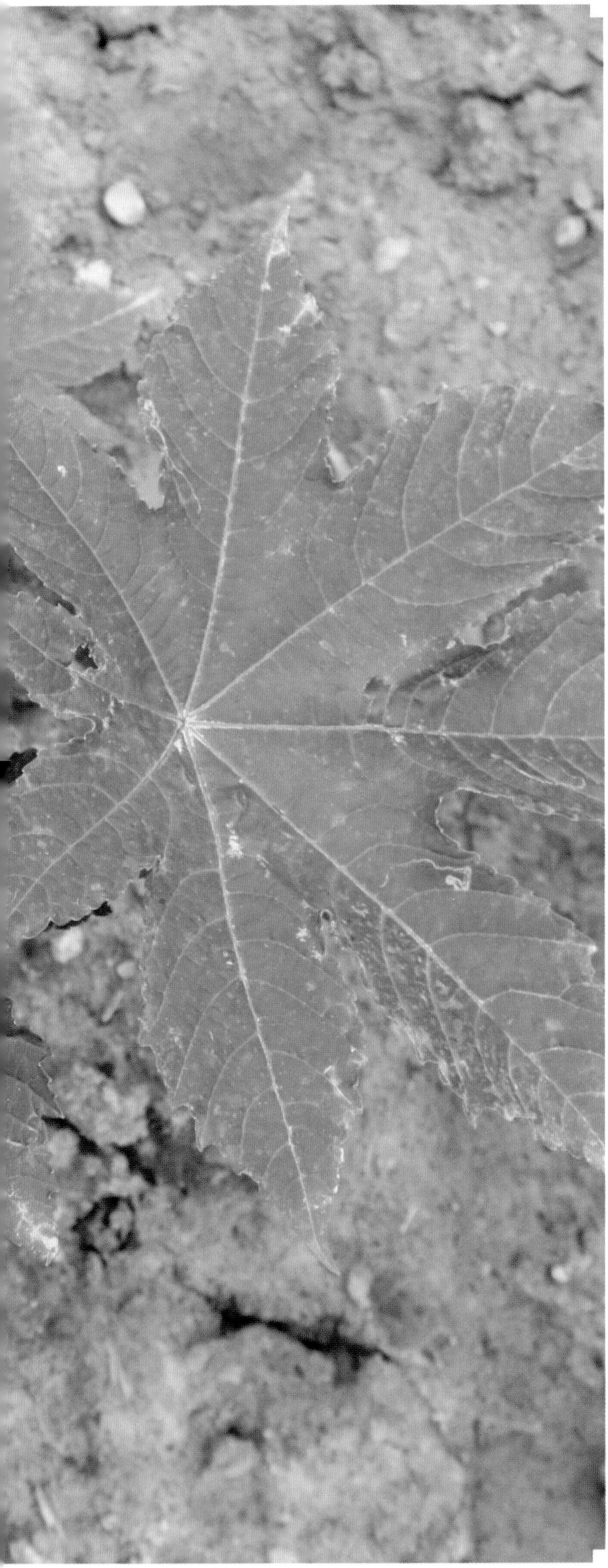

蓖麻子

【维药名】衣乃克皮提欧如合。

【别　名】蓖麻仁、大麻子、萆麻子。

【来　源】本品为大戟科植物蓖麻 *Ricinus communis* L. 的干燥成熟种子。

【性味归经】辛、甘，平；有毒。归肺、大肠经。

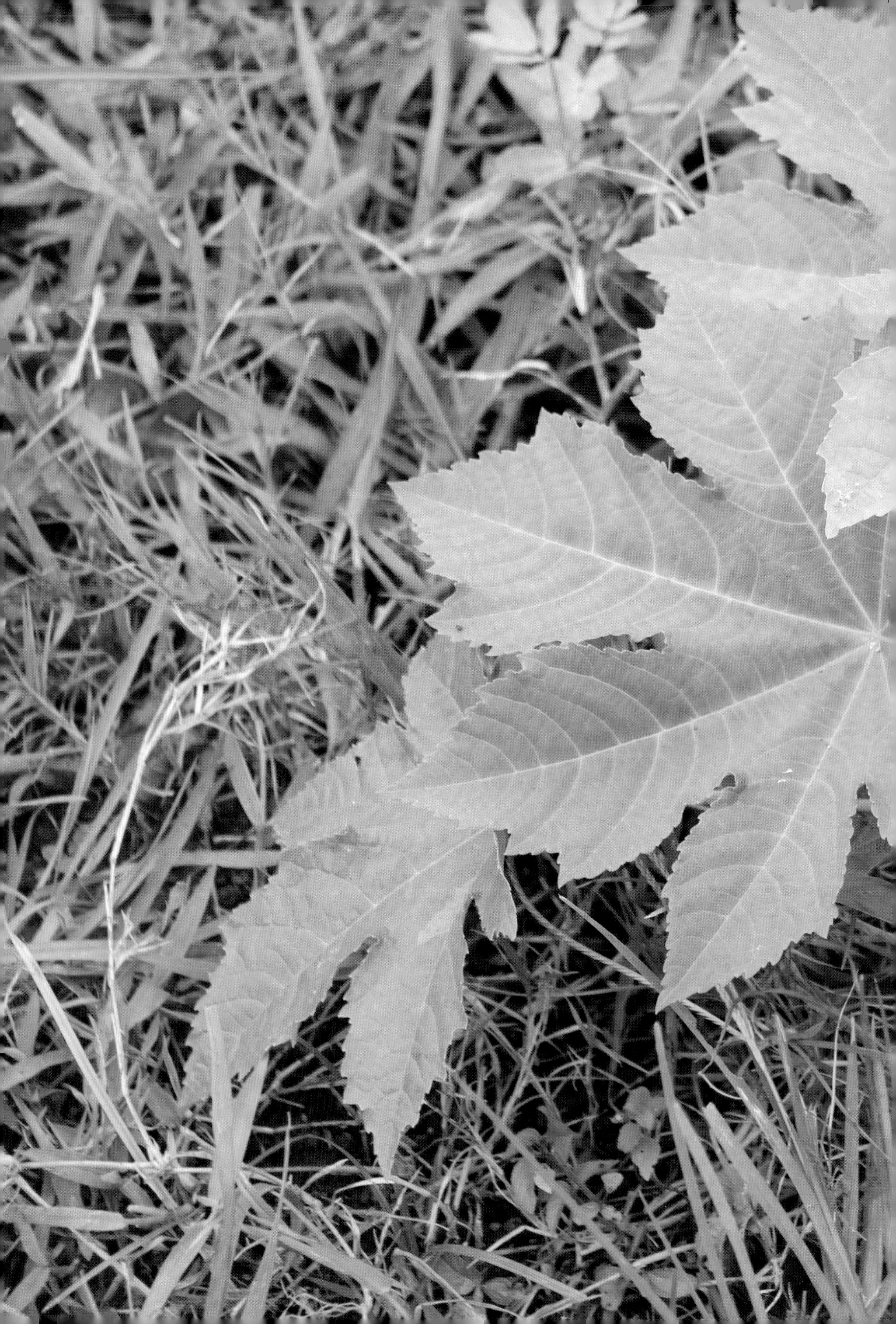

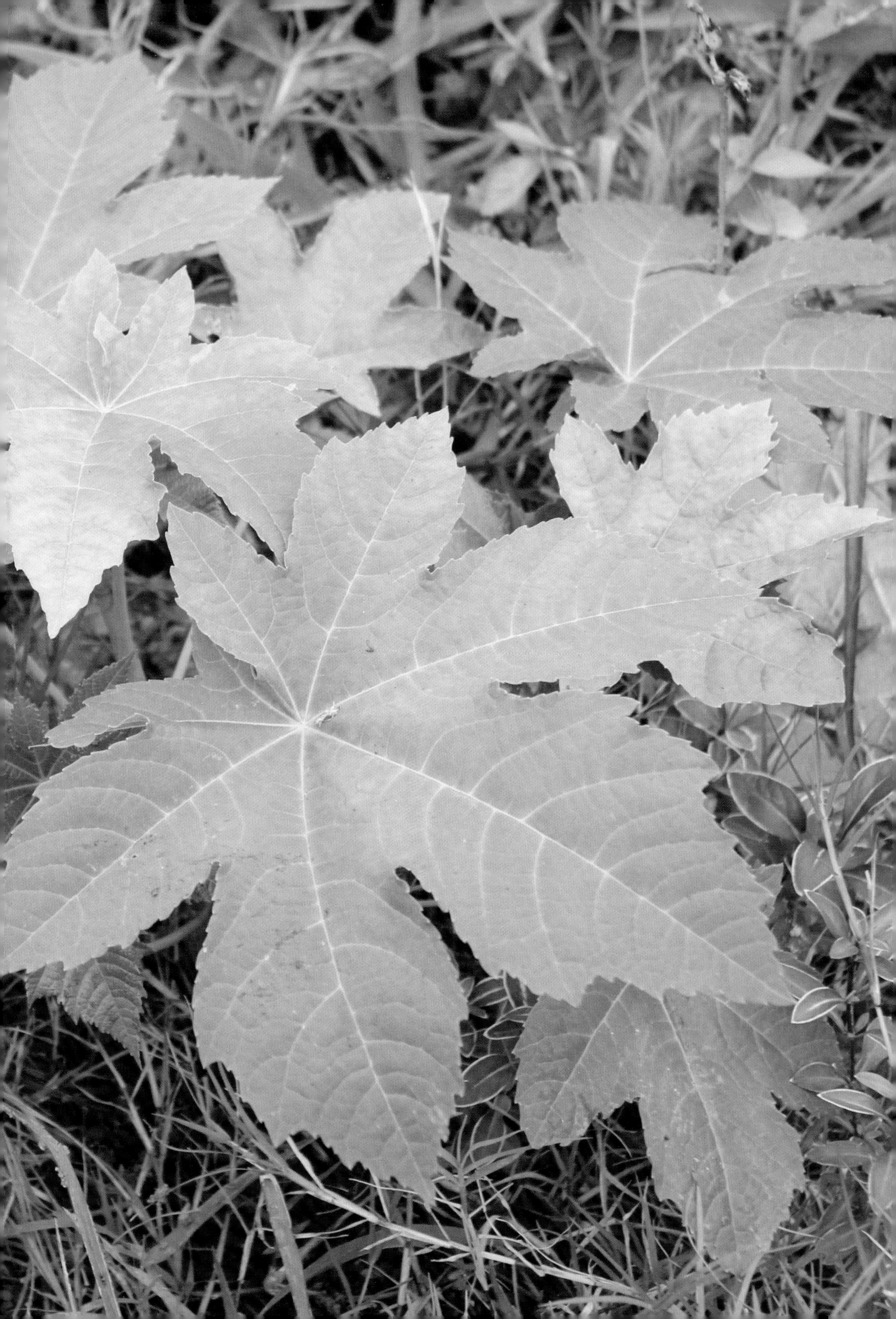

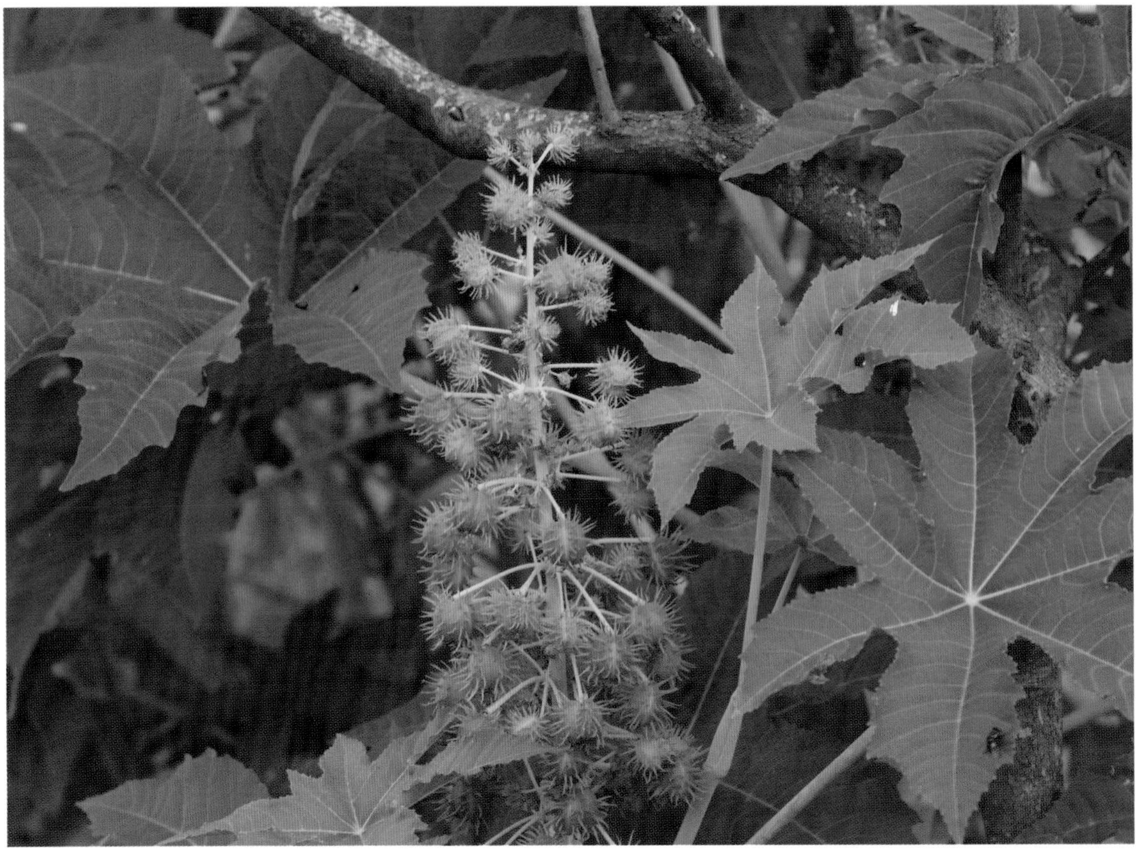

蓖麻子

识别特征

一年生草本，在南方地区常成小乔木，幼嫩部分被白粉。叶互生，盾状着生，直径 15 ~ 60 cm，有时大至 90 cm，掌状中裂，裂片 5 ~ 11，卵状披针形至矩圆形，顶端渐尖，边缘有锯齿；叶柄长。花单性，同株，无花瓣，圆锥花序与叶对生，长 10 ~ 30 cm 或更长，下部雄花，上部雌花；雄花萼 3 ~ 5 裂；子房 3 室，每室 1 胚珠；花柱 3，深红色，2 裂。蒴果球形，长 1 ~ 2 cm，有软刺。种子矩圆形，光滑有斑纹。花期 5—8 月，果期 7—10 月。

生境分布

全国大部分地区有栽培。

采收加工

秋季果实变棕色，果皮未开裂时分批采摘，晒干，除去果皮。

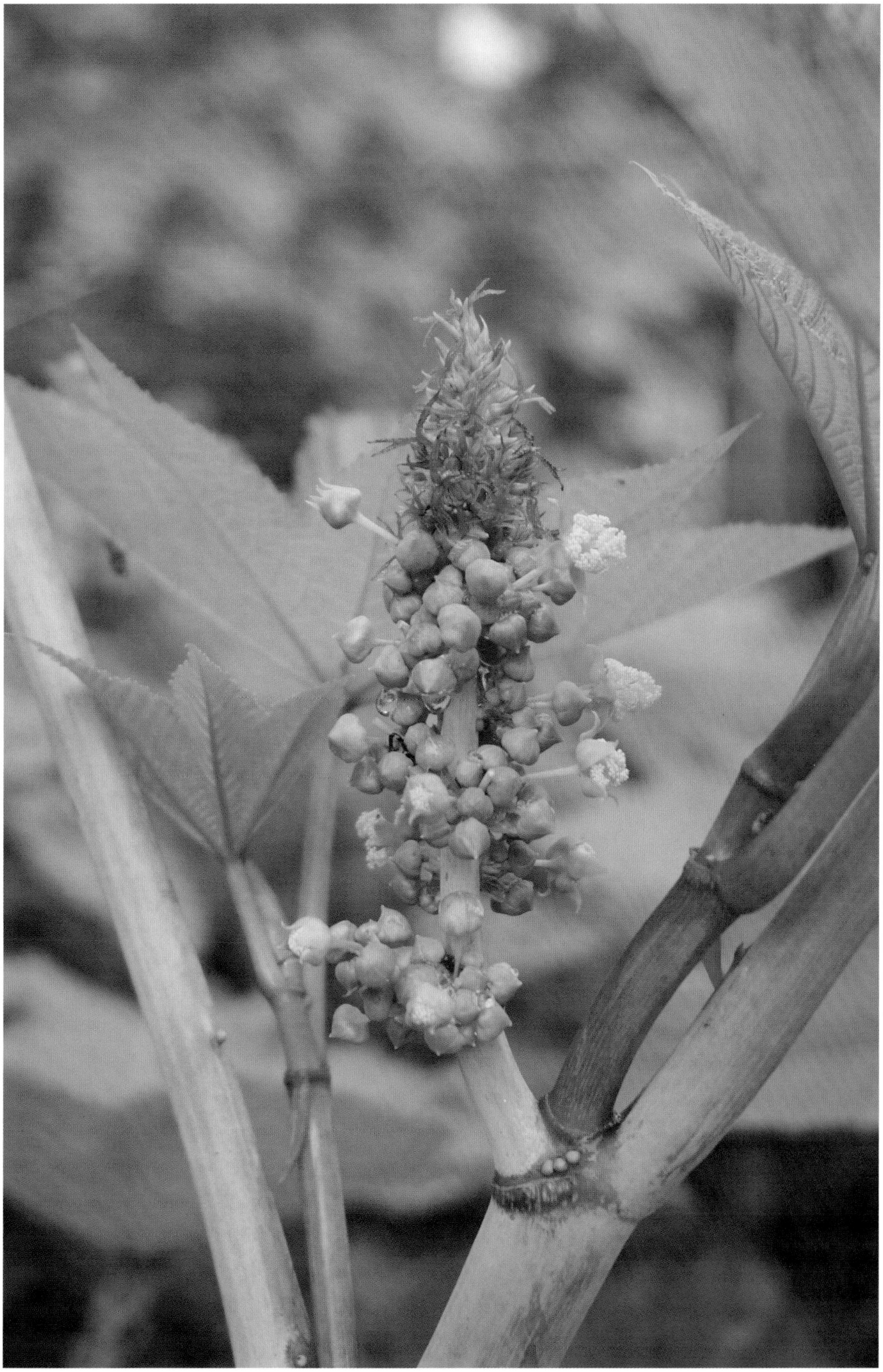

蓖麻子

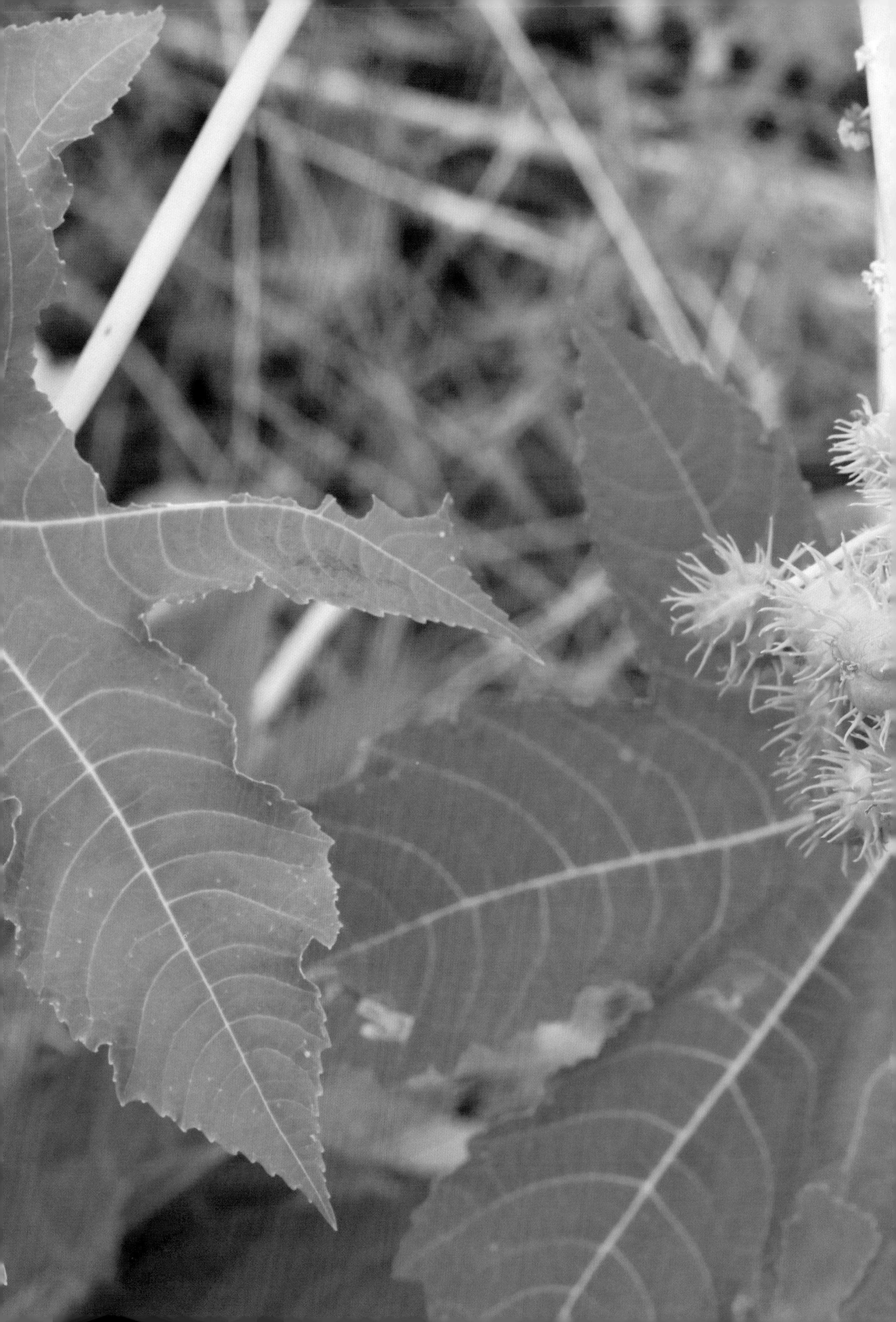

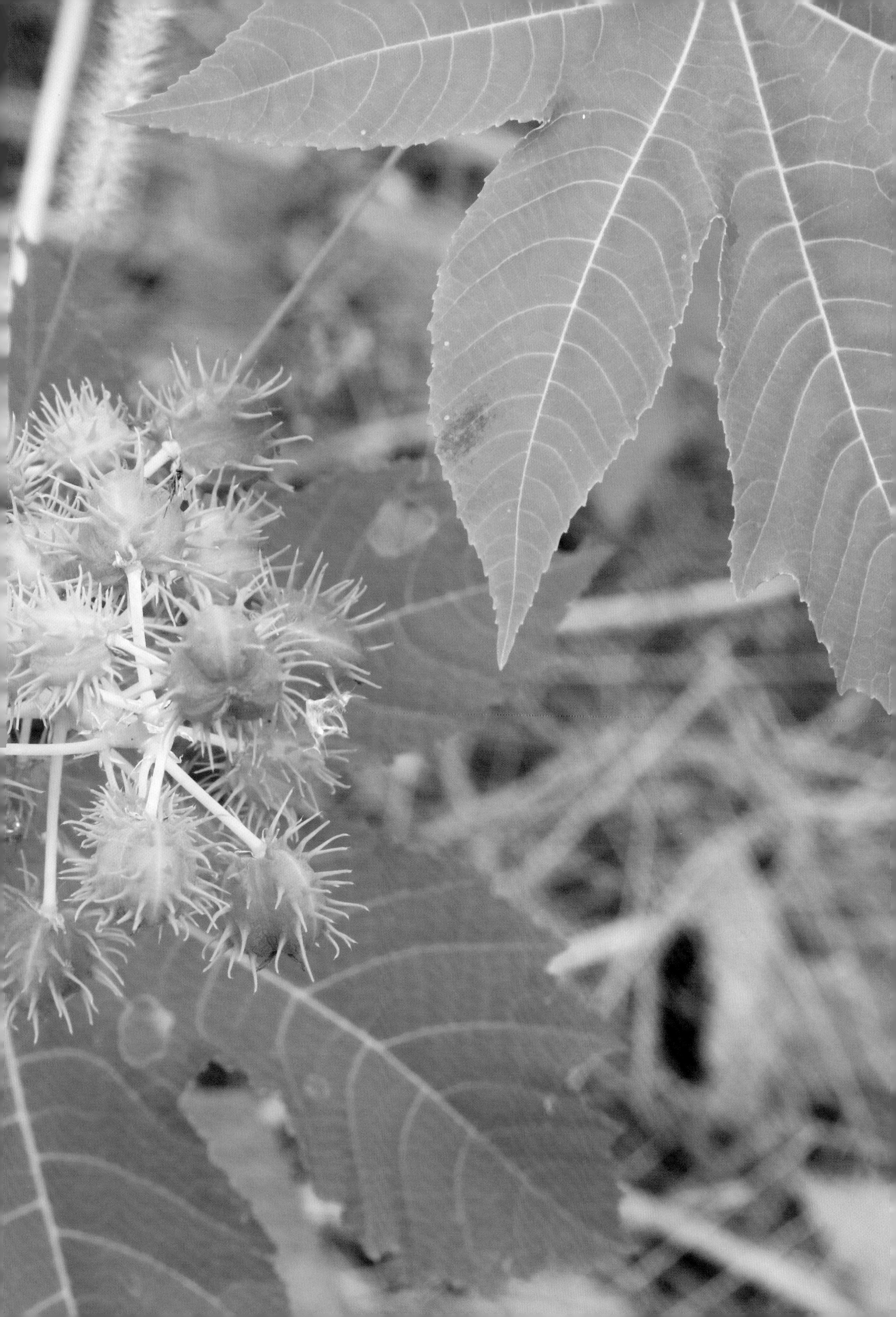

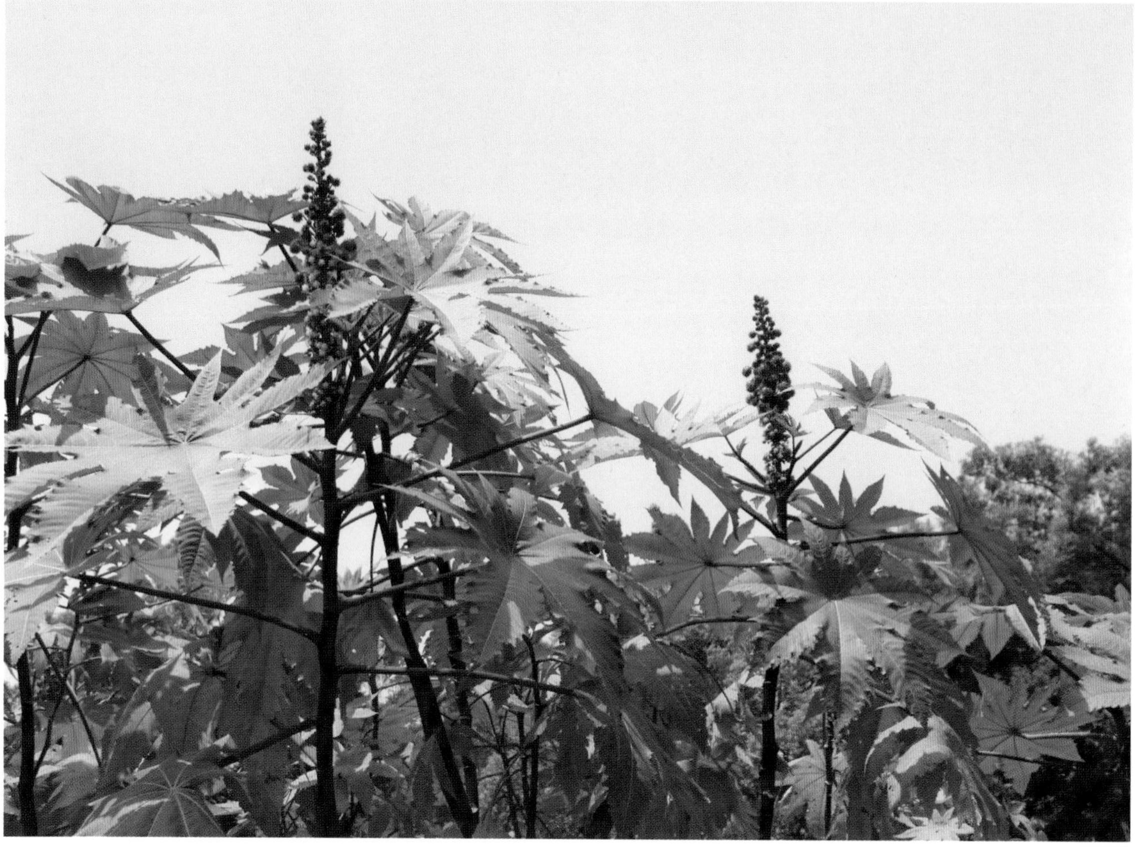

蓖麻子

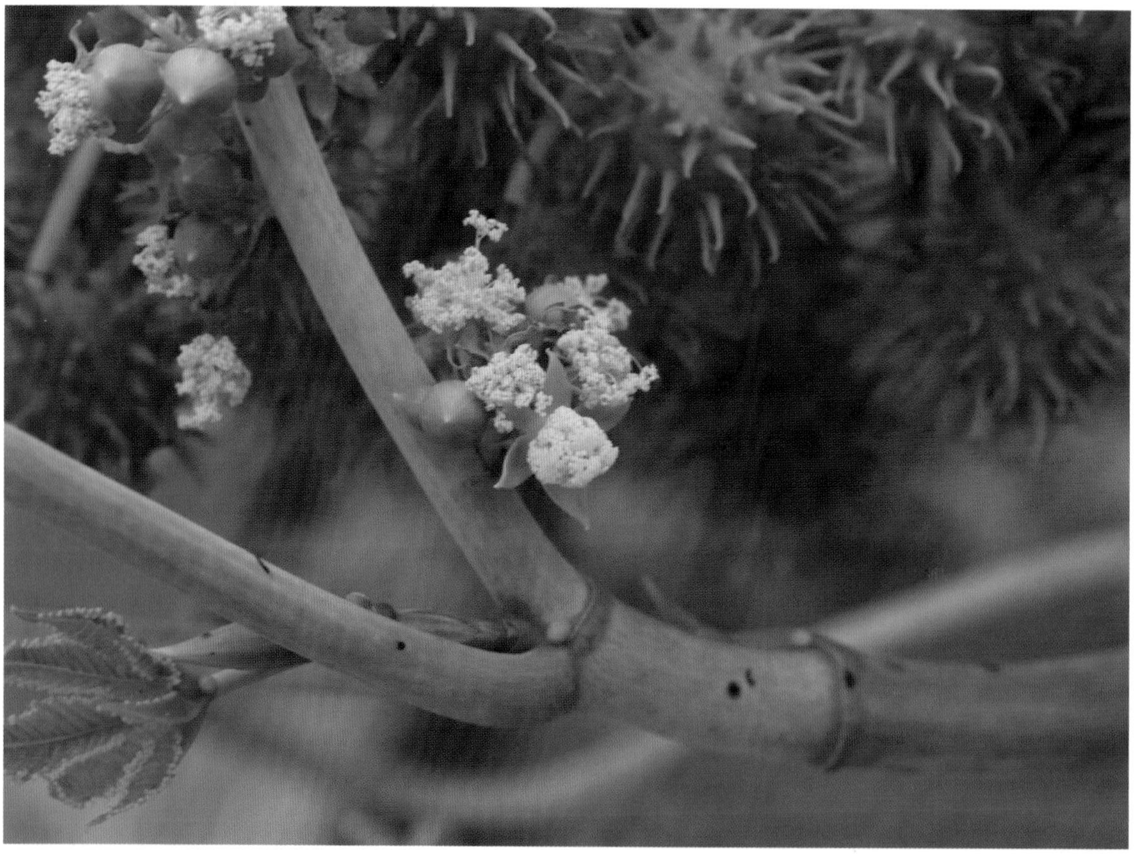

蓖麻子

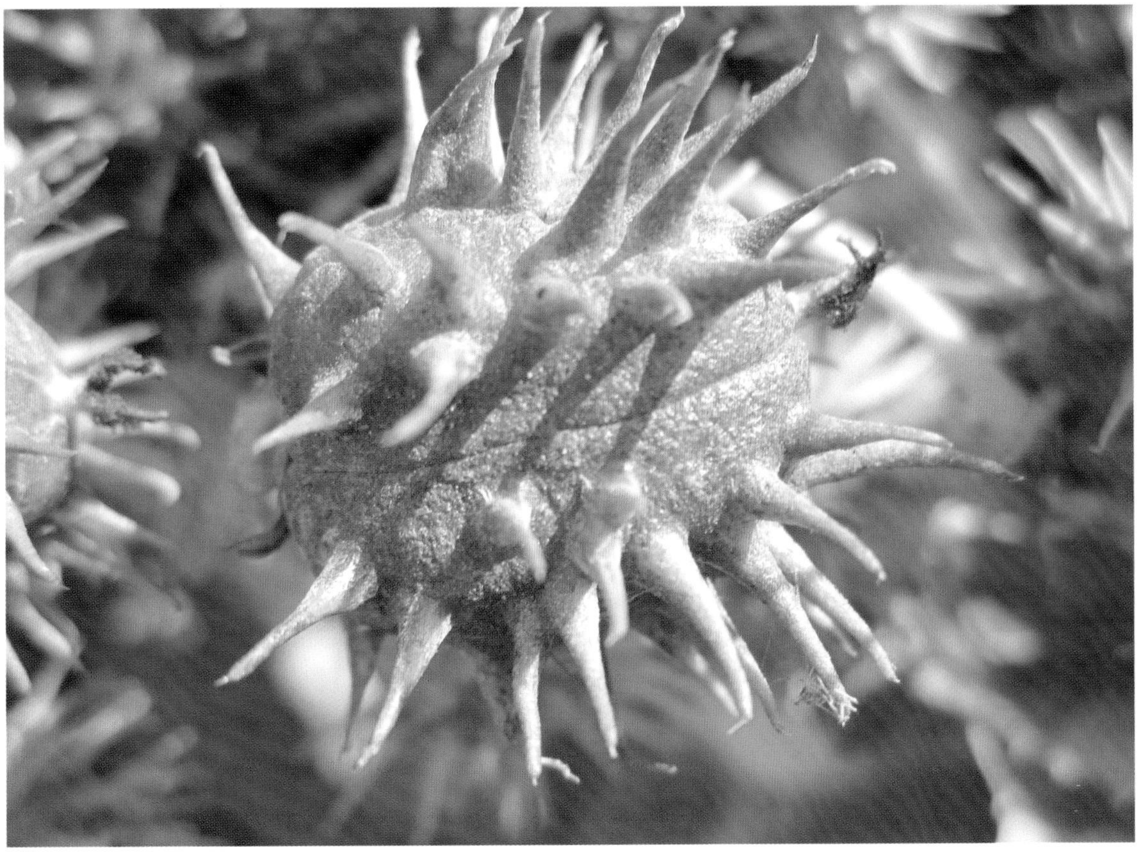

蓖麻子

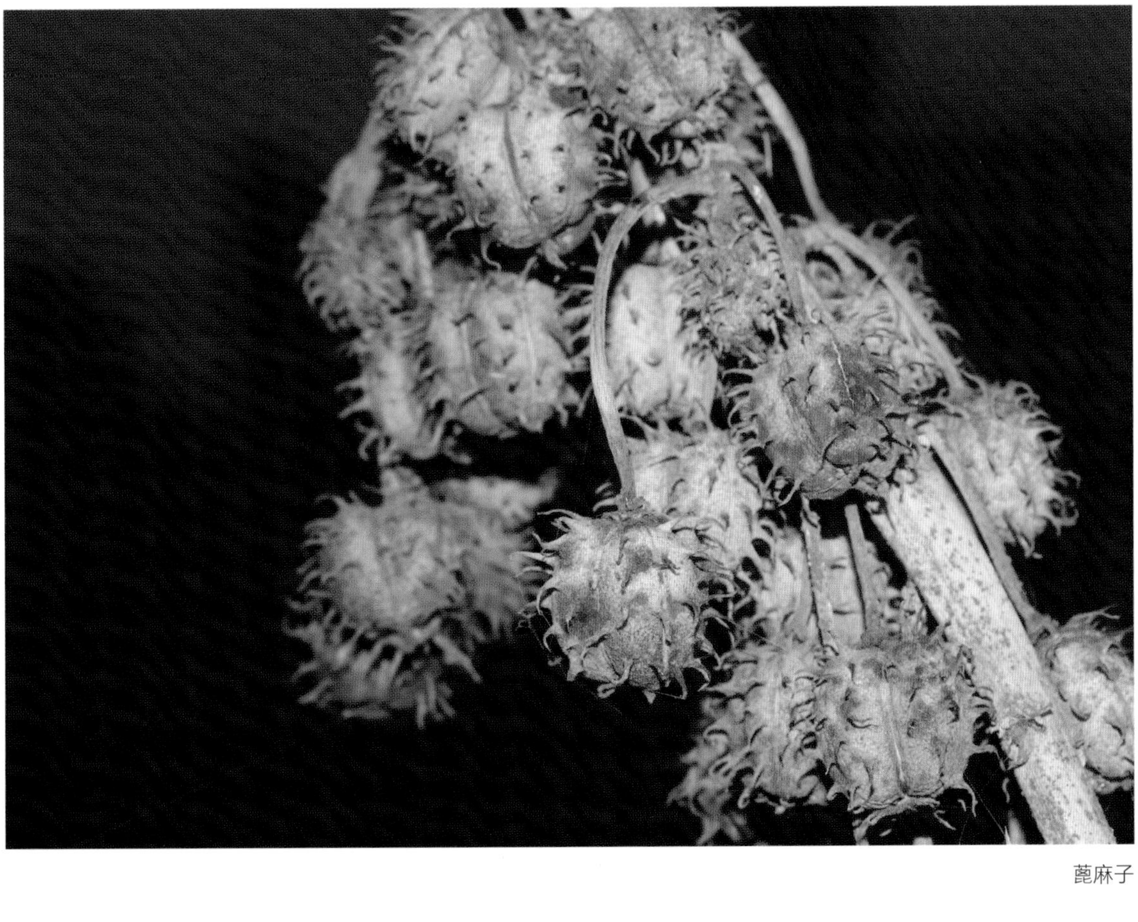

蓖麻子

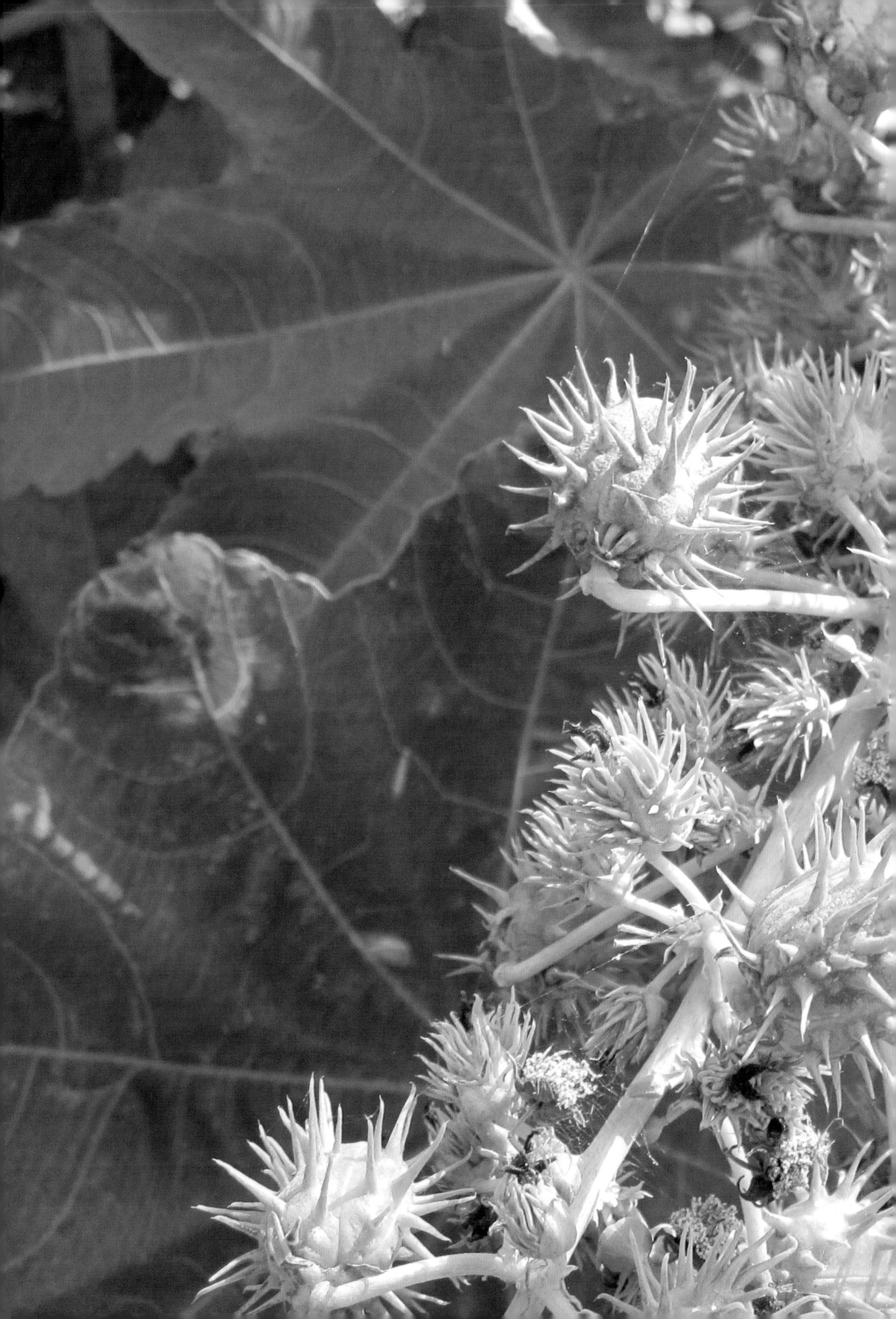

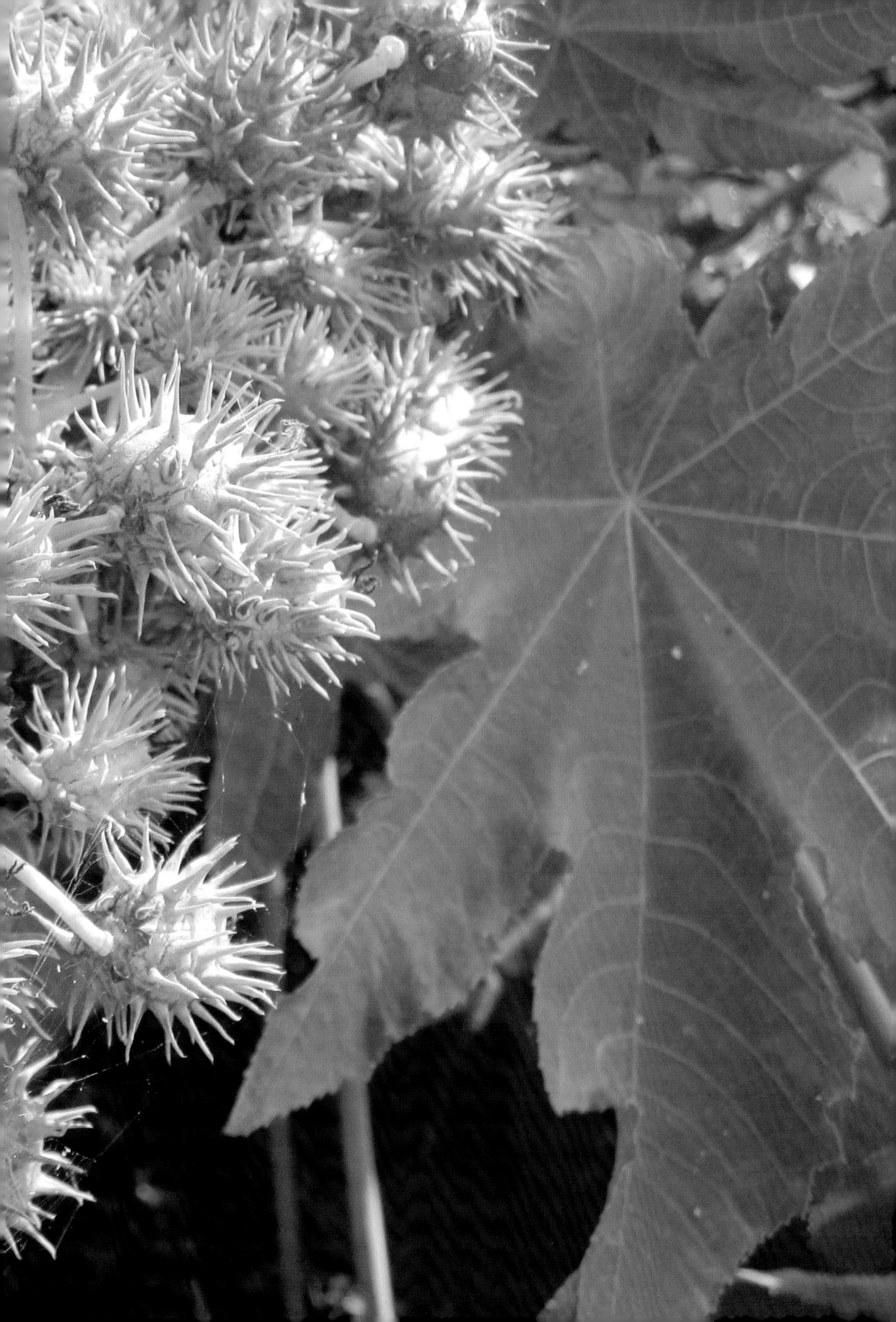

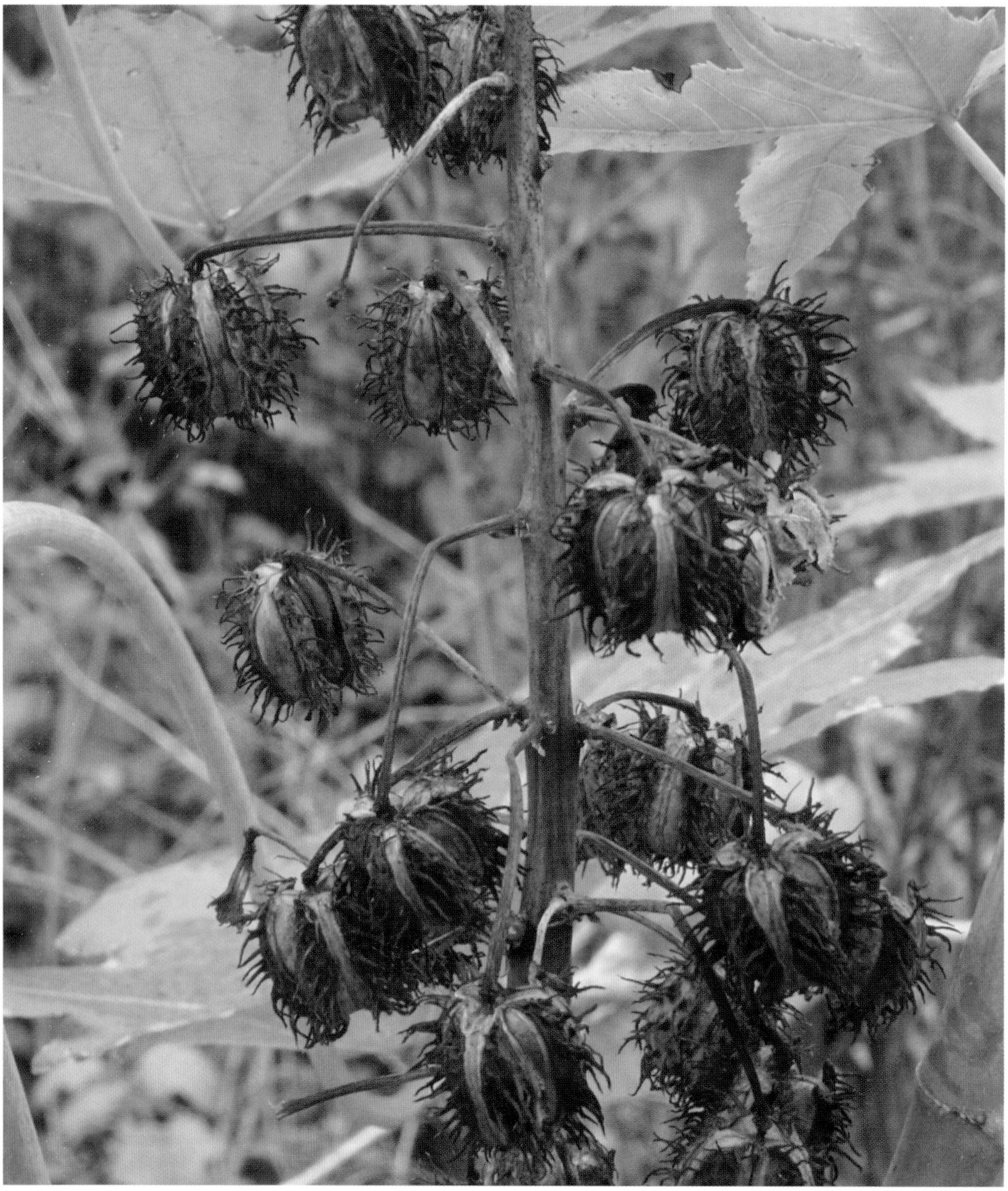

蓖麻子

药材鉴别

本品呈椭圆形或卵形，稍扁，表面光滑，有灰白色与黑褐色或黄褐色与红棕色相间的花斑纹。种脊隆起，种阜灰白色或浅棕色。种皮薄而脆，富油性。无臭，味微苦辛。

功效主治

消肿拔毒，泻下导滞，通络利窍。主治痈疽肿毒，瘰疬，乳痈，喉痹，疥癞癣疮，烫伤，水肿胀满，大便燥结，口眼㖞斜，跌打损伤。

药理作用

泻下作用。蓖麻油本身刺激性小，可作为皮肤滑润剂用于皮炎及其他皮肤病，做成油膏剂用于烫伤及溃疡，种子的糊剂用于皮肤黑热病的溃疡，此外可用于眼睑炎。

用法用量

内服：5 ~ 10 枚。入丸剂、生研或炒食。外用：适量，捣敷或调敷。

民族药方

1．宫颈癌 用 3% ~ 5% 蓖麻毒蛋白的冷霜式软膏加 3% 二甲亚砜，以增加渗透作用，将软膏掺入胶囊，推入子宫颈内，每日 1 次，每周 5 ~ 6 次，月经期停药。

2．面神经麻痹 蓖麻仁 10 粒，全虫、冰片各 3 g，葱 5 g，露蜂房 6 g。共捣烂如泥，摊于敷料上，贴于面部下关穴（左歪贴右下关，右歪贴左下关），每日 1 次。

3．淋巴结结核瘘 蓖麻子、生山药各等份。共捣如泥膏，以无菌敷料摊膏盖在瘘口上，每个瘘口可用 4 ~ 6 g，每日 1 次。

4．酒渣鼻 蓖麻子、大枫子各 30 g，木鳖子 10 g。研成细末，加樟脑用力研磨，加核桃仁 30 g 捣泥后，再加水银 3 g 研磨，看不见水银珠为止，搽抹患处。

使用注意

孕妇及便滑者忌服。

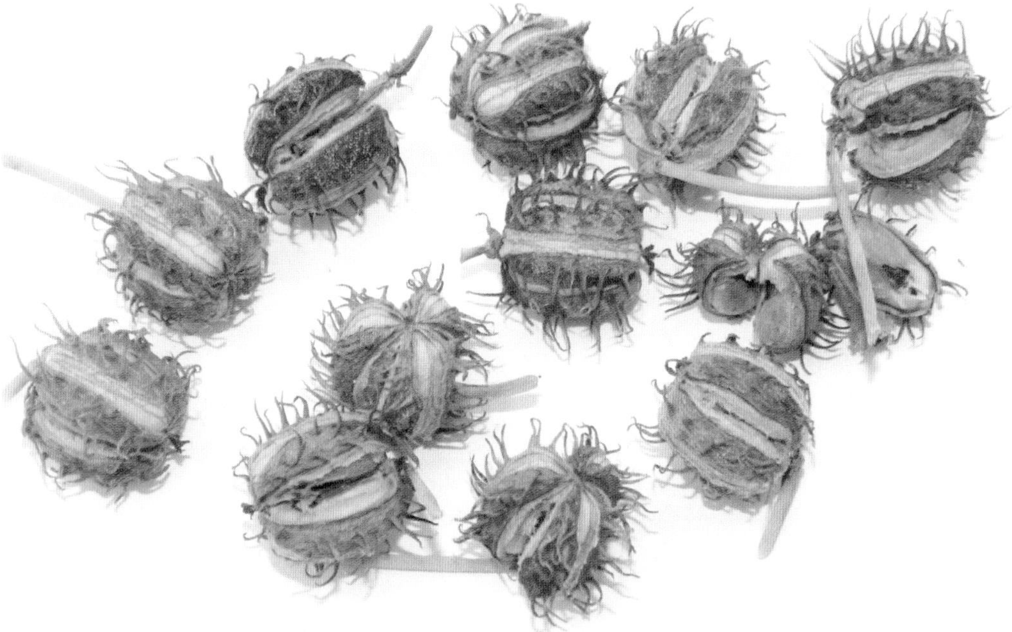

蓖麻子药材

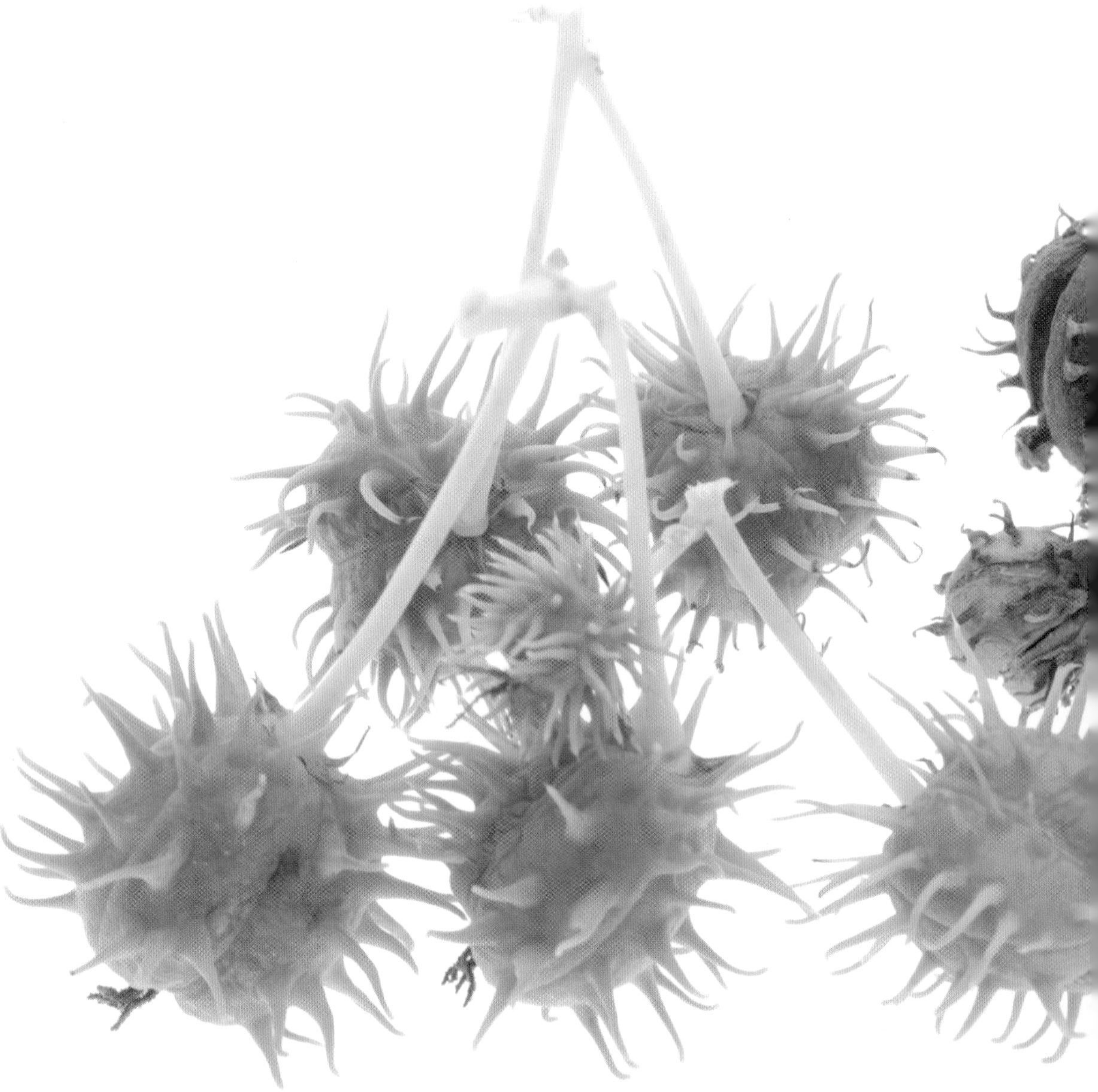

蓖麻子

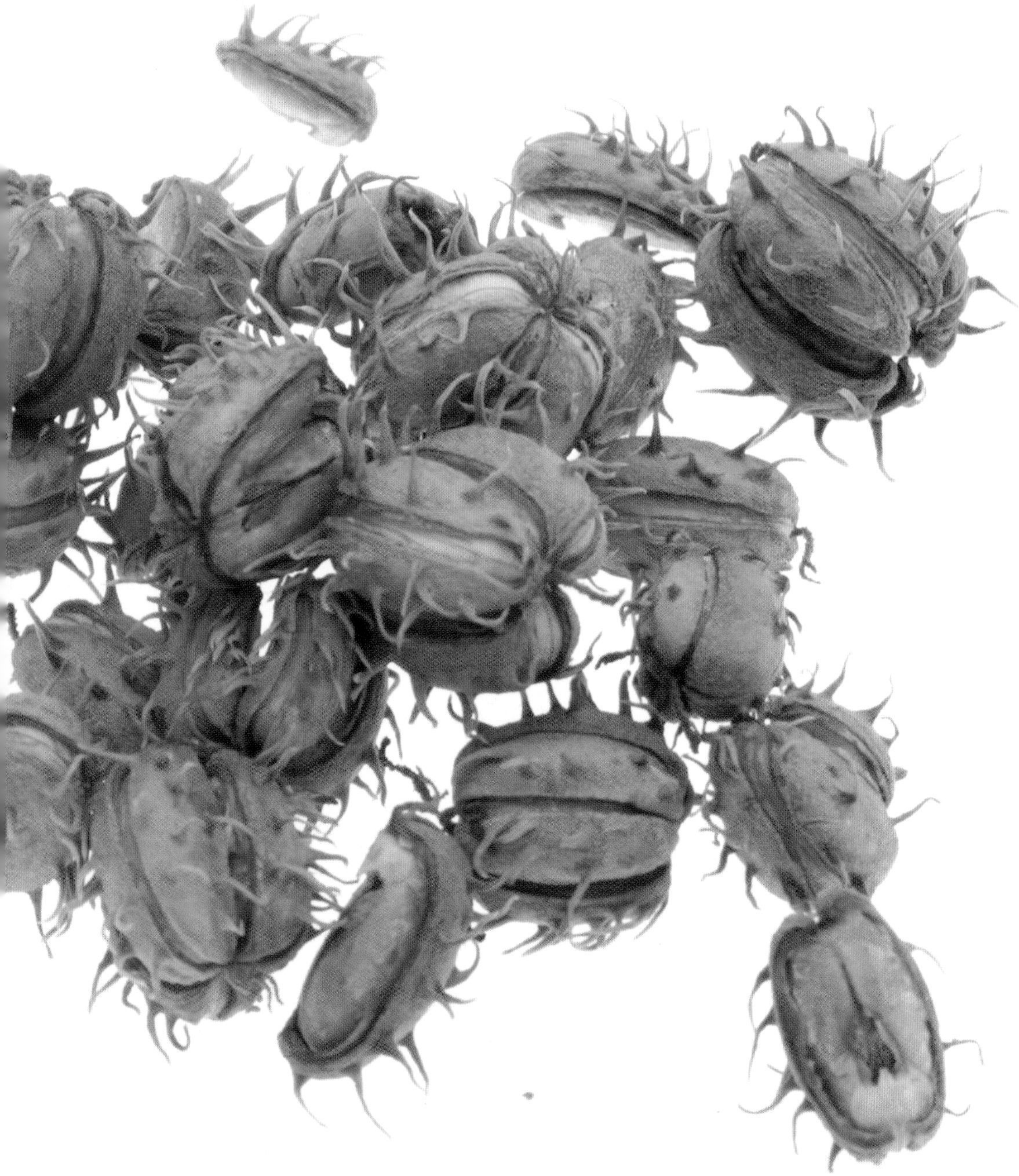

蓖麻子药材

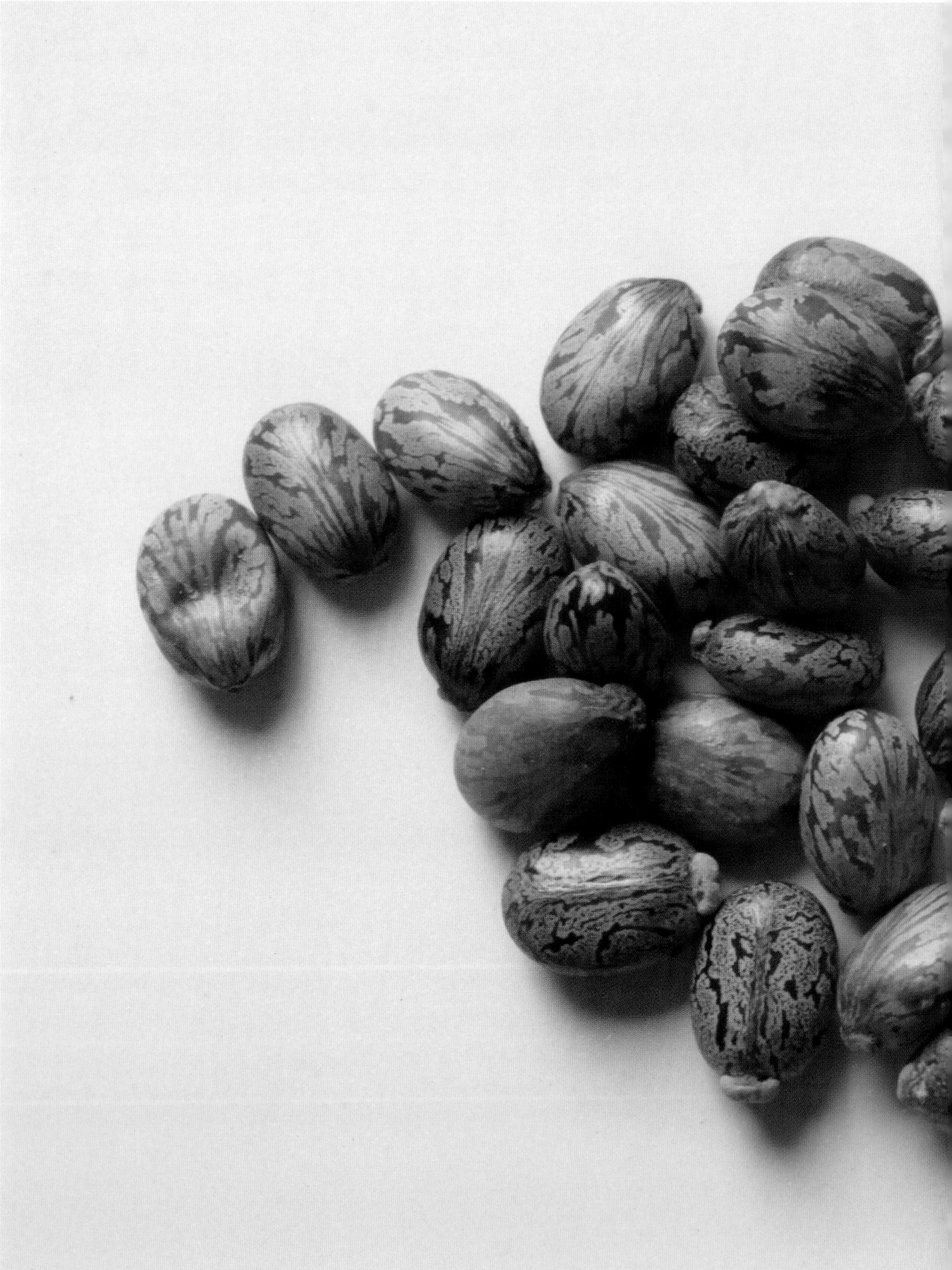

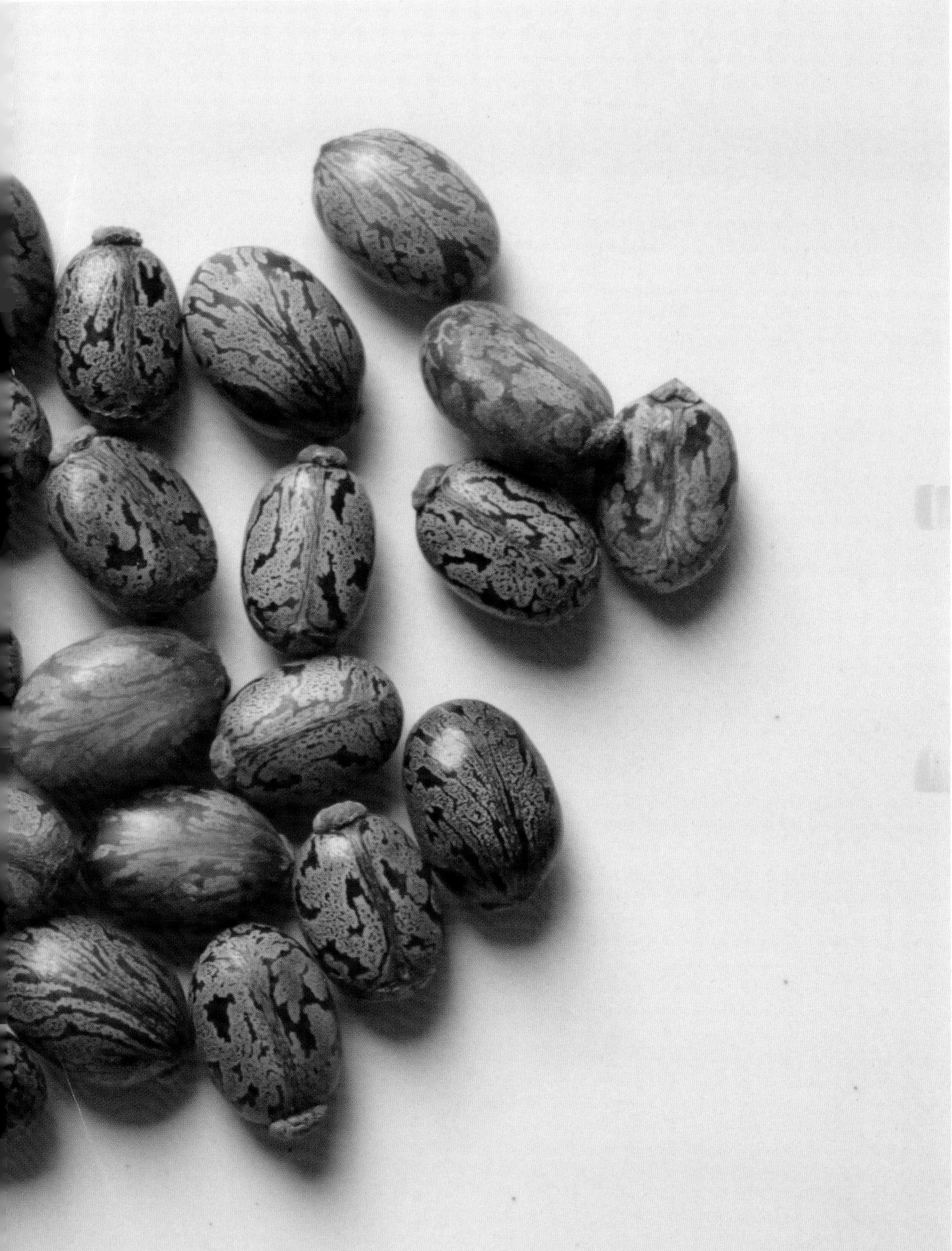

蓖麻子饮片

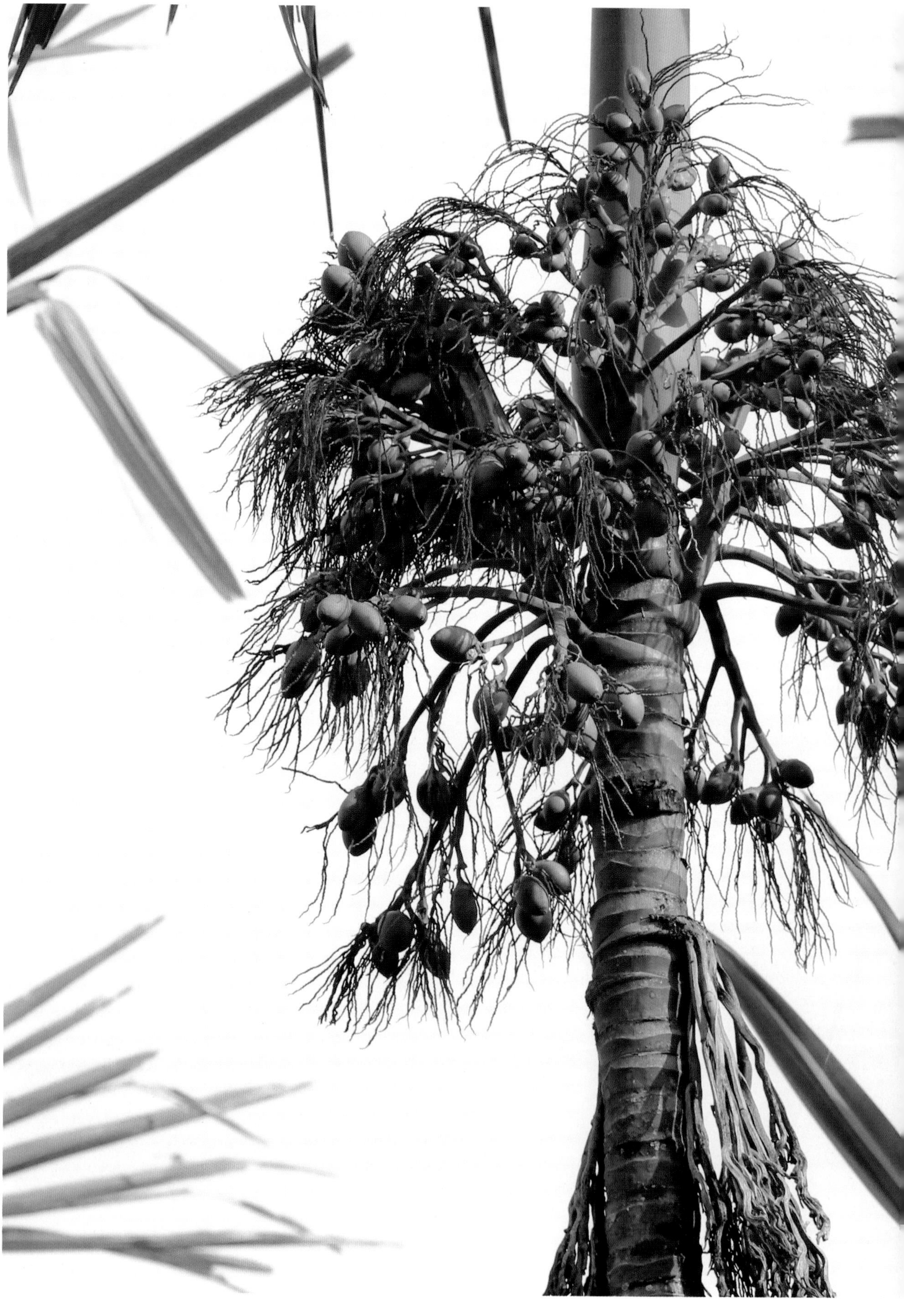

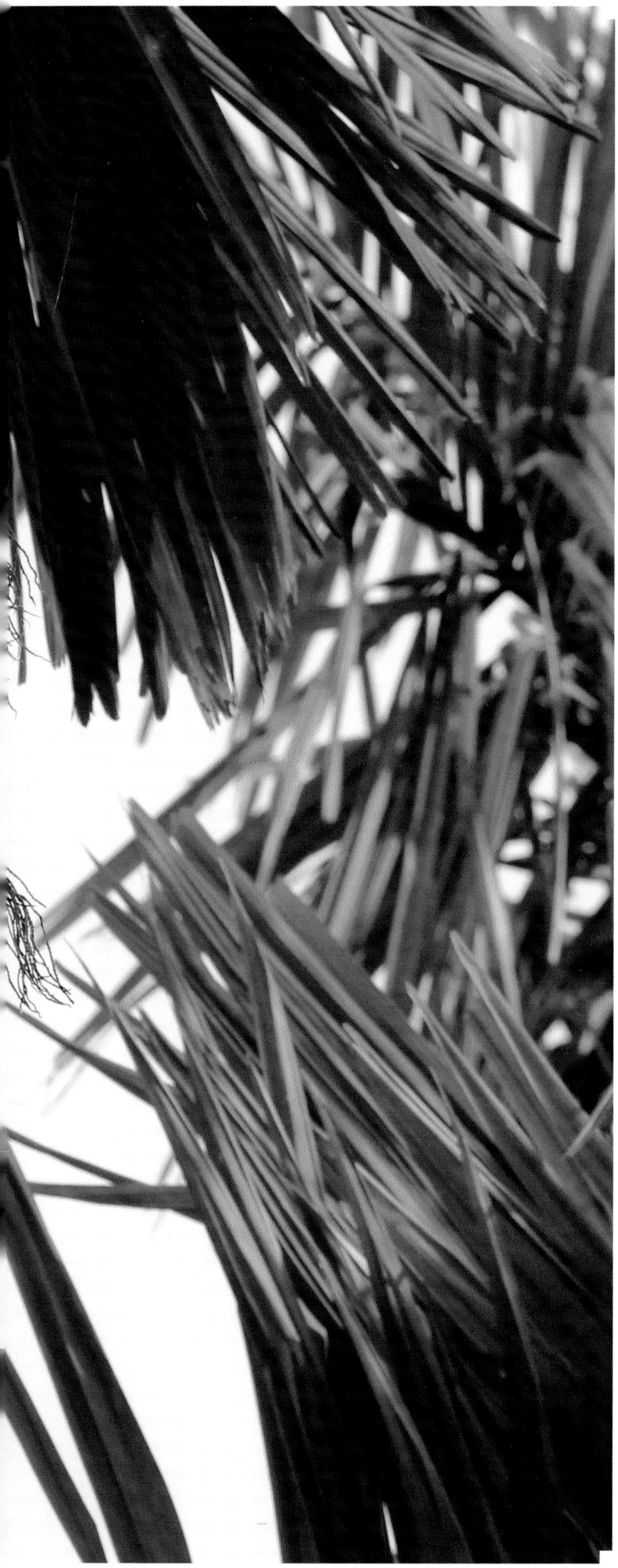

槟榔

【维药名】福排力。
【别　名】花槟榔、槟榔片、大白片、大腹子。
【来　源】本品为棕榈科常绿乔木植物槟榔 *Areca catechu* L. 的成熟种子。
【性味归经】苦、辛，温。归胃、大肠经。

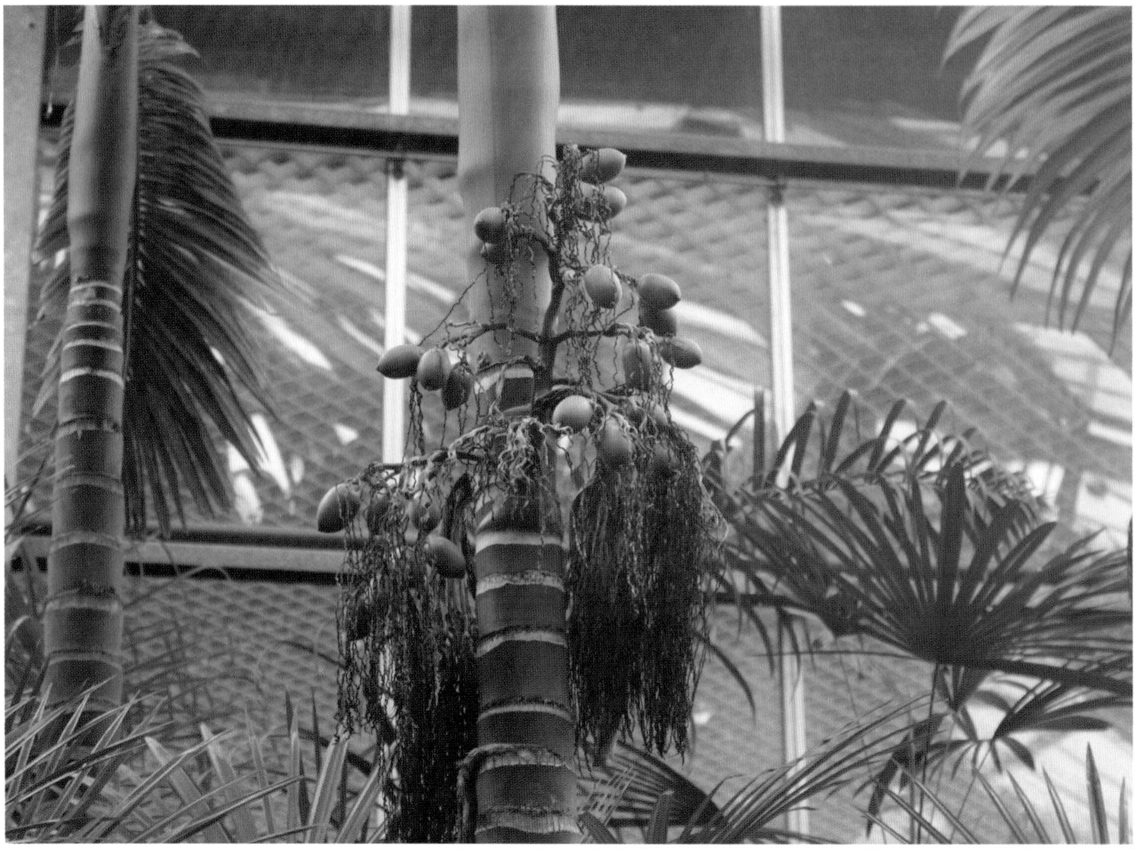

槟榔

识别特征

羽状复叶，丛生于茎顶，长达 2 m，光滑无毛，小叶线形或线状披针形，先端渐尖，或不规则齿裂。肉穗花序生于叶鞘束下，多分枝，排成圆锥形花序式，外有佛焰苞状大苞片，花后脱落；花单性，雌雄同株，雄花小，着生于小穗顶端。坚果卵圆形或长椭圆形，有宿存的花被片，熟时橙红色或深红色。花期 3—8 月，冬花不结果，果期 12 月至翌年 2 月。

生境分布

生长于阳光较充足的林间或林边。分布于海南、福建、云南、广西、台湾等省区。

采收加工

春末至秋初采收成熟果实，用水煮后，干燥，剥去果皮，取出种子，晒干。浸透切片或捣碎用。

药材鉴别

本品为圆形或类圆形的薄片，直径 1.5 ~ 3.0 cm。外表皮淡棕色或暗棕色，切面具红棕色种皮与白色相间的大理石样花纹，中间有的呈孔洞。质坚脆。气微，味涩、微苦。

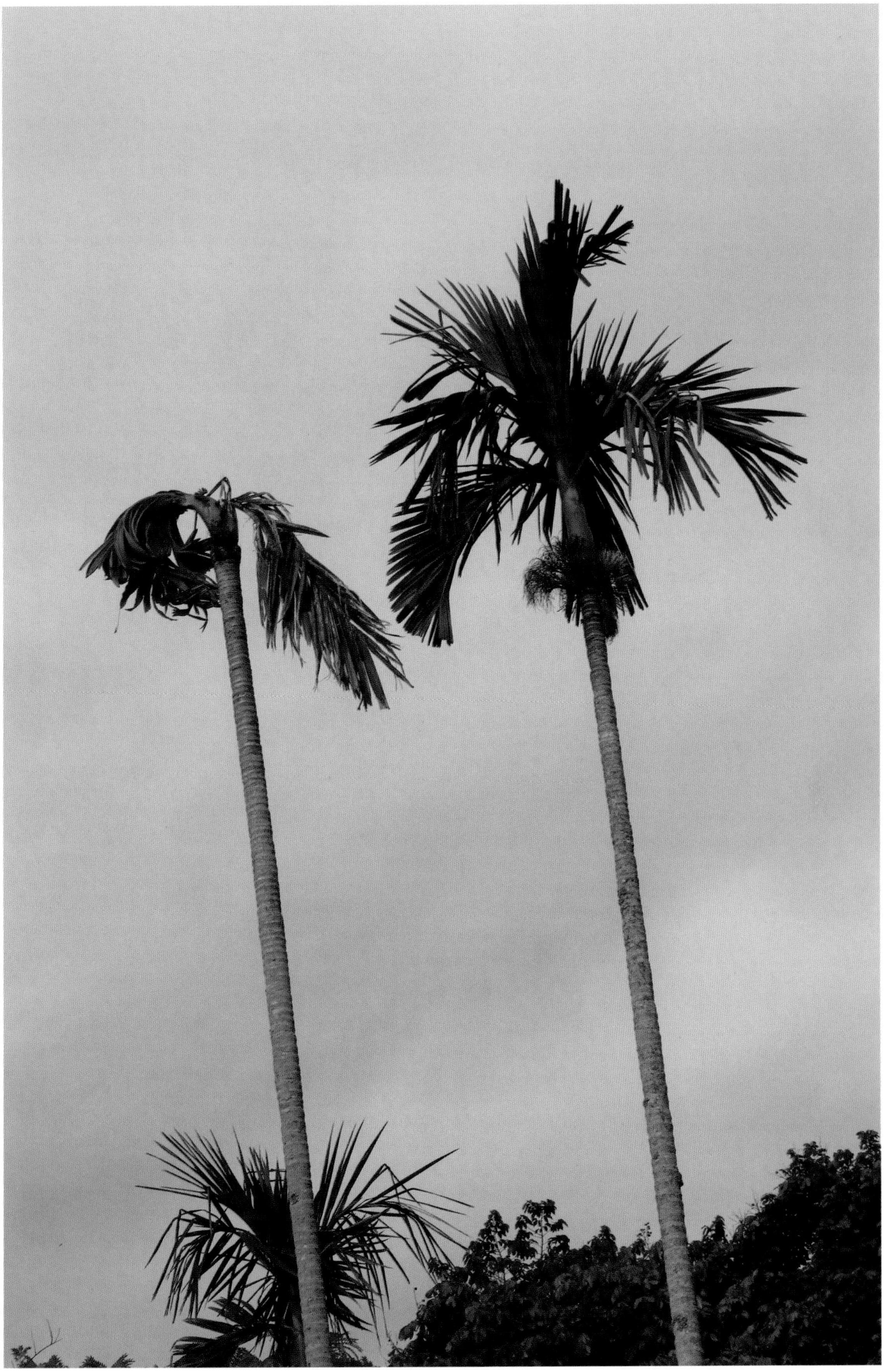

槟榔

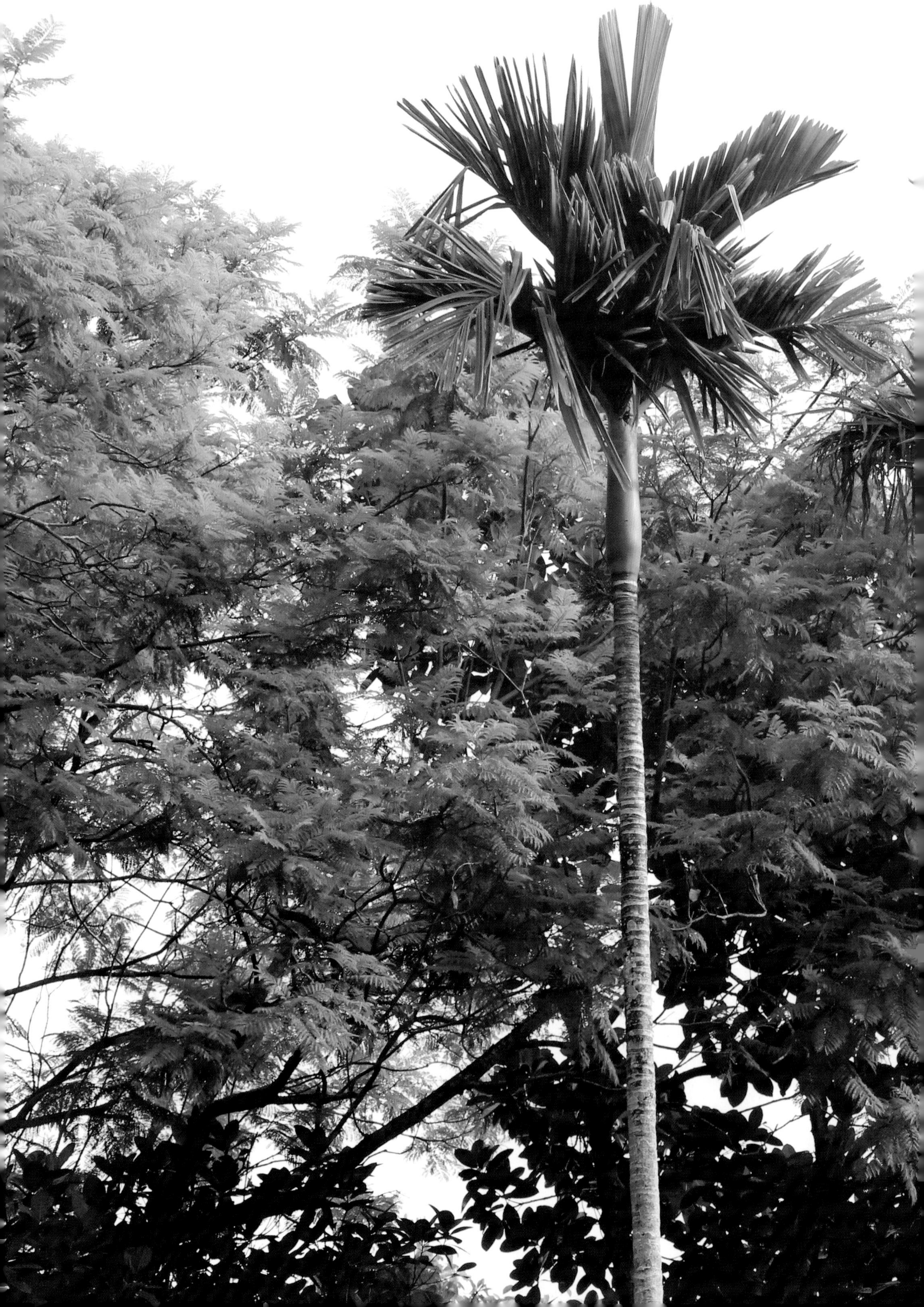

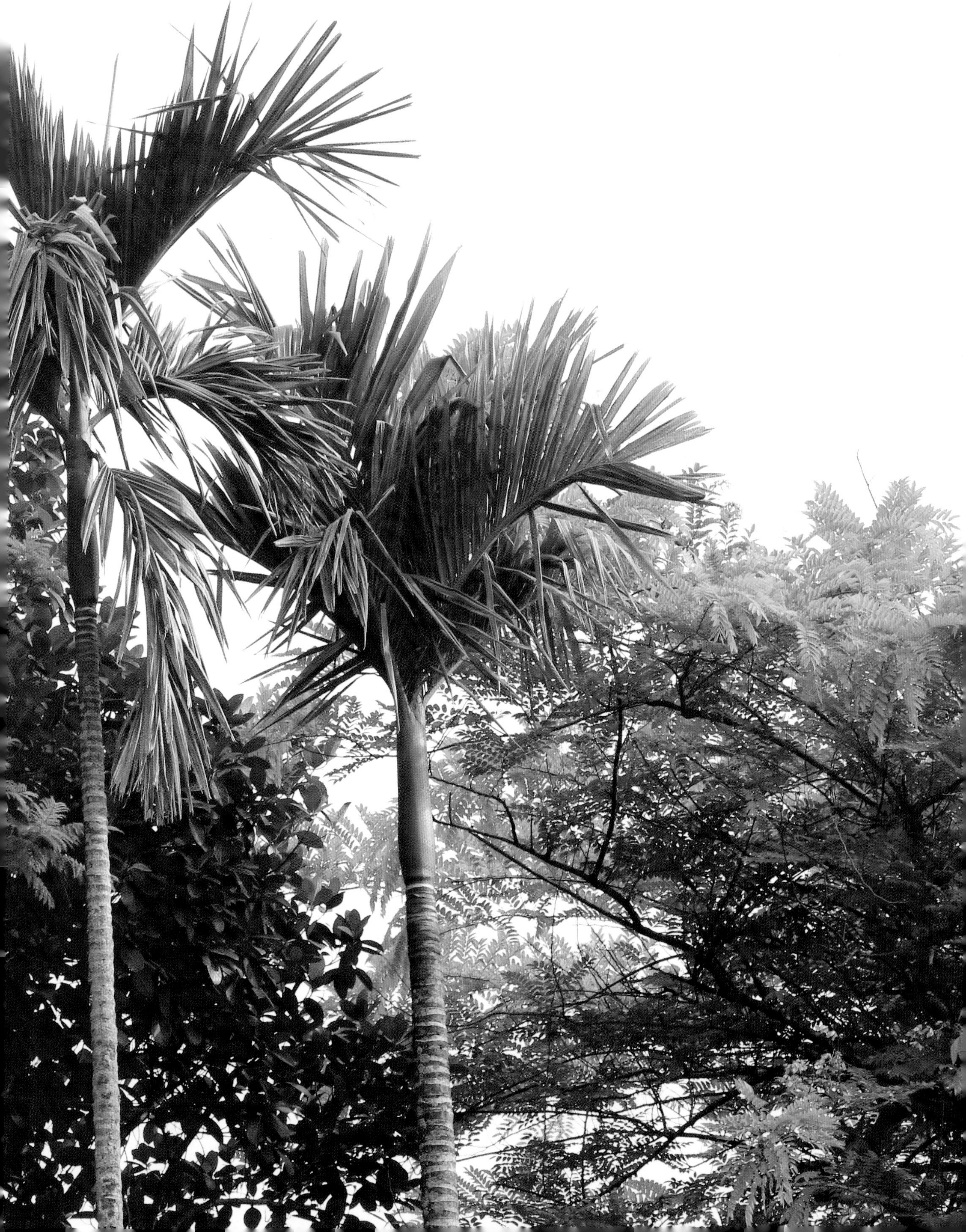

功效主治

杀虫消积，降气，行水，截疟。主治绦虫、蛔虫、姜片虫病，虫积腹痛，积滞泻痢，里急后重，水肿脚气，疟疾。

药理作用

本品以驱绦虫为主，对猪带绦虫的疗效优于牛带绦虫，头节与未成熟节片比成熟节片敏感，其麻痹虫体作用部位可能在神经系统而不在肌肉。因南瓜子能麻痹绦虫中段和后段节片，故两者合用有协同作用，可使全虫麻痹而提高疗效。对蛲虫、蛔虫、钩虫、鞭虫、姜片虫等也有驱杀作用，对血吸虫的感染有一定的预防效果。

用法用量

内服：6 ~ 15 g，煎服。单用驱杀绦虫、姜片虫时，可用至 60 ~ 120 g；或入丸、散。外用：适量，煎水洗或研末调。

民族药方

1. 腰痛 槟榔适量。研为末，酒服 5 g。

2. 肠道蛔虫 槟榔（炮）25 g。研为末，每次 10 g，以葱、蜜煎汤调服 5 g。

3. 小儿营养不良 槟榔炭、白术、荷叶、贯众各 10 g，鸡内金、水红花子各 15 g，党参 25 g，山药 20 g，木香、芜荑各 7.5 g。水煎服，每日 1 剂，每日 3 次。

4. 流行性感冒 槟榔、黄芩各 15 g。水煎服。

5. 消化不良 槟榔 10 g，焦山楂、焦神曲、焦麦芽各 15 g。将槟榔洗净，与另三味加水煎汁，代茶饮。

6. 胃下垂 槟榔片、木香、厚朴、大腹皮、枳壳、莱菔子各 30 g，乌药 25 g。水煎取药汁，每日 1 剂，分 2 次服，24 日为 1 个疗程。

7. 细菌性痢疾 槟榔、苍术（炒）、厚朴（制）、黄连、黄芩、泽泻、木香、陈皮、甘草各 45 g。合研为细末，装瓶备用，用时取药末 9 g，用米汤煎，去渣，温服，每日 2 ~ 3 次。

使用注意

脾虚便溏或气虚下陷者忌用。

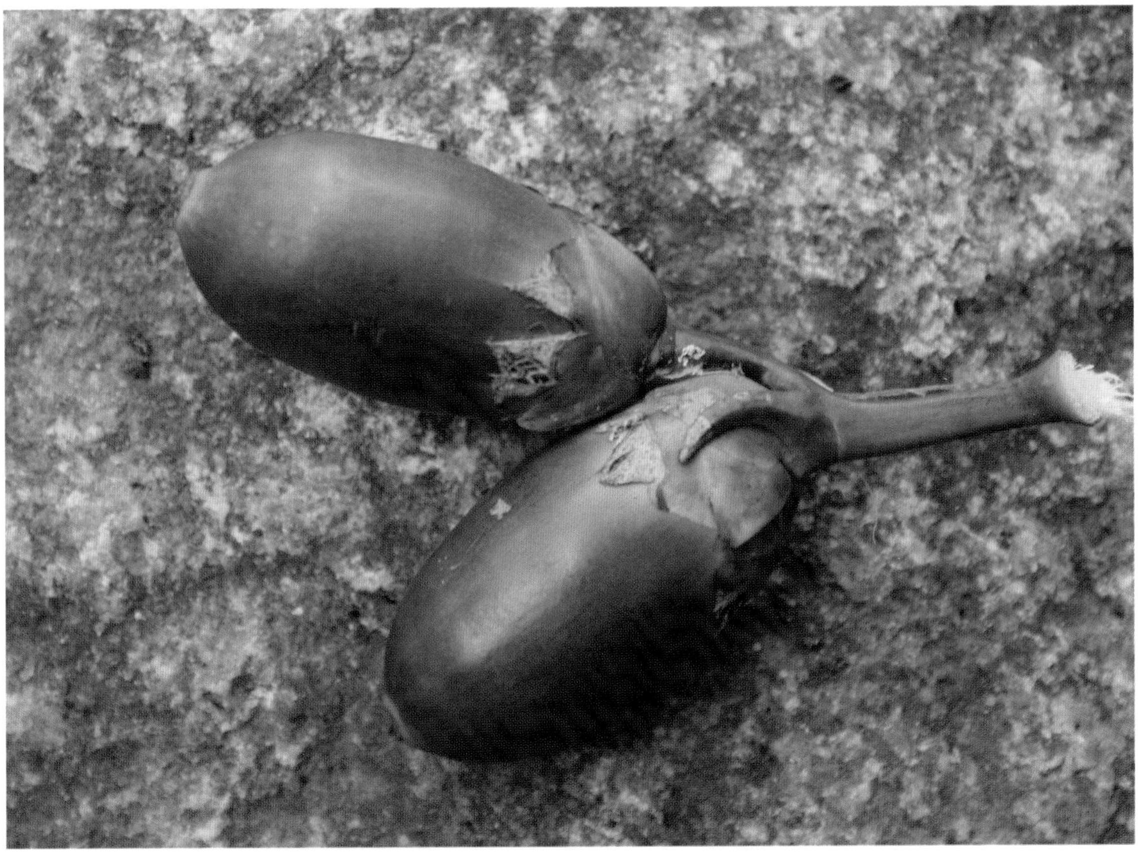

槟榔药材

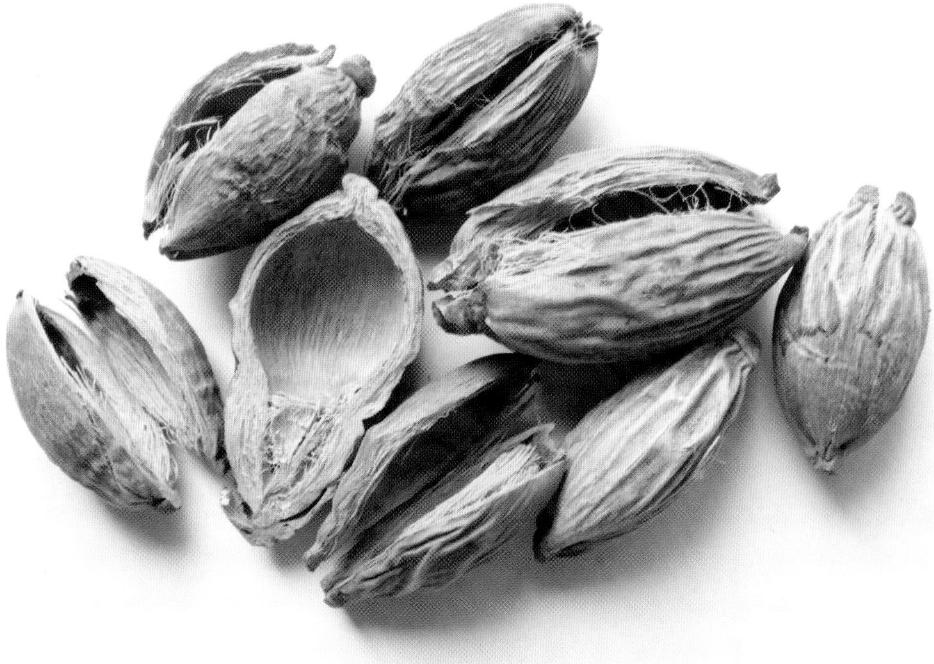

槟榔药材

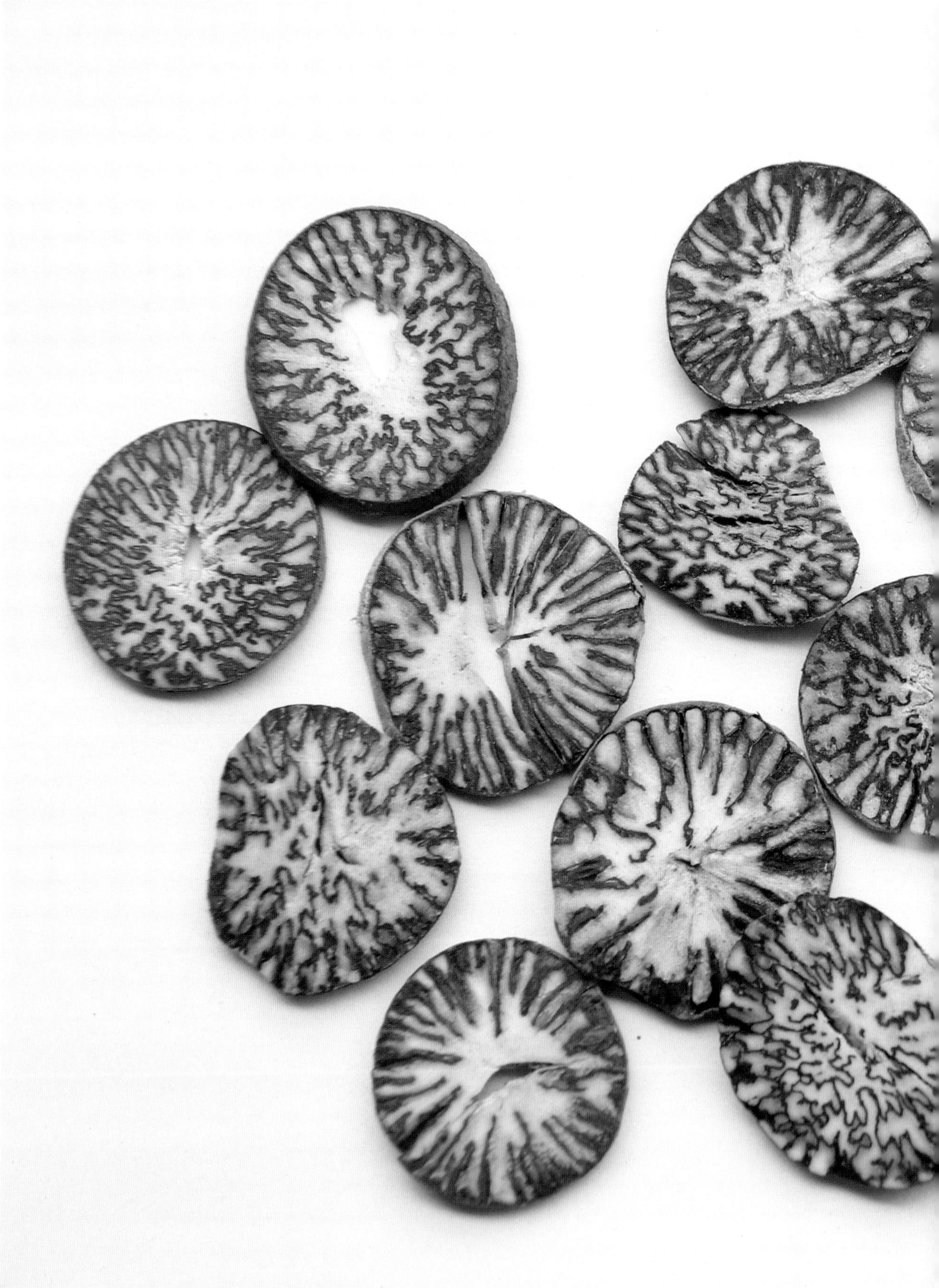

槟榔

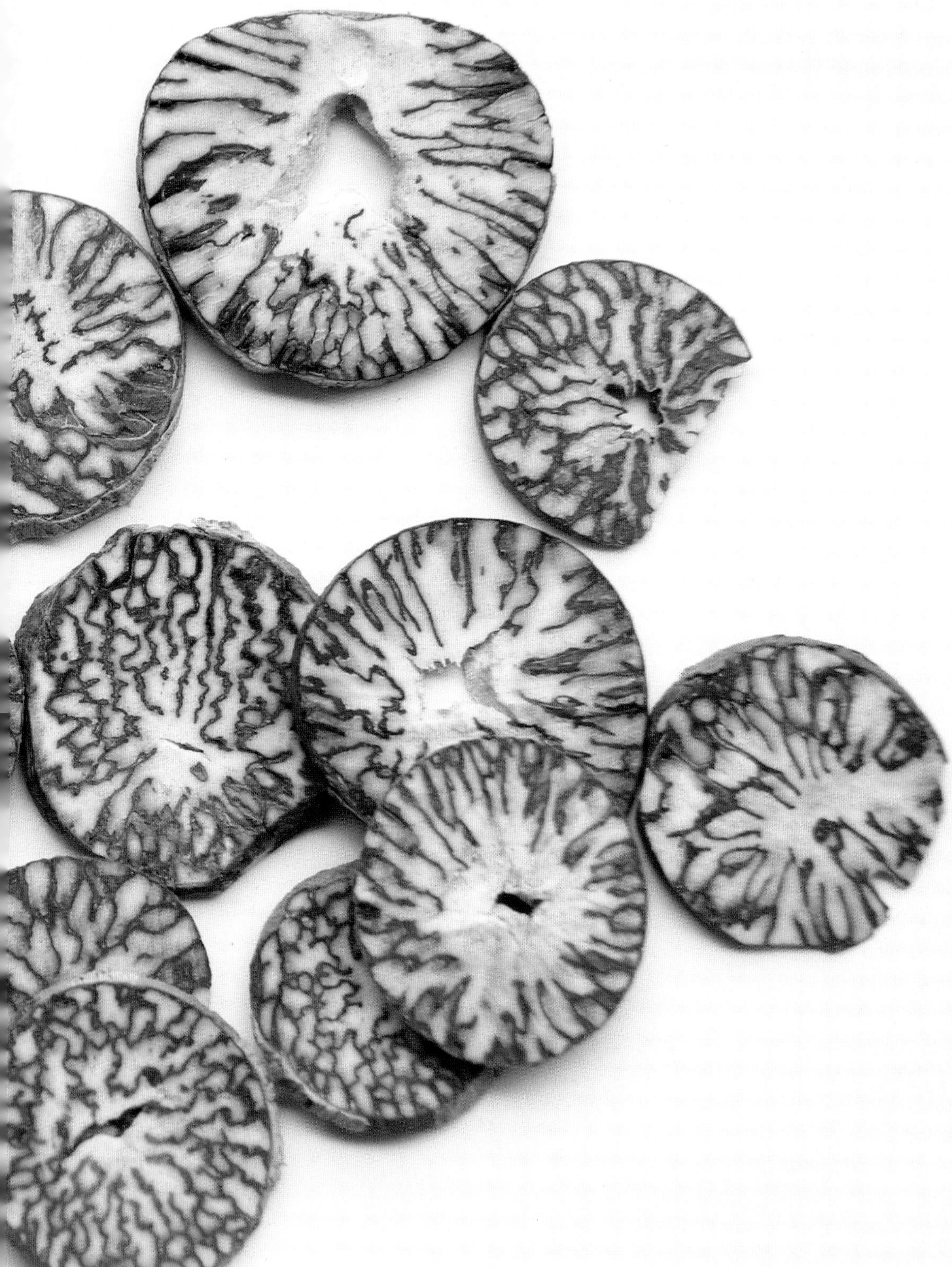

槟榔饮片

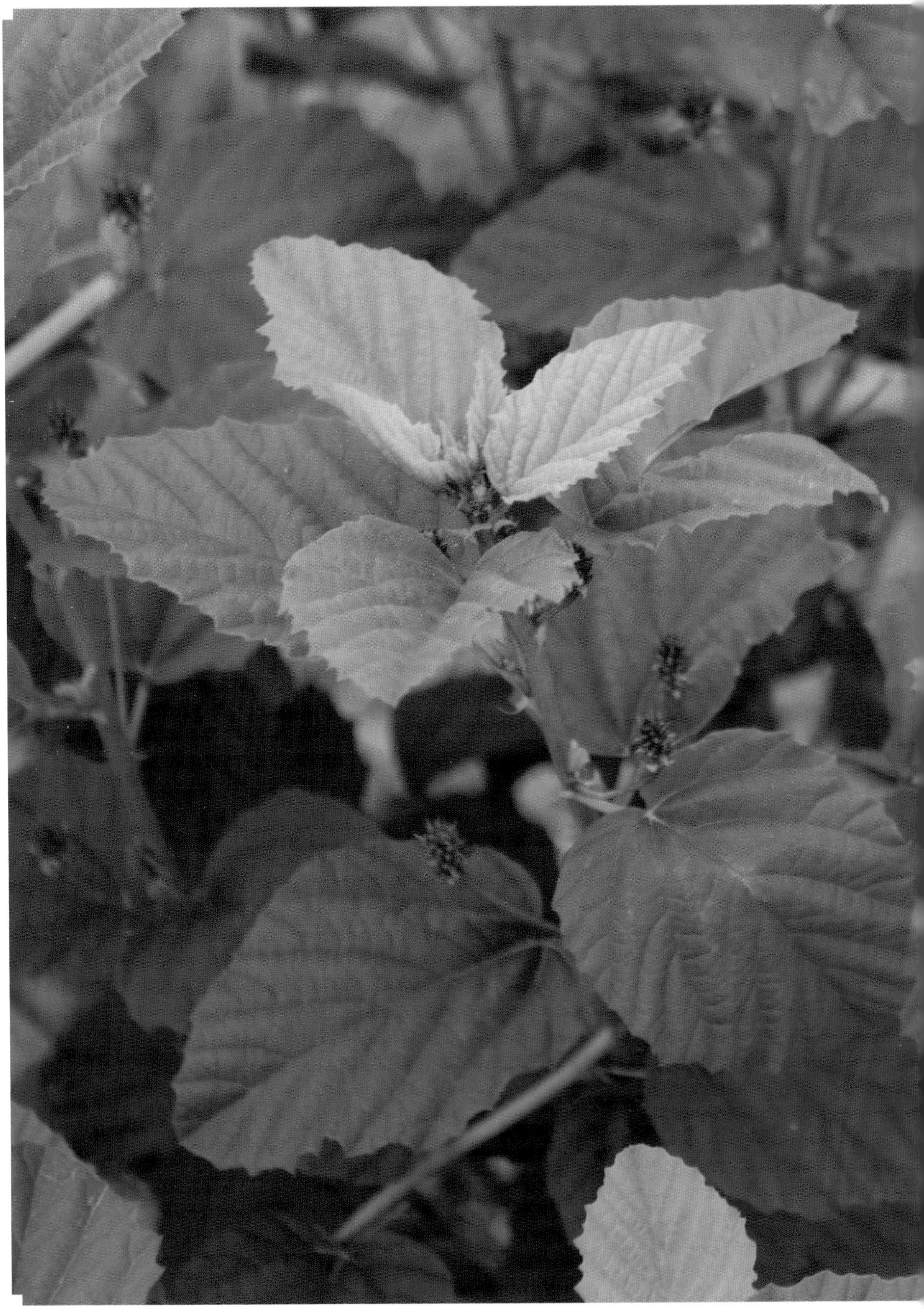

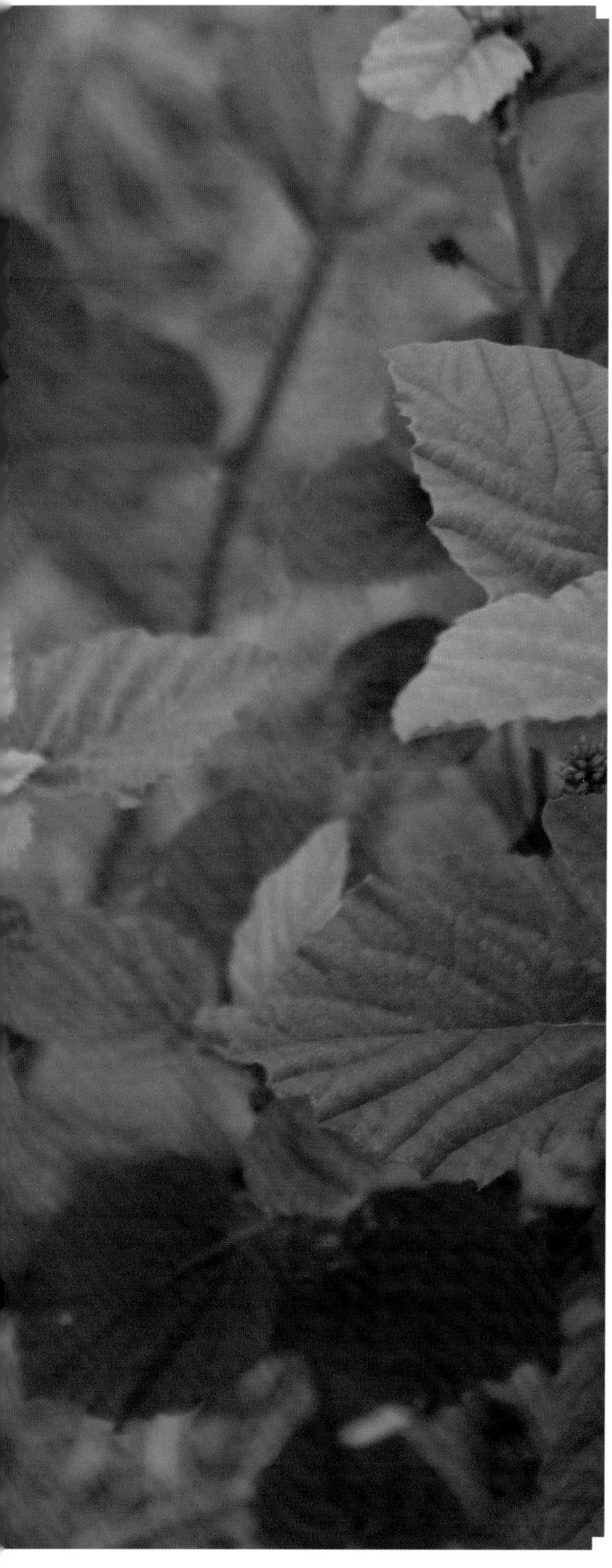

补骨脂

【维药名】进克维孜欧如合。

【别　名】故纸、破故纸、胡故子、黑故子。

【来　源】本品为豆科植物补骨脂 *Psoralea corylifolia L.* 的干燥成熟果实。

【性味归经】苦、辛，大温。归肾、脾经。

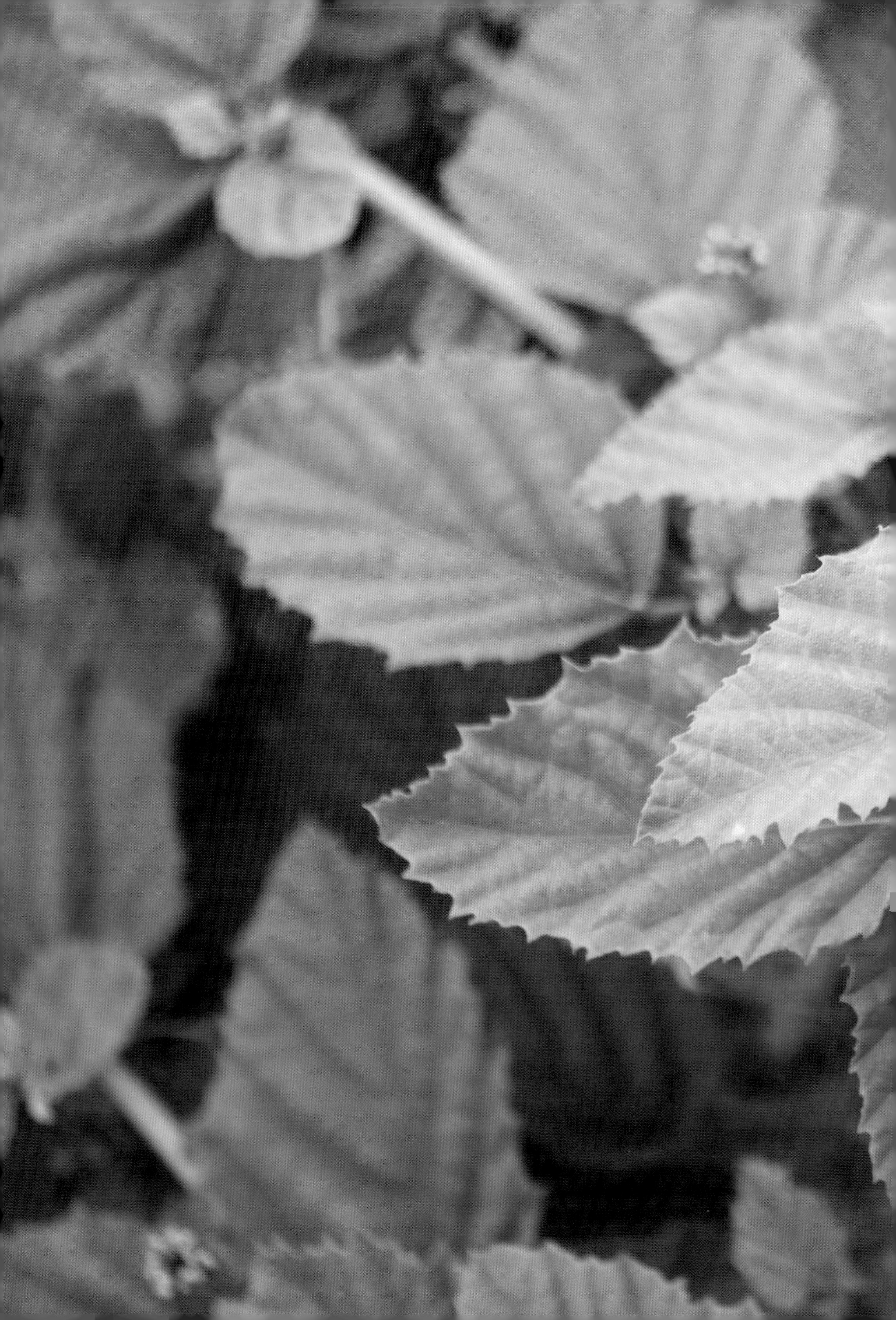

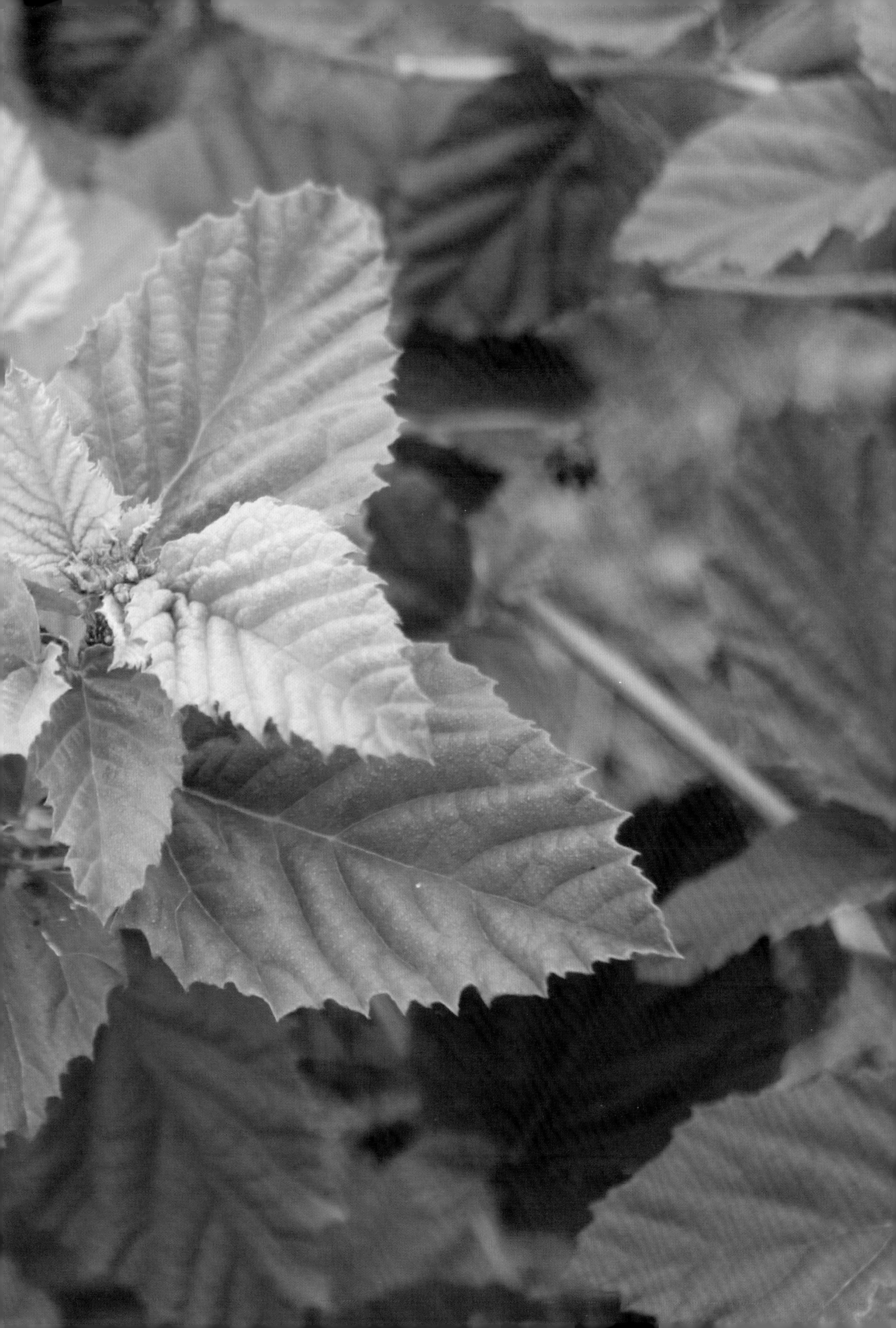

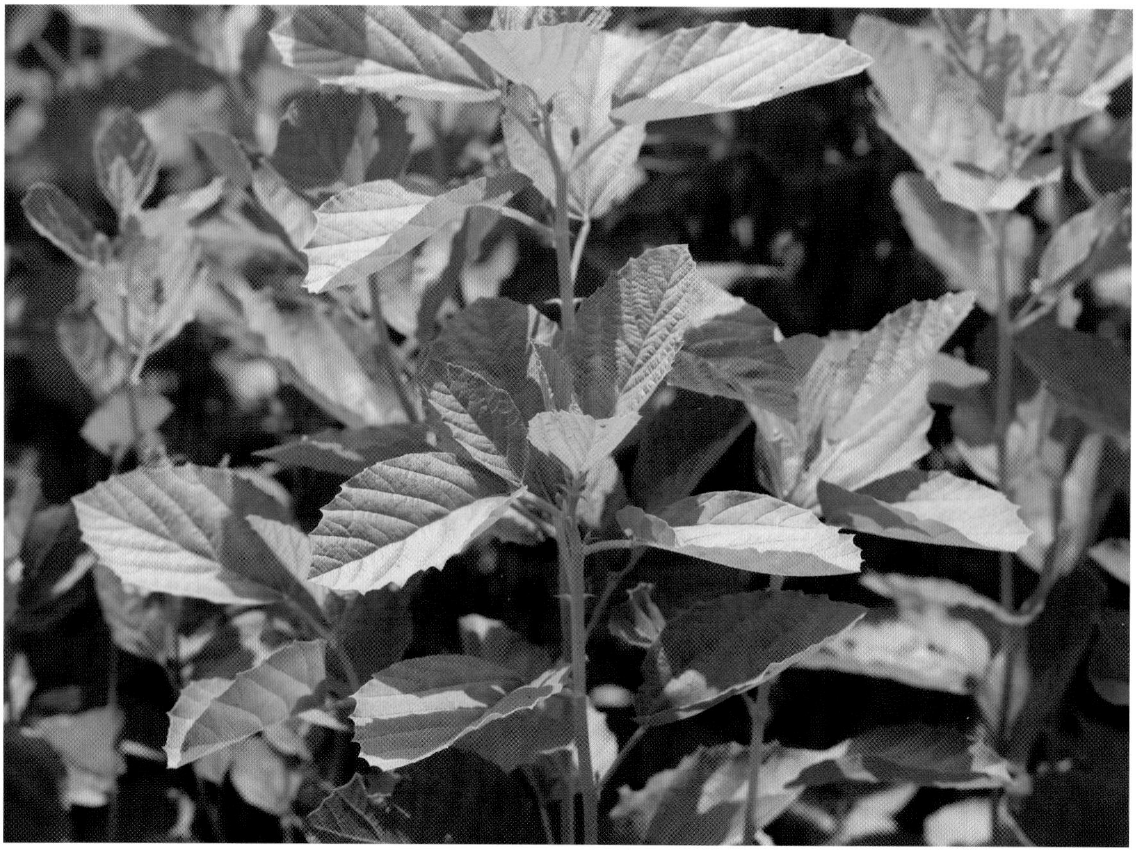

补骨脂

识别特征

一年生草本，高 60 ~ 150 cm，全株有白色毛及黑褐色腺点。茎直立。叶互生，多为单叶，仅枝端的叶有时侧生 1 枚小叶；叶片阔卵形至三角状卵形，先端钝或圆，基部圆或心形，边缘有不整齐的锯齿。花多数，密集呈近头状的总状花序，腋生；花冠蝶形，淡紫色或白色。荚果近椭圆形，果皮黑色。花、果期 7—10 月。

生境分布

生长于山坡、溪边、田边。主要分布于河南、四川，陕西、山西、江西、安徽、广东、贵州等省区也有分布。

采收加工

秋季果实成熟时采收，晒干。

药材鉴别

本品呈略扁的肾形。表面黑褐色、黑色或灰褐色，具细微网状皱纹。顶端圆钝，有 1 小突起，凹侧有果梗痕。质硬。果皮薄，与种子不易分离。气香，味辛、微苦。

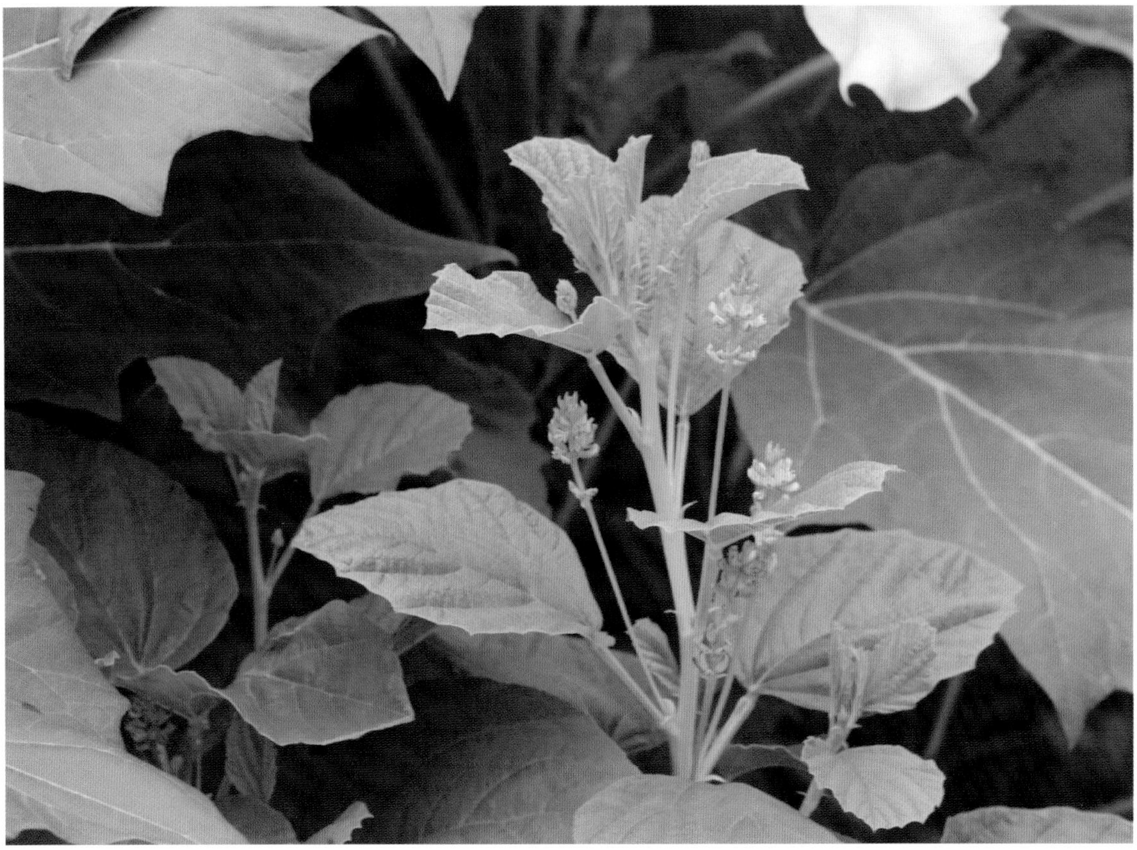

补骨脂

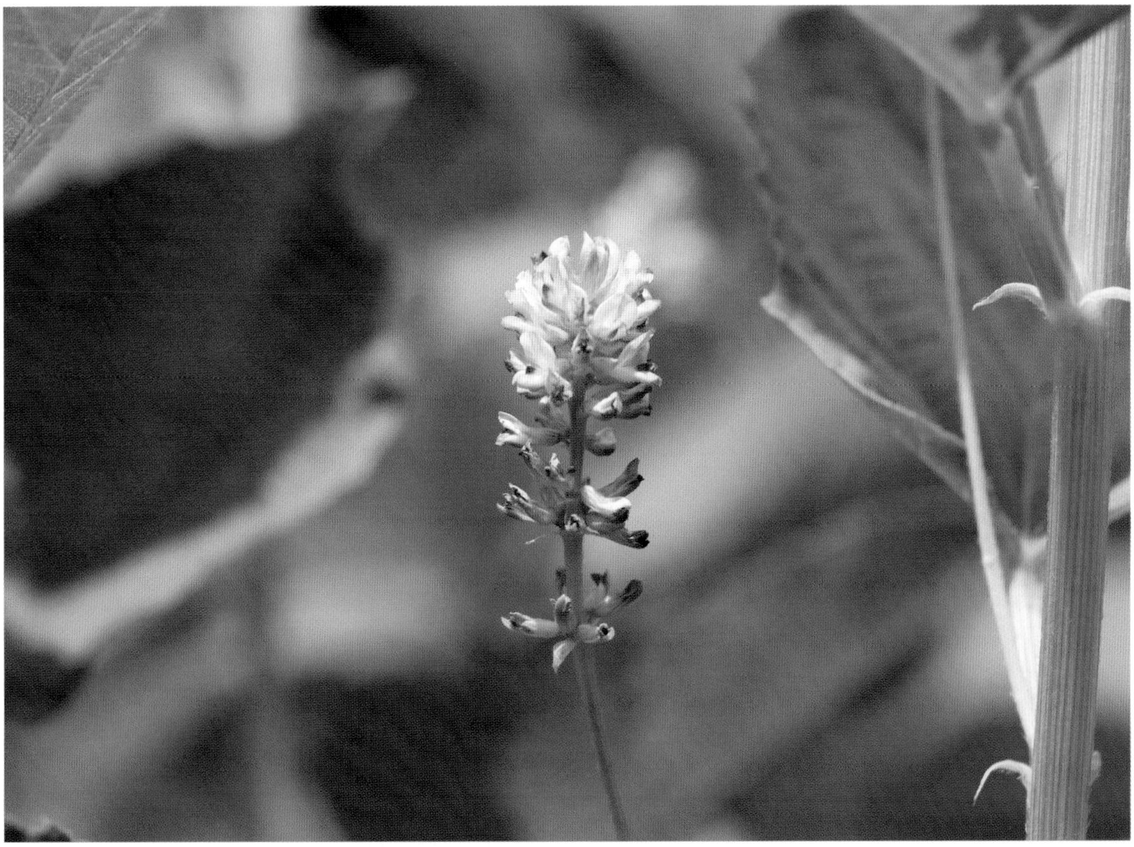

补骨脂

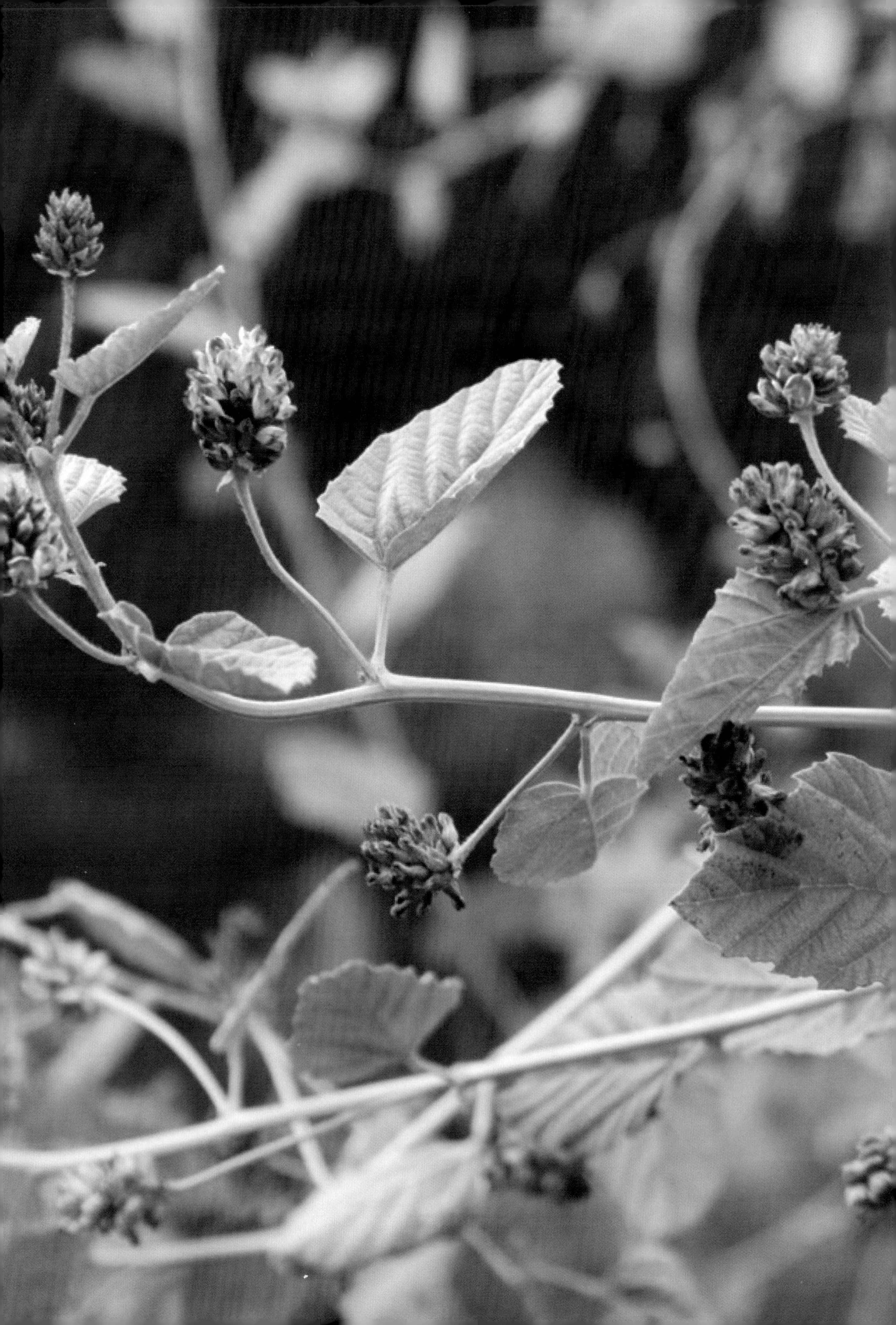

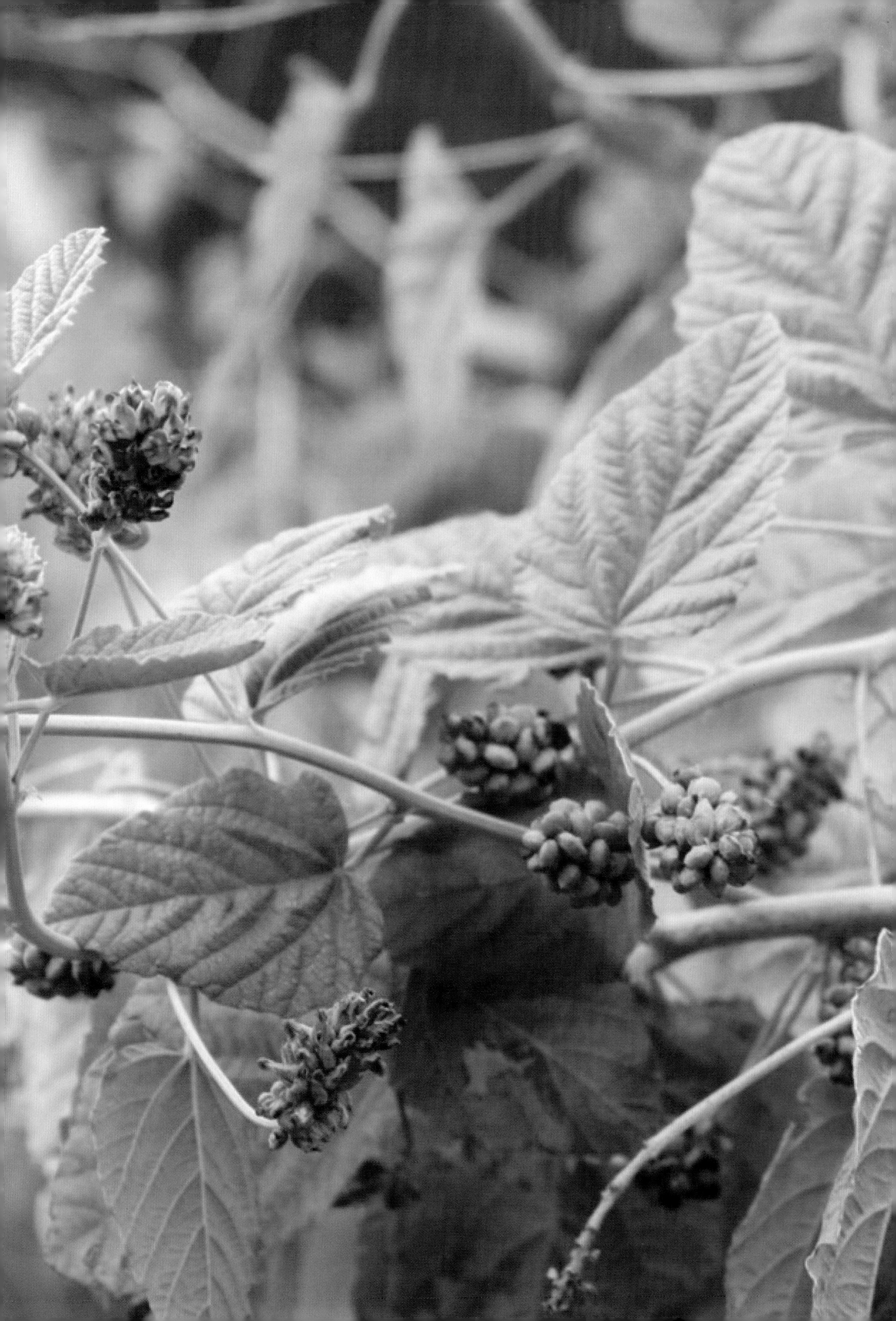

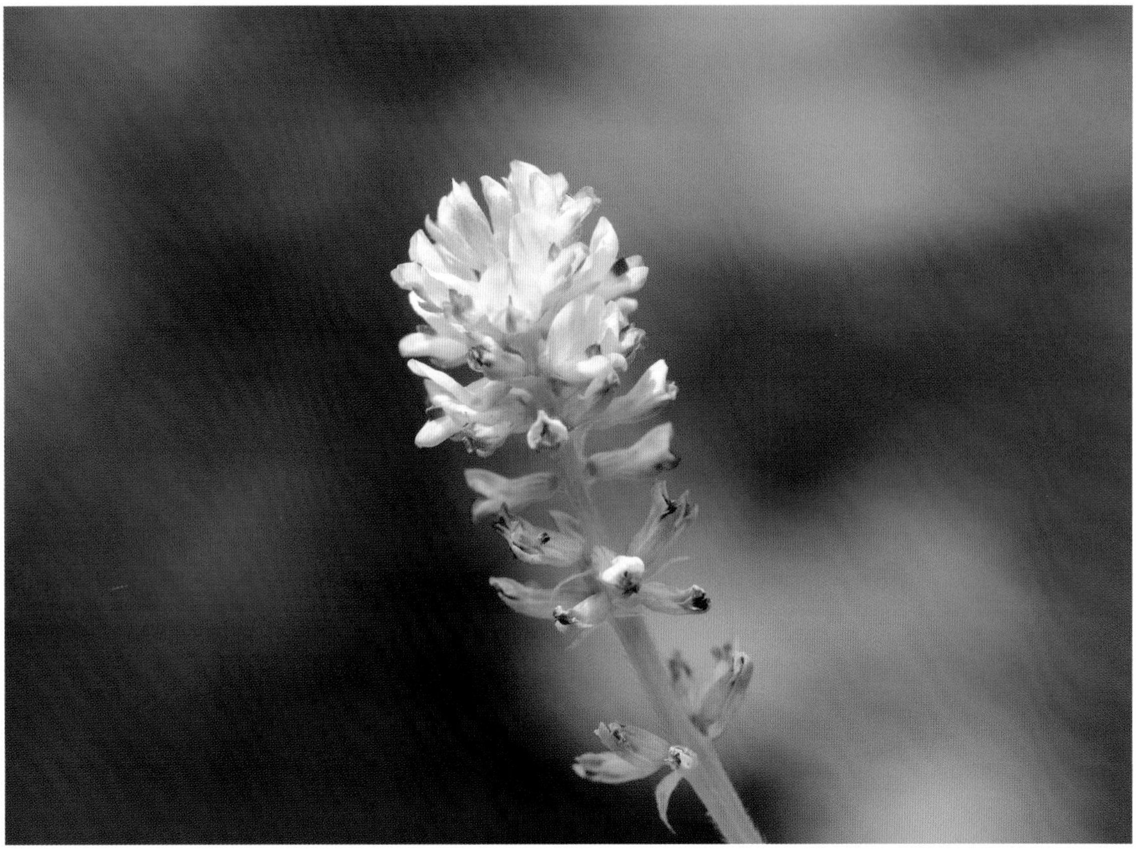

补骨脂

功效主治

补肾壮阳，固精缩尿，温脾止泻。本品大温，以气为用。归肾经，补肾壮阳，固精缩尿；归脾经，温脾阳以止泻。

药理作用

本品可使小鼠的腹腔巨噬细胞的吞噬指数及吞噬百分数明显升高，对免疫抑制剂环磷酰胺所致的白细胞下降，有明显的治疗作用。补骨脂乙素能增强心肌收缩力，扩张冠状动脉，对抗垂体后叶素引起的冠状动脉收缩。

用法用量

内服：5 ~ 10 g，煎汤；或入丸、散。外用：适量，制成酊剂涂擦。也可制成注射剂，肌内注射用。

民族药方

1. 肾虚遗精 补骨脂、青盐各等份。研细末，每次 6 g，每日 2 次。

2. 五更（黎明）泄泻　补骨脂 12 g，五味子、肉豆蔻各 10 g，吴茱萸、生姜各 5 g，大枣 5 枚。水煎服，每日 1 剂。

3. 阳痿　补骨脂 50 g，杜仲、核桃仁各 30 g。共研细末，每次 9 g，每日 2 次。

4. 白癜风　补骨脂、白鲜皮、刺蒺藜、生地黄各 15 g，白芷、菟丝子、赤芍、防风各 10 g，僵蚕 6 g，红花 6 ~ 10 g，丹参 15 ~ 20 g。水煎服，每日或隔日 1 剂。

5. 肾衰所致的肺气肿　补骨脂、熟地黄、山茱萸、五味子、核桃仁各 9 g，肉桂（后下）2.5 g。水煎取药汁，每日 1 剂，分 2 次服。

6. 慢性白细胞减少症，中性粒细胞缺乏症　补骨脂、丹参、淫羊藿、柴胡各 9 g，赤小豆、黑大豆、扁豆各 30 g，苦参 15 g。水煎取药汁，每日 1 剂，分次服用，服药期间停用其他药物。

使用注意

本品温燥，伤阴助火，故阴虚火旺、大便秘结者不宜。外用治白癜风，在局部用药后，应照射日光 5 ~ 10 分钟，弱光可照 20 分钟，紫外线可照 2 ~ 5 分钟，之后洗去药液，以防起疱。可连续使用数月。如发生红斑、水疱，应暂停用药，待恢复后可继续使用。

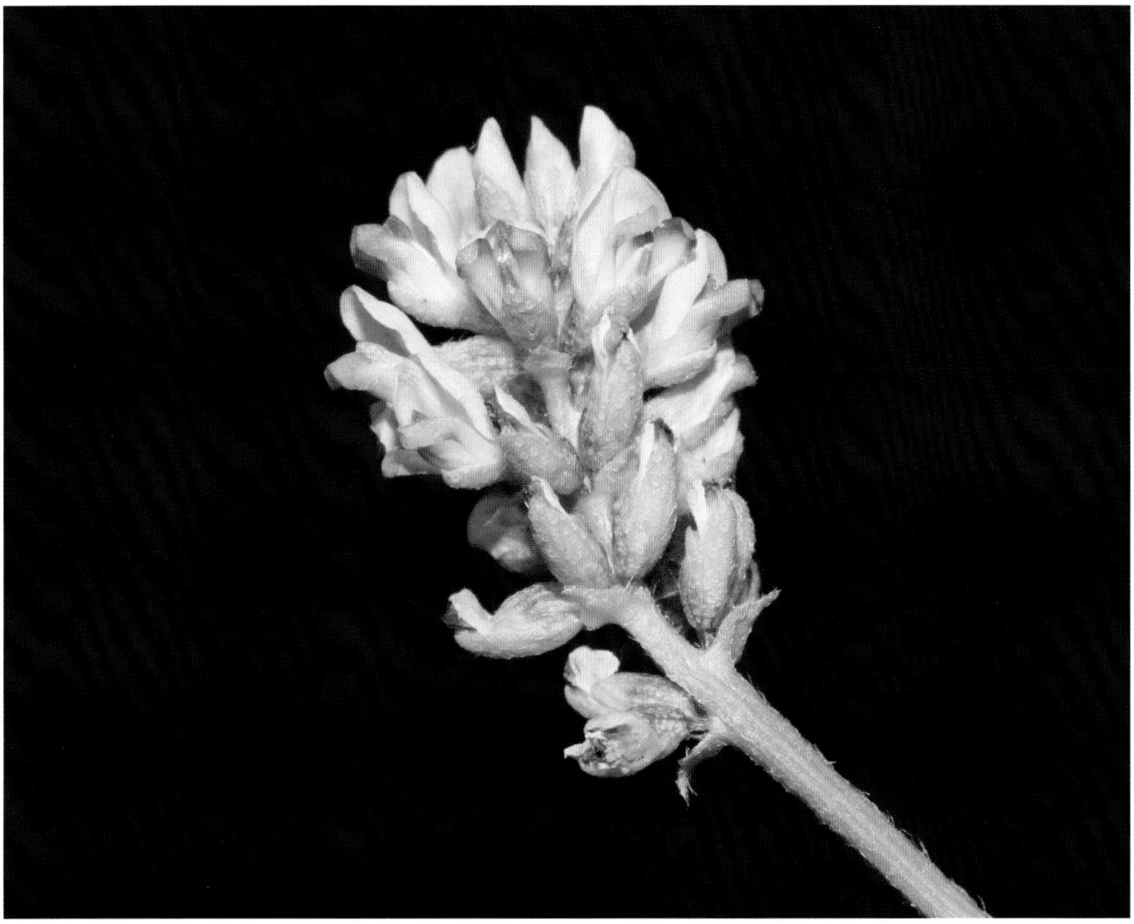

补骨脂

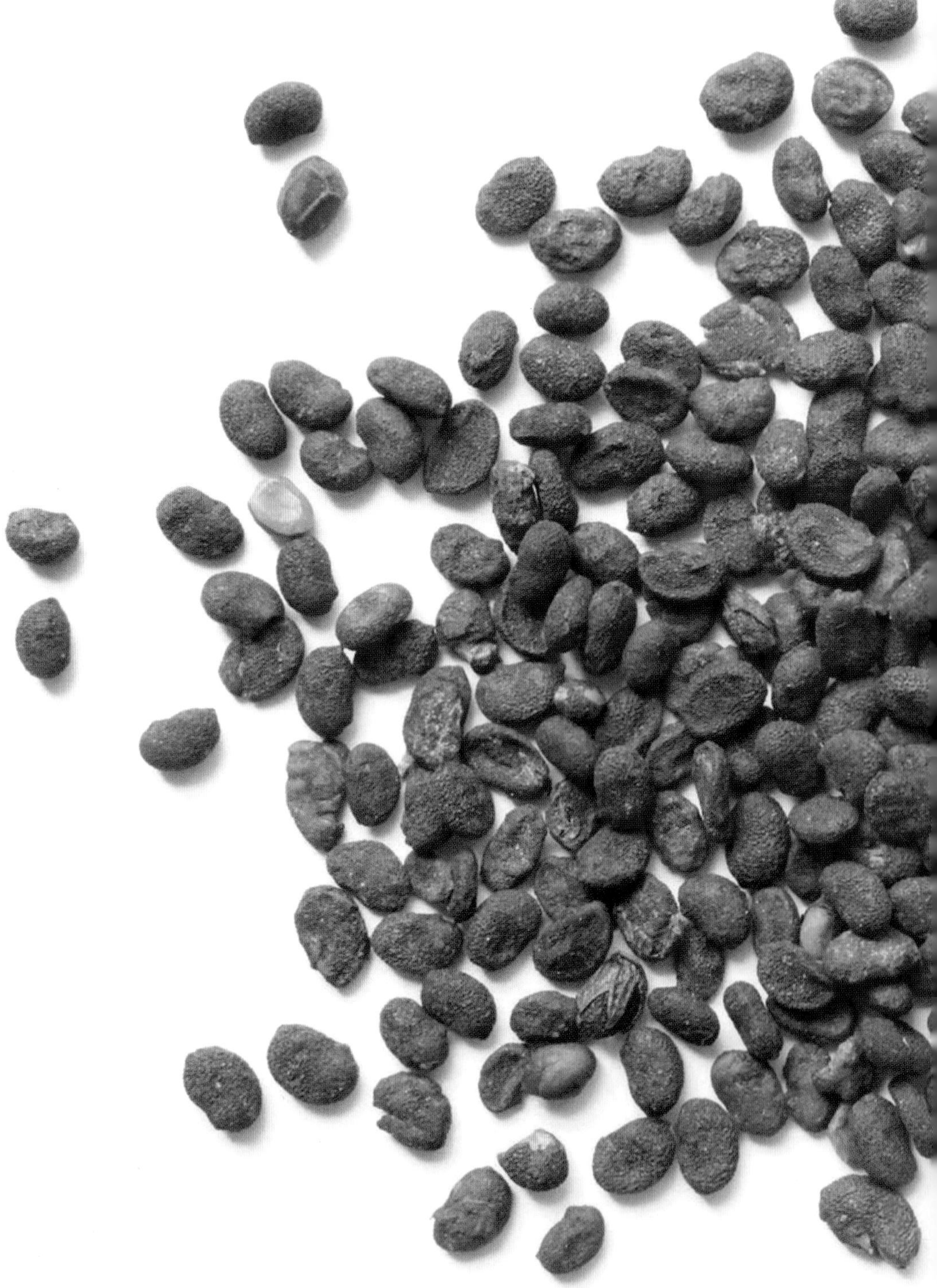

补骨脂

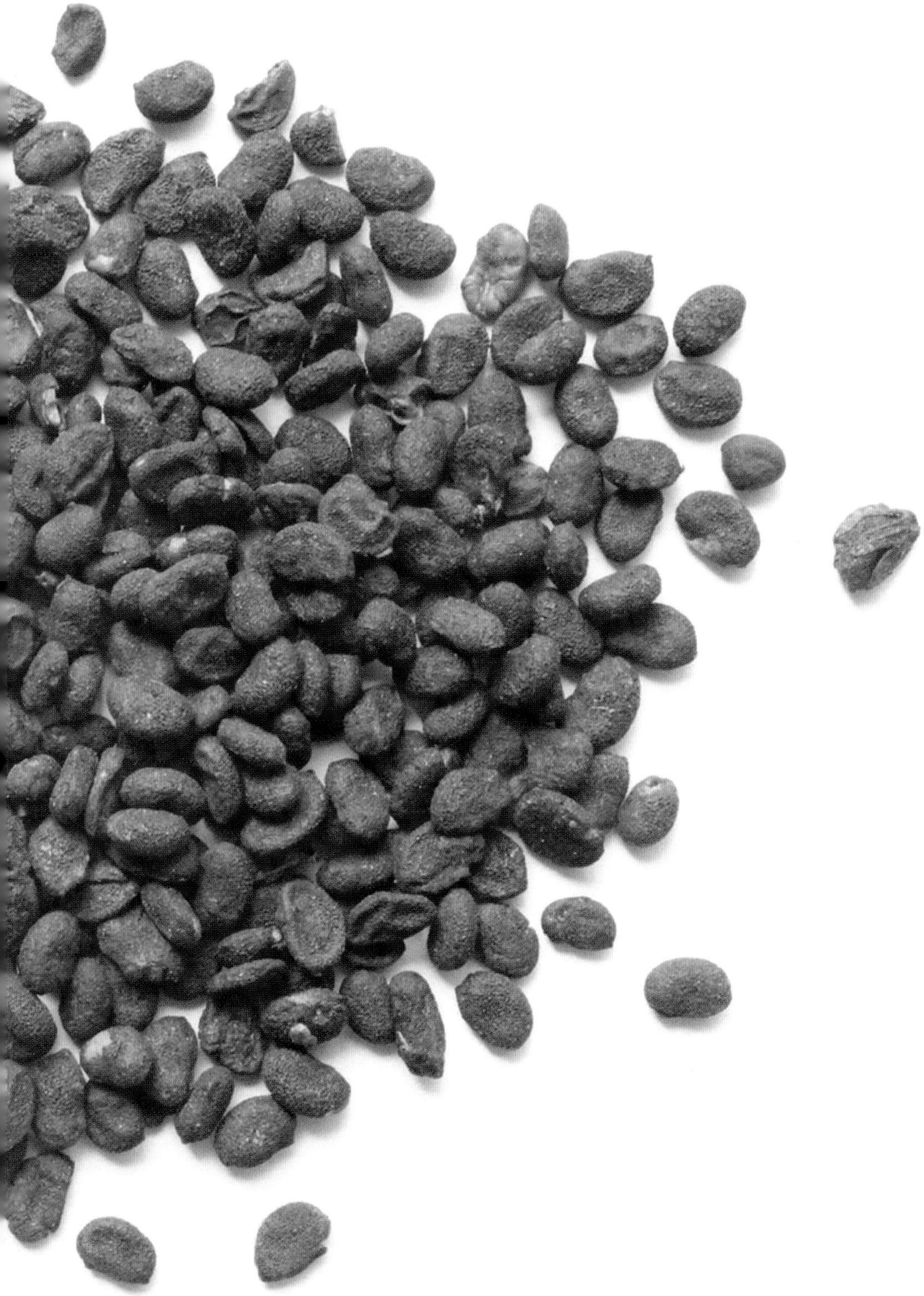

补骨脂饮片

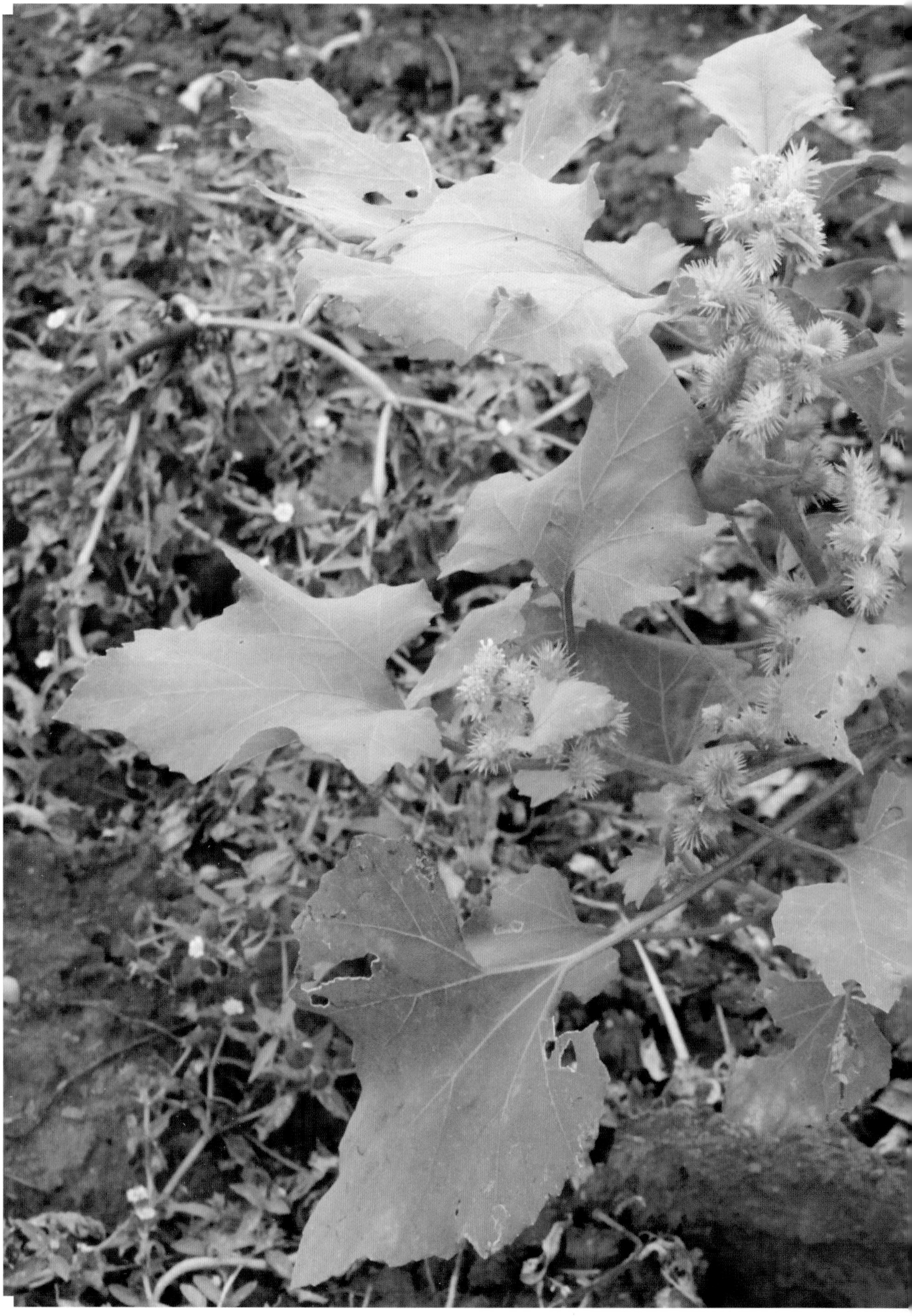

苍耳子

【维药名】补都西啥克欧如合。

【别　名】苍耳实、苍耳仁、野茄子、刺儿棵、疔疮草、胡苍子、黏黏葵。

【来　源】本品为菊科植物苍耳 *Xanthium sibiricum* Patr. 的带总苞的果实。

【性味归经】辛、苦，温；有毒。归肺经。

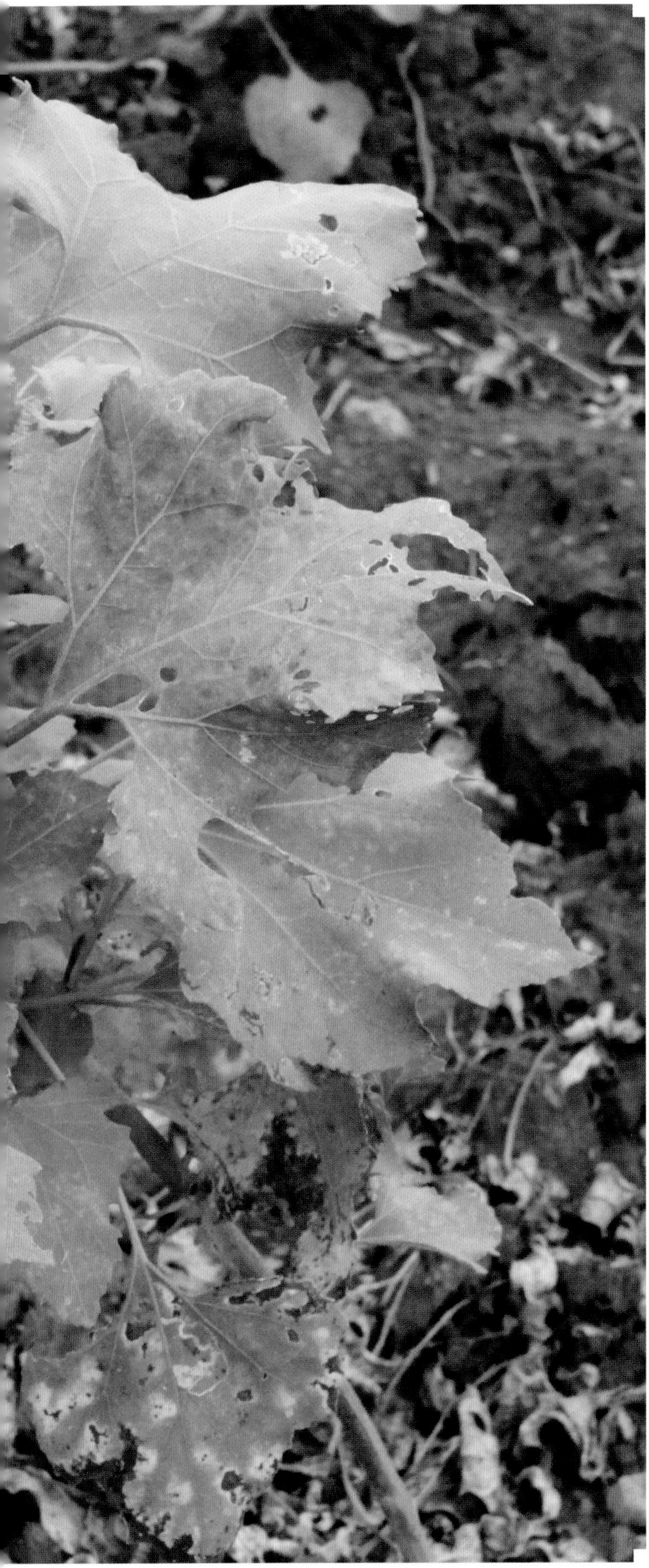

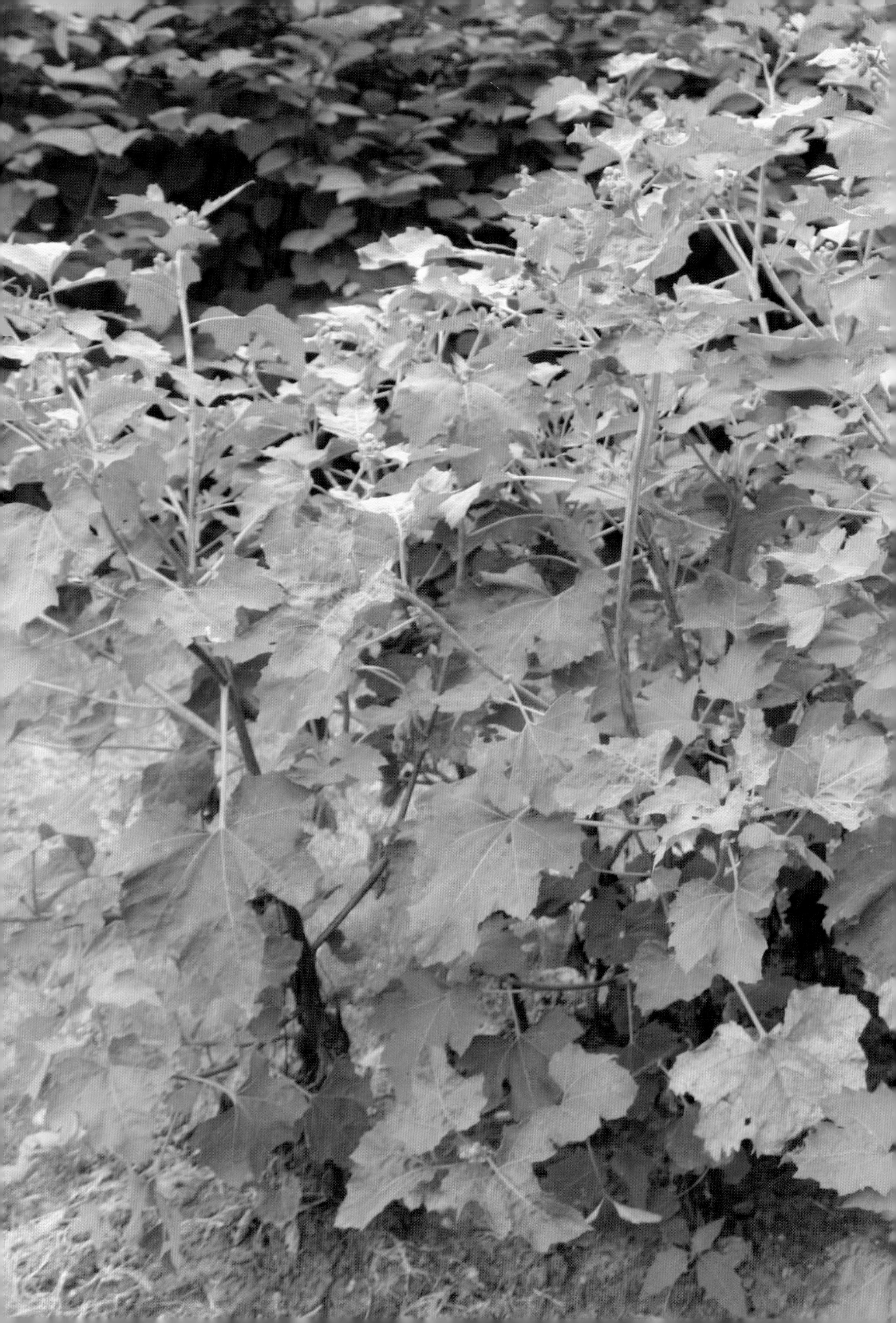

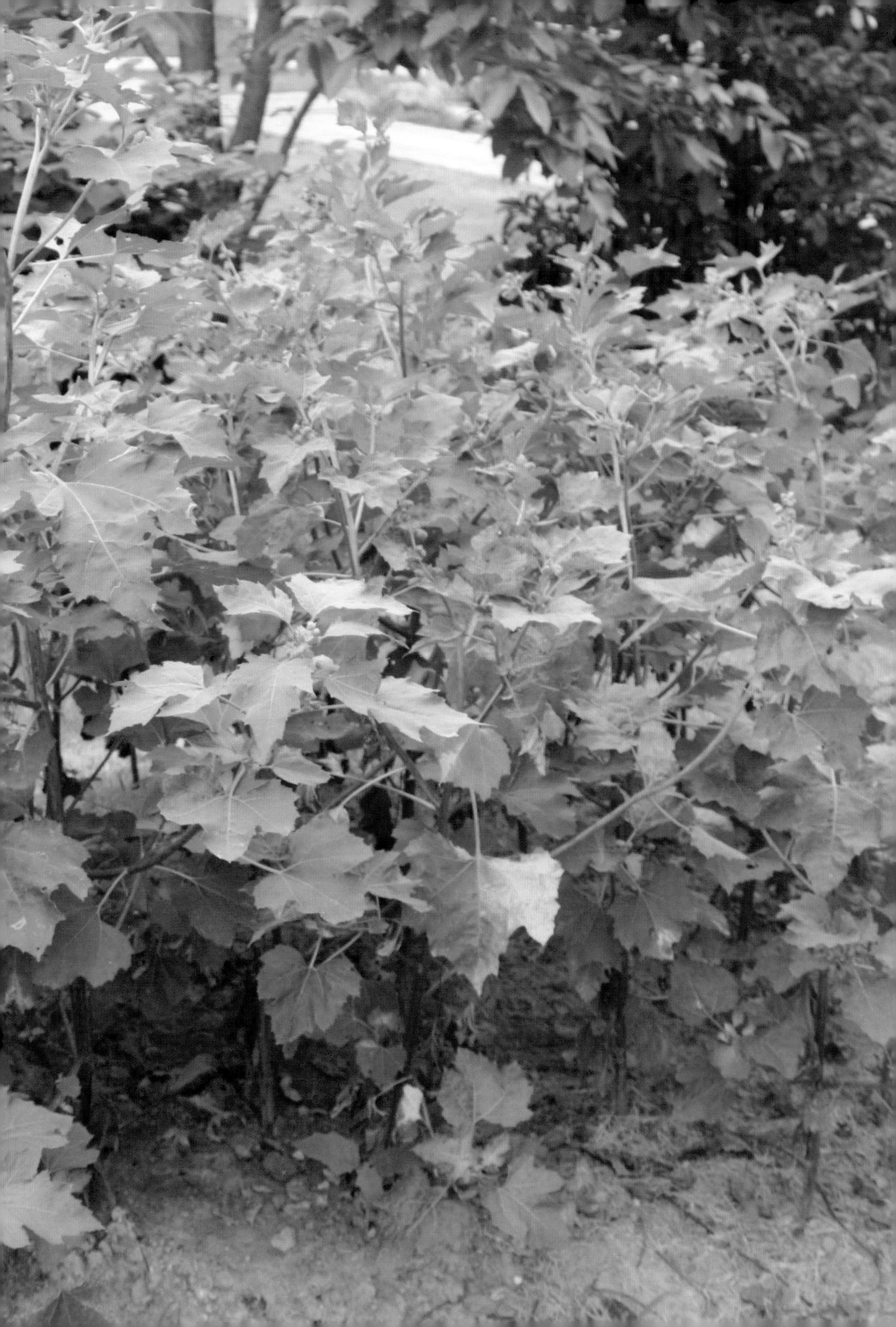

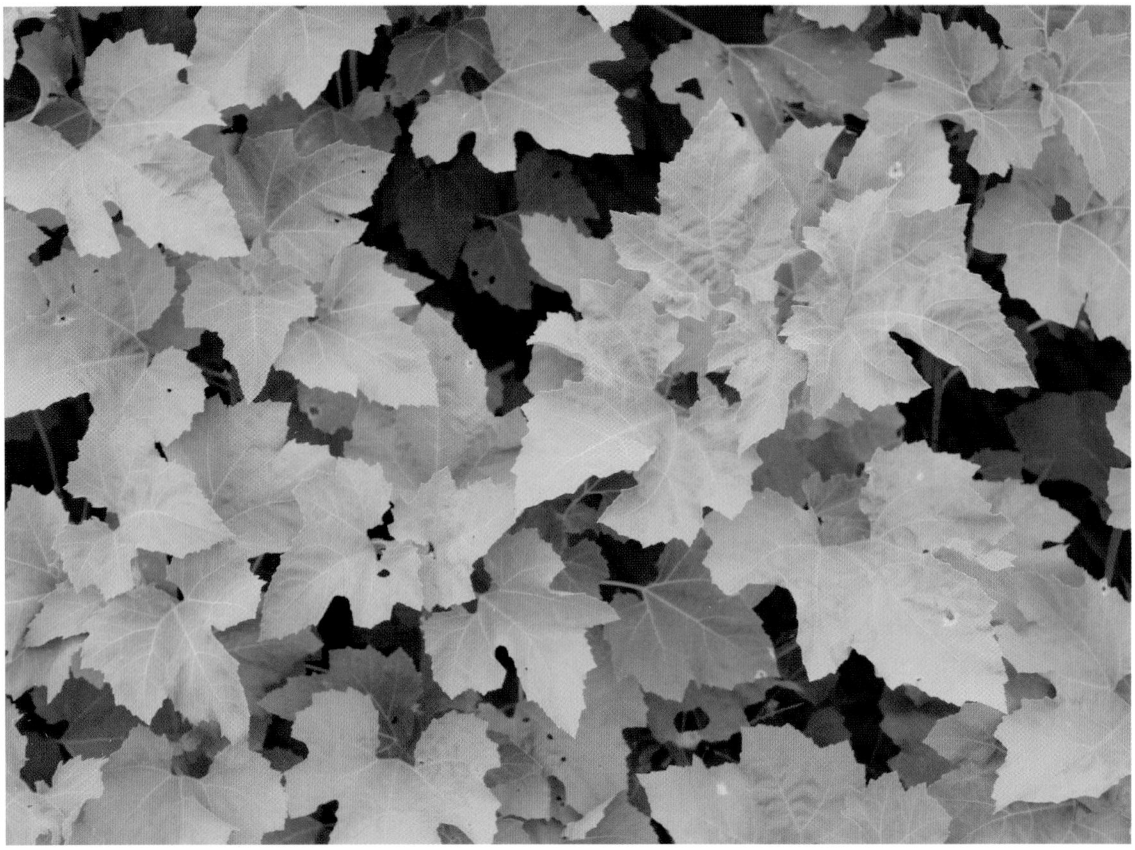

苍耳

识别特征

一年生草本，高 30 ~ 90 cm，全体密被白色短毛。茎直立。单叶互生，具长柄；叶片三角状卵形或心形，通常 3 浅裂，两面均有短毛。头状花序顶生或腋生。瘦果，纺锤形，包在有刺的总苞内。花期 7—8 月，果期 9—10 月。

生境分布

生长于荒地、山坡等干燥向阳处。分布于全国各地。

采收加工

9—10 月割取地上部分，打下果实，晒干，去刺，生用或炒用。

药材鉴别

本品呈纺锤形或卵圆形，长 1.0 ~ 1.5 cm，直径 0.4 ~ 0.7 cm。表面黄棕色或黄绿色，多数有钩刺或去除钩刺所留下的点状突起，果皮薄，易脱落，剖开后内有双仁，油性大。有纵纹。质硬而脆。气微香，味微苦。

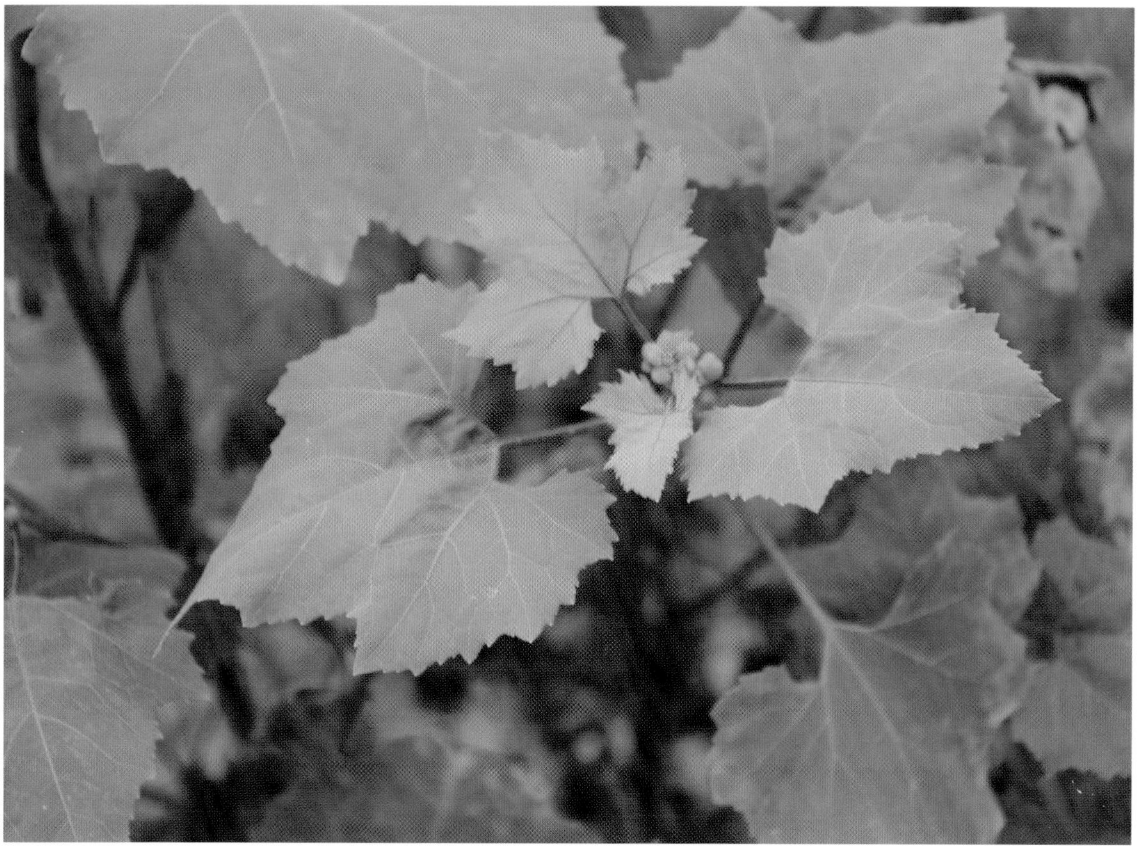

苍耳

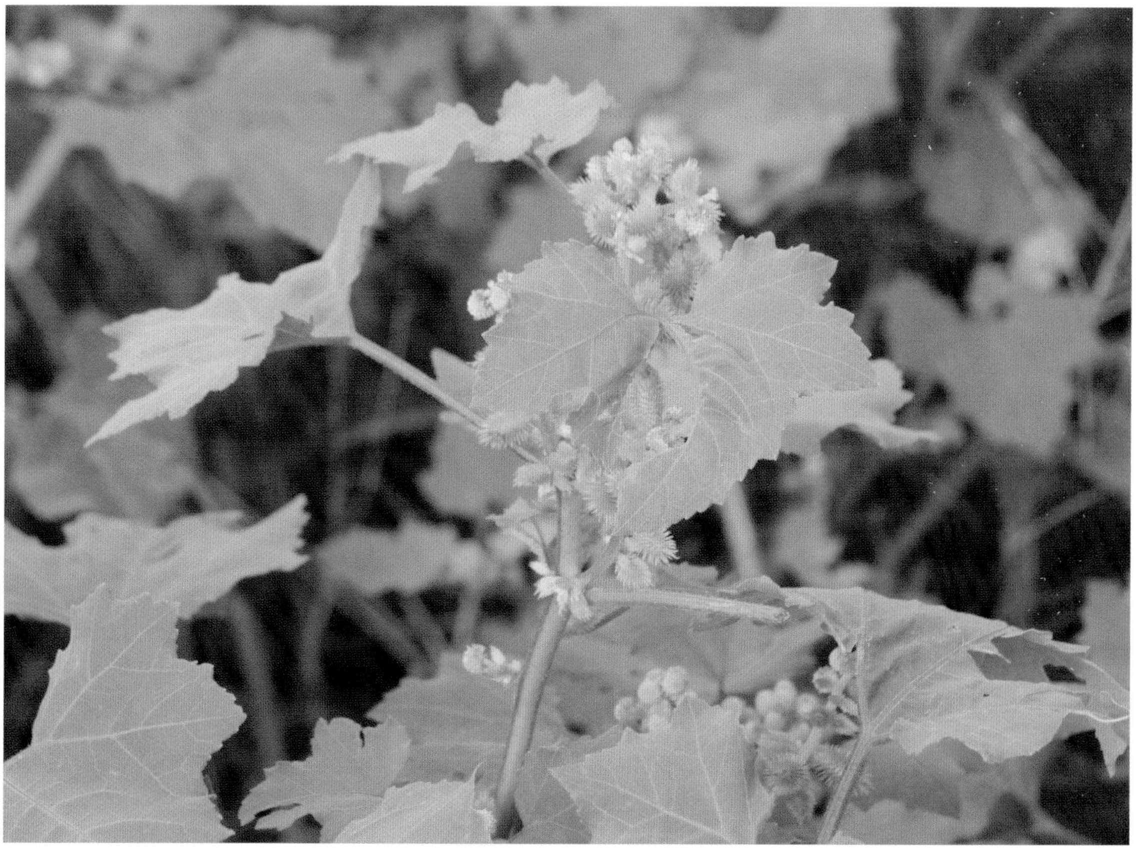

苍耳

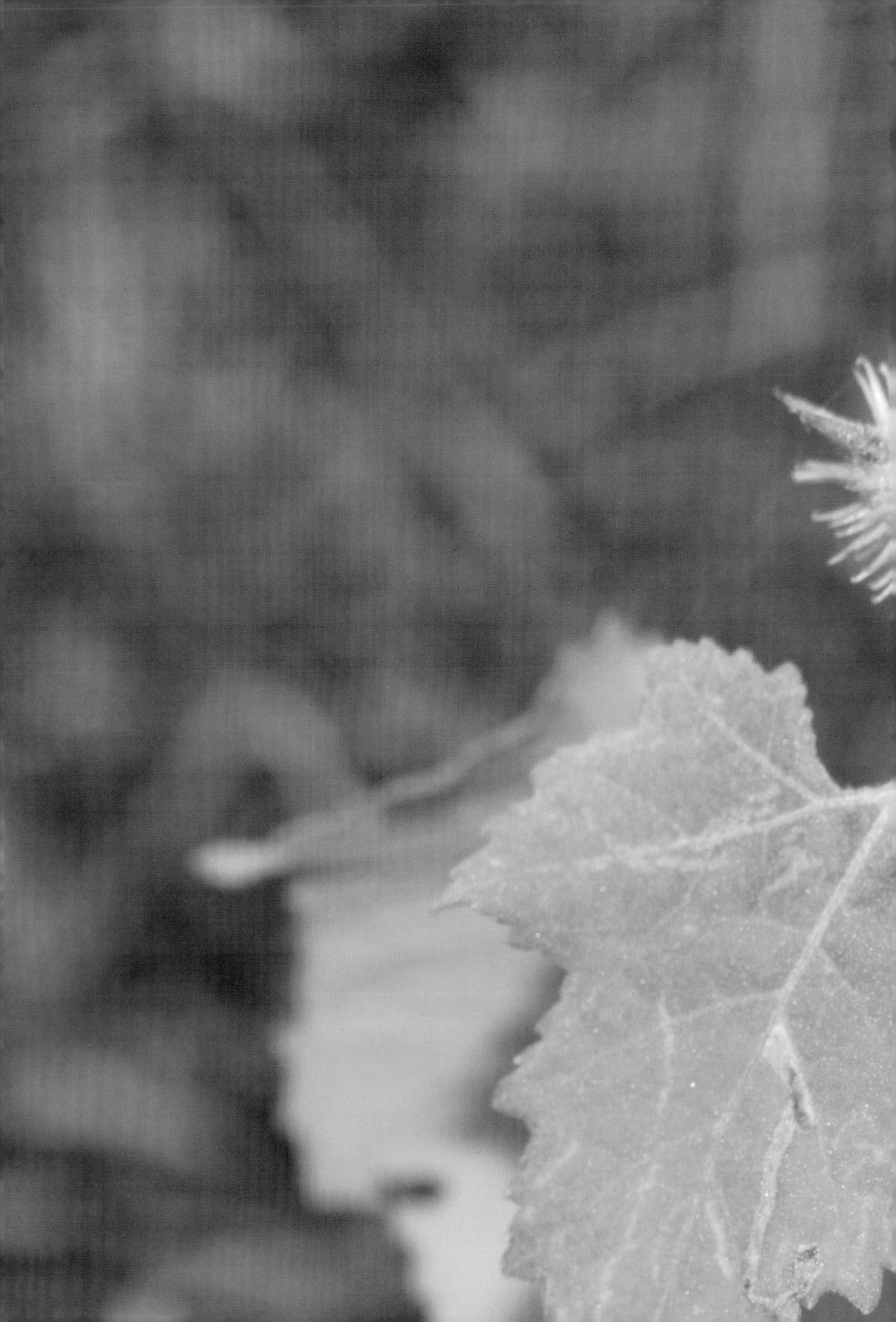

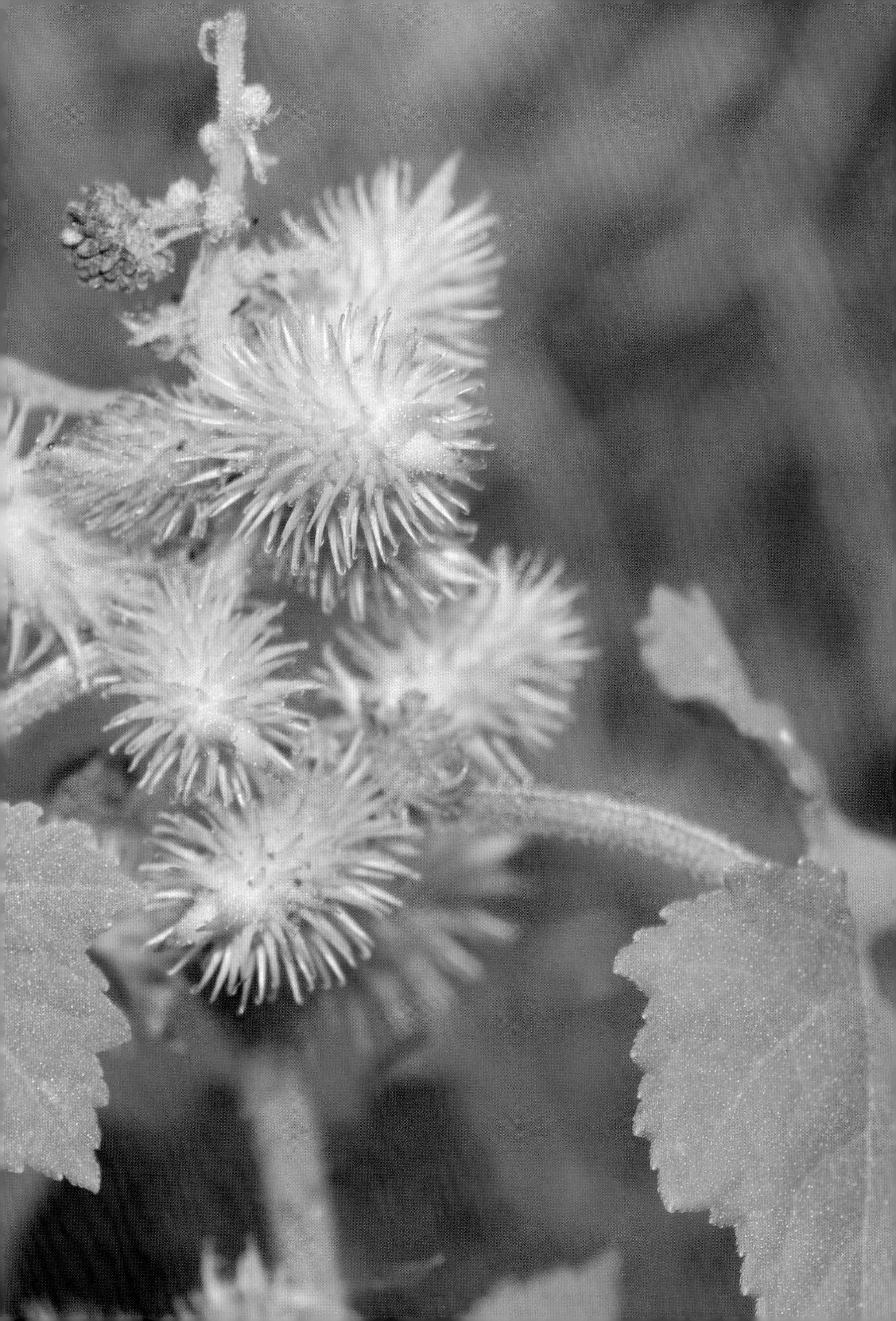

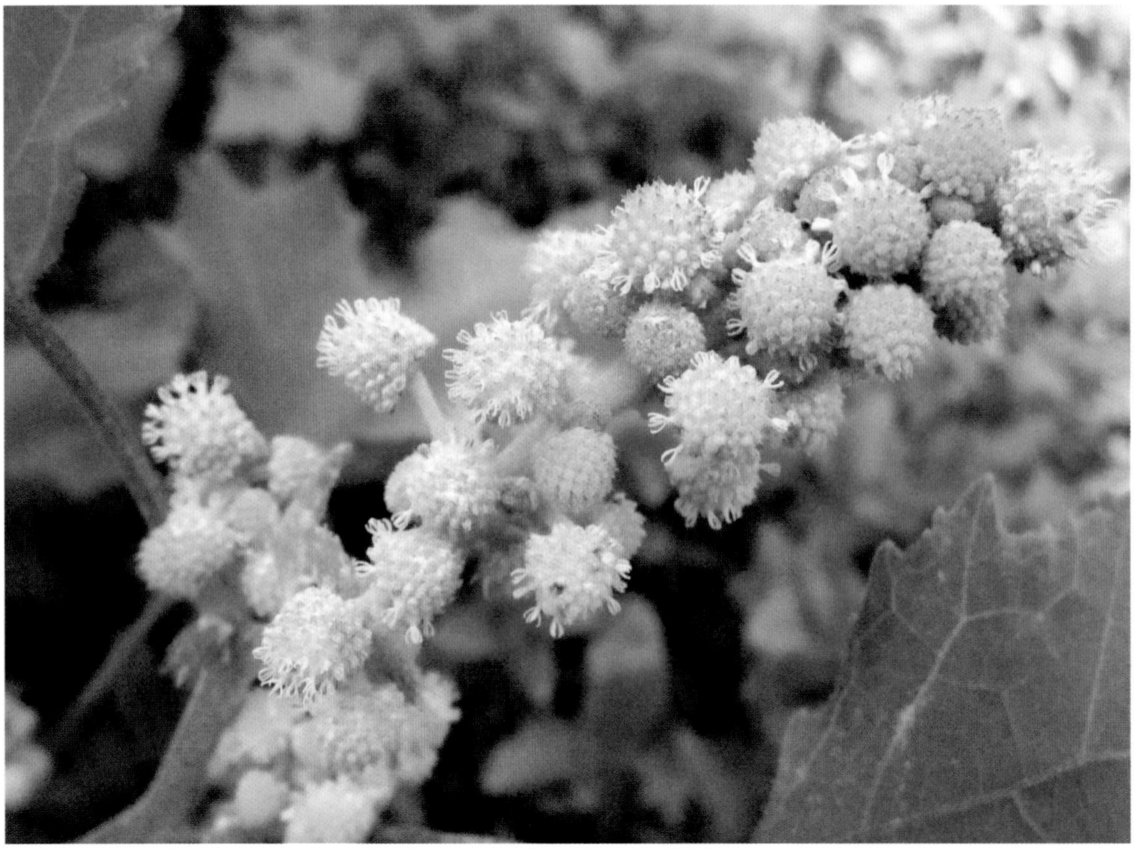

苍耳

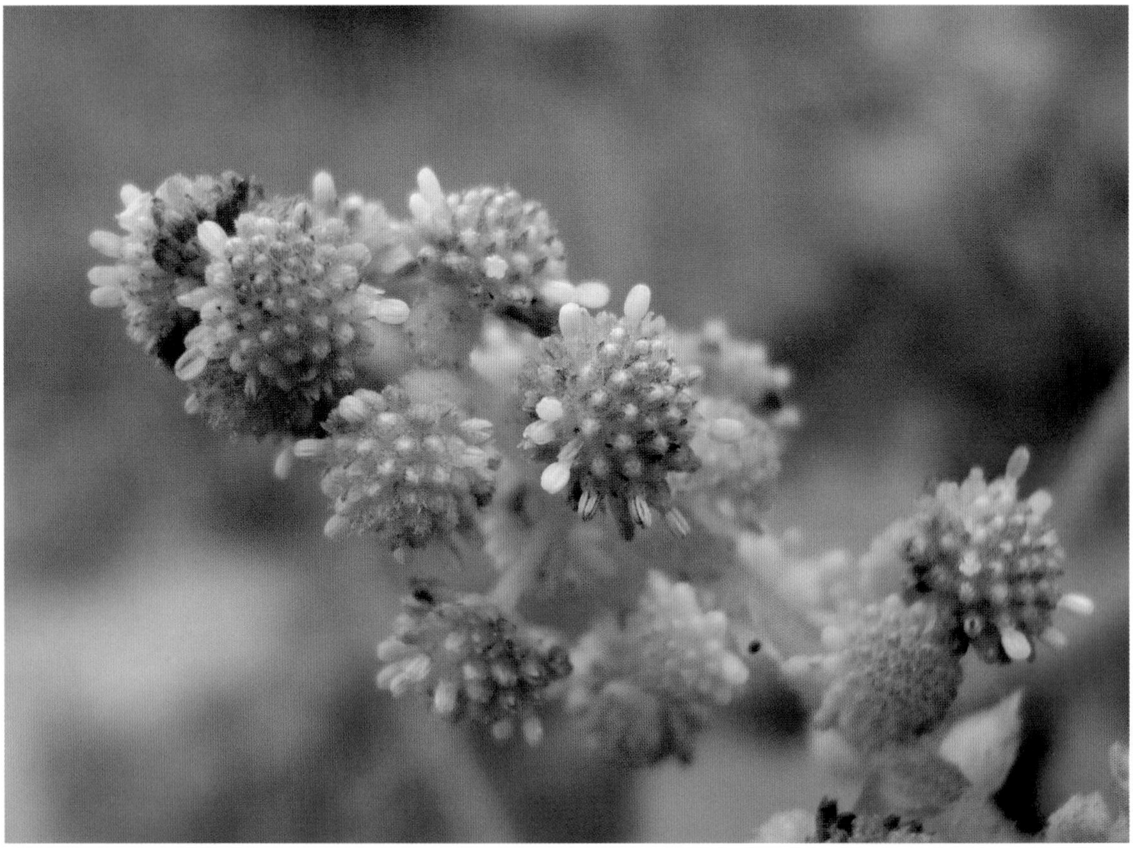

苍耳

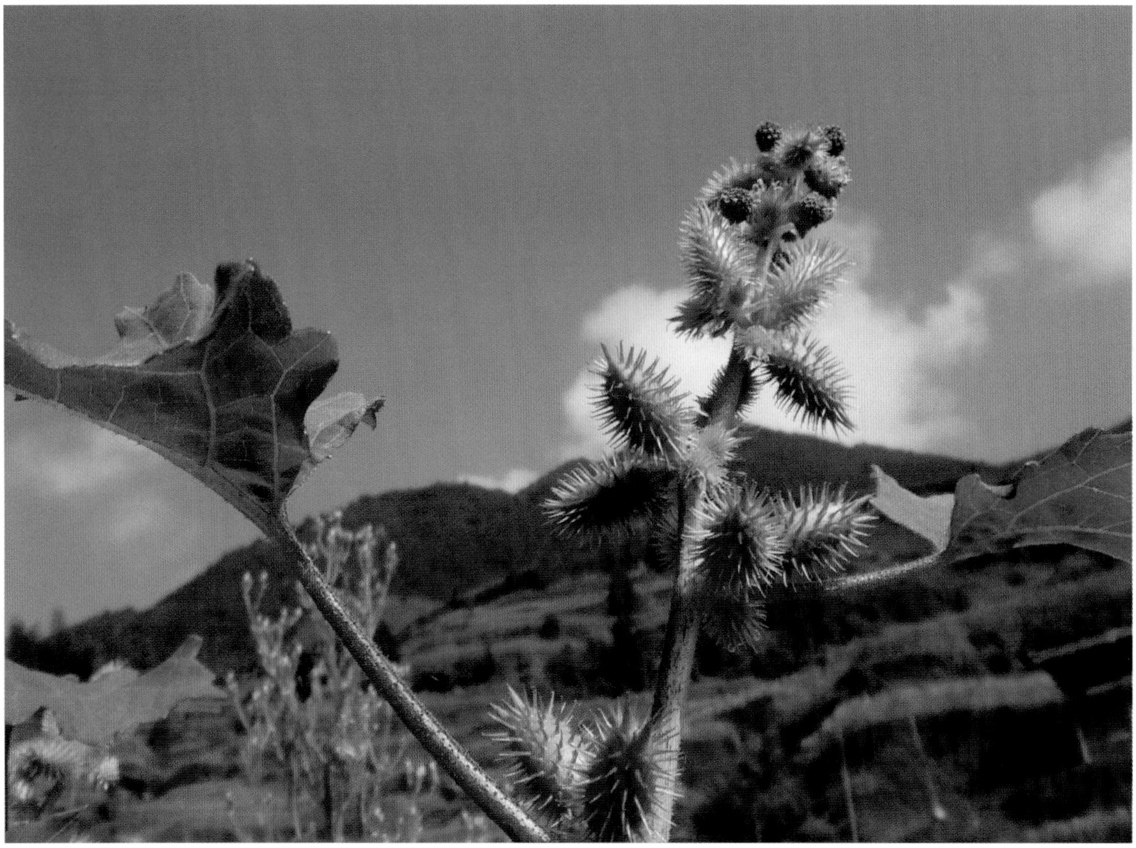

苍耳

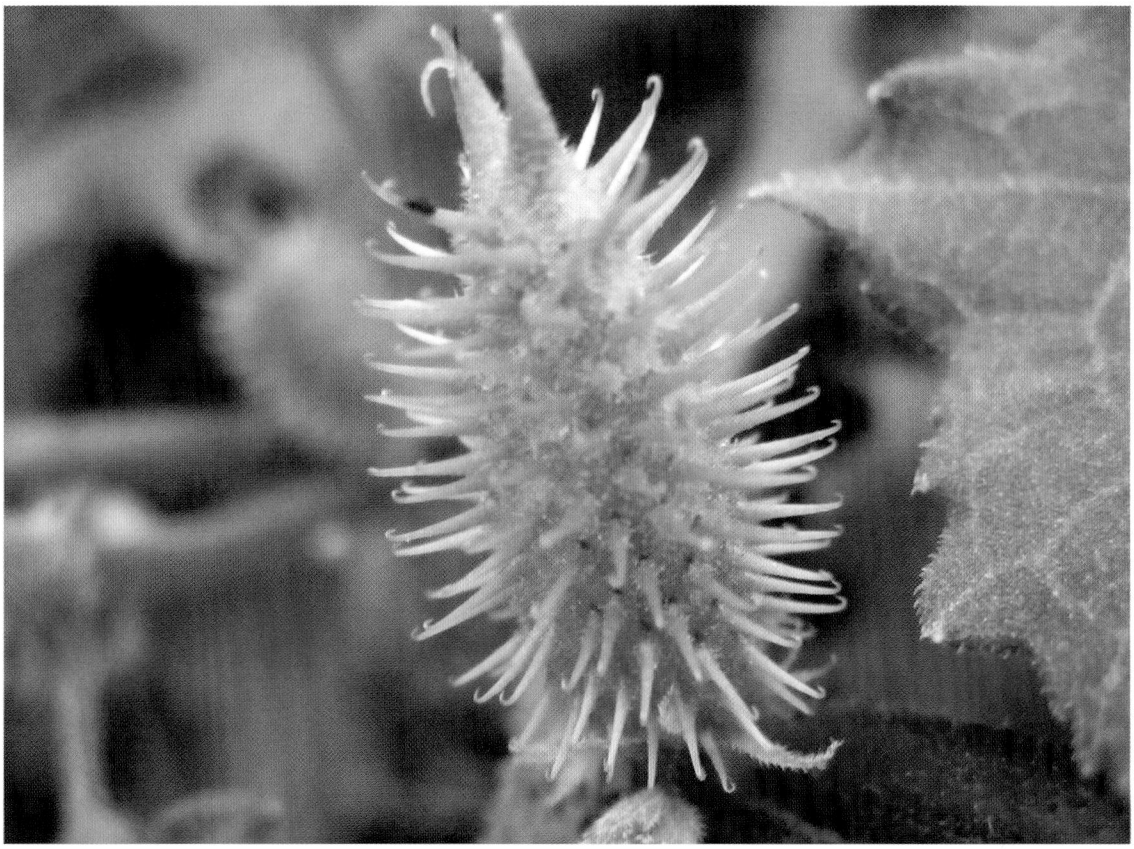

苍耳

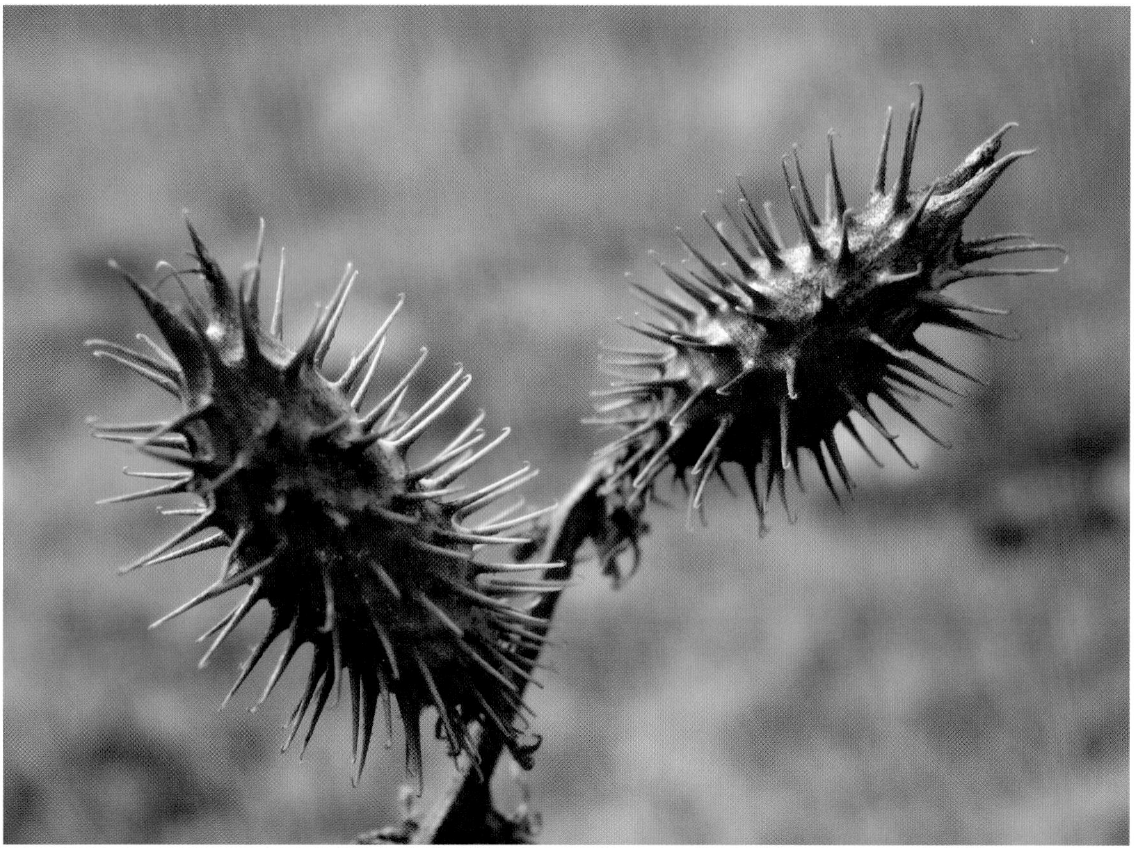

苍耳

功效主治

散风除湿，通鼻窍，祛风湿。主治风寒头痛，鼻渊流涕，鼻鼽，风疹瘙痒，湿痹拘挛。

药理作用

苍耳苷对正常大鼠、兔和犬有显著的降血糖作用。煎剂有镇咳作用。小剂量有呼吸兴奋作用，大剂量则抑制。本品对心脏有抑制作用，使心率减慢，收缩力减弱；对兔耳血管有扩张作用；静脉注射有短暂降压作用；对金黄色葡萄球菌、乙型溶血性链球菌、肺炎链球菌有一定抑制作用，并有抗真菌作用。

用法用量

内服：3 ~ 10 g，煎服；或入丸、散。

民族药方

1. 慢性鼻炎、鼻窦炎 （苍耳子散）苍耳子 20 g，辛夷、白芷各 15 g，薄荷 7.5 g，葱白 3 根，茶叶一撮。水煎服。另有一方，复方苍耳子膏，温开水冲服，每服 10 ml，每日 2 次。

2．疟疾　鲜苍耳 150 g。洗净捣烂，加水煎 15 分钟去渣，打鸡蛋 2 ~ 3 个入药液中，煮成溏心蛋（蛋黄未全熟），于发作前吃蛋，一次未愈，可继续服用。

3．流行性腮腺炎　苍耳子、马蓝、金银花、板蓝根各 25 g，防风、薄荷各 10 g。每日 1 剂，分 2 次煎服。

使用注意

血虚头痛者不宜服用。过量服用易致中毒。

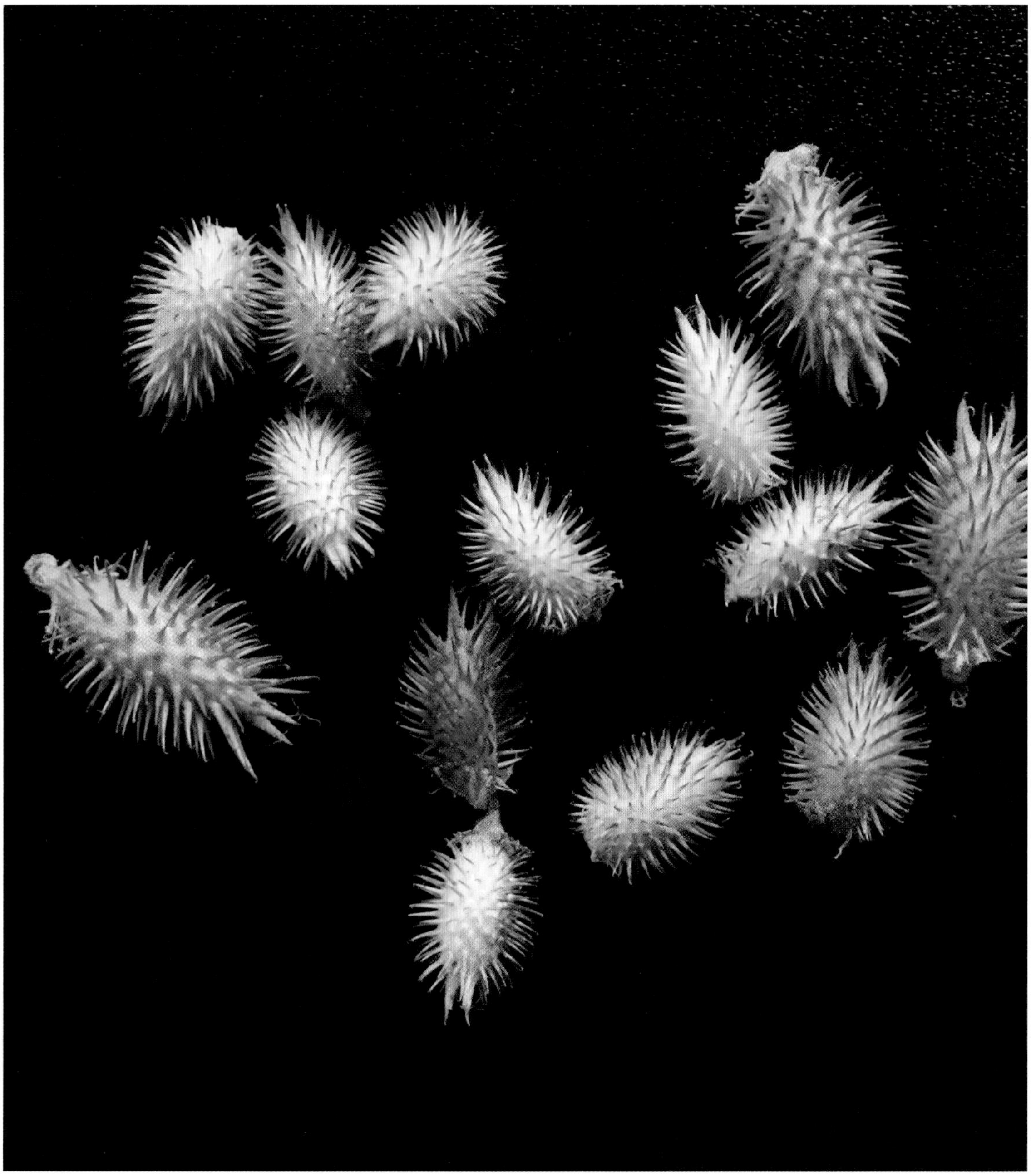

苍耳子药材

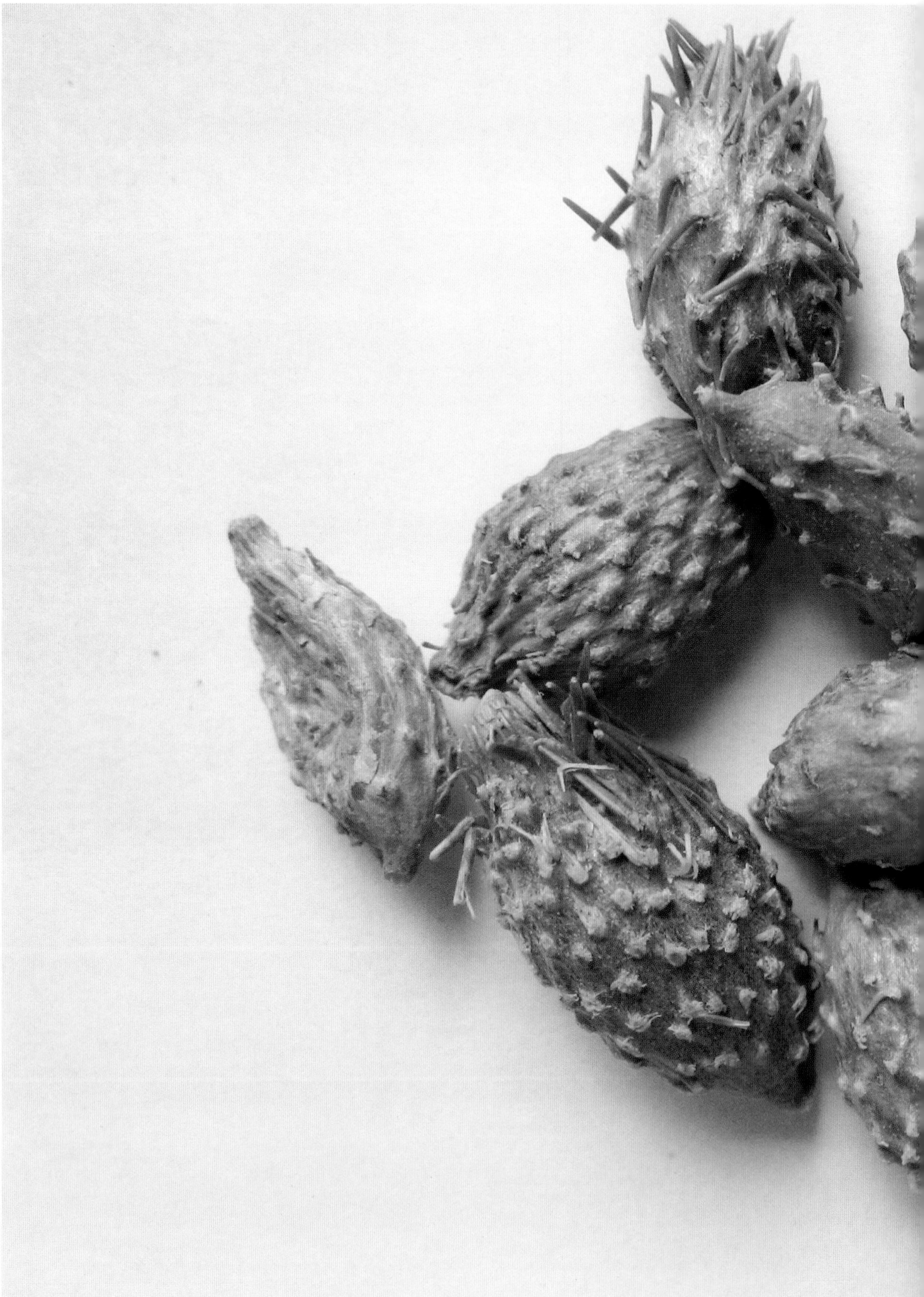

苍耳子

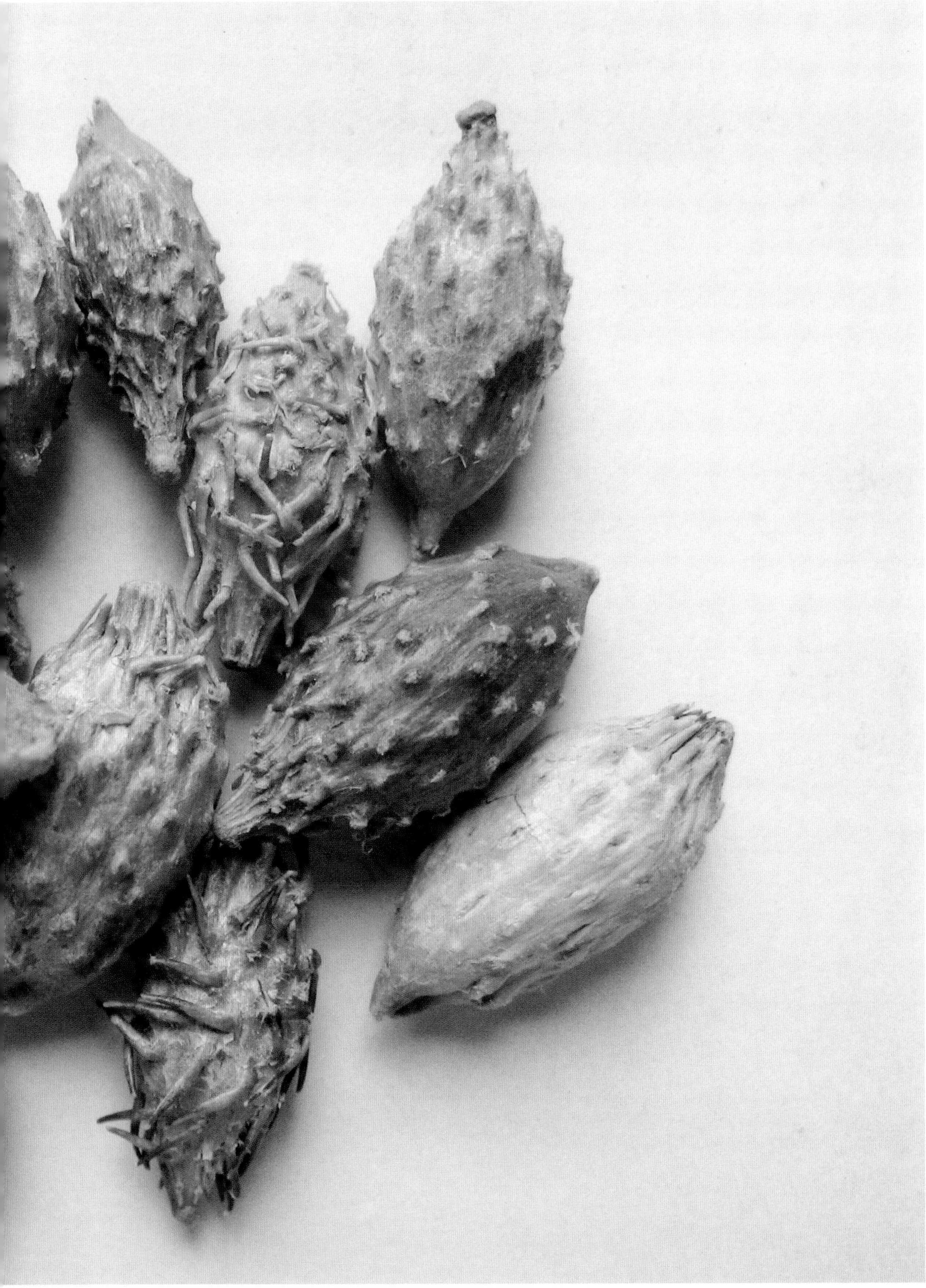

苍耳子饮片

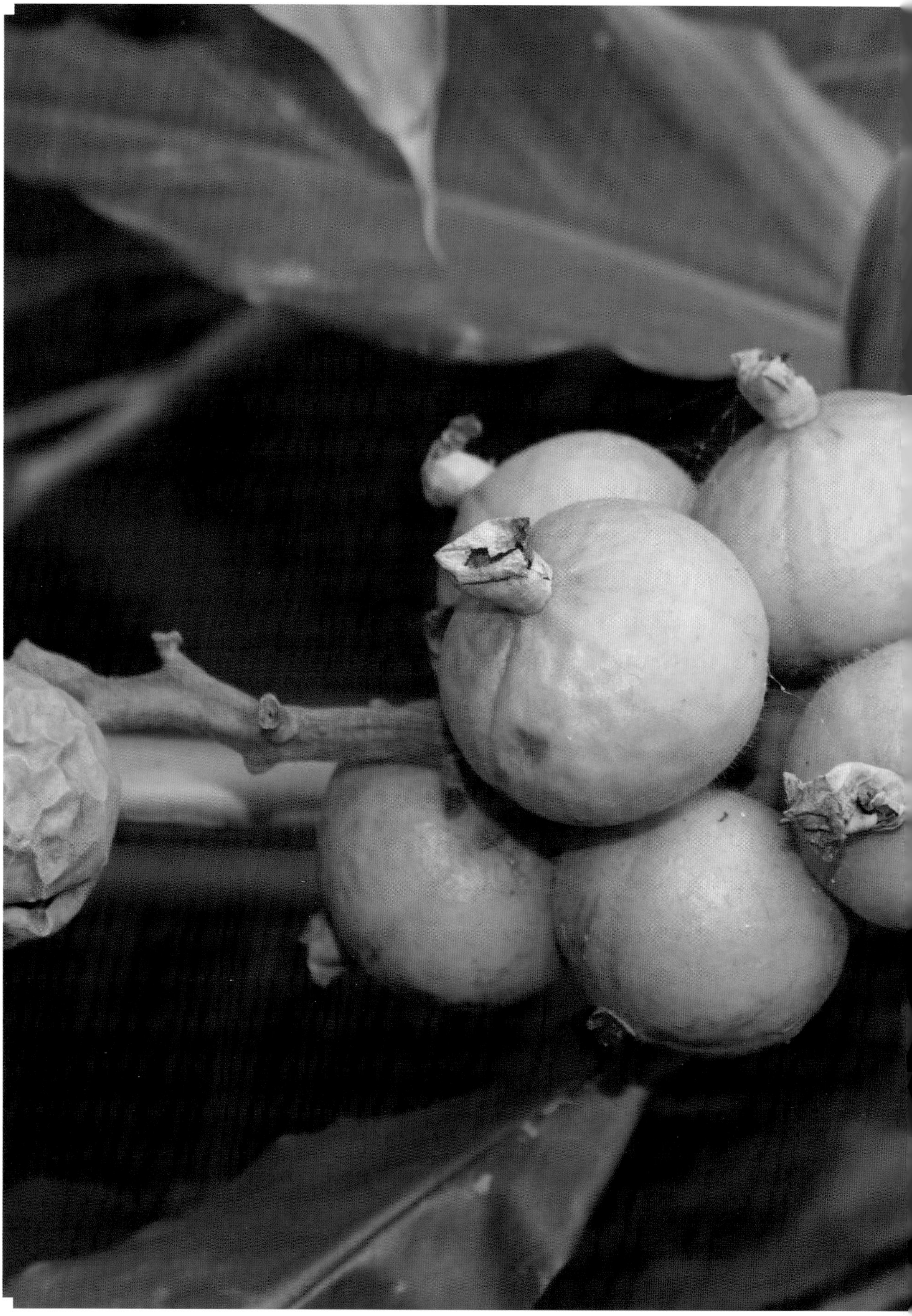

草豆蔻

【维药名】卡克乐。

【别　名】草蔻、草蔻仁。

【来　源】本品为姜科多年生草本植物草豆蔻 *Alpinia katsumadai* Hayata 的干燥近成熟种子。

【性味归经】辛，温。归脾、胃经。

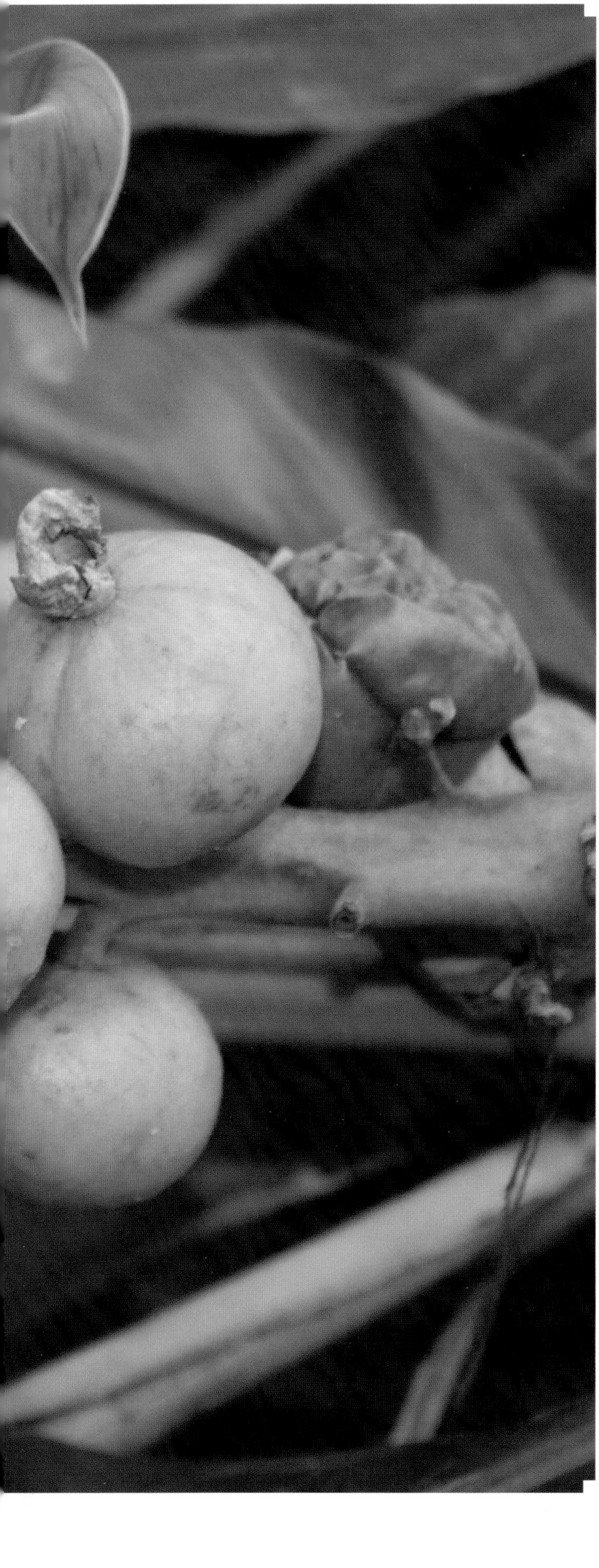

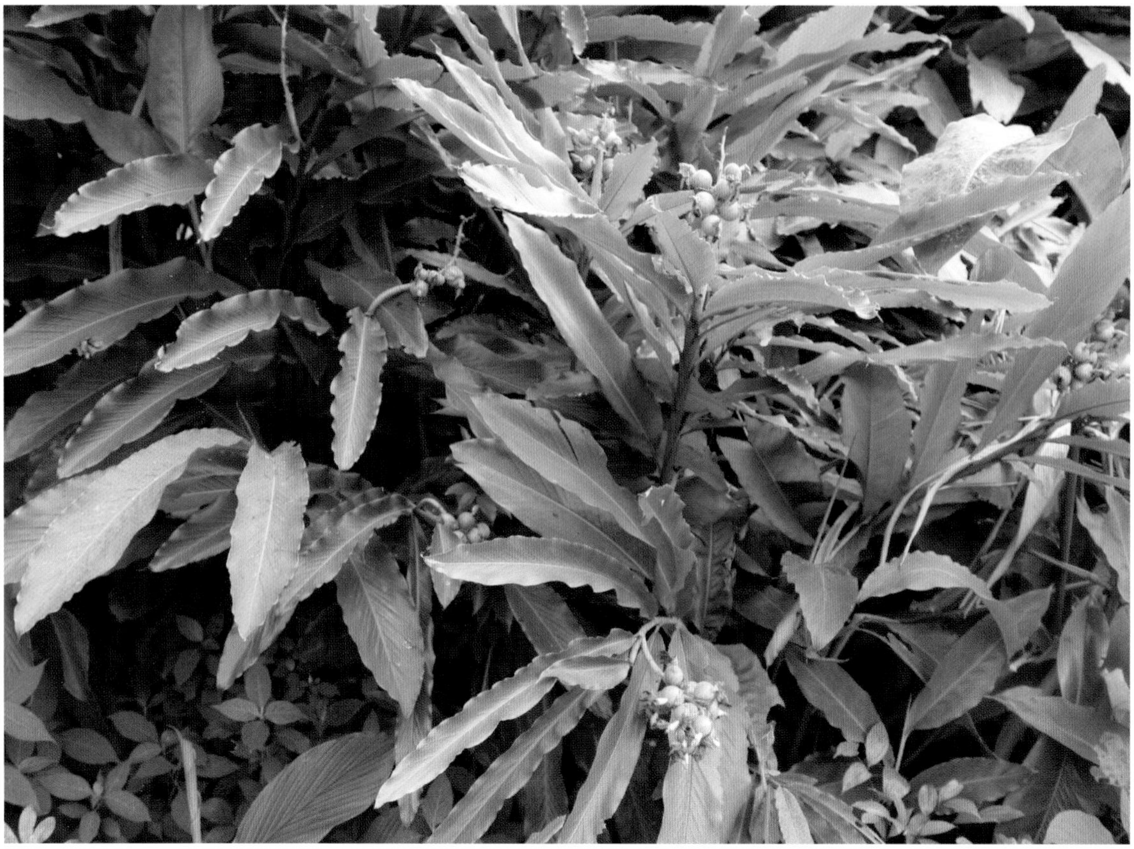

草豆蔻

识别特征

多年生草本，高 1 ~ 2 m。叶 2 列；叶舌卵形，革质，长 3 ~ 8 cm，密被粗柔毛；叶柄长不超过 2 cm；叶片狭椭圆形至披针形，长 30 ~ 55 cm，宽 6 ~ 9 cm，先端渐尖；基部楔形，全缘；下面被绒毛。总状花序顶生，总花梗密被黄白色长硬毛；花疏生，花梗长约 3 mm，被柔毛；小苞片阔而大，紧包着花芽，外被粗毛，花后苞片脱落；花萼筒状，白色，长 1.5 ~ 2.0cm，先端有不等 3 钝齿，外被疏长柔毛，宿存；花冠白色，先端 3 裂，裂片为长圆形或长椭圆形，上方裂片较大，长约 3.5 cm，宽约 1.5 cm；唇瓣阔卵形，先端 3 个浅圆裂片，白色，前部具红色或红黑色条纹，后部具淡紫色红色斑点；雄蕊 1，花丝扁平，长约 1.2 cm；子房下位，密被淡黄色绢状毛，上有两棒状附属体，花柱细长，柱头锥状。蒴果圆球形，不开裂，直径约 3.5 cm，外被粗毛，花萼宿存，熟时黄色。种子团呈类圆球形或长圆形，略呈钝三棱状，长 1.5 ~ 2.5 cm，直径 1.5 ~ 2.0 mm。花期 4—6 月，果期 6—8 月。

生境分布

生长于林缘、灌木丛或山坡草丛中。分布于广东、广西等省区。

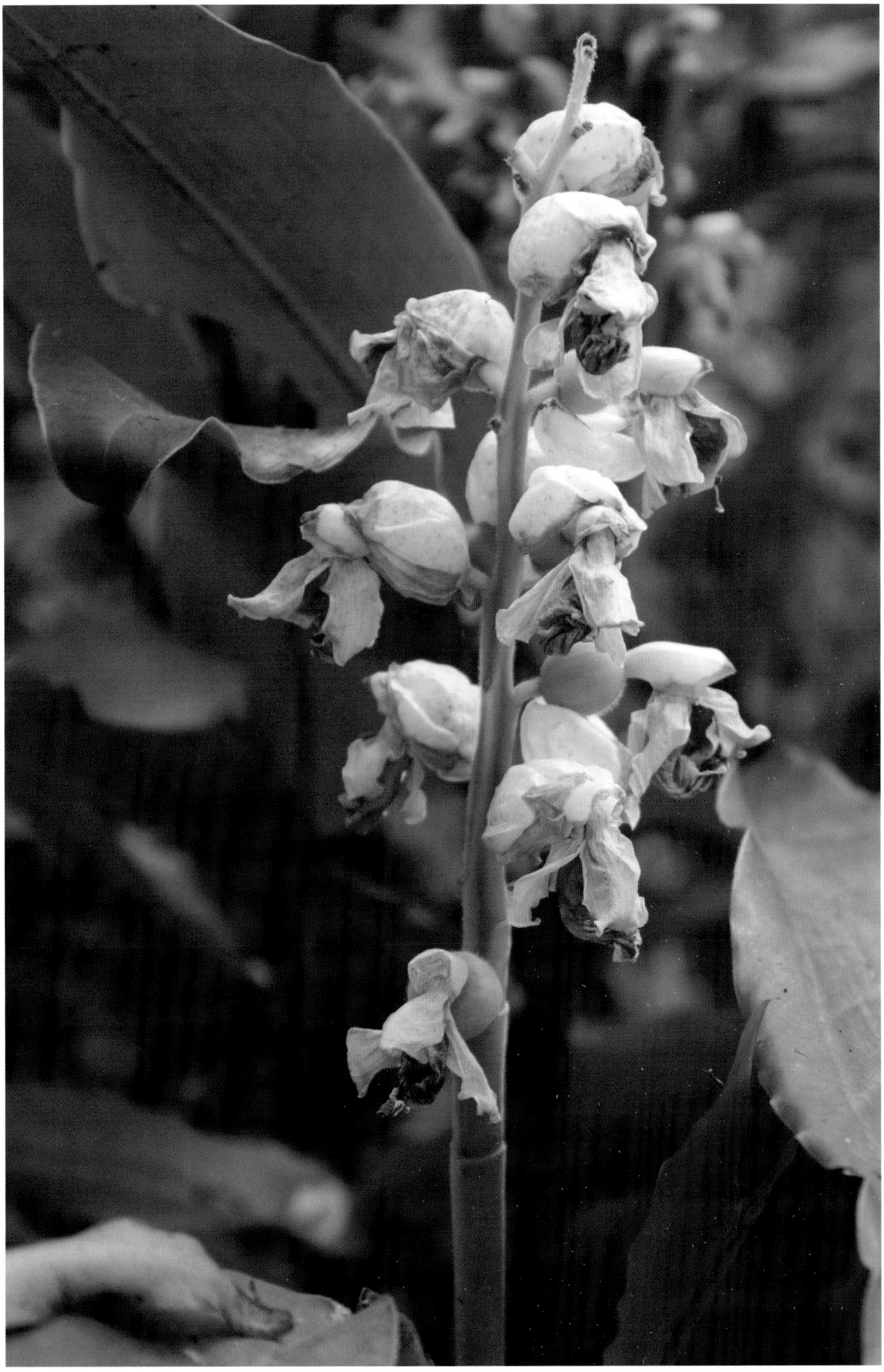

草豆蔻

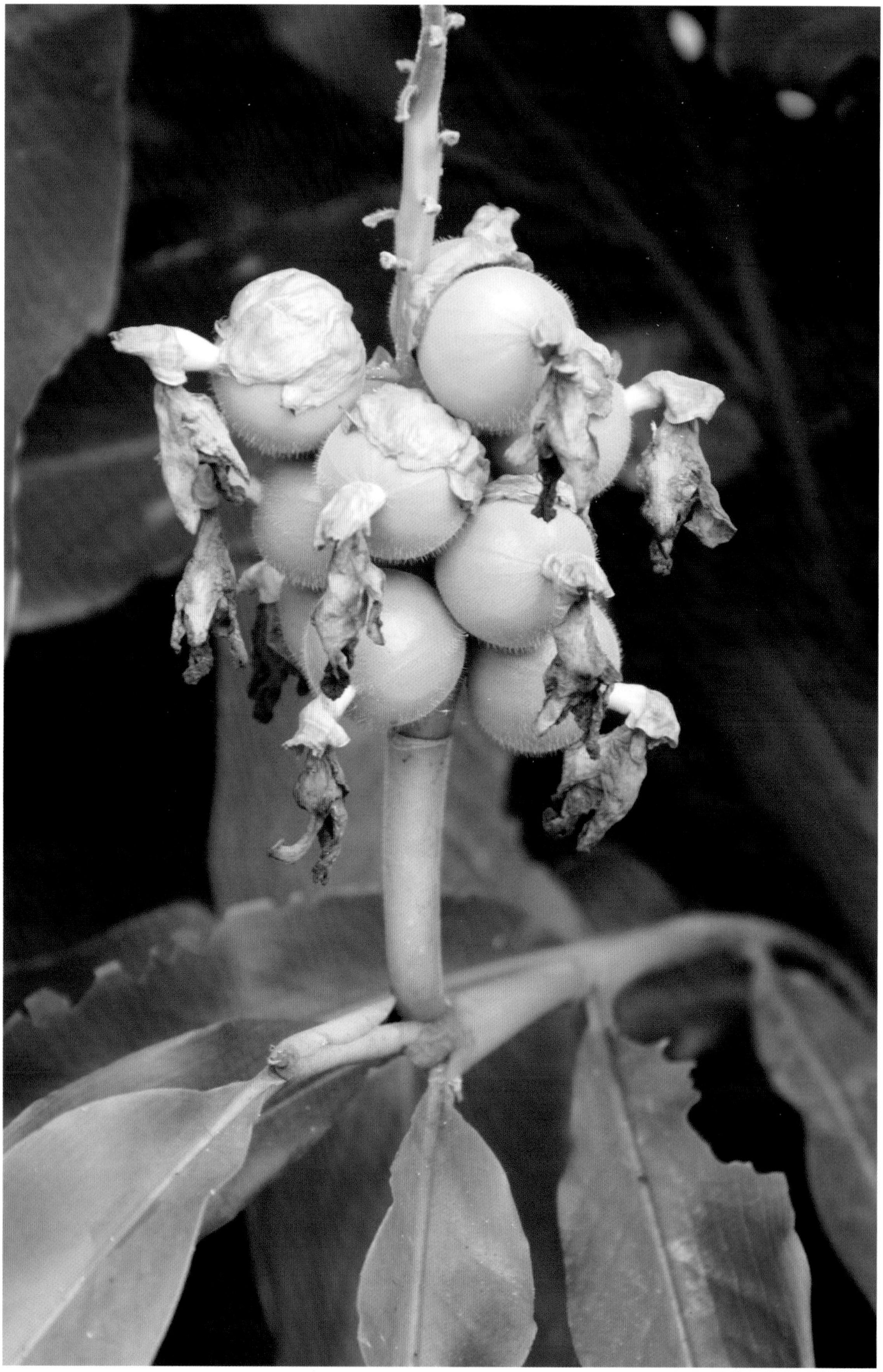

草豆蔻

采收加工

夏、秋二季采收。晒干，或用沸水略烫，晒至半干，除去果皮，取其种子团晒干，捣碎生用。

药材鉴别

本品为圆球形的种子团。表面灰褐色，中有黄白色隔膜，种子为卵圆形。质硬，破开后可见灰白色种仁。气香，味辛，微苦。

功效主治

燥湿行气，温中止呕。本品辛散温燥，以燥湿行气，归脾、胃经，温中焦而行胃气，胃气行则呕吐止，故又有温中止呕之效。

药理作用

本品煎剂在试管内对金黄色葡萄球菌、志贺菌属及大肠埃希菌有抑制作用。低浓度煎剂对豚鼠离体肠管有兴奋作用，高浓度则为抑制作用。挥发油对离体肠管有抑制作用。

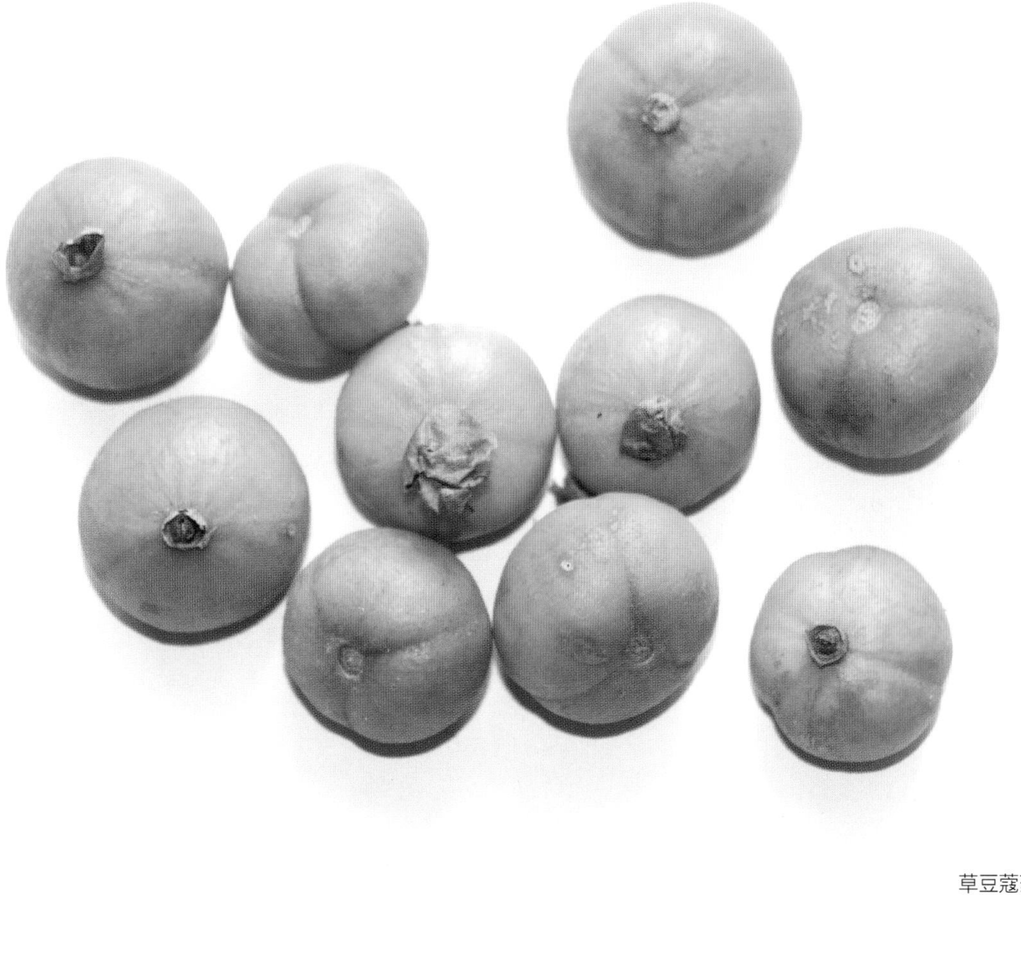

草豆蔻药材

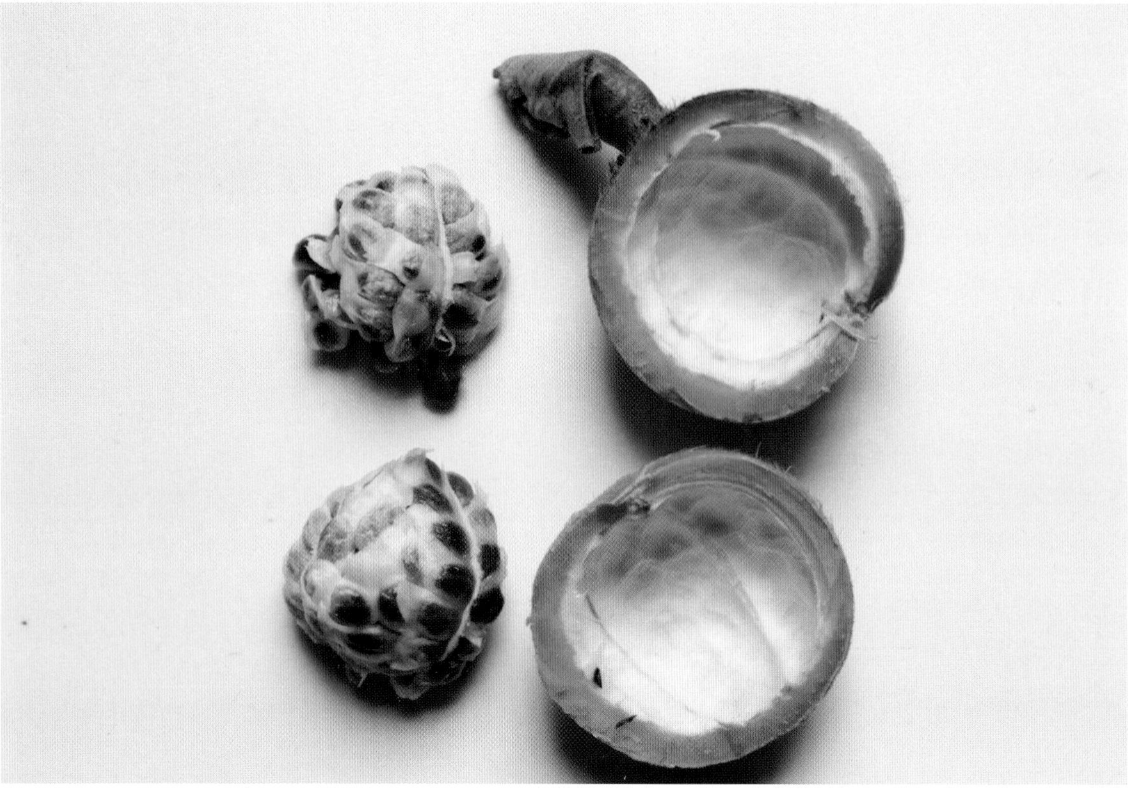

草豆蔻药材

用法用量

内服：5 ~ 10 g，煎服。宜后下。

民族药方

1．心腹胀满　草豆蔻 50 g。去皮为末，每次 2 g，以木瓜生姜汤调服。

2．慢性胃炎　草豆蔻适量。炒黄研末，每次 3 g，每日 3 次。

3．中暑受热，恶心呕吐，腹痛泄泻，胸中满闷，晕车晕船，水土不服　草豆蔻、砂仁、青果、肉桂、槟榔、橘皮、茯苓、小茴香各 30 g，甘草 250 g，木香 45 g，红花、丁香各 15 g，薄荷冰 27 g，冰片 9 g，麝香 0.3 g。糊丸，温开水送服，每次 10 粒，平时每次 2 ~ 3 粒，含化。

4．胸腹胀闷，食欲不振　草豆蔻、陈皮、香附各 10 g，石菖蒲 15 g。水煎服。

5．小儿泄泻不止　草豆蔻 1 枚。剥开皮，入乳香 1 块在内，复用白面裹，慢火烧令熟，去面及豆蔻皮不用。同研为细末，以粟米饮和丸如麻子大，每次服 5 ~ 7 丸，米汤饮下，不拘时服。

使用注意

阴虚血少者禁服。

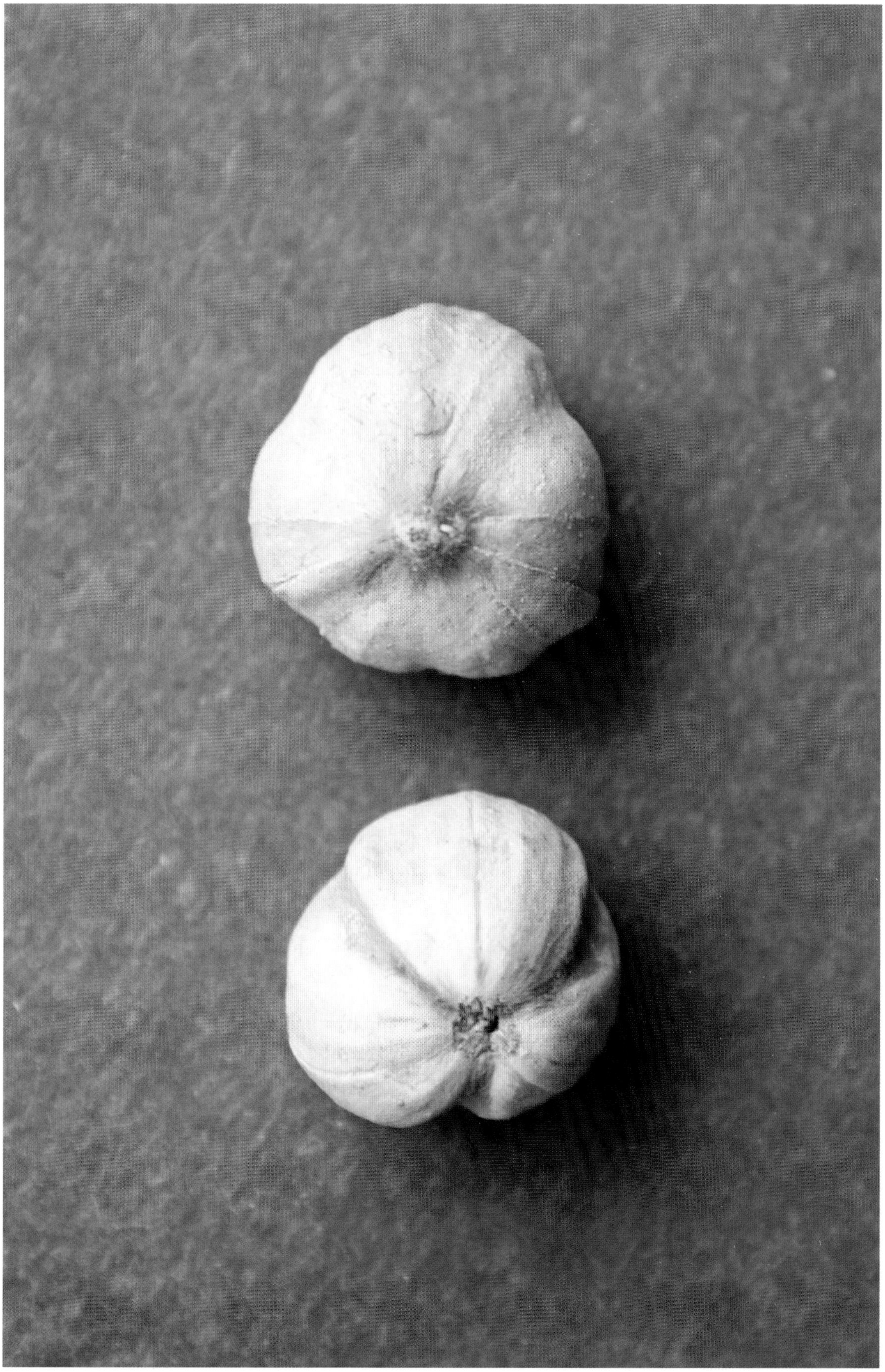

草豆蔻饮片

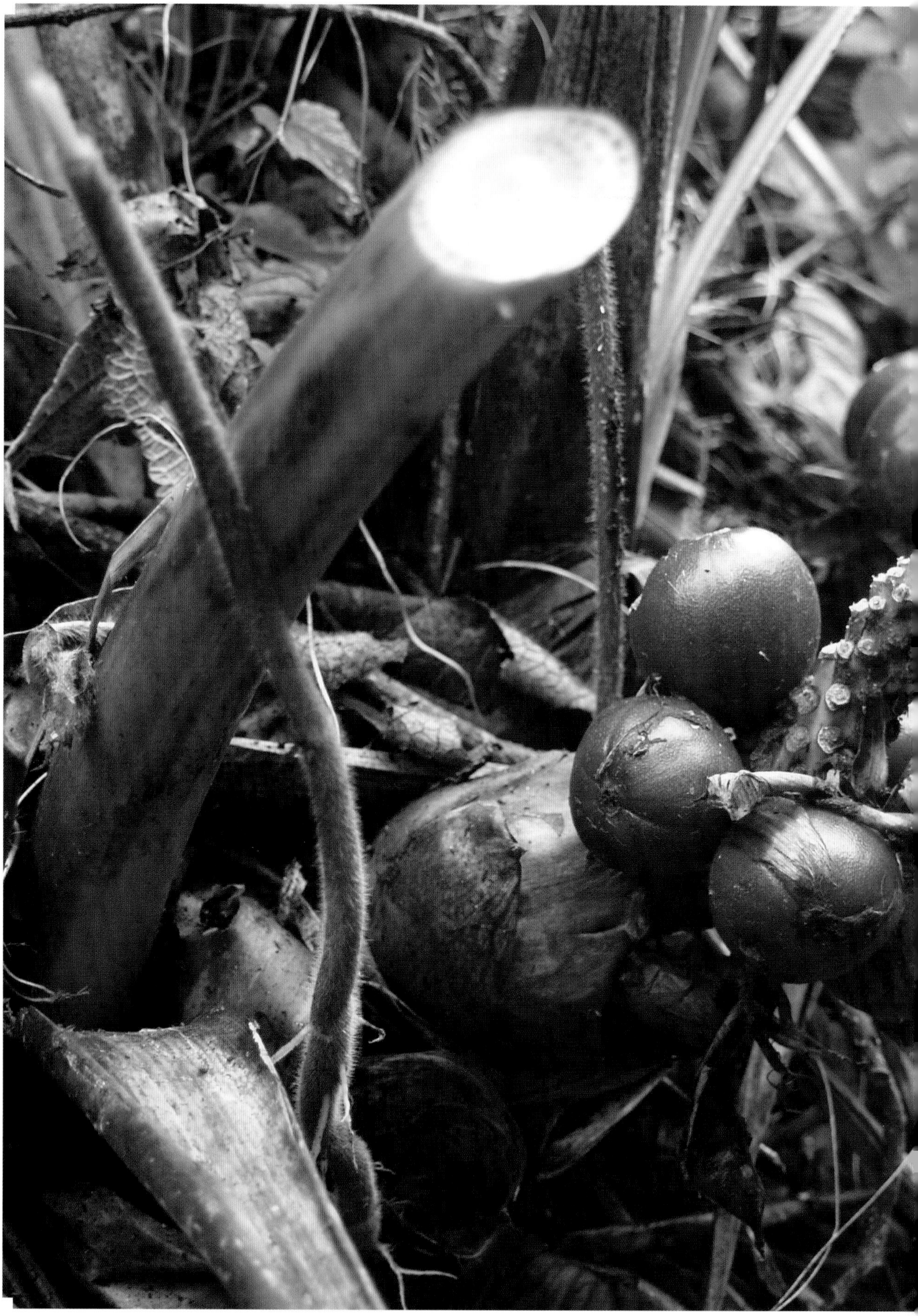

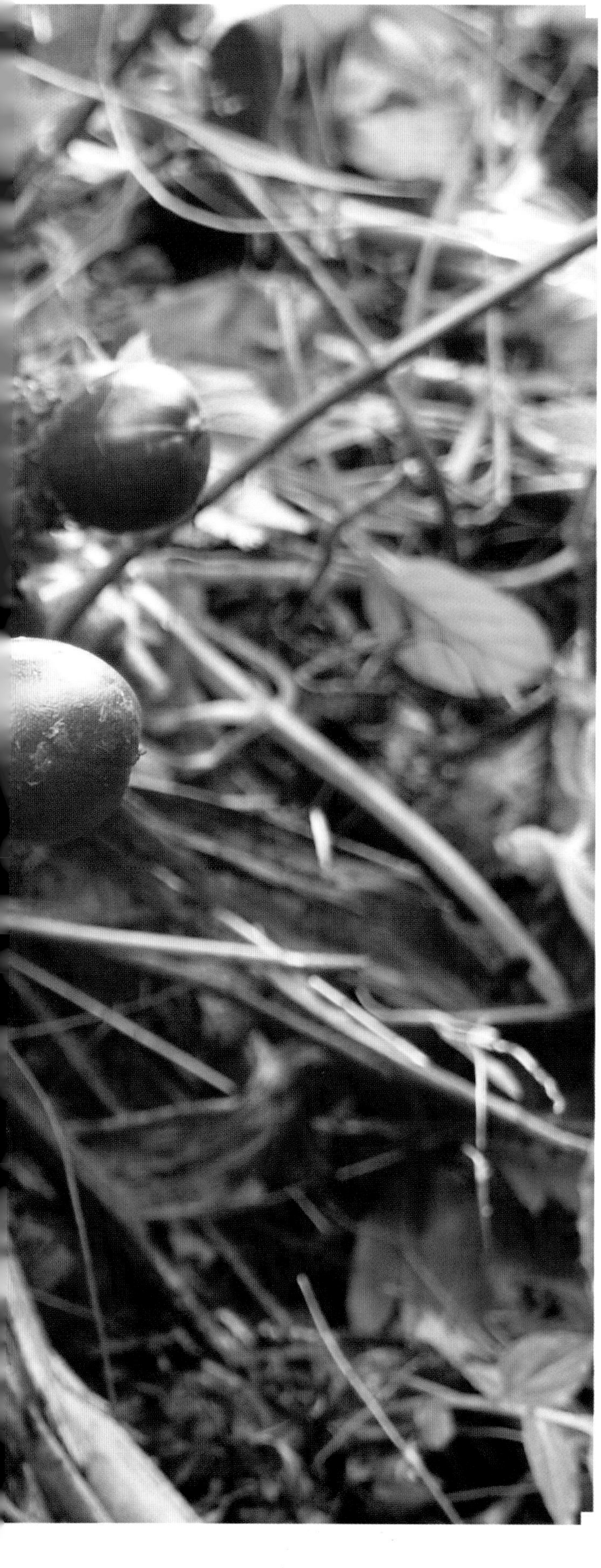

草果

【维药名】充卡克尔。

【别　名】草果仁、炒草果仁、姜炒草果。

【来　源】本品为姜科多年生草本植物草果 *Amomum tsao-ko* Crevost et Lemaire 的干燥成熟果实。

【性味归经】辛，温。归脾、胃经。

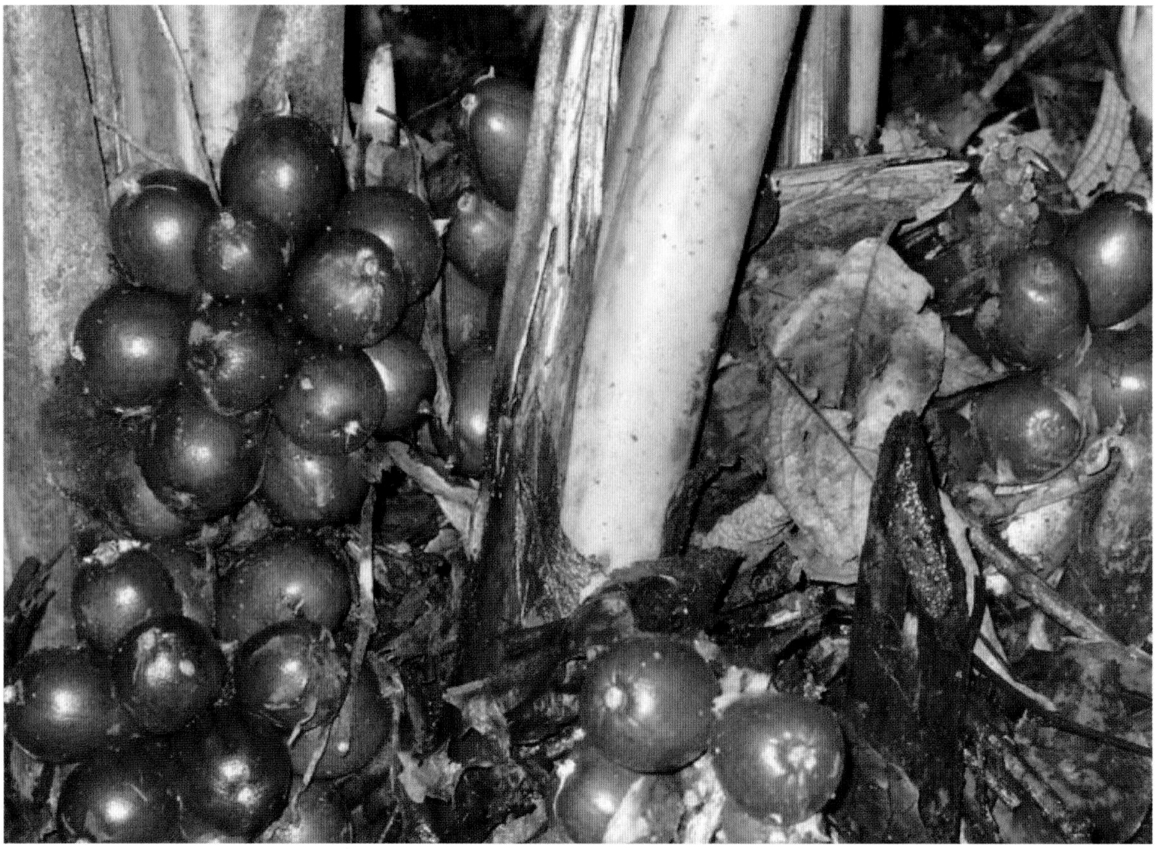

草果

识别特征

多年生草本，丛生，高达 2.5 m。根茎横走，粗壮有节，茎圆柱状，直立或稍倾斜。叶 2 列，具短柄或无柄，叶片长椭圆形或狭长圆形，先端渐尖，基部渐狭，全缘，边缘干膜质，叶两面均光滑无毛，叶鞘开放，包茎。穗状花序从根茎生出。蒴果密集，长圆形或卵状椭圆形，顶端具宿存的花柱，呈短圆状突起，熟时红色，外表面呈不规则的纵皱纹。花期 4—6 月，果期 9—12 月。

生境分布

生长于山谷坡地、溪边或疏林下。分布于云南、广西、贵州等省区。

采收加工

秋季果实成熟时采收，晒干或低温干燥。将原药炒至焦黄色并微鼓起，捣碎取仁用；或将净草果仁用姜汁微炒。

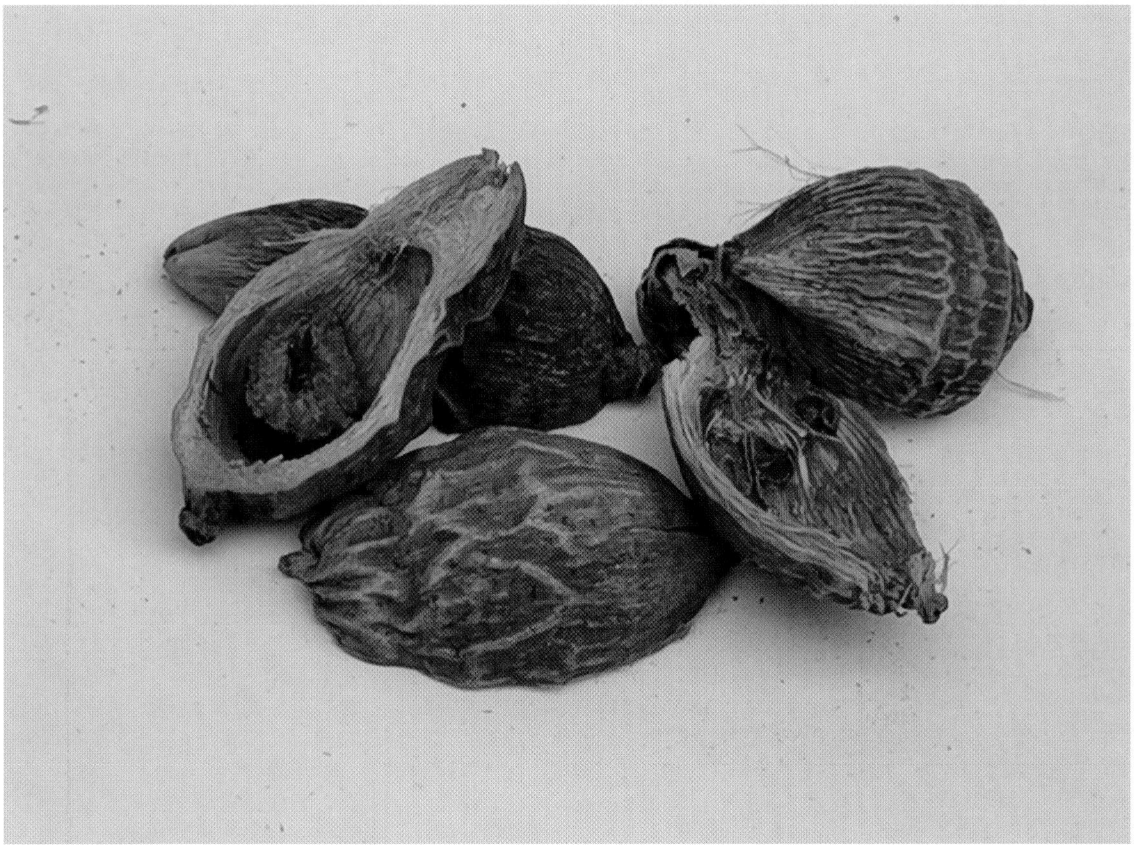

草果药材

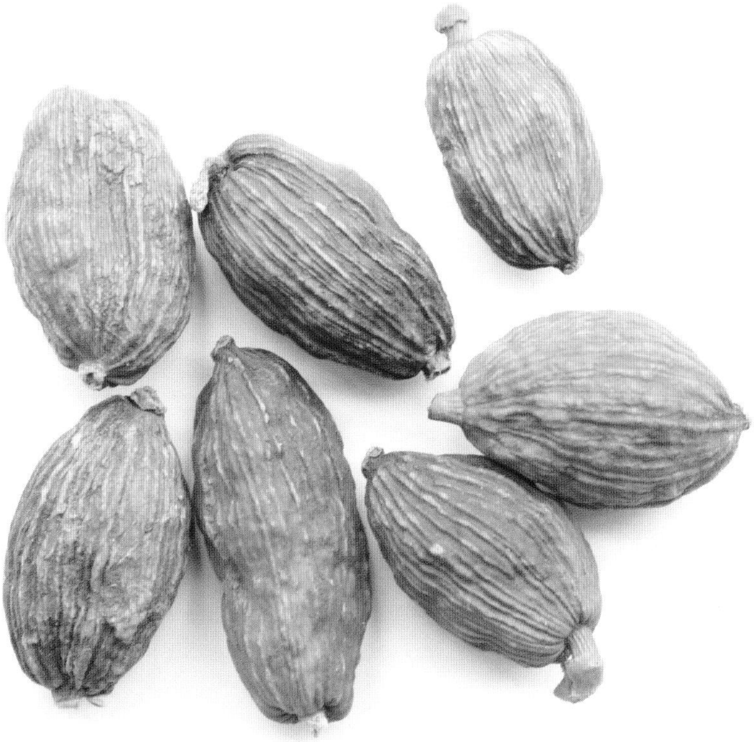

草果药材

药材鉴别

本品呈长椭圆形，具三钝棱，长 2 ~ 4 cm，直径 1.0 ~ 2.5 cm。表面灰棕色至红棕色，具纵沟及棱线，顶端有圆形突起的柱基，基部有果梗或果梗痕。果皮质坚韧，易纵向撕裂。剥去外皮，中间有黄棕色隔膜，将种子团分成 3 瓣，每瓣多有种子 8 ~ 11 粒。种子呈圆锥状多面体，直径约 5 mm；表面红棕色，外被灰白色膜质的假种皮，种脊为 1 条纵沟，尖端有凹状的种脐；质硬，胚乳灰白色。有特异香气，味辛、微苦。

功效主治

燥湿温中，除痰截疟。主治寒湿内阻，脘腹胀痛，痞满呕吐，疟疾寒热。

药理作用

镇咳祛痰作用：本品所含的 α- 蒎烯和 β- 蒎烯有镇咳祛痰作用。1，8- 桉油素有镇痛、解热、平喘等作用。抗炎、抗菌作用：β- 蒎烯有较强的抗炎作用，并有抗真菌作用。香叶醇有抗细菌和真菌作用，对须发癣菌和奥杜安氏小孢子菌的最低抑菌浓度为 0.39 mg/ml。其他作用：小剂量香叶醇能抑制大鼠的自发活动。大鼠口服香叶醇能抑制胃肠运动，少量口服有轻度利尿作用。香叶醇还有驱豚鼠蛔虫作用。

用法用量

内服：3 ~ 6 g，煎服。去壳取仁捣碎用。

民族药方

1. 乙型病毒性肝炎 草果 40 g，人中黄 50 g，地骨皮 60 g。水煎服。

2. 斑秃 药用草果 15 g，诃子、山奈、肉桂、樟脑各 5 g。共为细末，用香油 125 ml 调成油浸剂，每次用手蘸擦患处 1 ~ 2 分钟，早、晚各 1 次。

3. 脾胃虚寒，反胃呕吐 草果仁 7.5 g，熟附子、生姜各 10 g，大枣 20 g。水煎服。

4. 食积，腹痛胀满 草果 10 g，青皮、山楂、麦芽各 15 g。水煎服。

使用注意

体弱者慎用。

草果

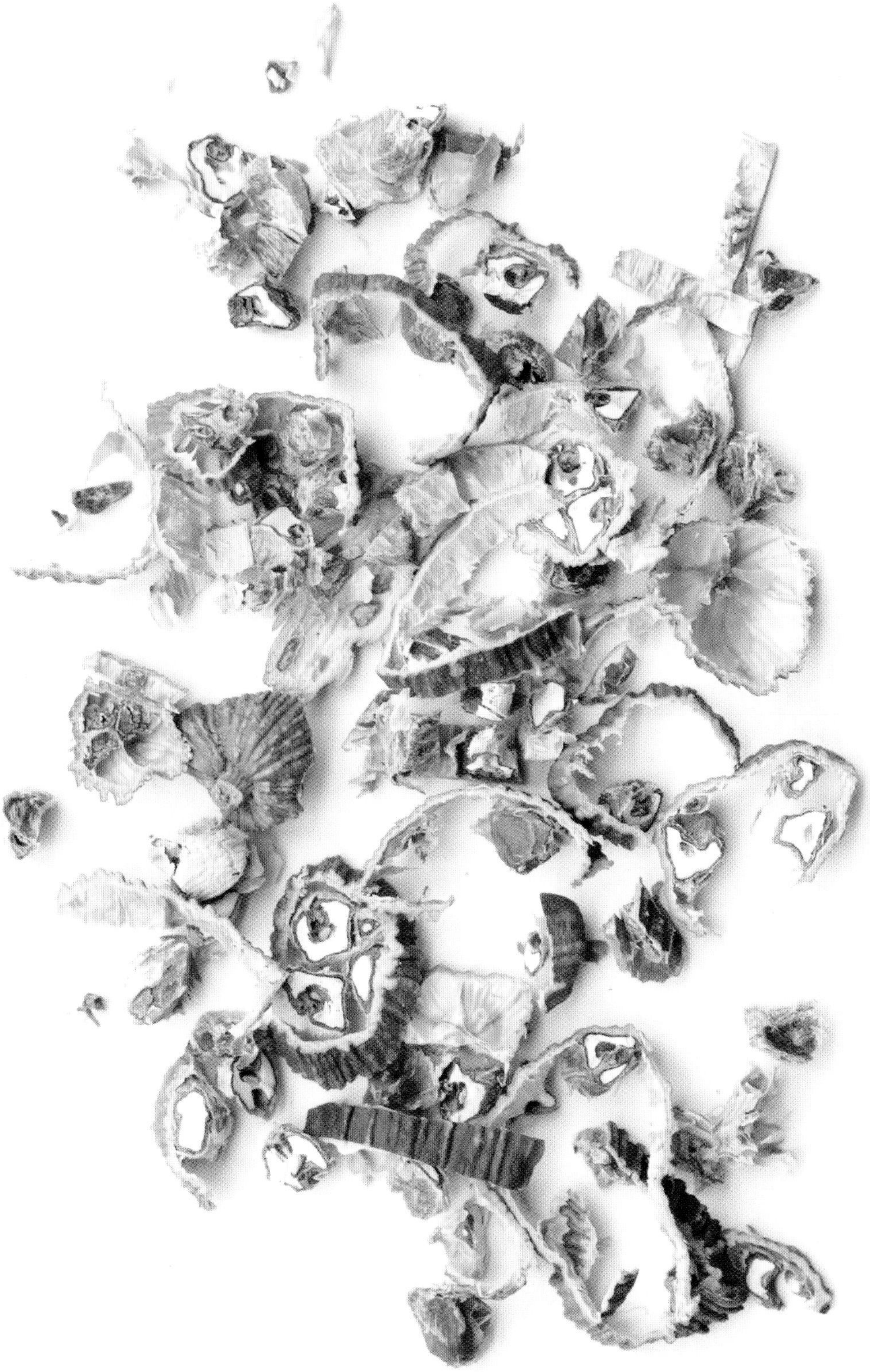

草果饮片

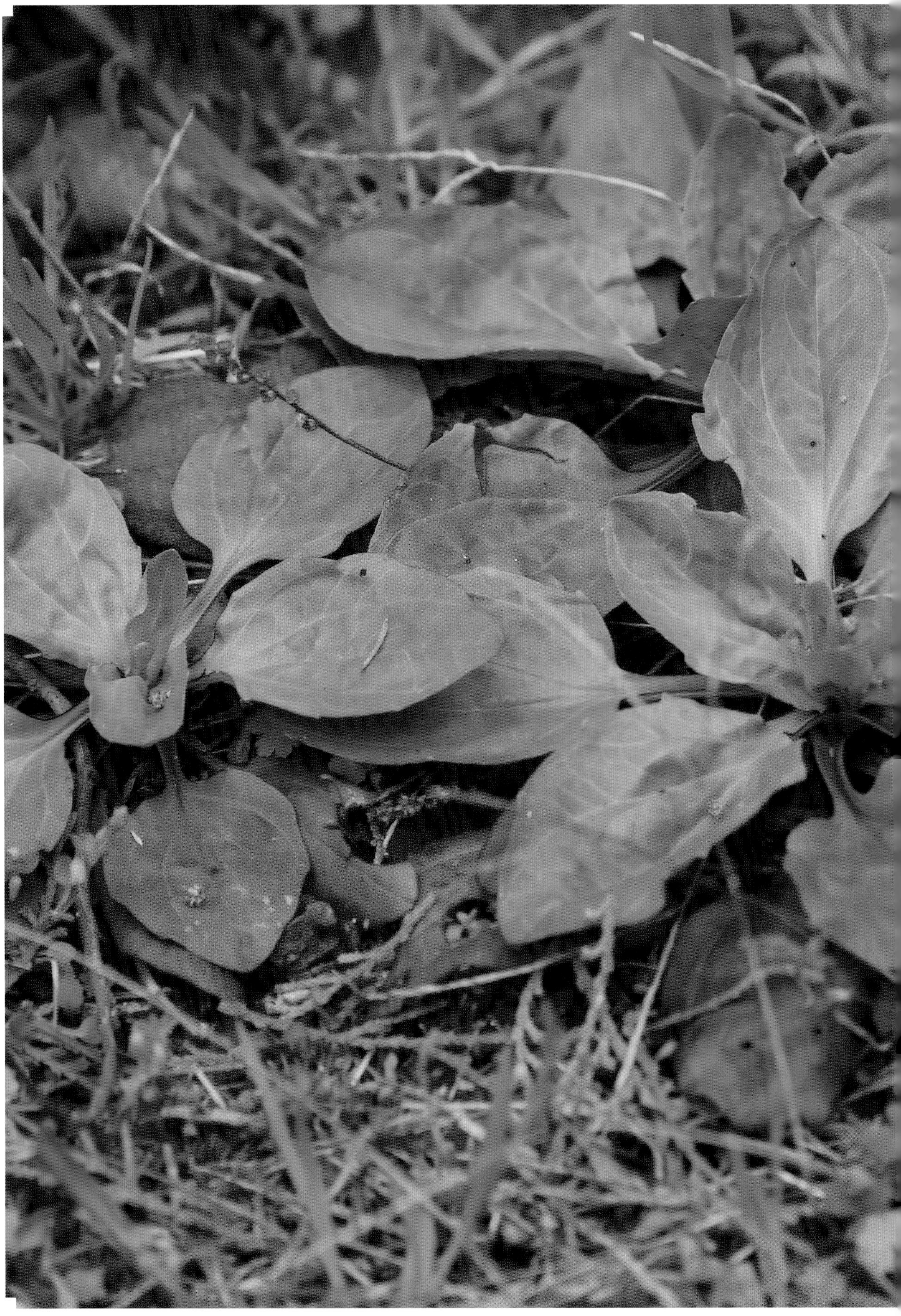

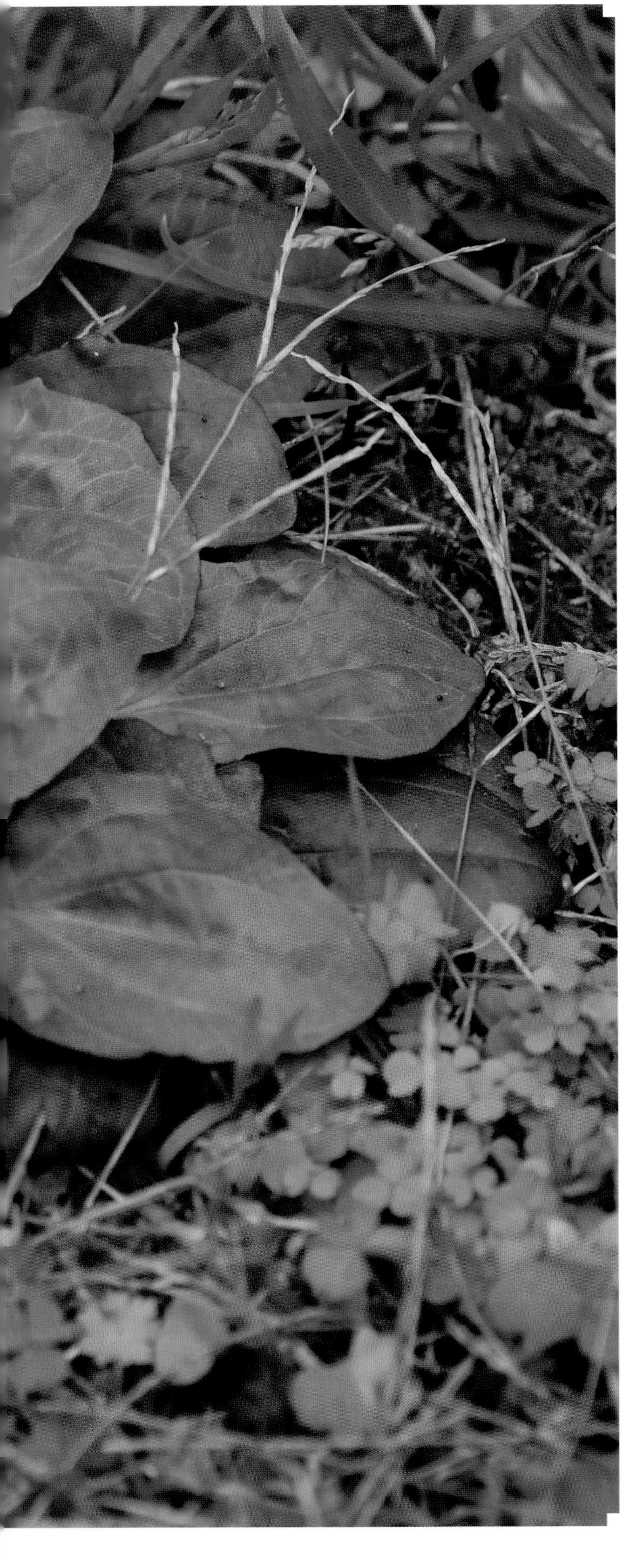

车前草

【维药名】帕卡优普日密克。

【别　名】车轮菜、车舌草、五根草、猪耳草。

【来　源】本品为车前科多年生草本植物车前 *Plantago asiatica* L. 或平车前 *Plantago depressa* Willd. 的干燥全草。

【性味归经】甘，寒。归肝、肾、肺、小肠经。

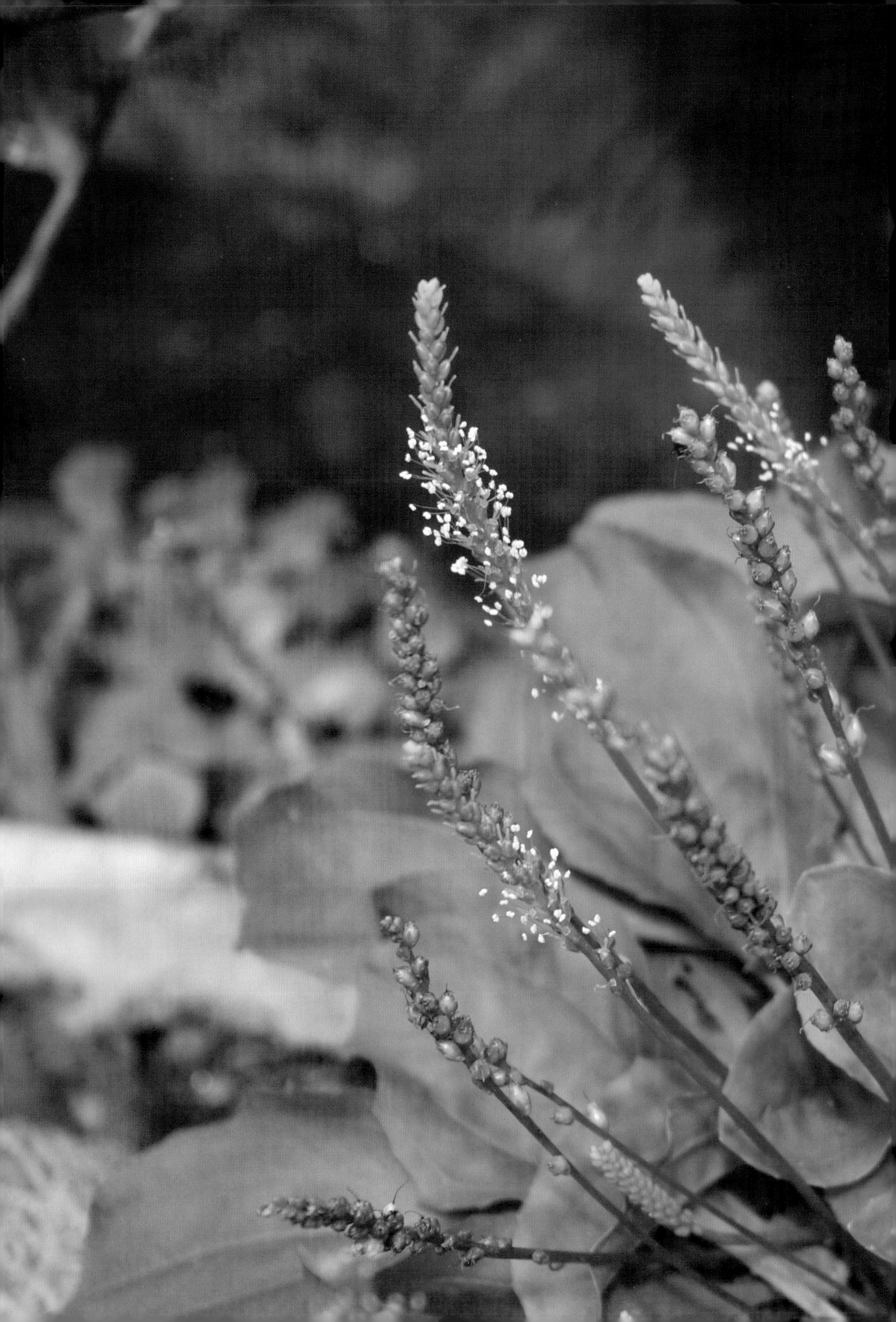

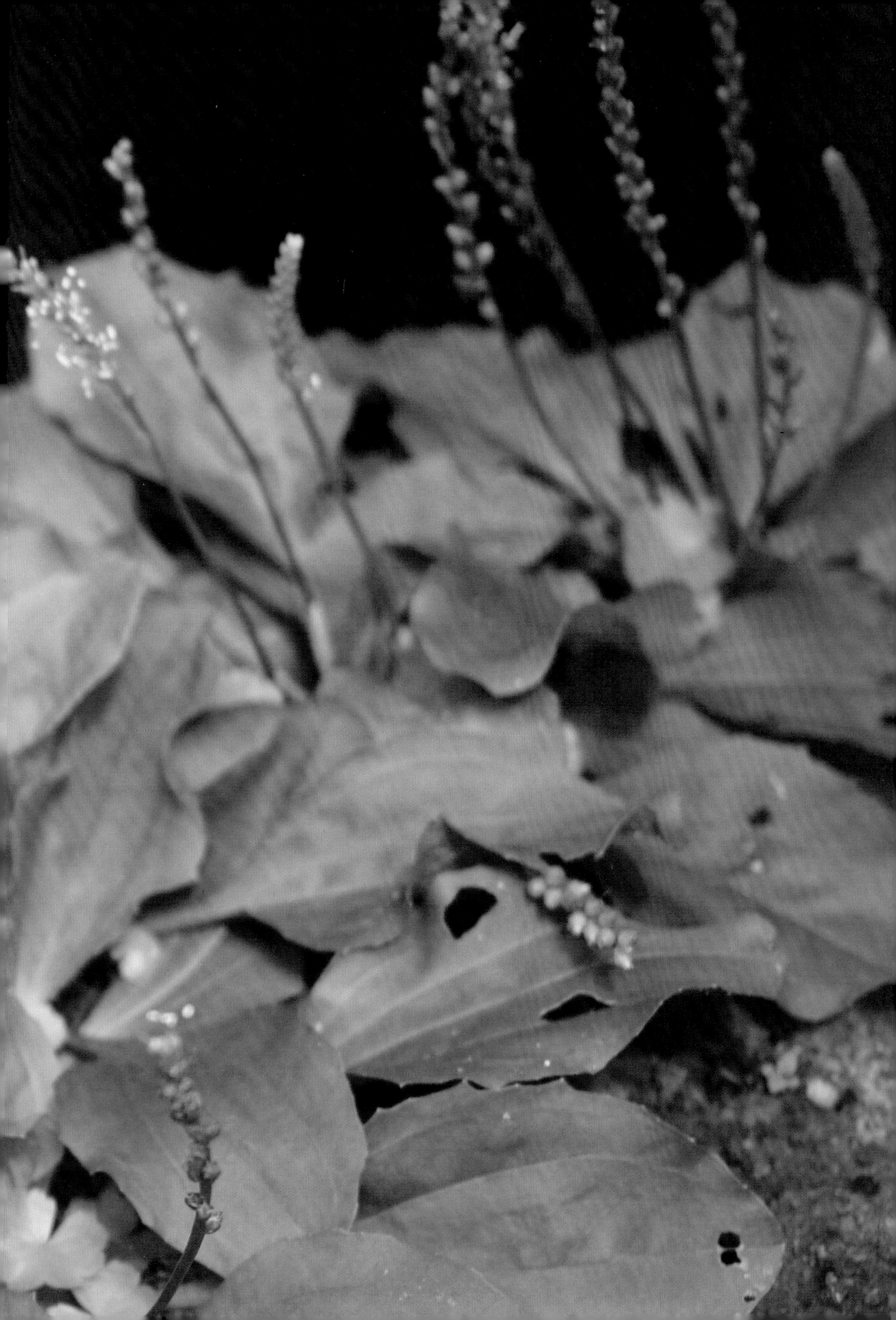

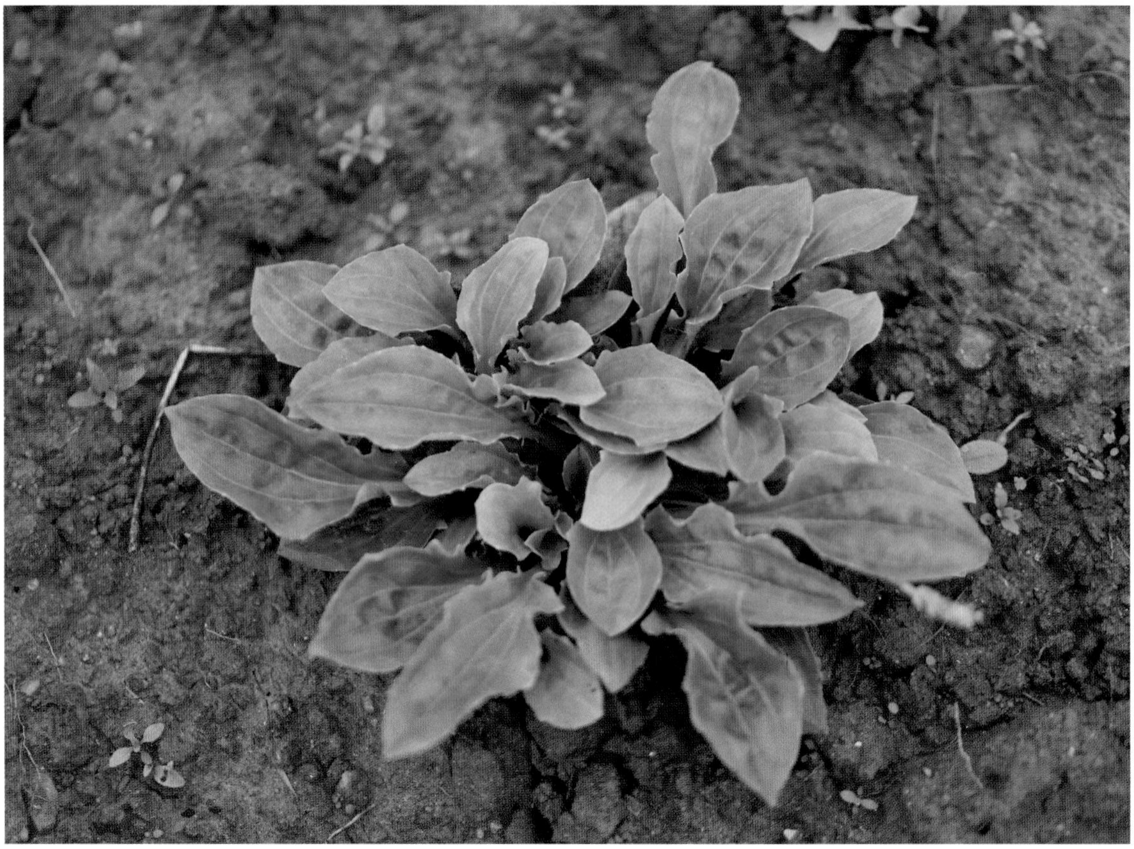

车前

识别特征

多年生草本，连花茎高达 50 cm，具须根。叶根生，具长柄，几乎与叶片等长或长于叶片，基部扩大；叶片卵形或椭圆形，长 4 ~ 12 cm，宽 2 ~ 7 cm，先端尖或钝，基部狭窄呈长柄状，全缘或呈不规则波状浅齿，通常有 5 ~ 7 条弧形脉。花茎数个，高 12 ~ 50 cm，具棱角，有疏毛；穗状花序为花茎的 2/5 ~ 1/2；花淡绿色，每花有宿存苞片 1 枚，三角形；花萼 4，基部稍合生，椭圆形或卵圆形，宿存；花冠小，胶质，花冠管卵形，先端 4 裂，裂片三角形，向外反卷；雄蕊 4，着生在花冠筒近基部处，与花冠裂片互生；花药长圆形，2 室，先端有三角形突出物，花丝线形；雌蕊 1，子房上位，卵圆形，2 室（假 4 室），花柱 1，线形，有毛。蒴果卵状圆锥形，成熟后约在下方 2/5 处周裂，下方 2/5 宿存。种子 4 ~ 8 枚或 9 枚，近椭圆形，黑褐色。花期 6—9 月，果期 7—10 月。

生境分布

生长于山野、路旁、沟旁及河边。分布于全国各地。

采收加工

夏季采挖，除去泥沙，晒干。

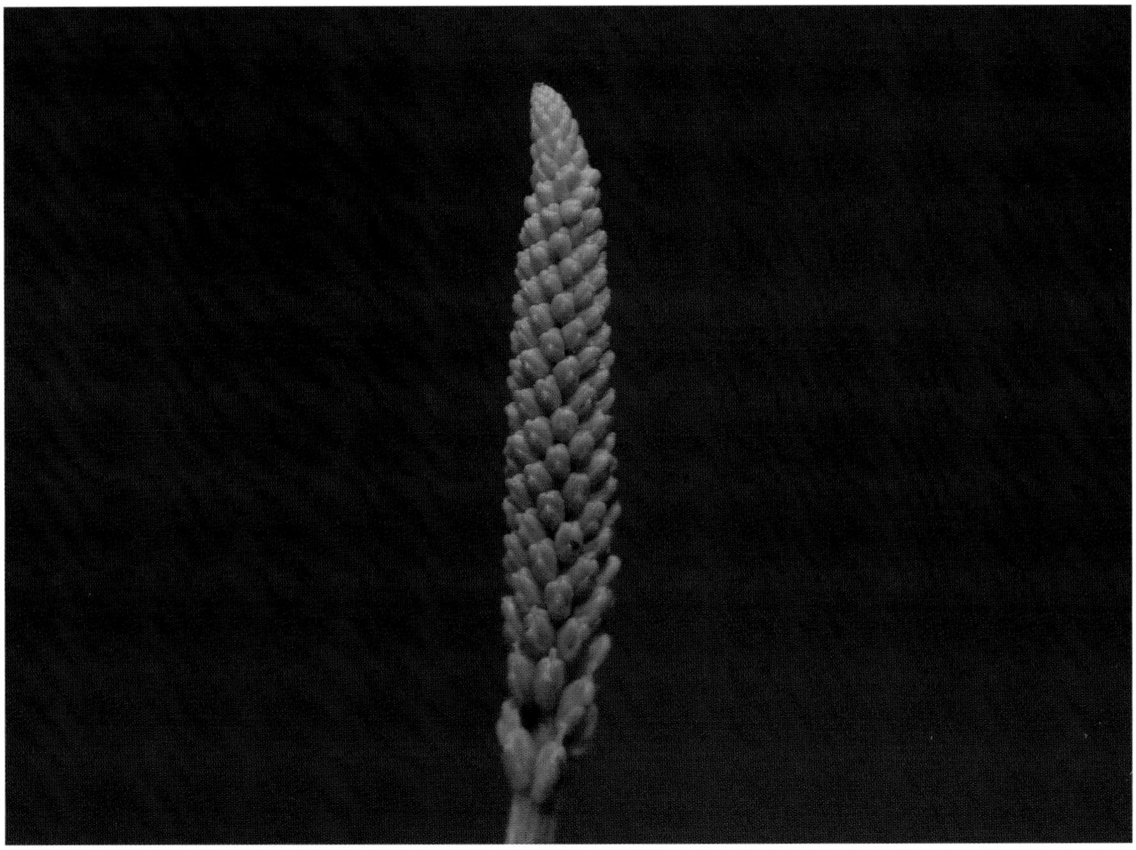

车前

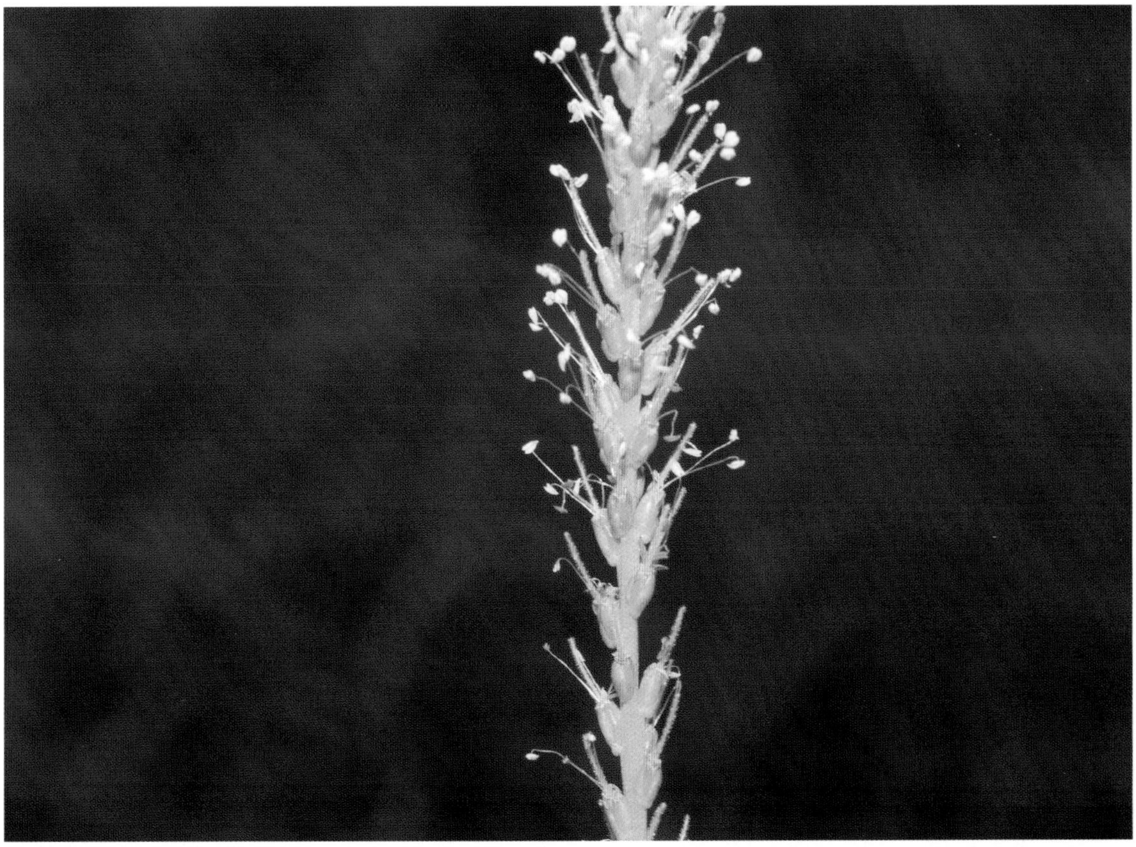

车前

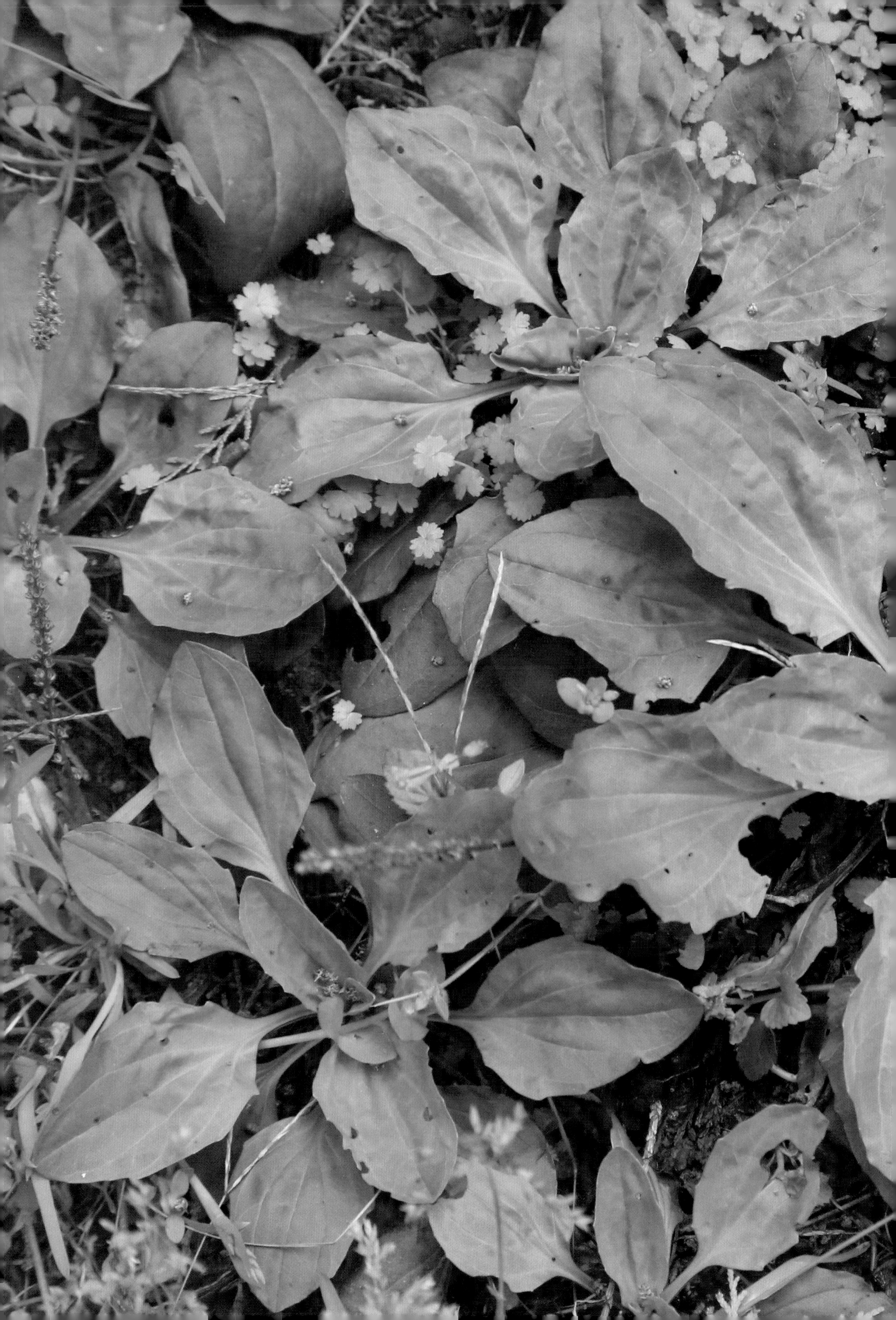

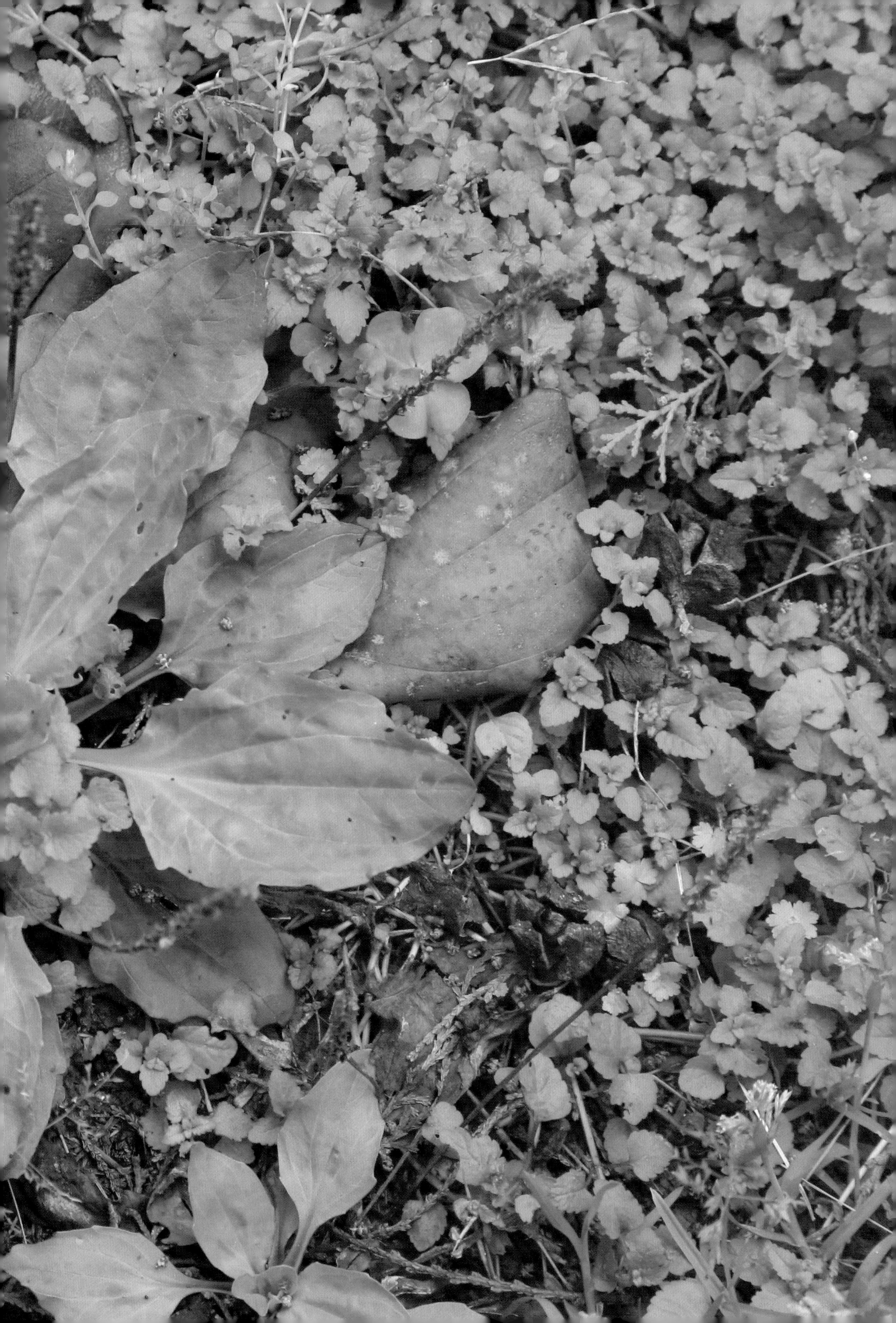

药材鉴别

本品为不规则小段，根、叶、花混合。叶片皱缩卷曲或破碎，呈灰绿色或污绿色，具明显纵脉。常见长条穗状花序。气微香，味微苦。

功效主治

清热，利尿，通淋，祛痰，凉血，解毒。用于水肿尿少、热淋涩痛、暑湿泄泻、痰热咳嗽、吐血衄血、痈肿疮毒等症的治疗。

药理作用

对泌尿系统的影响：车前草有一定利尿作用，可使犬、家兔及人的水分排出增多，并增加尿素、尿酸及氯化钠的排出。镇咳、平喘、祛痰作用：以车前草煎剂高低两种剂量给猫灌胃，均可使猫的致咳电刺激阈显著上升，且随剂量增加，作用加强。抗病原微生物作用：试管内的车前草水浸剂对同心性毛癣菌、羊毛状小芽孢癣菌、星状奴卡菌等有不同程度的抑制作用。对胃、肠道作用：给有巴甫洛夫小胃及胃疾的狗灌服车前草提取物或浸剂 0.5 g/kg，对胃液分泌有双向调节作用；对毛果芸香碱所致胃液分泌过多和肾上腺素所致胃液分泌过少，均有对抗作用。

用法用量

内服：9 ~ 30 g，或鲜品 30 ~ 60 g，煎服或捣汁服。外用：鲜品适量，捣敷患处。

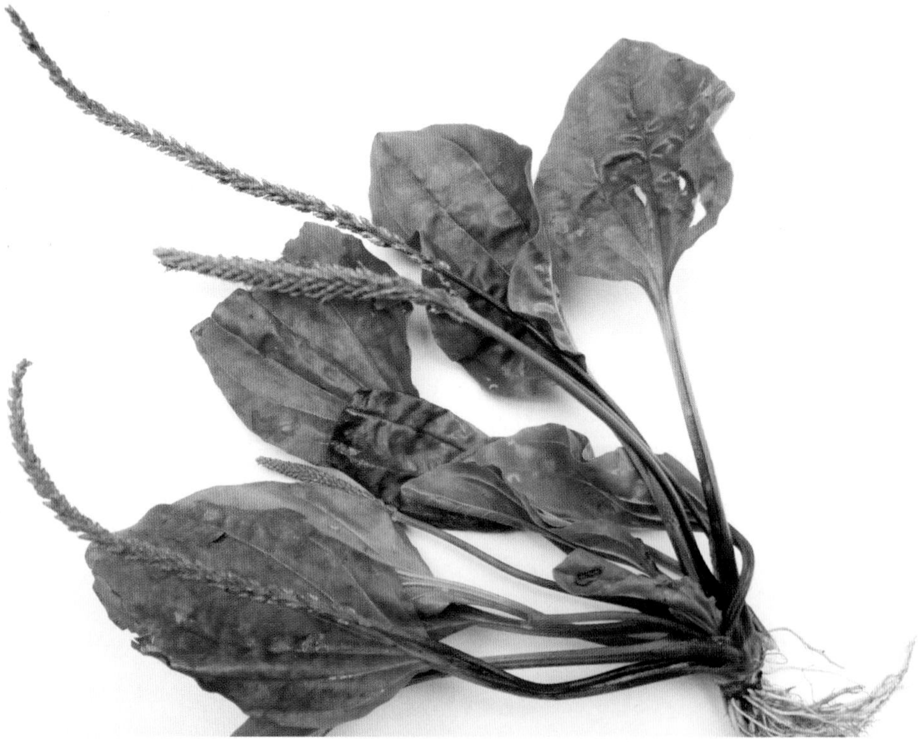

车前草药材

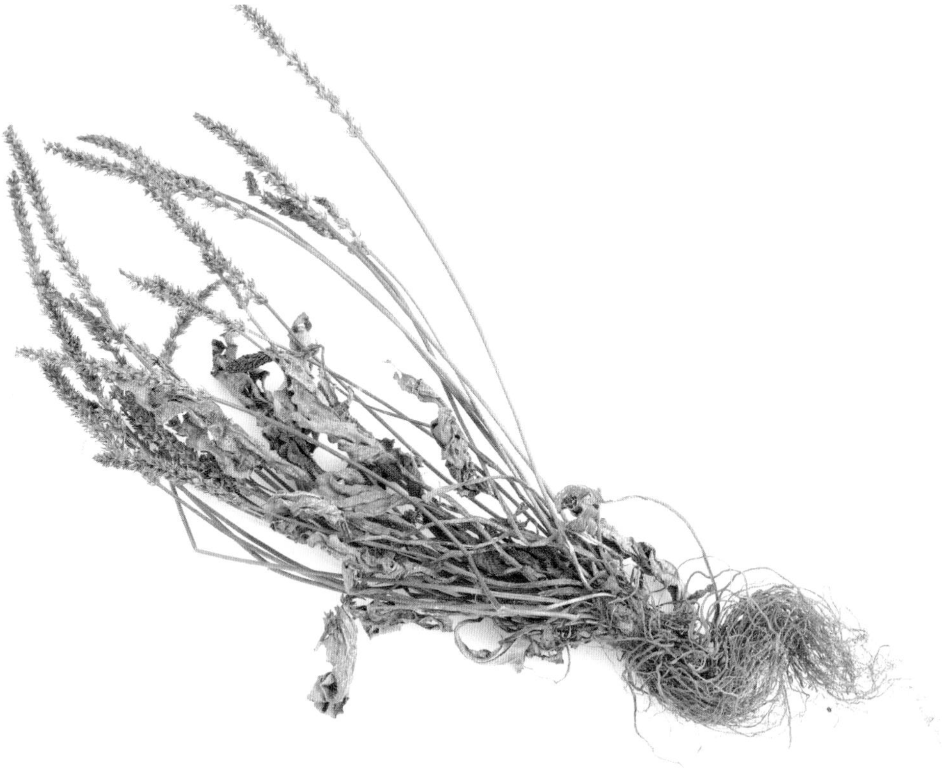

车前草药材

民族药方

1．**小便不通**　车前草 500 g。水 3000 ml，煎取 1500 ml，分 3 次服。

2．**尿血（热性病引起者）**　鲜车前草适量。捣汁 500 ml，空腹服。

3．**热痢不止**　车前草叶适量。捣汁入蜜 100 ml，煎温服。

4．**水肿，结肠炎，湿泻**　鲜车前草 150 g。煎汤服，每日 1 剂。

5．**百日咳，急、慢性气管炎**　车前草 60 g。水煎服。

6．**外伤出血**　车前草适量。捣烂敷患处。

7．**高血压**　车前草、鱼腥草各 50 g。水煎服。

8．**小儿痫病**　车前草 250 g。绞汁，加蜂蜜 25 g，开水冲服。

9．**上呼吸道感染**　车前草、古山龙、裸花紫珠、黑面叶各 25 g。水煎，浓缩成 30 ml，分 3 次服。

10．**咳嗽，支气管炎**　车前草、东风橘叶、布渣叶、华泽兰根各 25 g。水煎服。

11．**黄疸，肝炎**　车前草、红旱莲各 25 g，栀子 20 g，决明子 10 g，香附 15 g。水煎服。

使用注意

内伤劳倦、阳气下陷、肾虚精滑及内无湿热者，慎服。

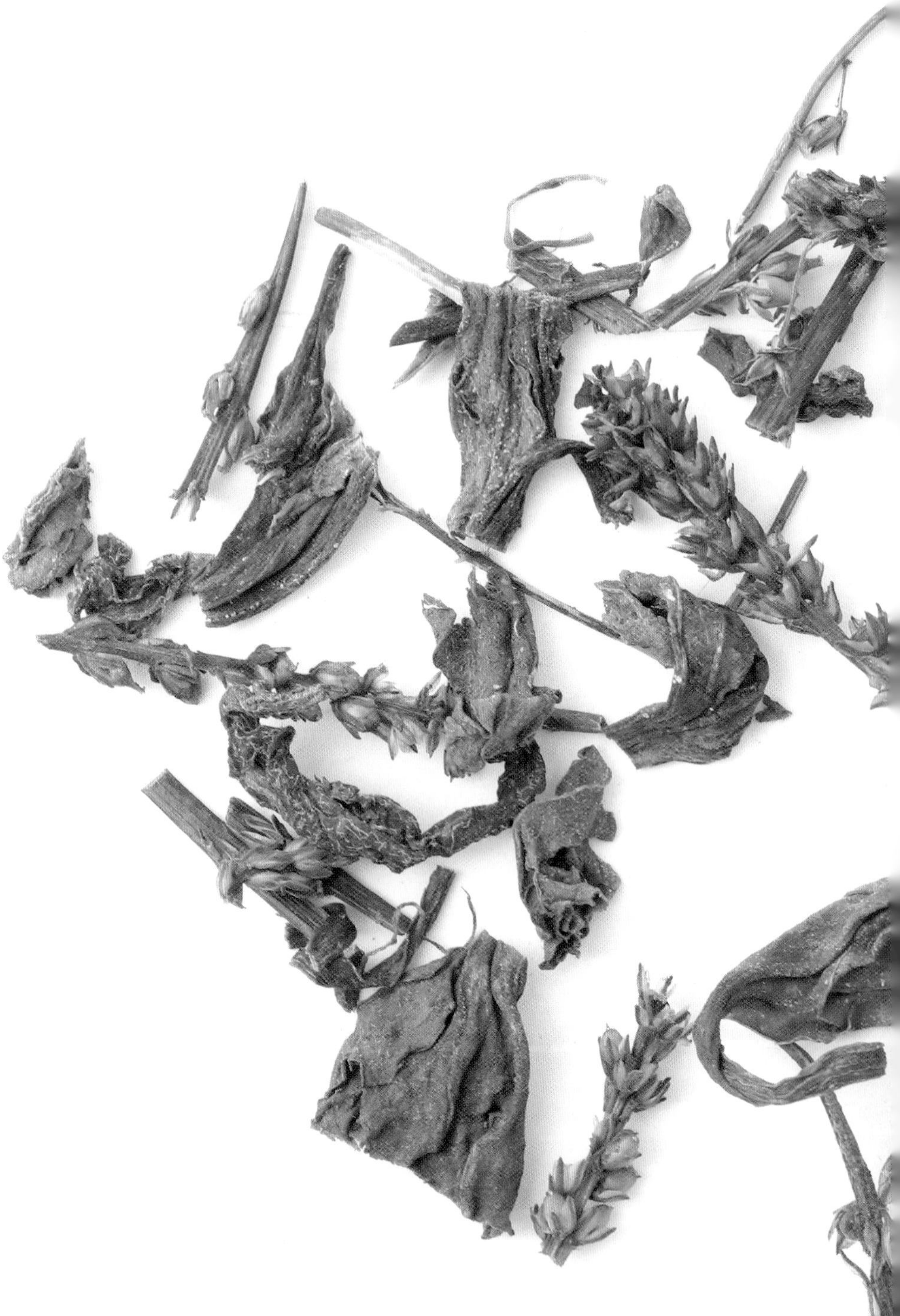

车前草

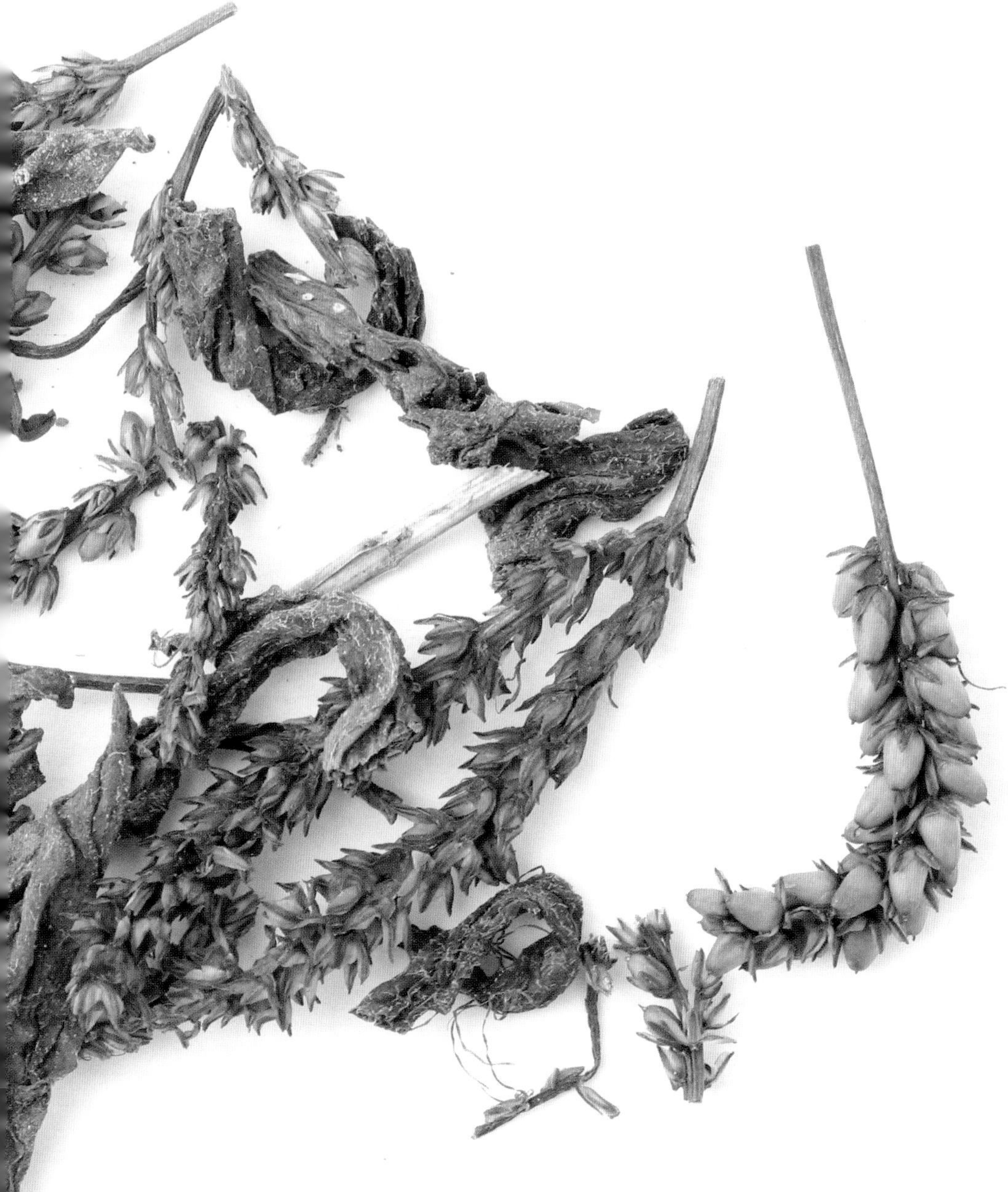

车前草饮片

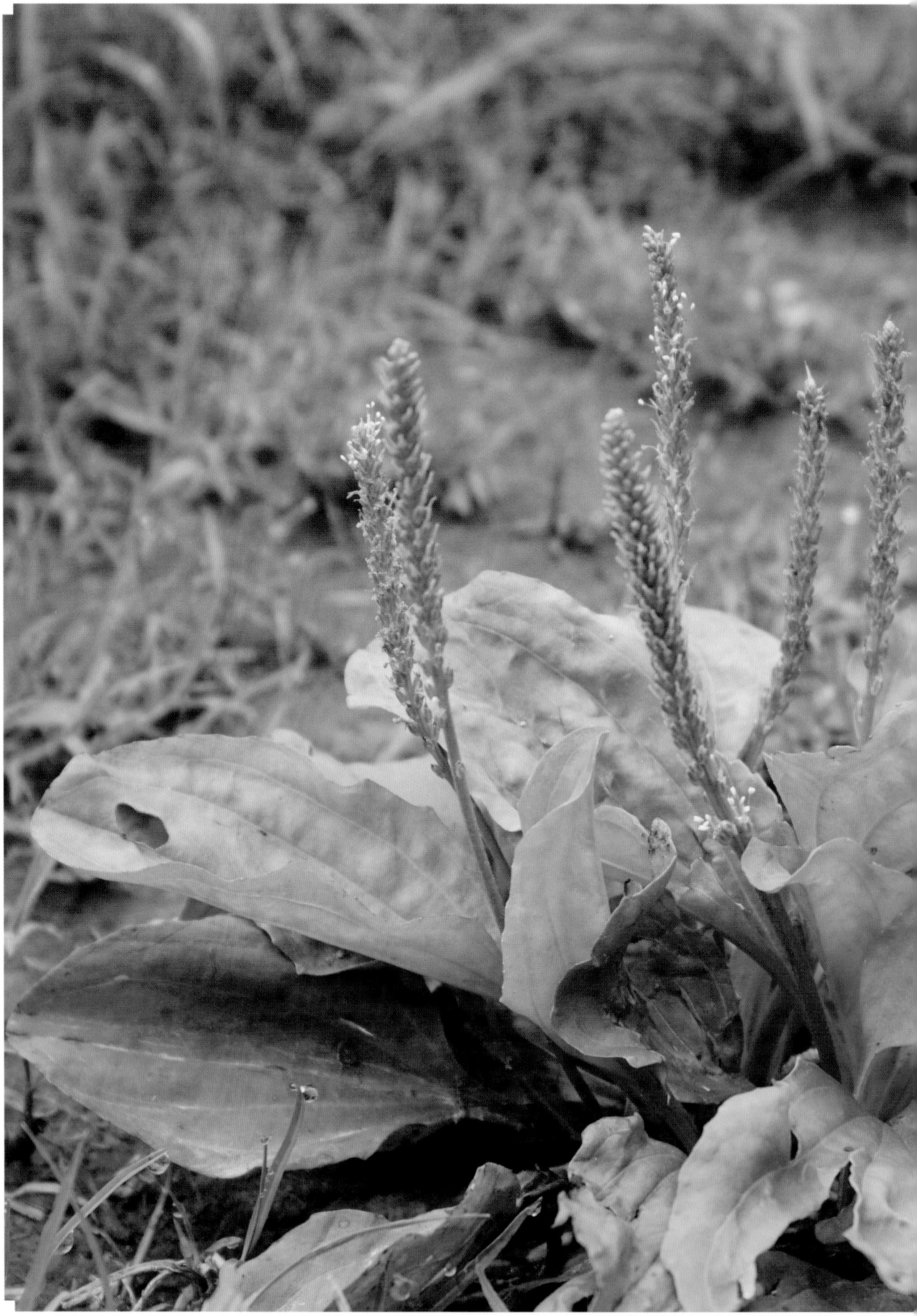

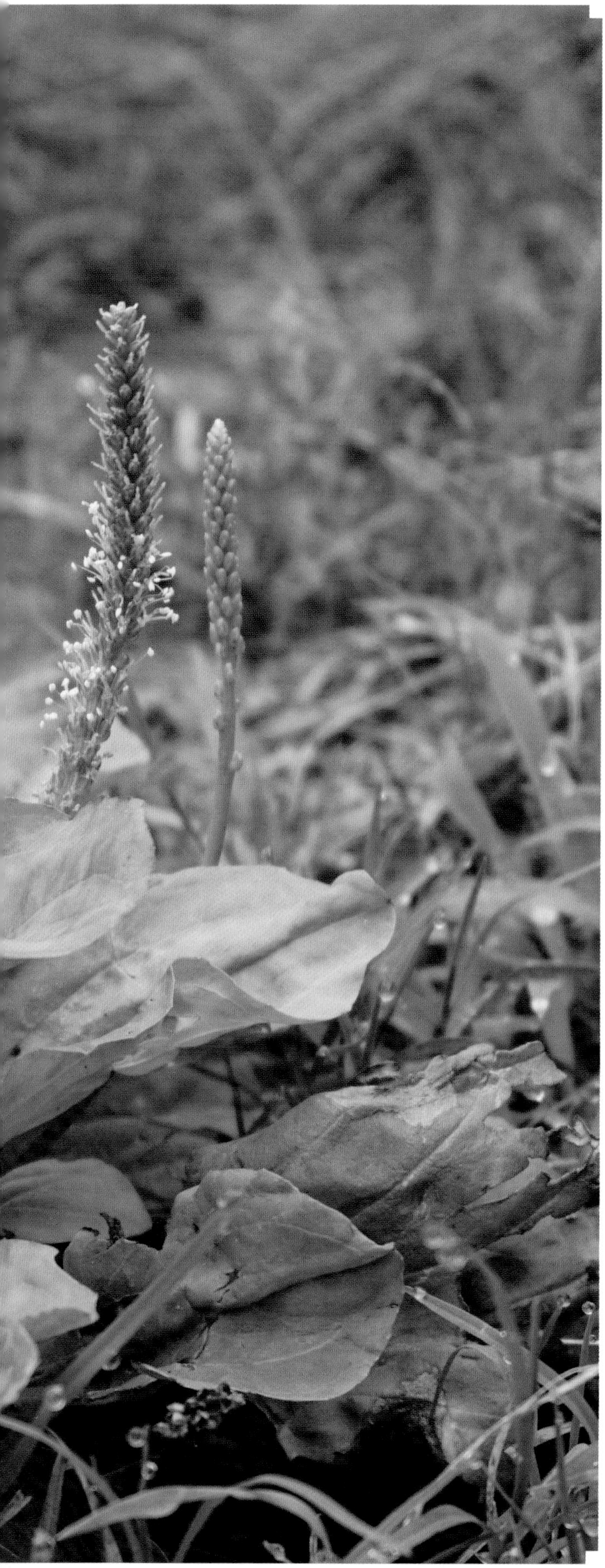

车前子

【维药名】帕卡优普日密克欧如合。

【别　名】炒车前子。

【来　源】本品为车前科多年生草本植物车前 *Plantago asiatica* L. 或平车前 *Plantago depressa* Willd. 的干燥成熟种子。

【性味归经】甘，寒。归肾、肝、肺经。

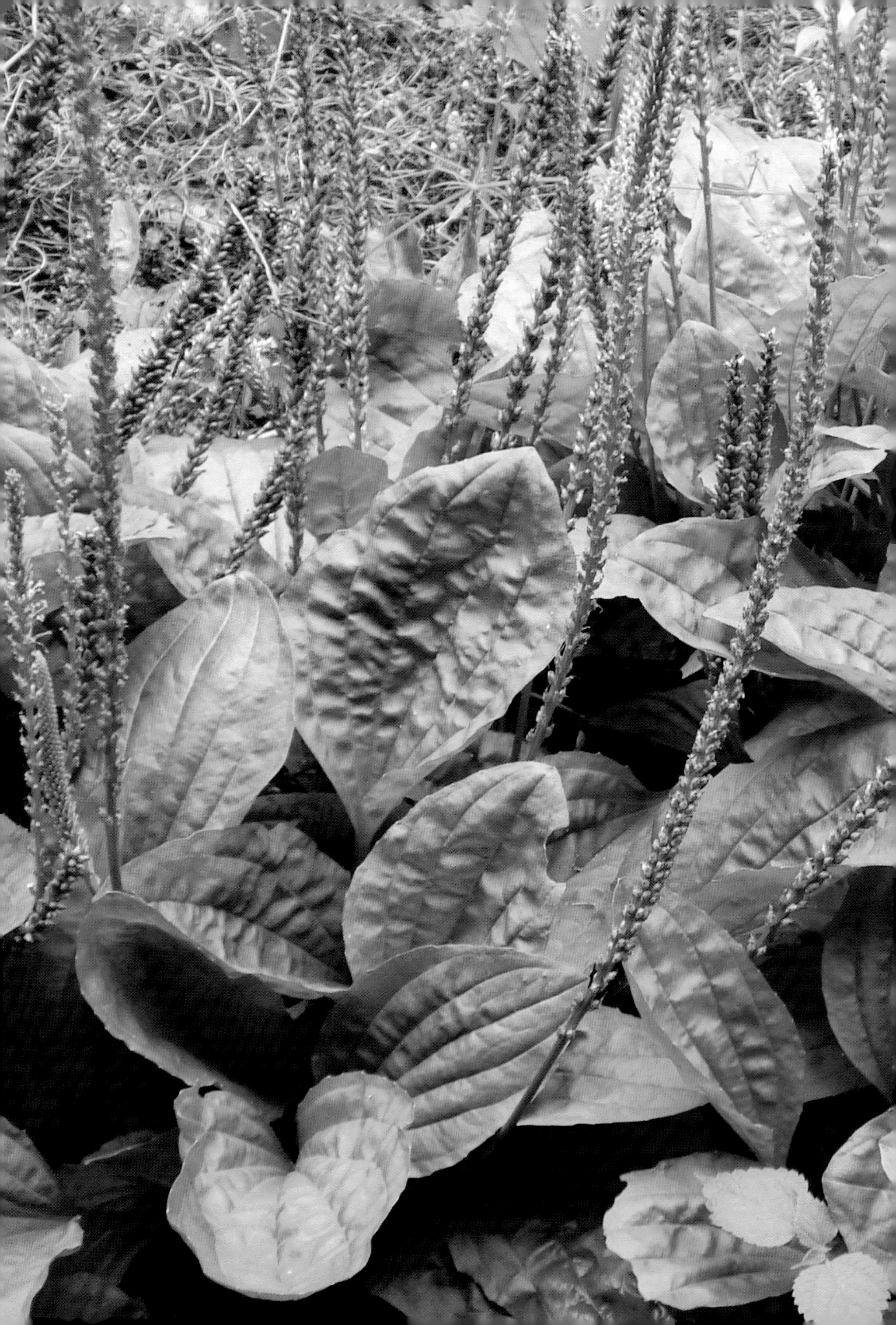

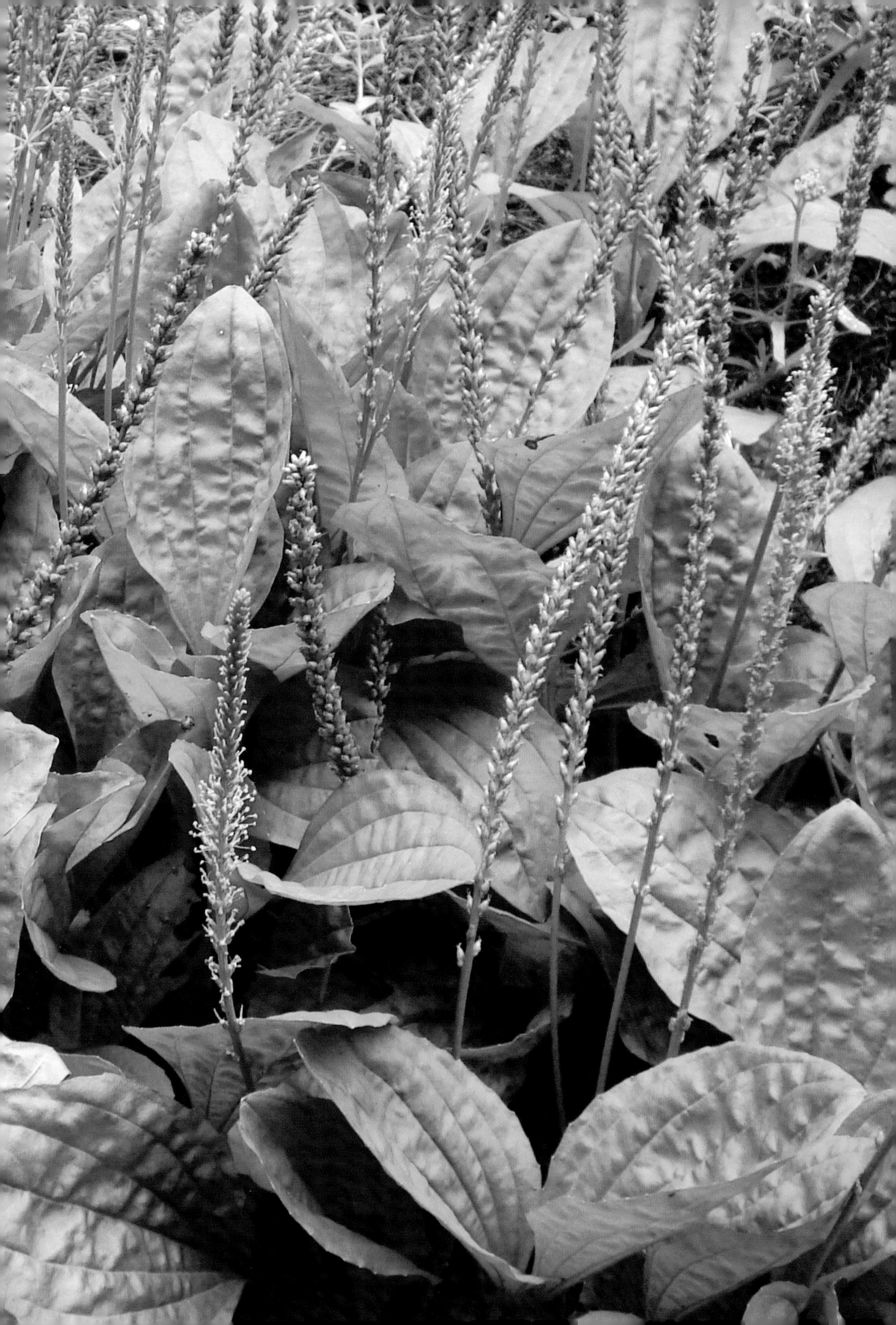

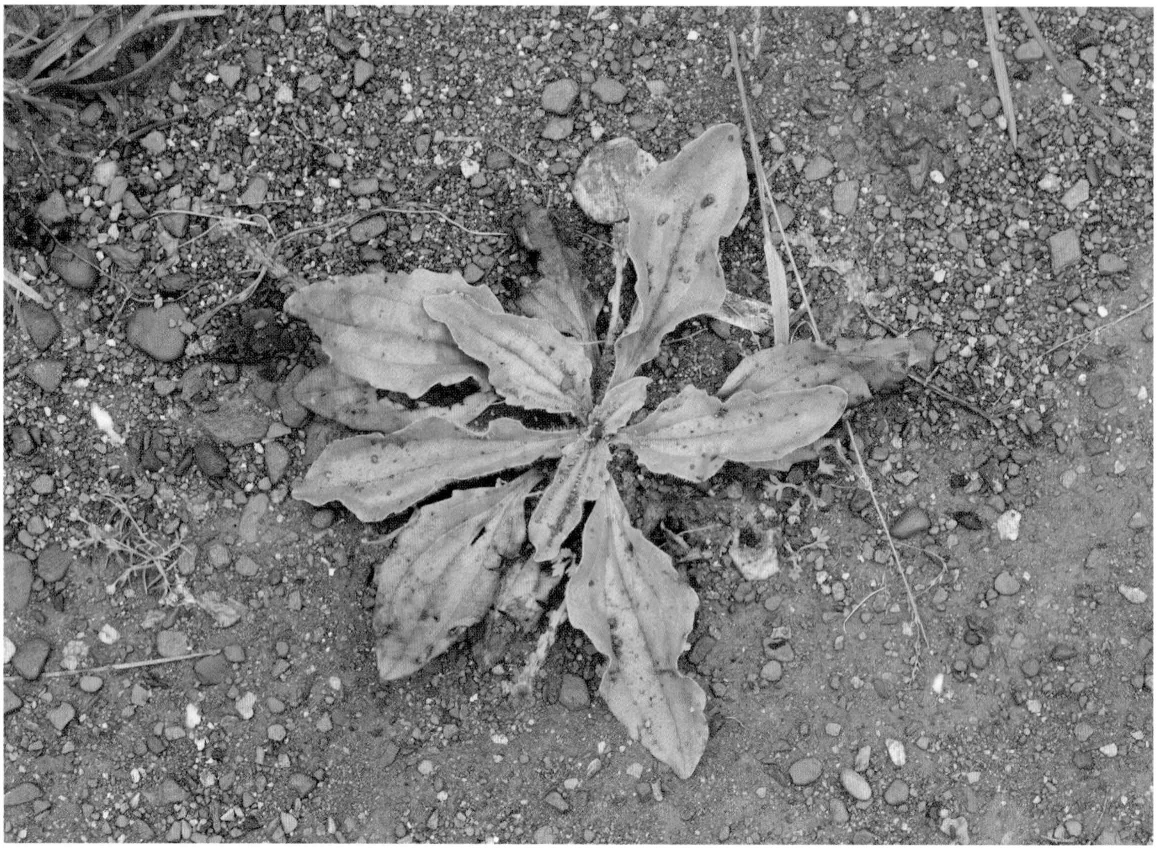

车前

识别特征

见“车前草”项下。

生境分布

生长于山野、路旁、沟旁及河边。分布于全国各地。

采收加工

秋季果实成熟时，割取果穗，晒干后搓出种子，筛去果壳杂质。

药材鉴别

本品为扁平椭圆形细小种子，表面黑褐色或黄棕色。质硬，断面白色。无臭，味淡，嚼之有黏液。

功效主治

利尿通淋，渗湿止泻，清肝明目，清肺化痰。本品甘寒滑利，清利湿热而通淋、止泻；入肺清肺化痰止咳，入肝清肝明目，故能利尿通淋、止泻、明目、化痰。

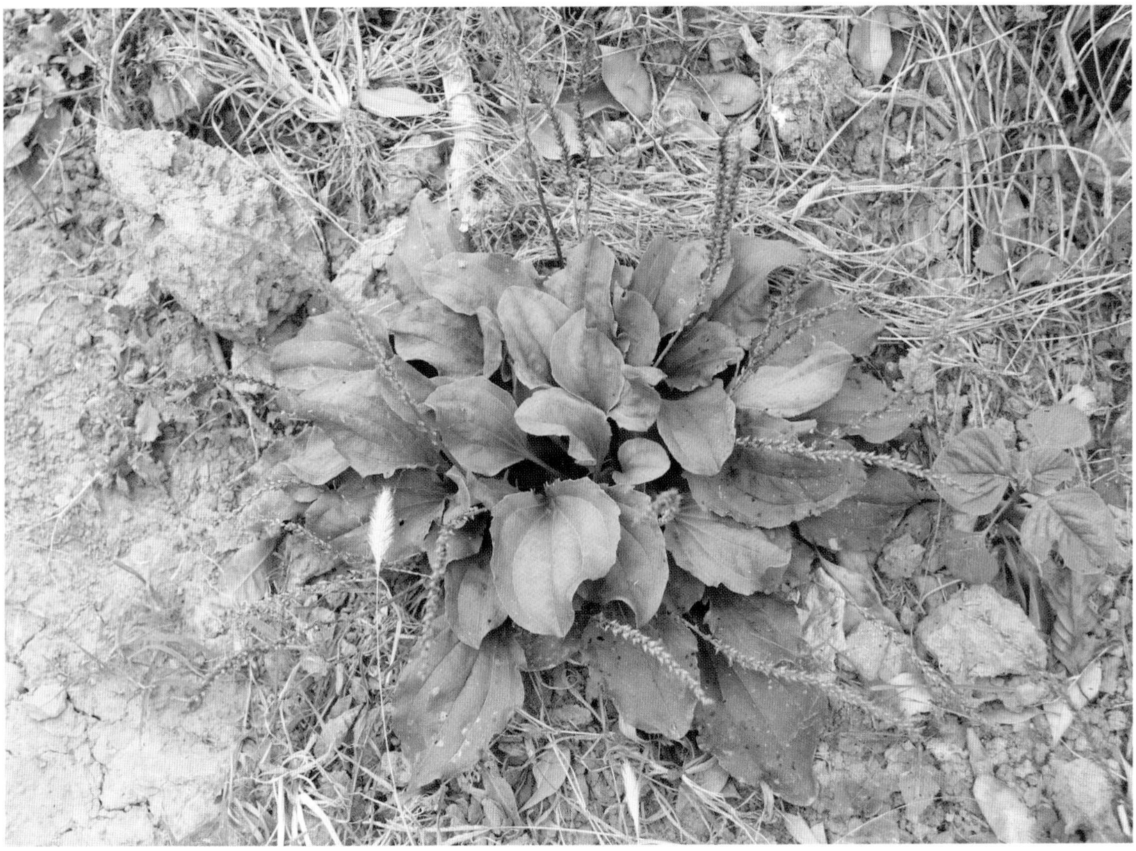
车前

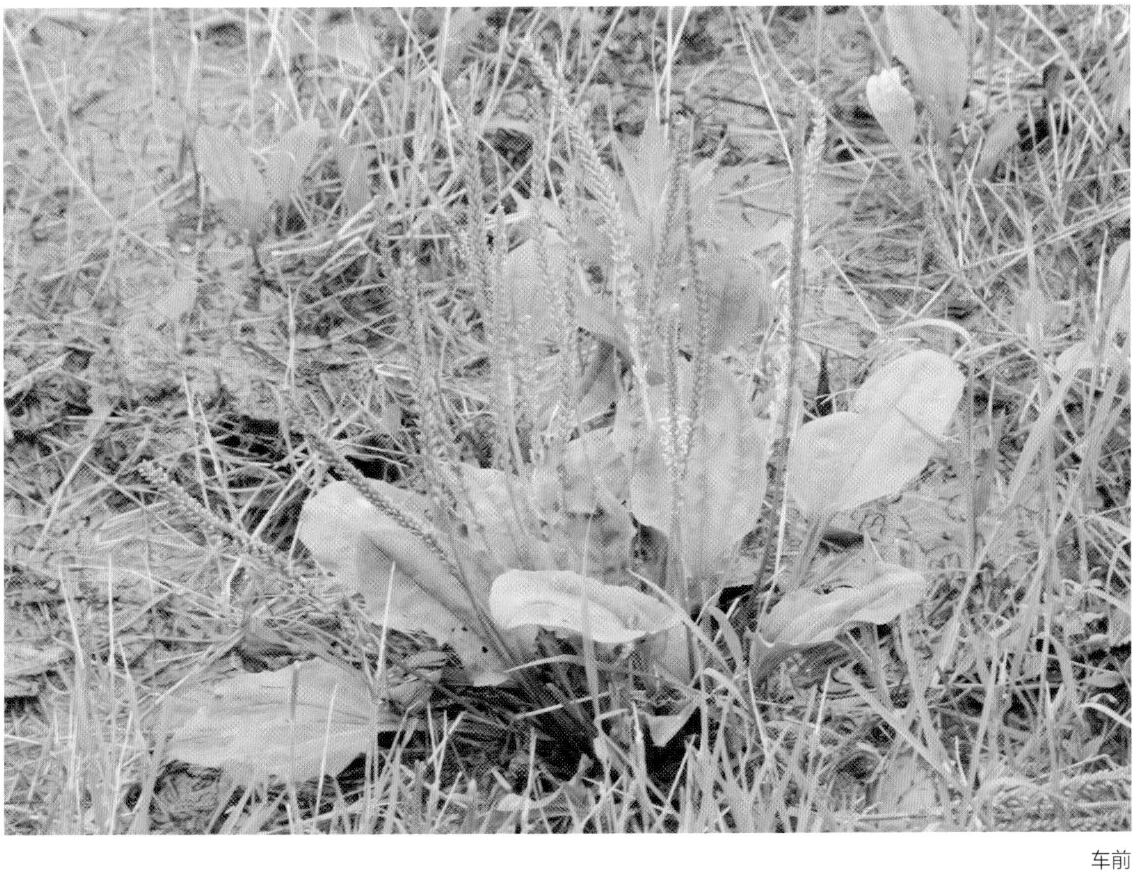
车前

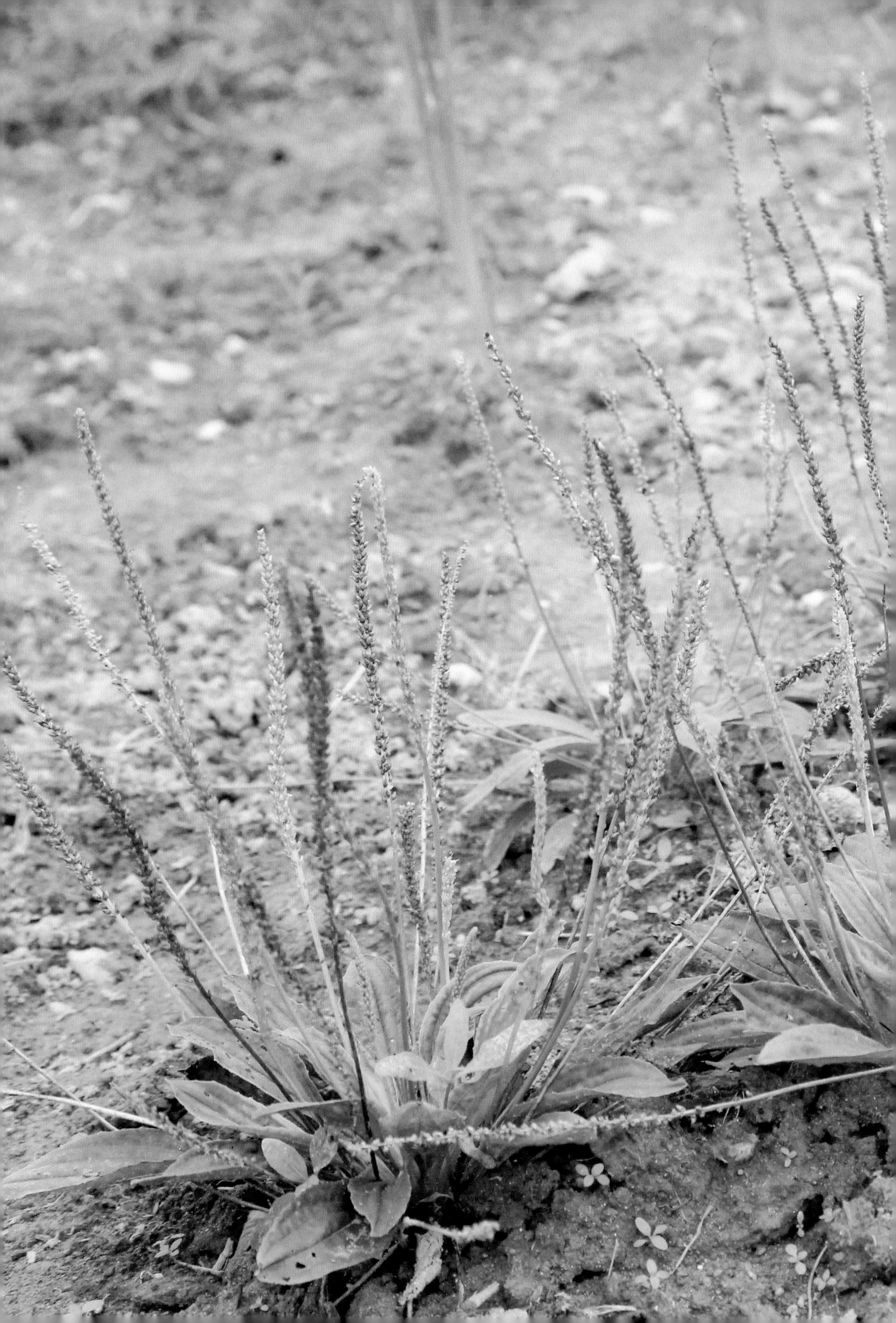

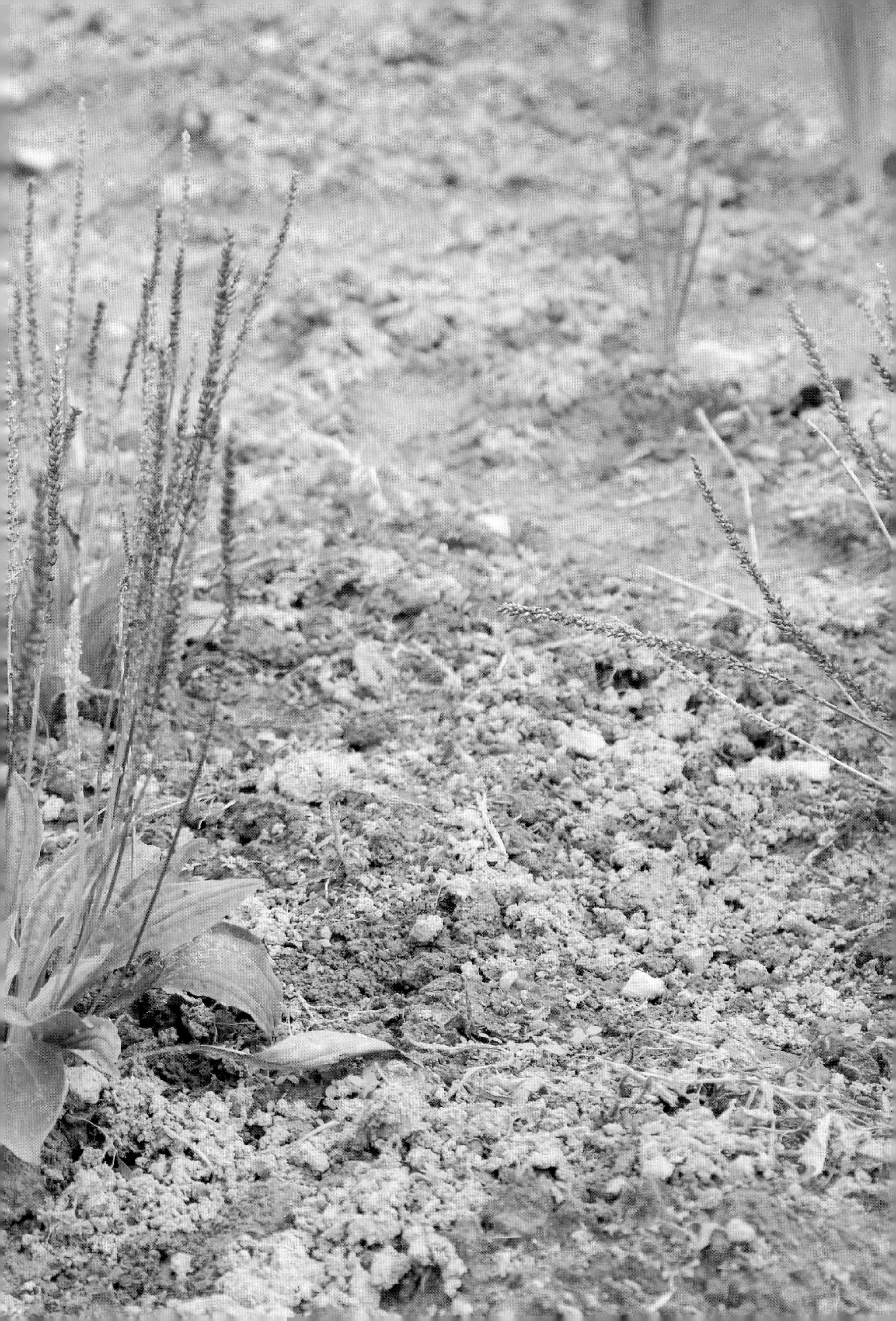

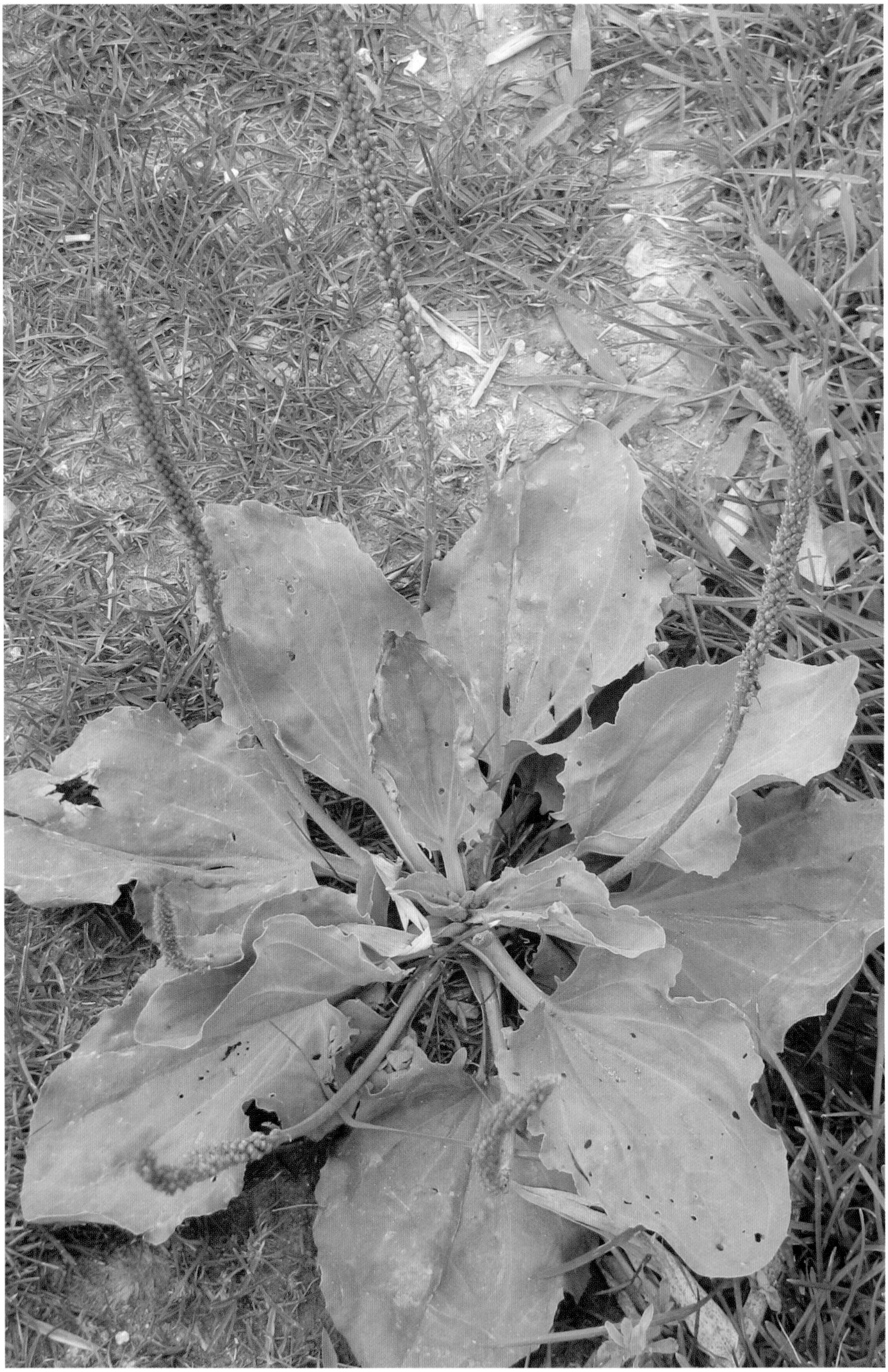

车前

药理作用

本品有显著利尿作用，又能促进呼吸道黏液分泌，稀释痰液，有祛痰作用。对各型杆菌和葡萄球菌均有抑制作用。车前子注射剂关节腔注射有增加关节囊紧张度的作用。

用法用量

内服：15 ~ 30 g，煎服，宜布包煎。

民族药方

1．高血压　车前子 9 ~ 18 g。水煎 2 次，每日当茶饮。

2．上消化道出血　车前子 3 g，大黄 120 g。煎为 200 ml，分 4 ~ 6 次服，每 4 ~ 6 小时服 1 次，首次量加倍。

3．急、慢性细菌性痢疾　炒车前子 2 份，焦山楂 1 份。共研细末，用温开水送服，每次 10 g，每日 3 次，服药期间忌油腻及生冷食物。

4．腹泻　炒车前子、枯矾各 10 g。共研细末备用，饭前冲服，每次 1 ~ 2 g，每日 2 次，5 日为 1 个疗程。

5．小儿单纯性消化不良　车前子适量。炒焦、研粉，口服，4 ~ 12 个月龄者每次 0.5 g，1 ~ 2 岁小儿每次 2 g，每日 3 ~ 4 次。

6．泌尿系感染　车前子 20 g，红枣树皮 60 g（洗净）。装入布袋内缝好，置砂锅（或铝锅）内，加水 1500 ml，小火煮沸，将药液煮至 500 ml，倒碗内加 30 g 的白糖，口服，每日 1 次，儿童量酌减。

7．青光眼　车前子 60 g。加水 300 ml，1 次煮服，每日 1 剂。

使用注意

本品性寒，脾胃虚弱、阴证疮肿者忌用。

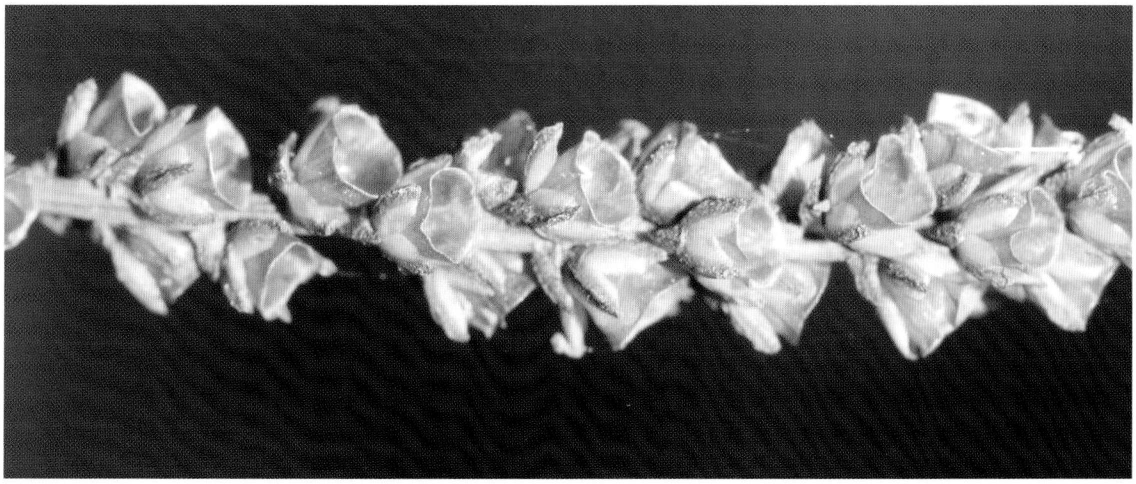

车前子

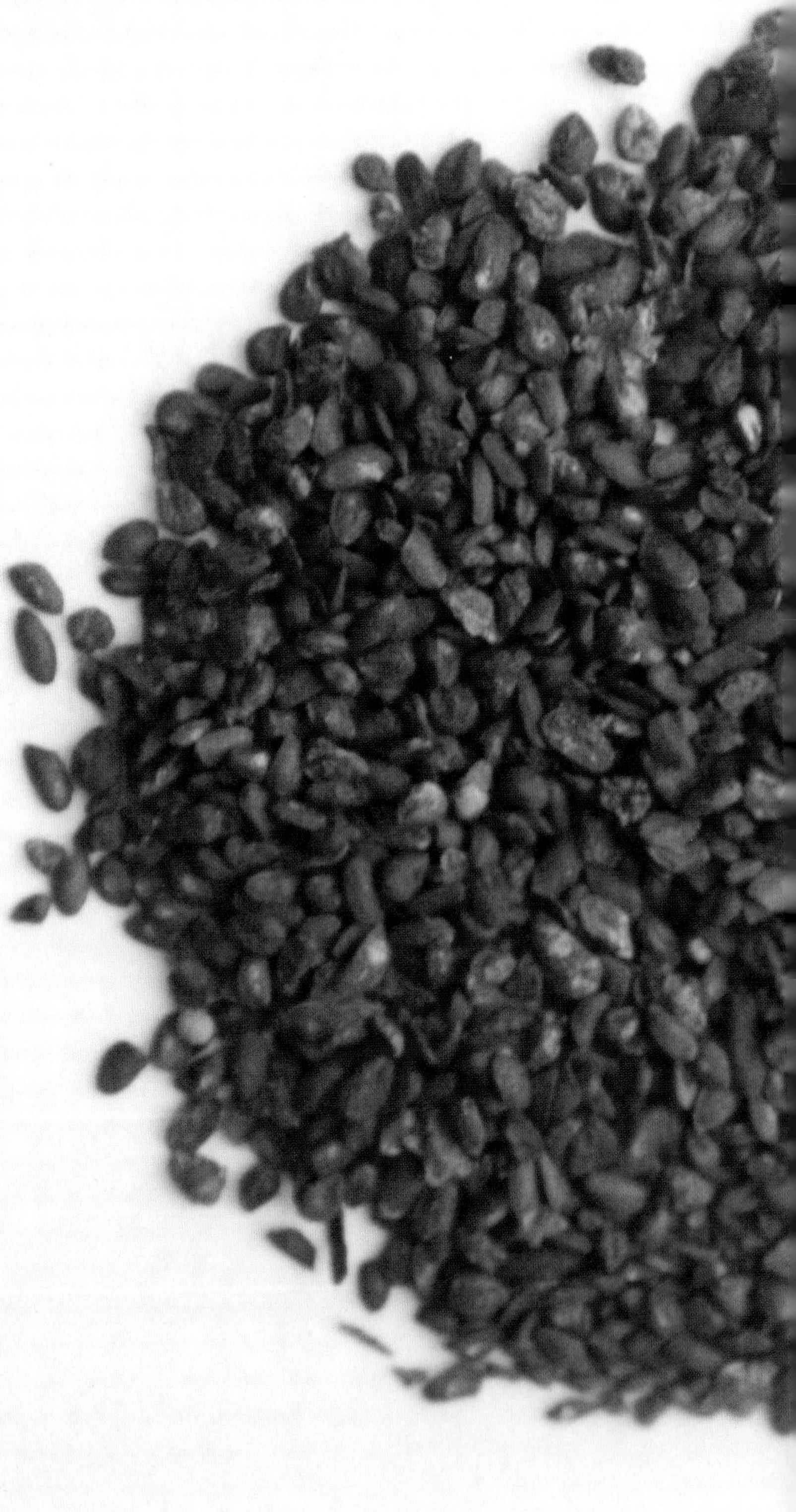

车前子

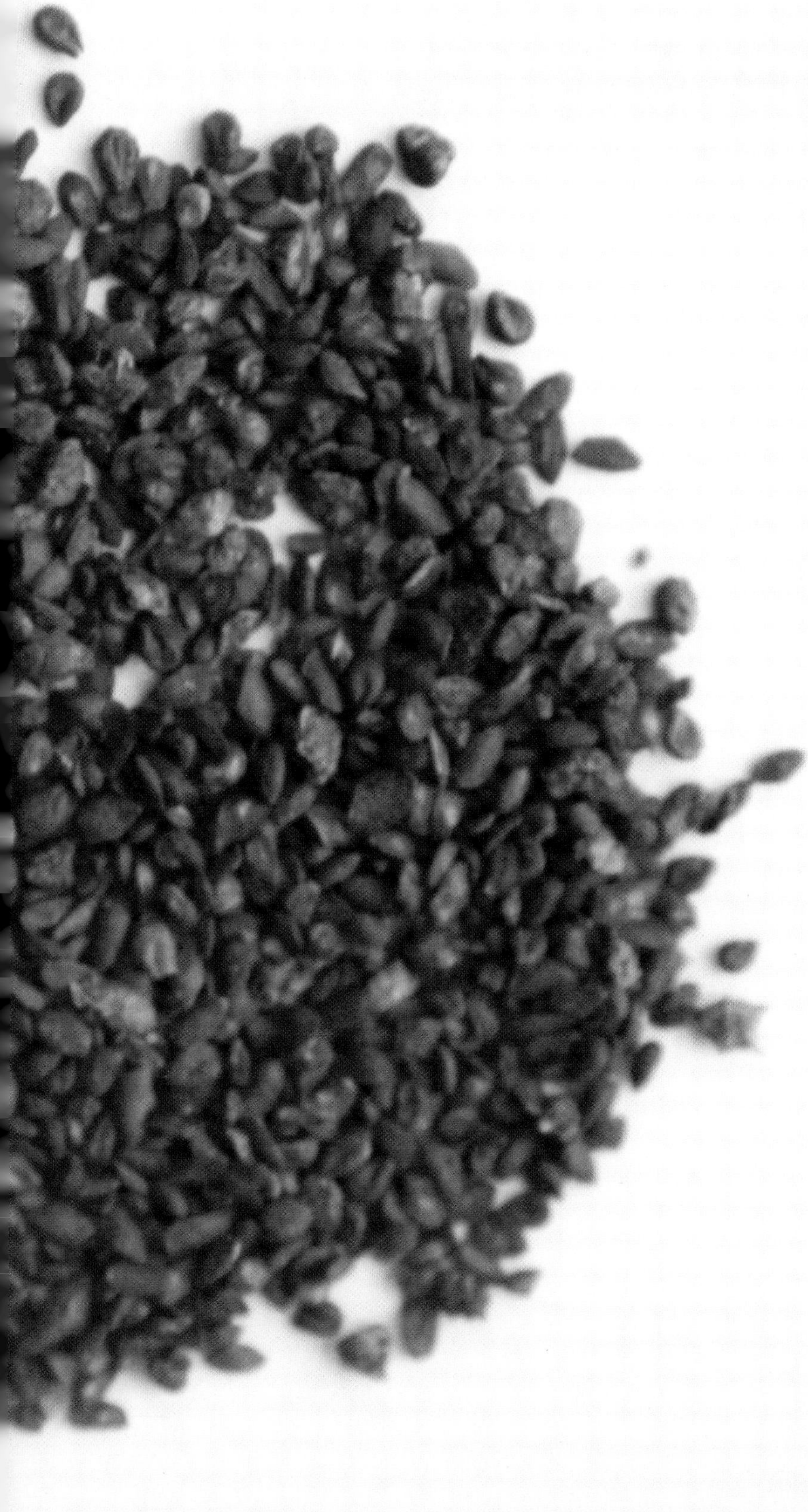

车前子饮片

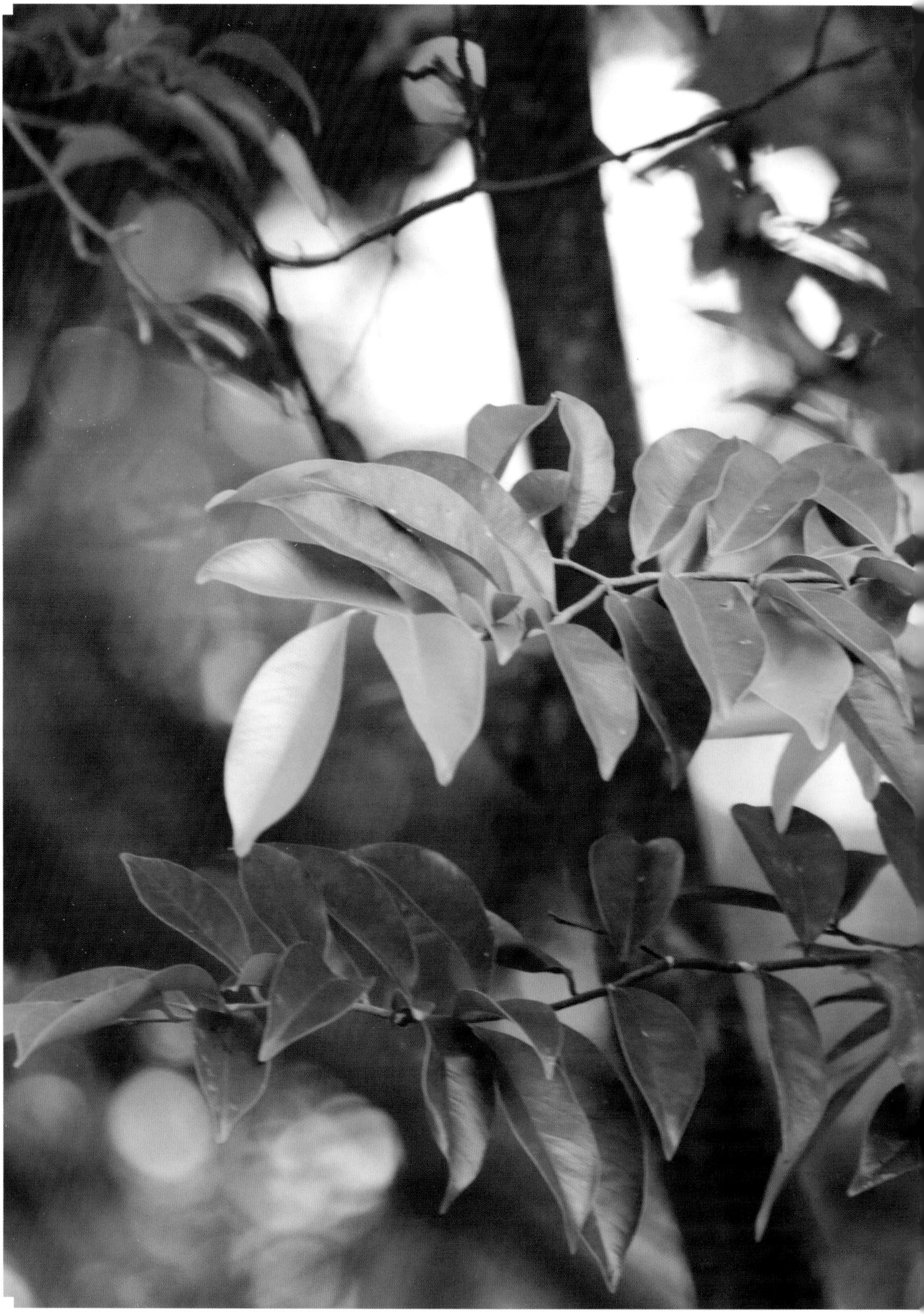

沉香

【维药名】印地亚合其。

【别　名】沉香屑、海南沉香。

【来　源】本品为瑞香科植物白木香 *Aquilaria sinensis*（Lour.）Gilg 含有树脂的木材。

【性味归经】辛、苦，温。归脾、胃、肾经。

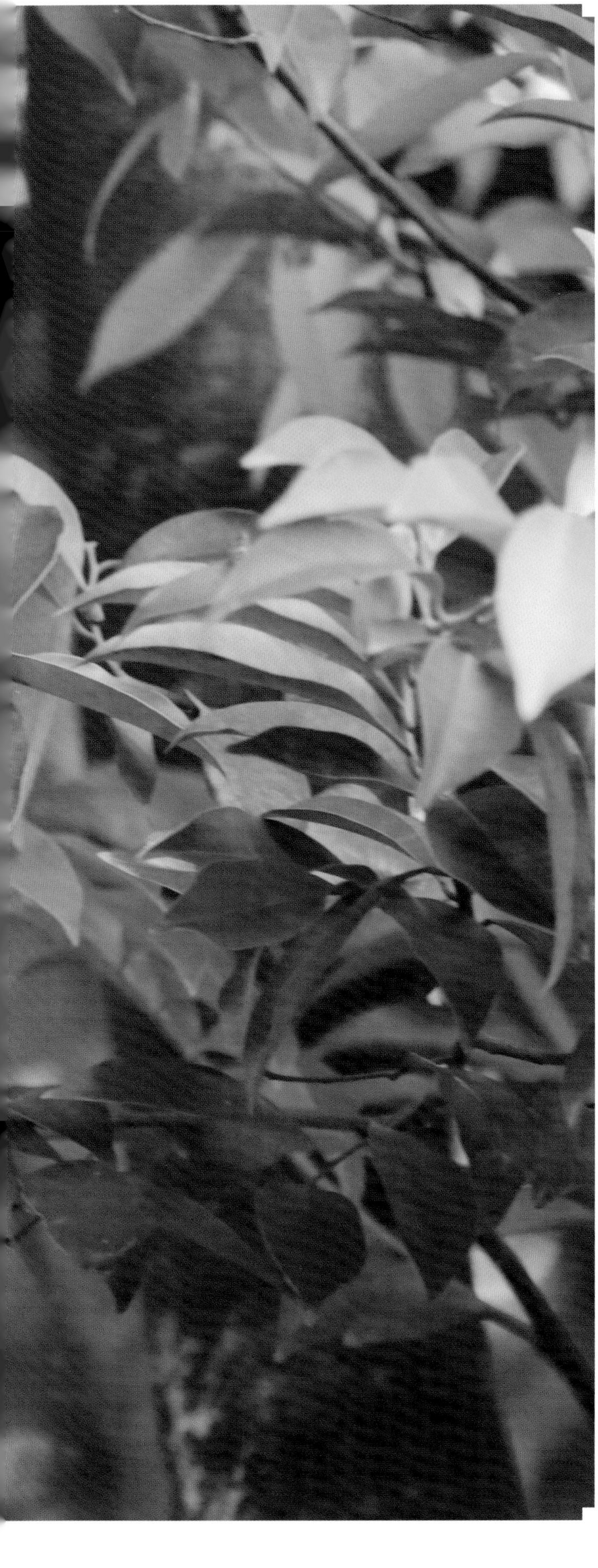

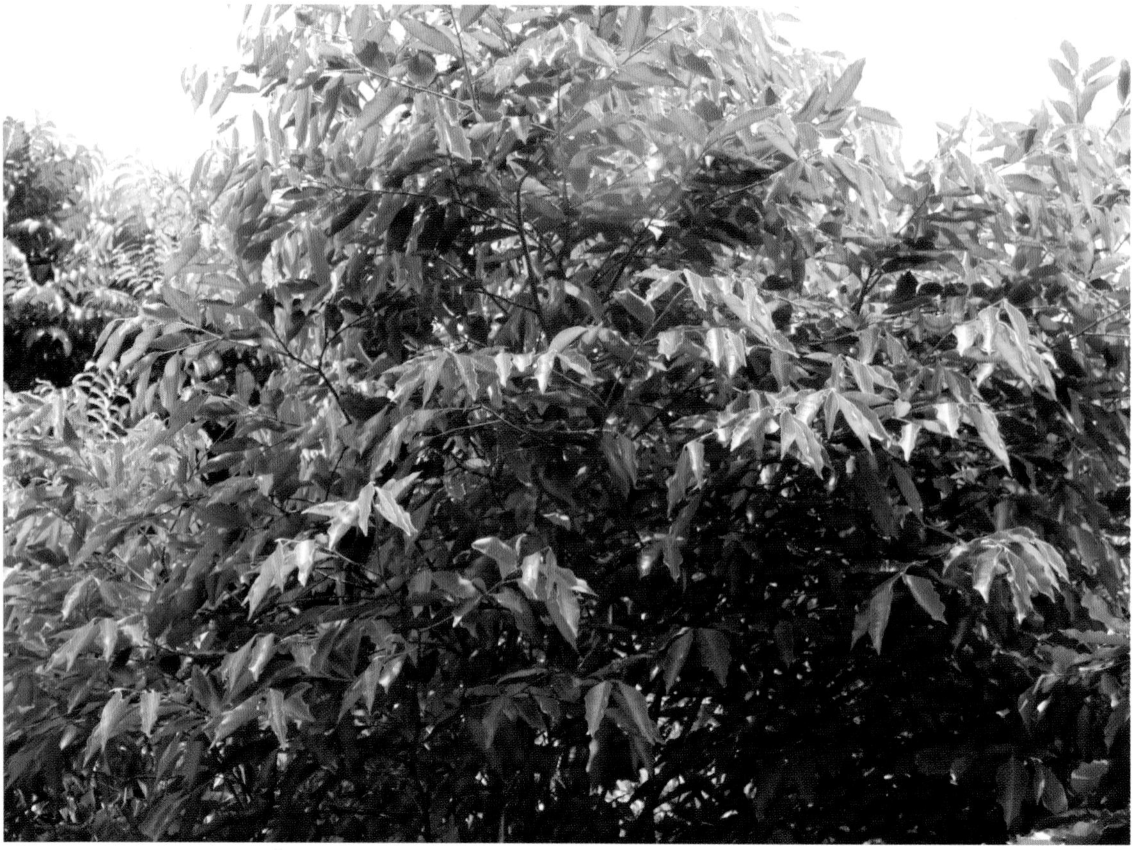

白木香

识别特征

常绿乔木，高达 30 m。幼枝被绢状毛。叶互生，稍带革质；具短柄，长约 3 mm；叶片椭圆状披针形、披针形或倒披针形，长 5.5 ~ 9.0 cm，先端渐尖，全缘，下面叶脉有时被绢状毛。伞形花序，无梗，或有短的总花梗，被绢状毛；花白色，与小花梗等长或较短；花被钟形，5 裂，裂片卵形，长 0.7 ~ 1.0 cm，喉部密被白色绒毛的鳞片 10 枚，外被绢状毛，内密被长柔毛，花冠管与花被裂片略等长；雄蕊 10，着生于花被管上，其中有 5 枚较长；子房上位，长卵形，密被柔毛，2 室，花柱极短，柱头扁球形。 白木香：常绿乔木，植株高达 15 m。树皮灰褐色；小枝叶柄及花序均被柔毛或夹白色绒毛。叶互生；叶柄长约 5 mm；叶片革质，长卵形、倒卵形或椭圆形，长 6 ~ 12 cm，宽 2.0 ~ 4.5 cm，先端渐尖，基部楔形，全缘，两面被疏毛，后渐脱落，光滑而亮。伞形花序顶生和腋生，小花梗长 0.5 ~ 1.2 cm，花黄绿色，被绒毛；花被钟形，5 裂，矩圆形，长约 7 mm，宽约 4 mm，先端钝圆，花被管喉部有鳞片 10 枚，密被白色绒毛，长约 5 mm，基部连合成一环；雄蕊 10，花丝粗壮，子房卵形，密被绒毛。花期 3—4 月，果期 5—6 月。

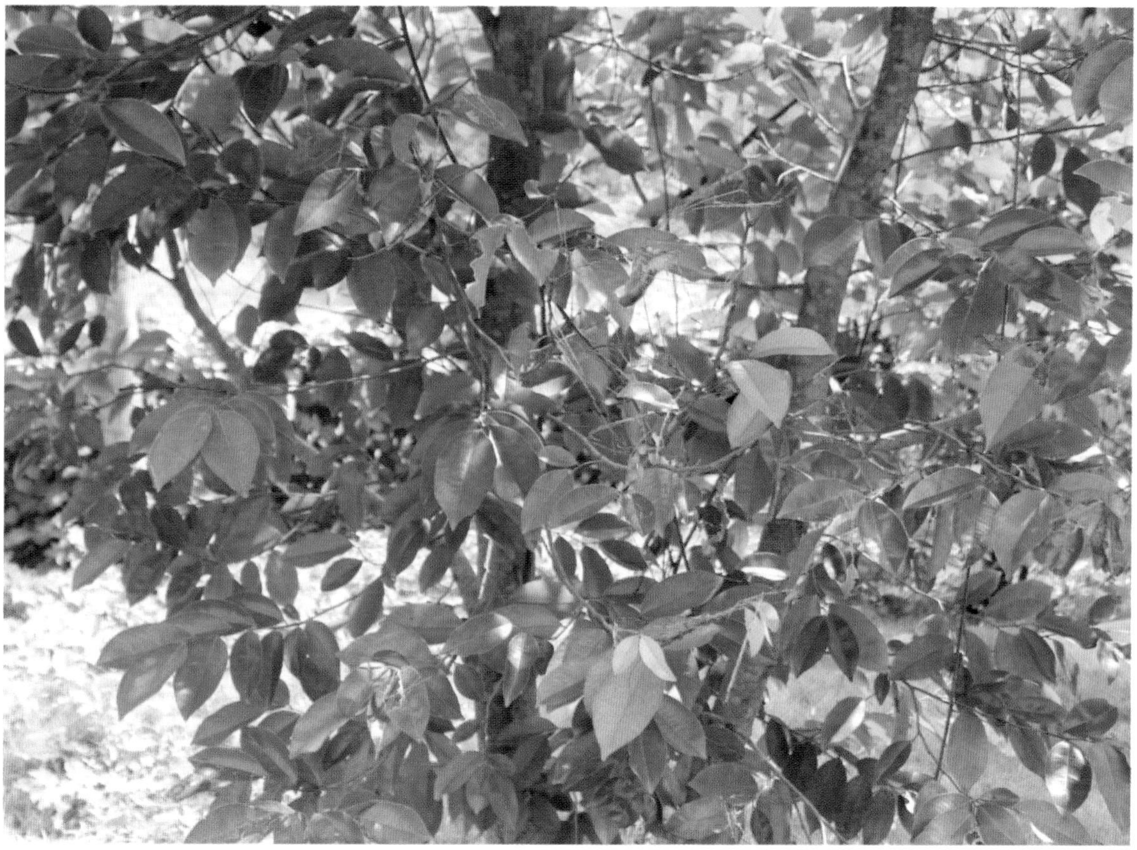

白木香

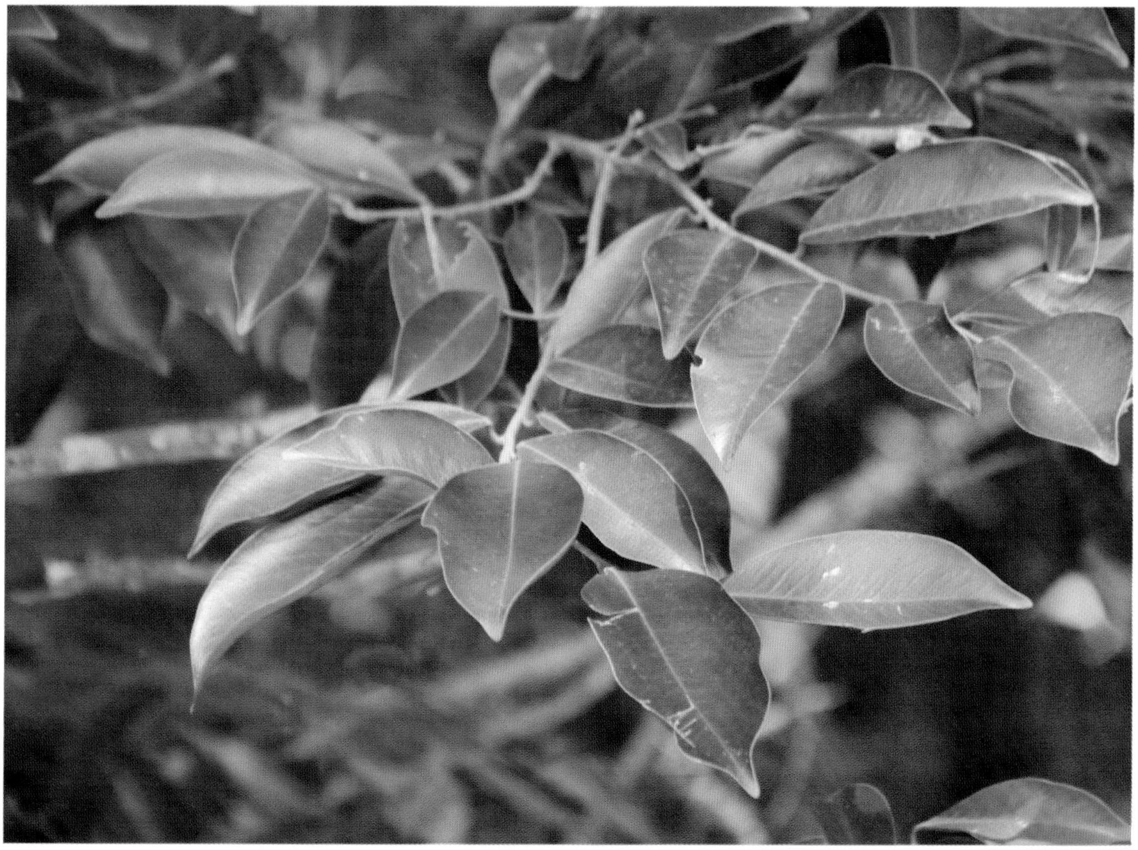

白木香

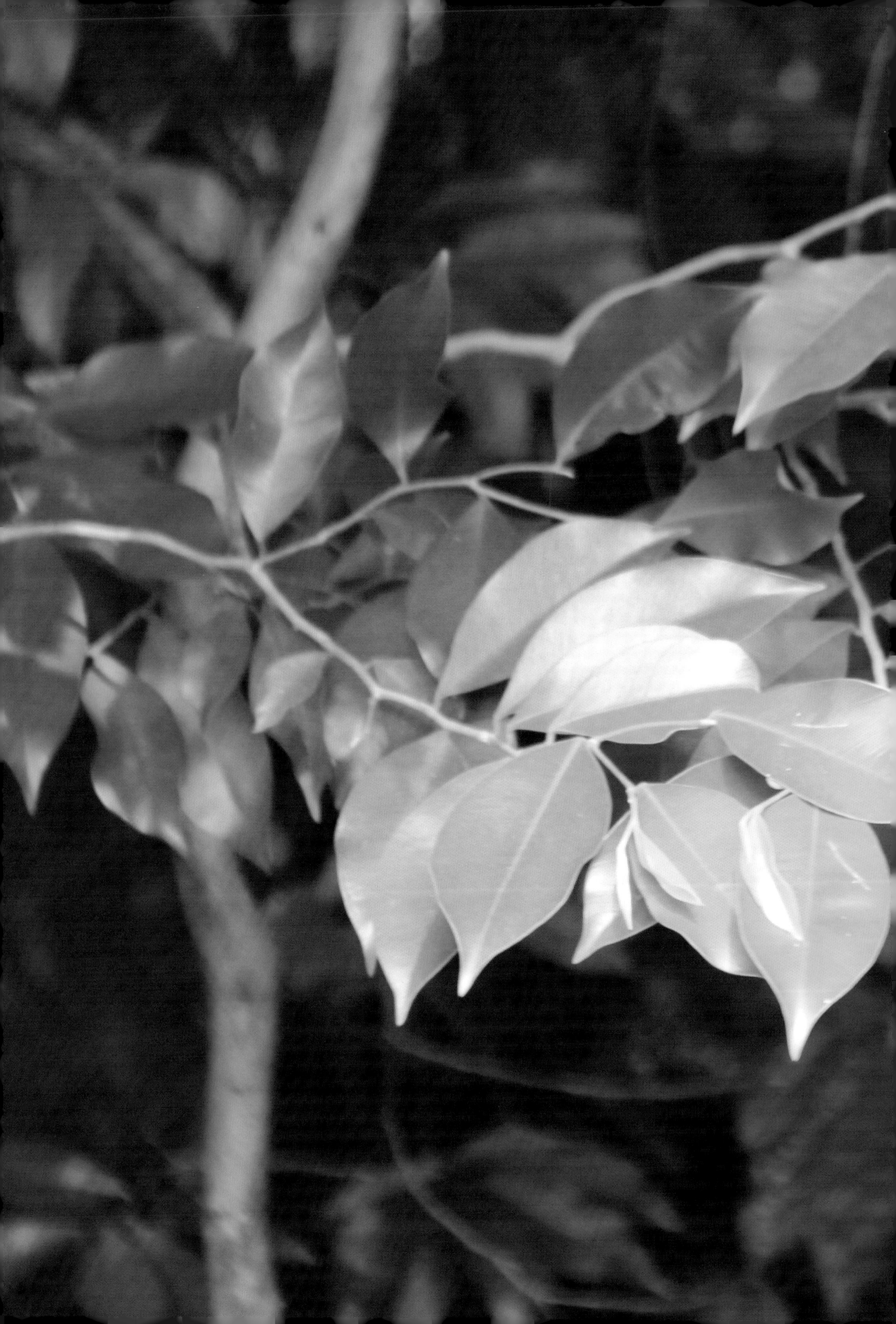

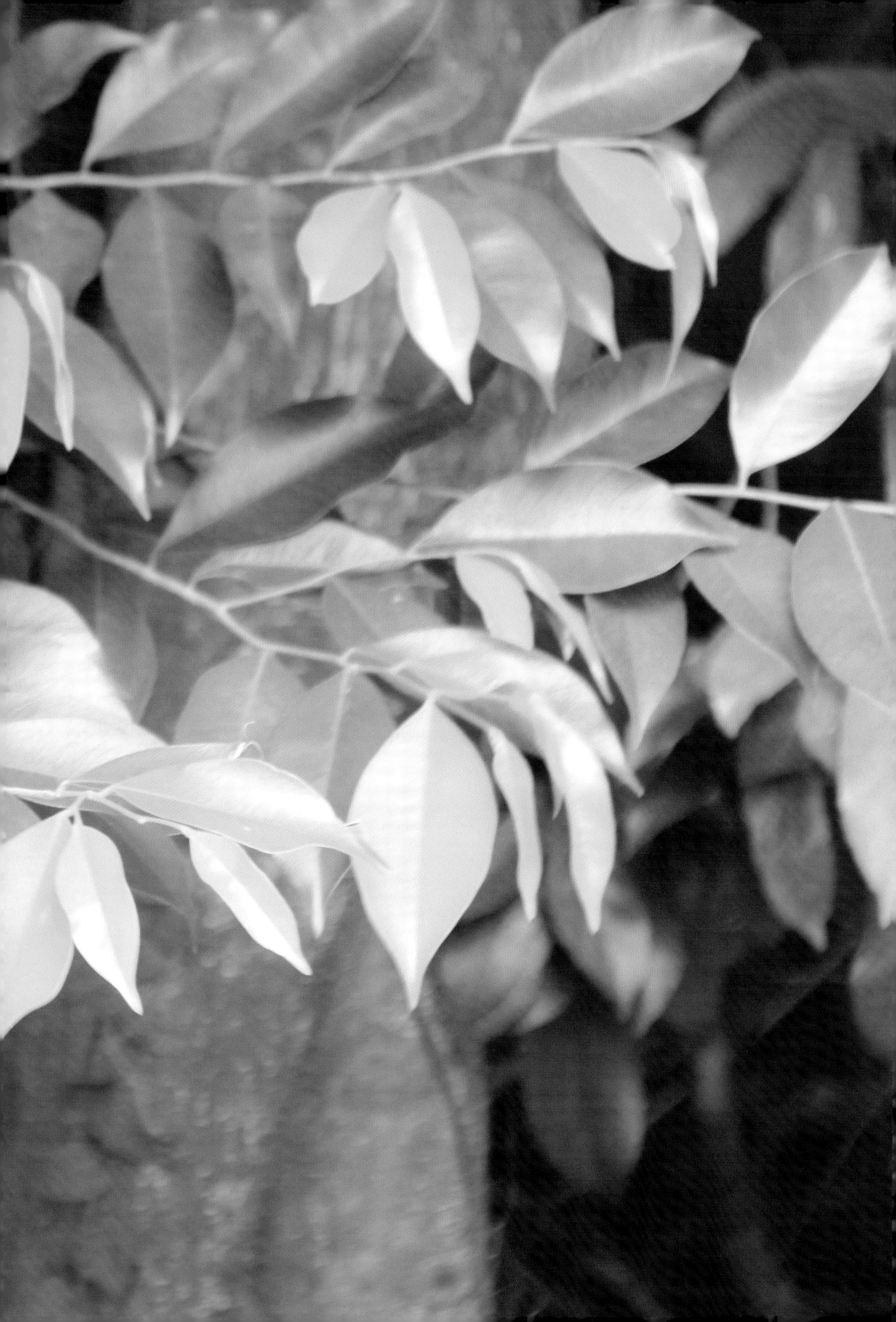

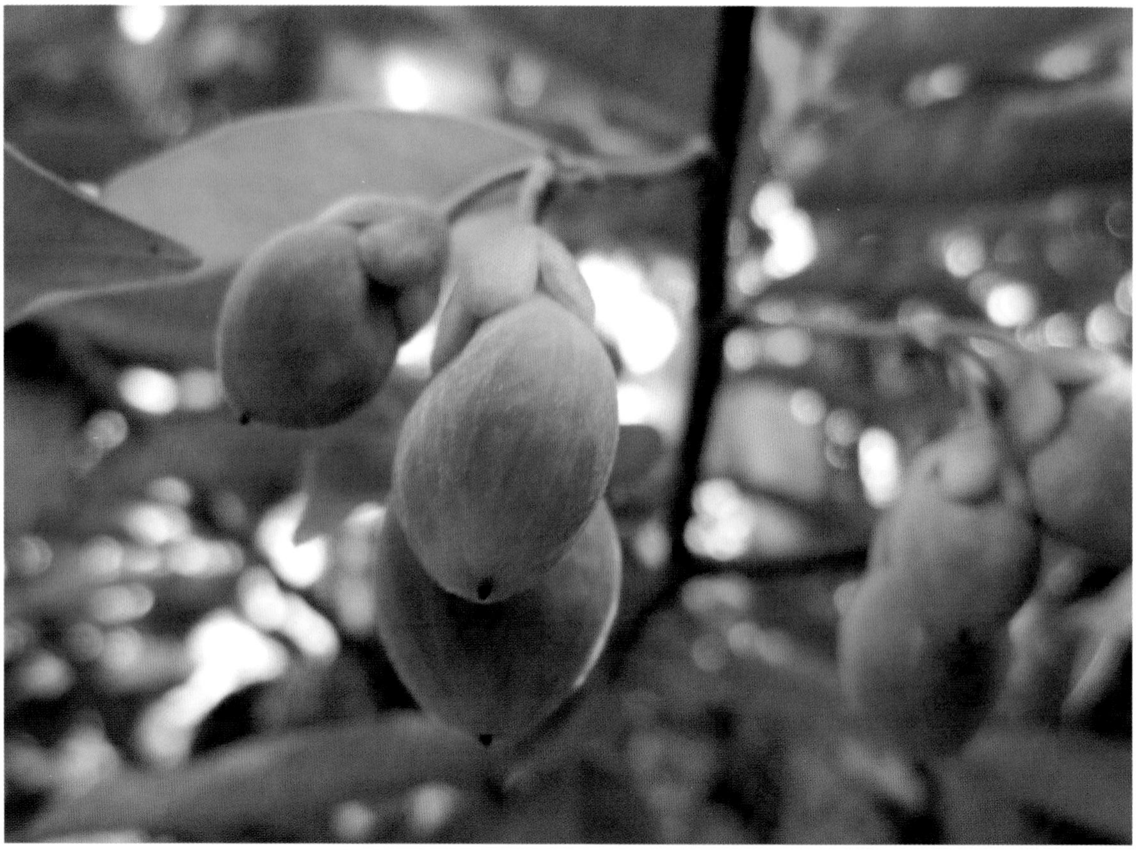

白木香果实

生境分布

生长于中海拔山地、丘陵地。沉香分布于东南亚、印度等地；白木香分布于我国海南、广东、云南、台湾等省区。

采收加工

全年均可采收，割取含树脂的木材，除去不含树脂的部分，阴干。

药材鉴别

本品外形极不规则，呈棒状、片状或盔帽状。外表皮褐色，常有黄色与黑色相互交错的纹理。质坚实，难以折断，断面呈灰褐色。

功效主治

本品芳香辛散、苦降温通，既温脾胃、散寒邪、行中焦气滞，又温肾纳气以平喘，故有行气止痛、温中止呕、纳气平喘之功效。

药理作用

本品对家兔离体小肠运动有抑制作用。挥发油有促进消化液分泌及胆汁分泌等作用。

用法用量

内服：1 ~ 3 g，煎服，宜后下；或磨汁冲服；或入丸、散剂，每次 0.5 ~ 1.0 g。

民族药方

1. 腹胀气喘、坐卧不安 沉香、枳壳、木香各 25 g，莱菔子（炒）50 g，每次 25 g，姜 3 片。水煎服。

2. 哮喘 沉香 100 g，莱菔子（淘净，蒸熟，晒干）250 g。研为细末，调生姜汁为细丸，每次 3 g，开水送服。

3. 支气管哮喘 沉香 1.5 g，侧柏叶 3 g。共研细末，在临睡前顿服，可根据病情加减用量。对于实证，也可配葶苈子、杏仁、半夏等；对于肾虚喘促者，可配附子、熟地黄、五味子。

4. 产后尿潴留 沉香、肉桂各 1 ~ 2 g，琥珀 1.5 ~ 4.0 g。研末冲服，如有热可减量或不用肉桂，另以车前子 20 g，泽泻 15 g，水煎，取药液调服上末。

5. 子宫内膜异位症 沉香、当归、乳香、三七、土鳖虫各等份。研为细末，用黄酒调成糊状，放于棉签上贴于阴道穹结节处，隔日 1 次，经期停用，1 个月为 1 个疗程。

使用注意

阴虚火旺、气虚下陷者慎用。

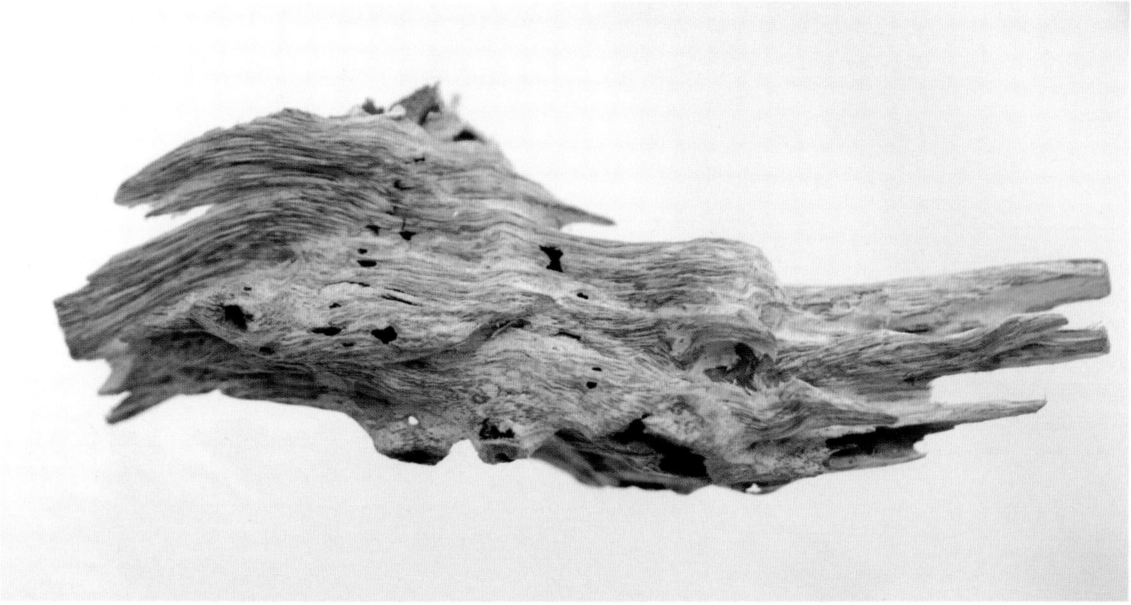

沉香药材

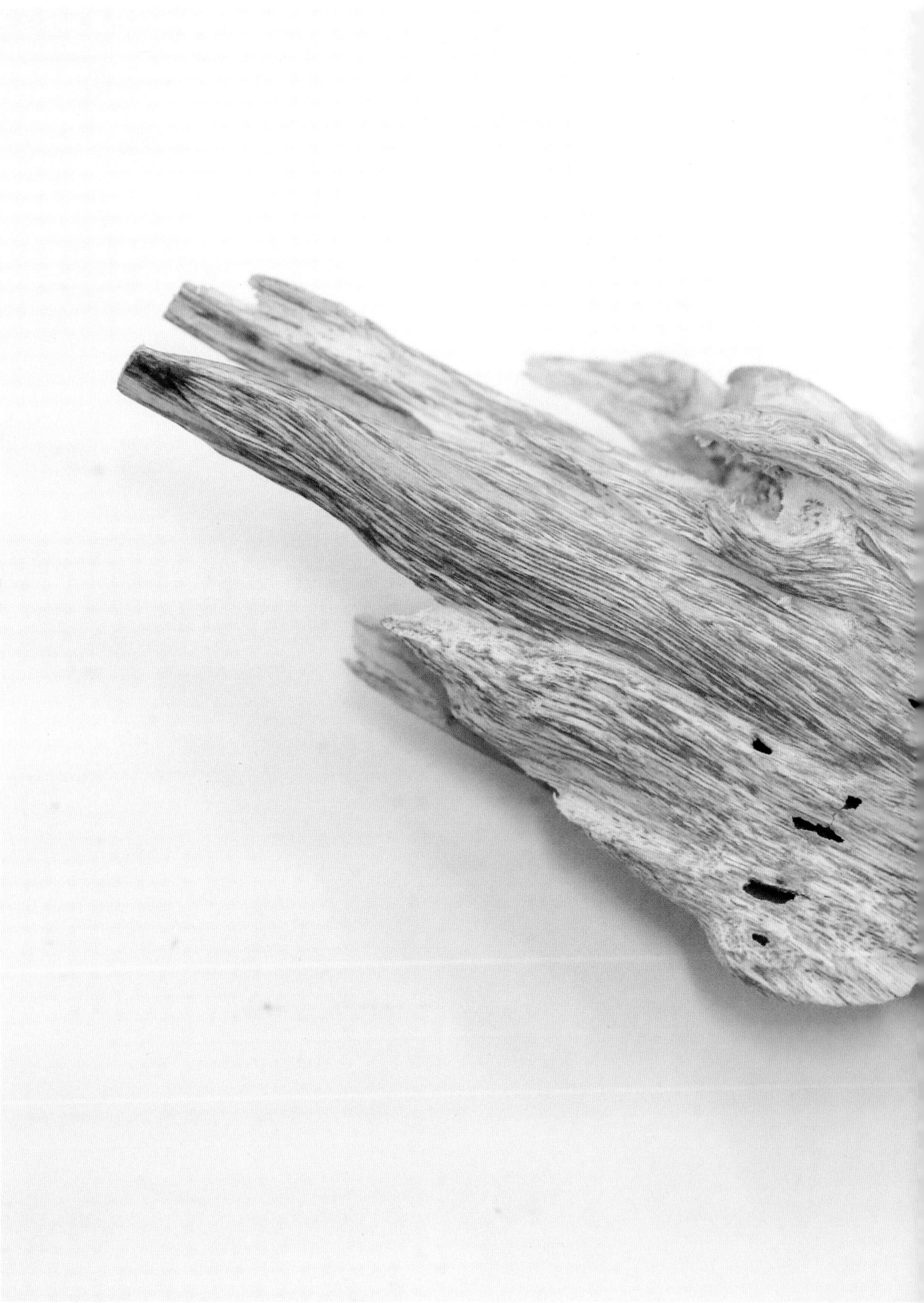

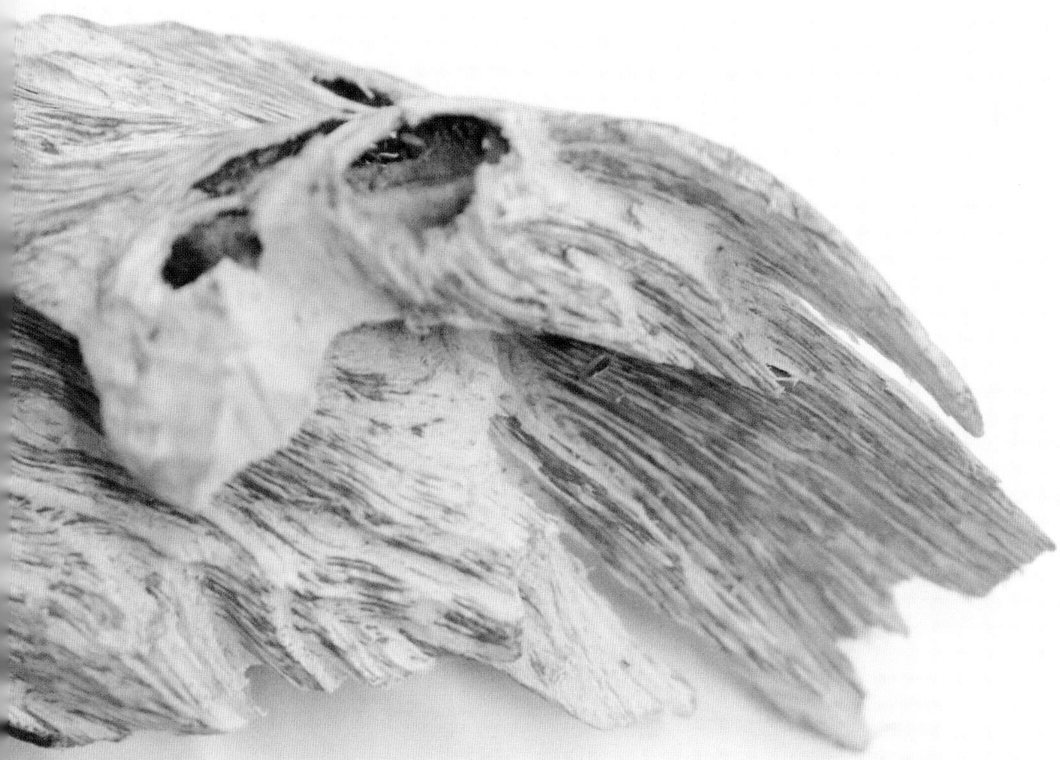

沉香药材

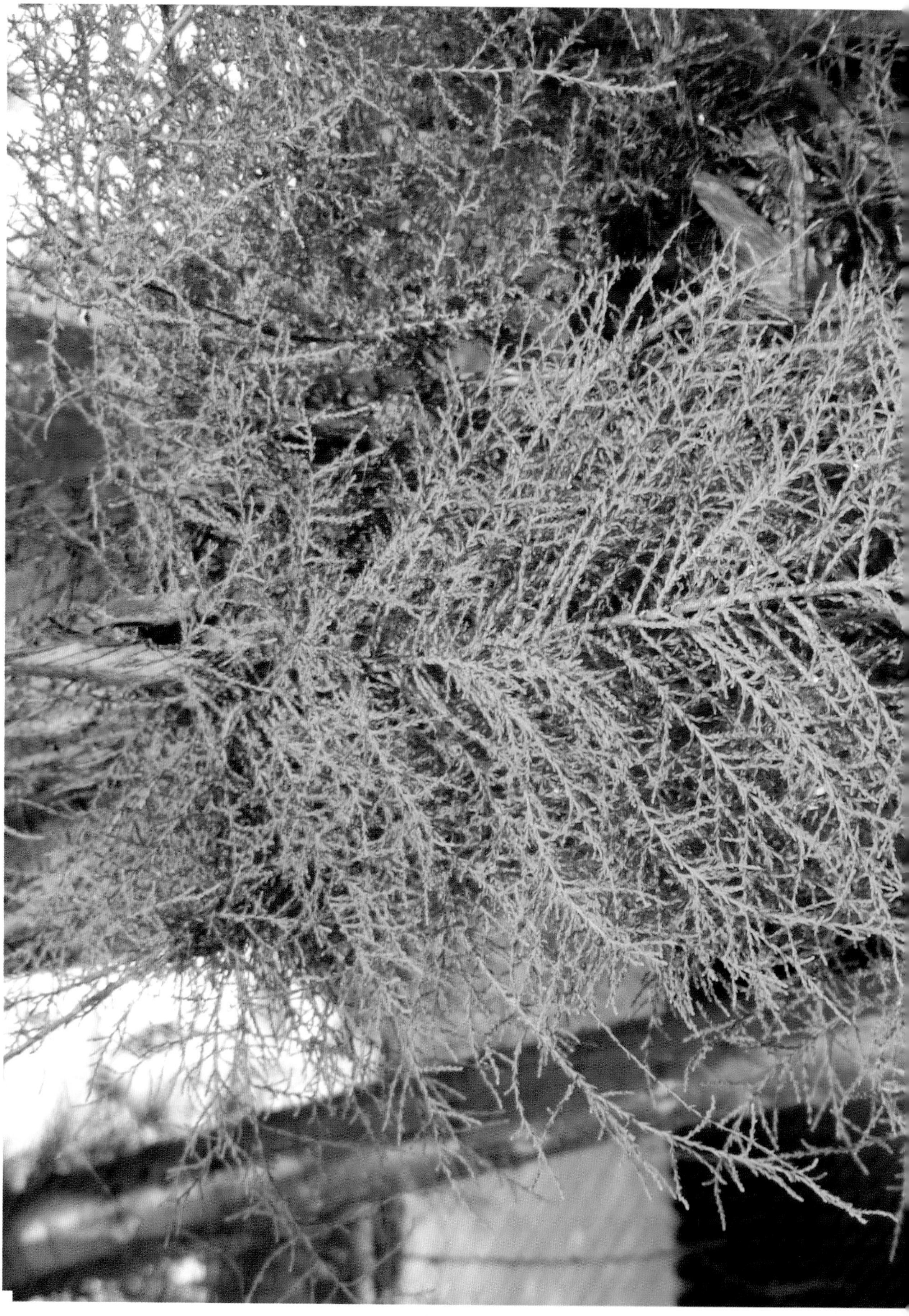

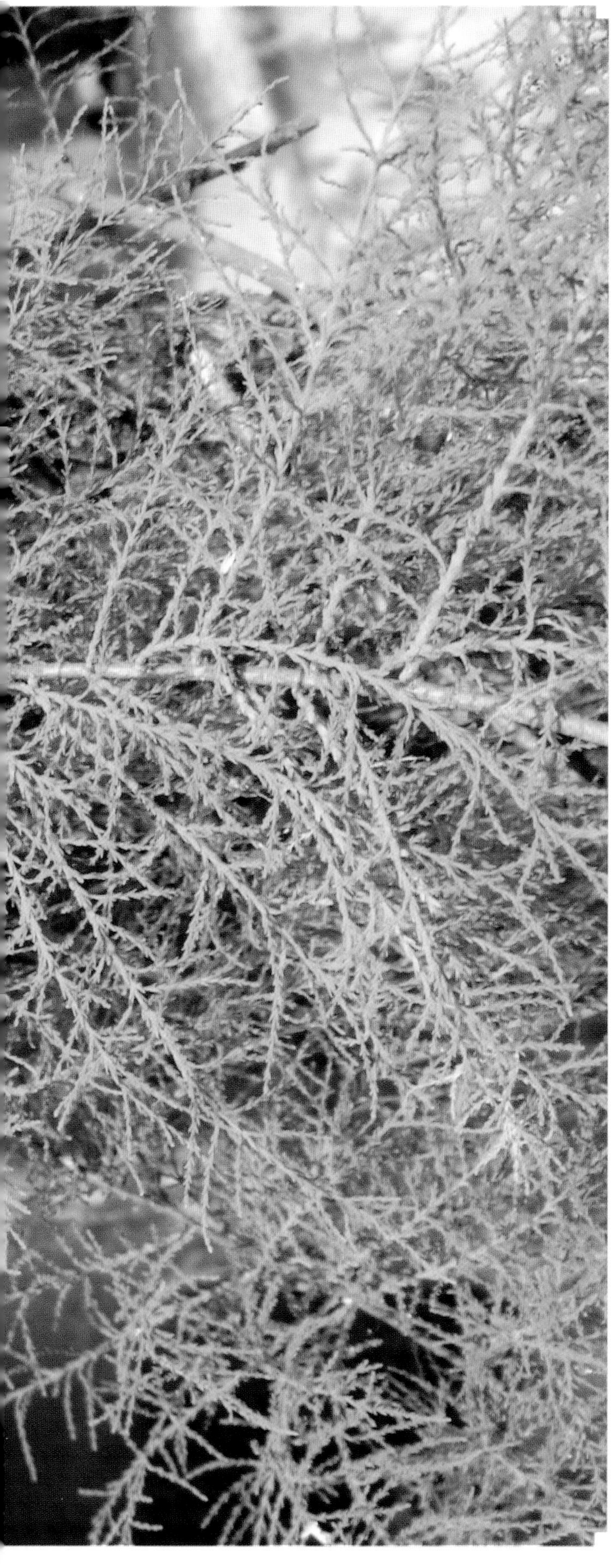

柽柳

【维药名】优里混梅维斯。

【别　名】西河柳。

【来　源】本品为柽柳科植物柽柳 *Tamarix chinensis* Lour. 的细嫩枝叶。

【性味归经】辛，平。归肺、胃、心经。

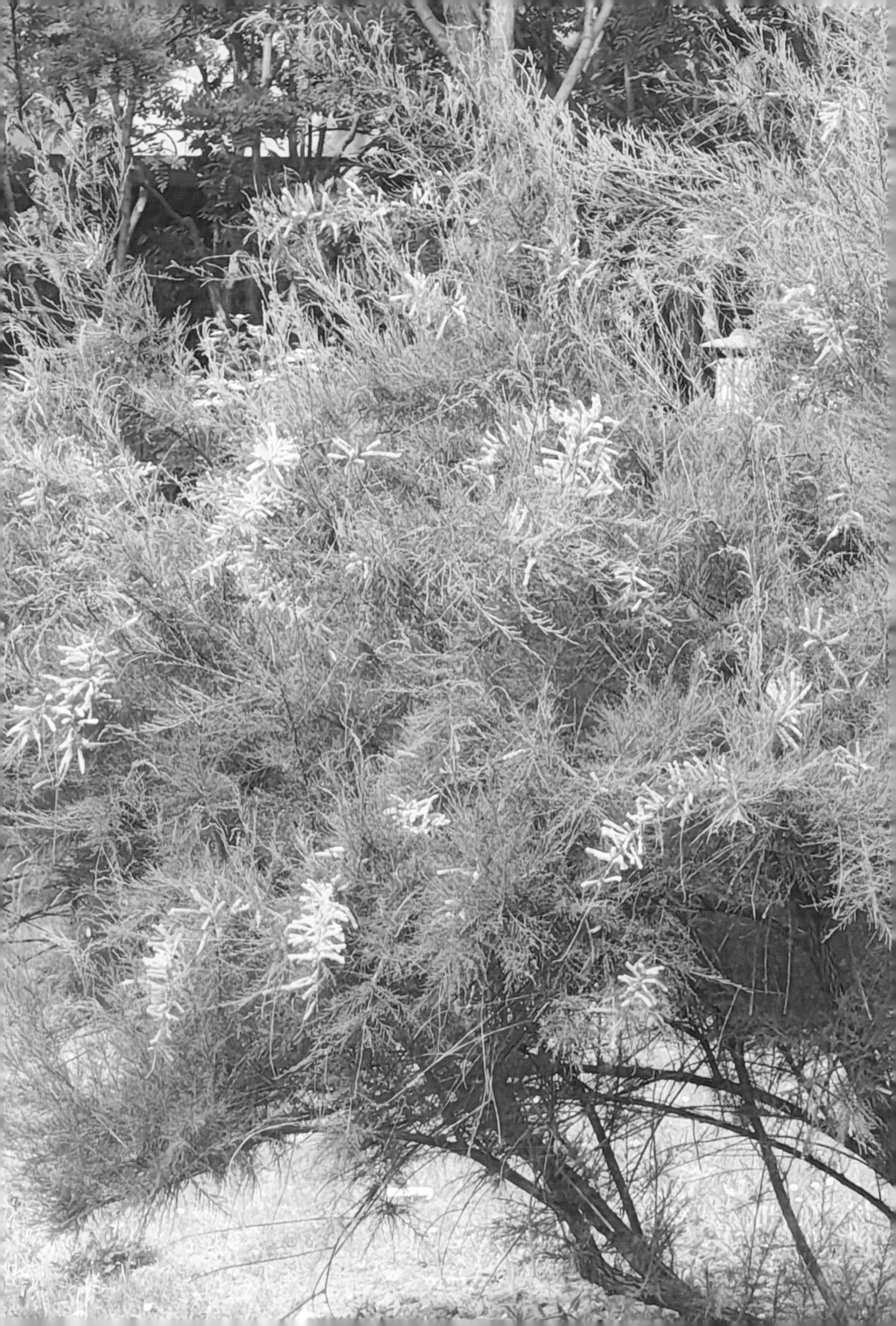

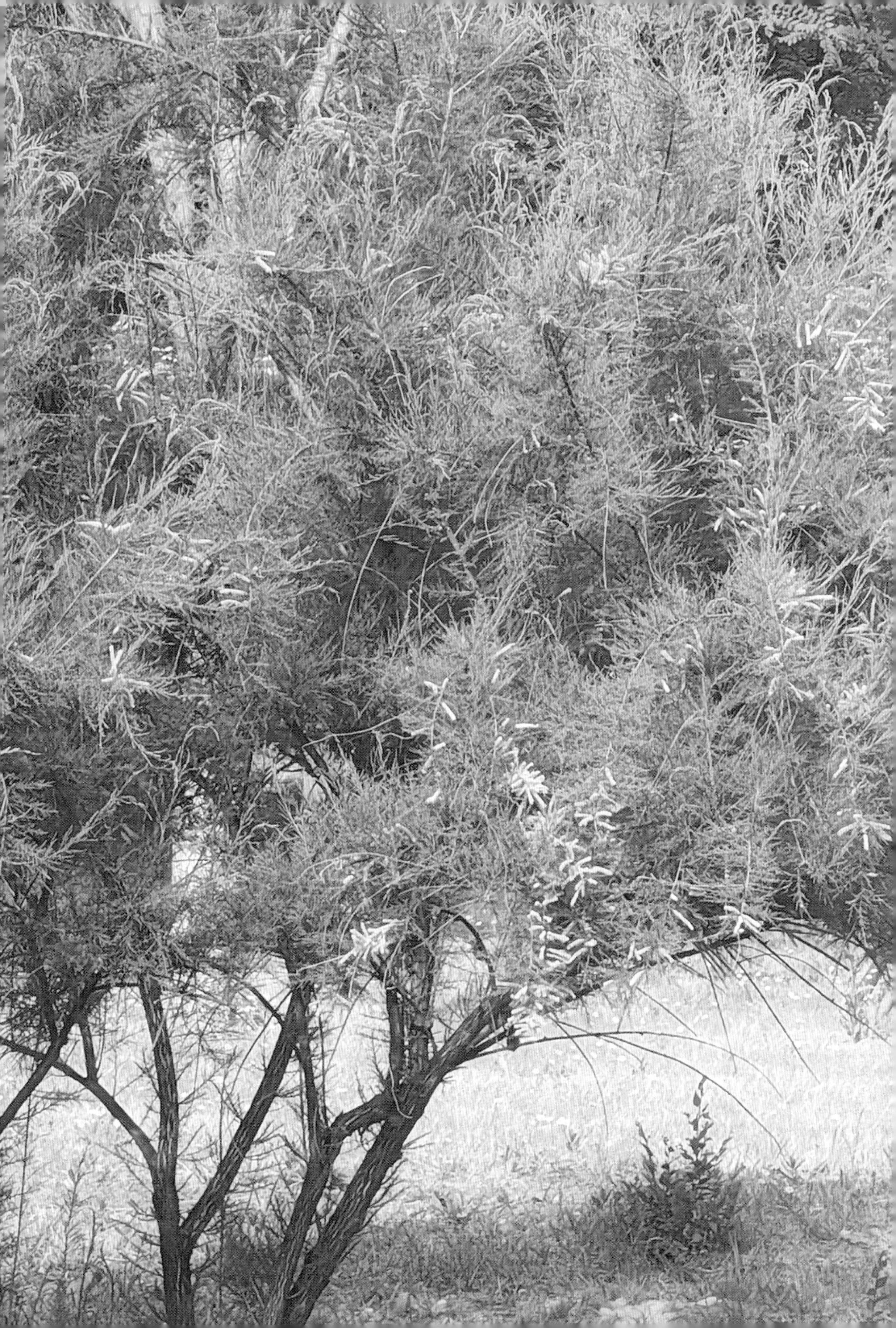

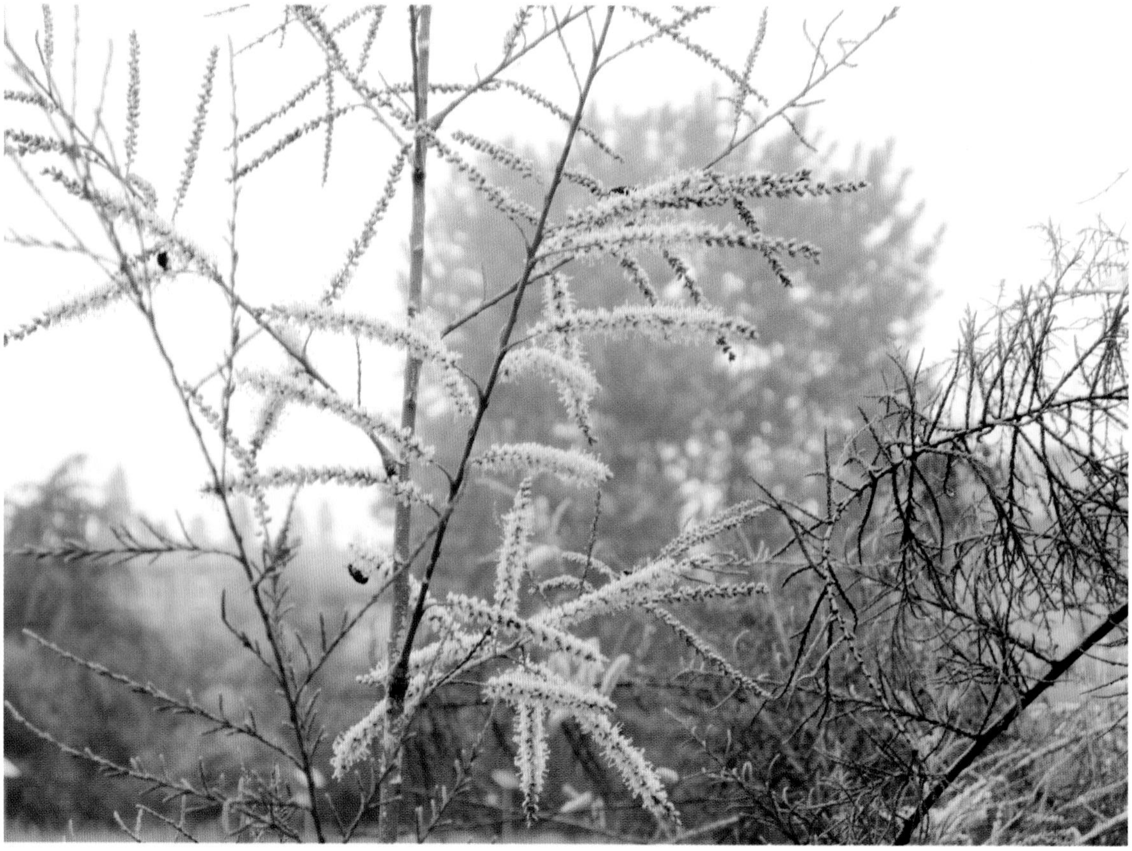

柽柳

识别特征

落叶灌木或小乔木。柽柳的老枝红紫色或淡棕色。叶互生，披针形，鳞片状，小而密生，呈浅蓝绿色。总状花序集生于当年枝顶，组成圆锥状复花序；花小而密，花粉红色。花期 4—9 月，果期 6—10 月。

生境分布

生长于坡地、沟渠旁。全国各地均有分布，主要分布于河北、河南、山东、安徽、江苏、湖北、云南、福建、广东等省区。

采收加工

5 月前后花欲开时剪取细嫩枝叶，晒干或阴干。

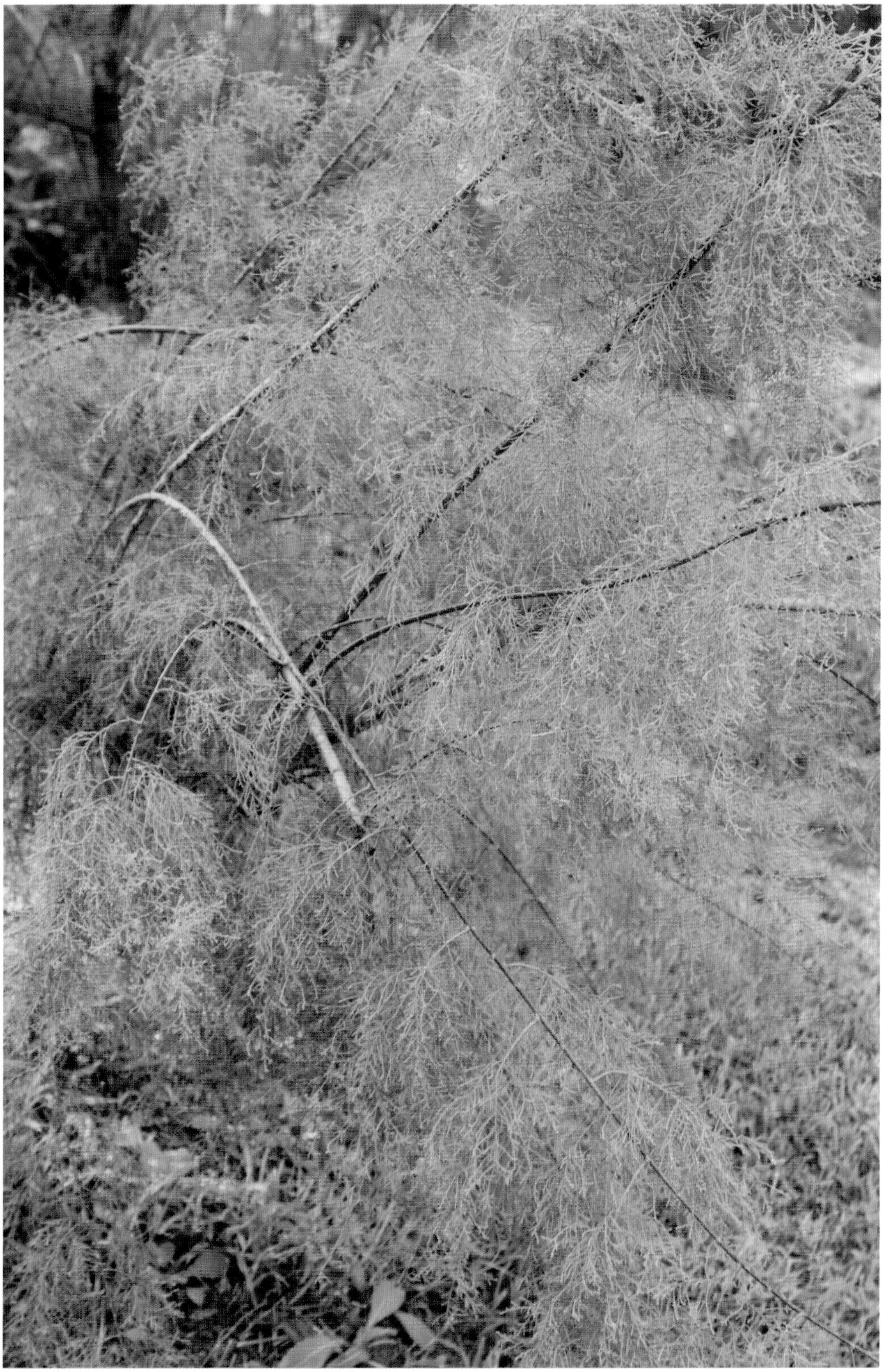

柽柳

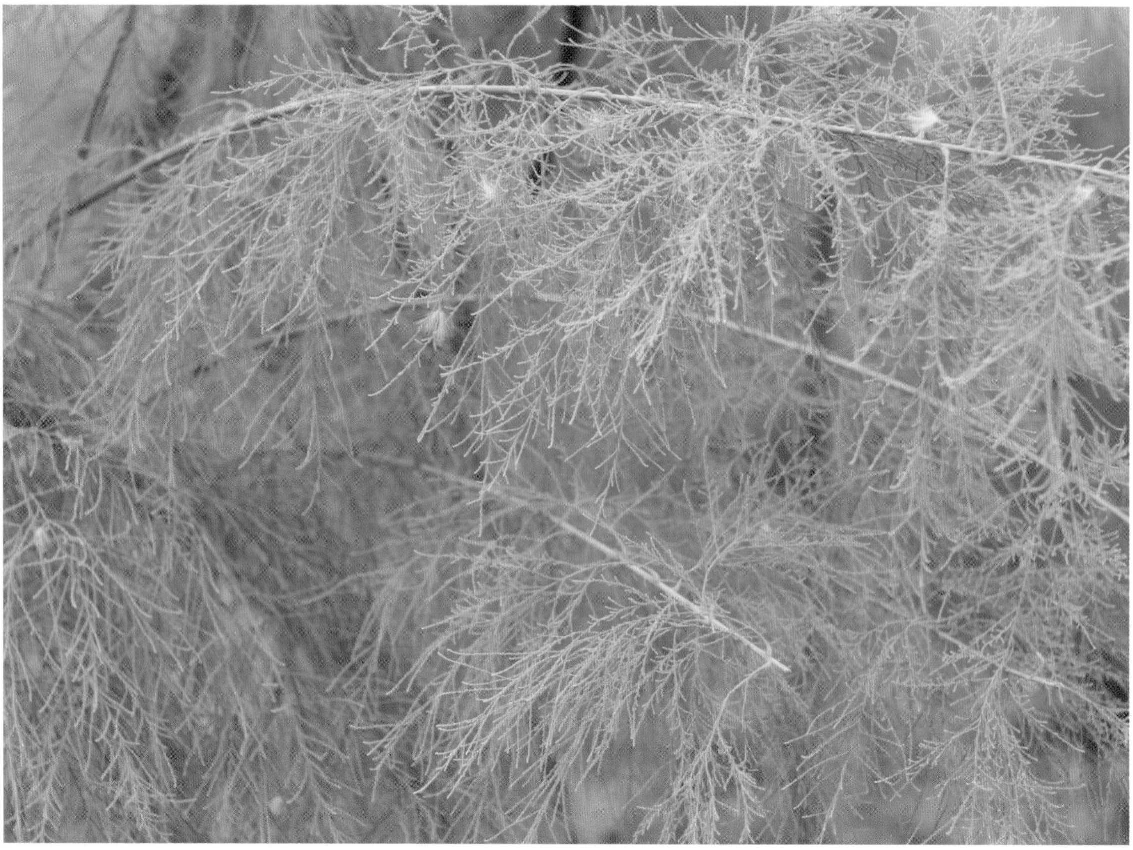

柽柳

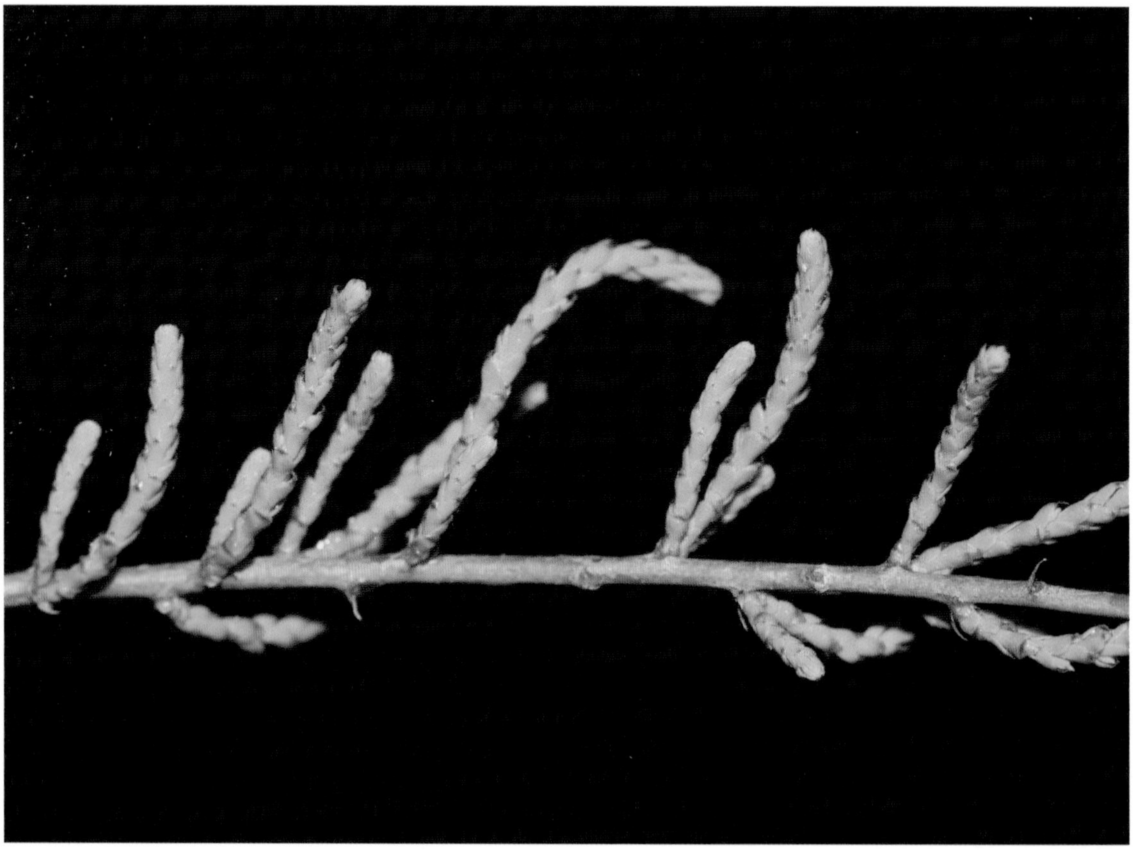

柽柳

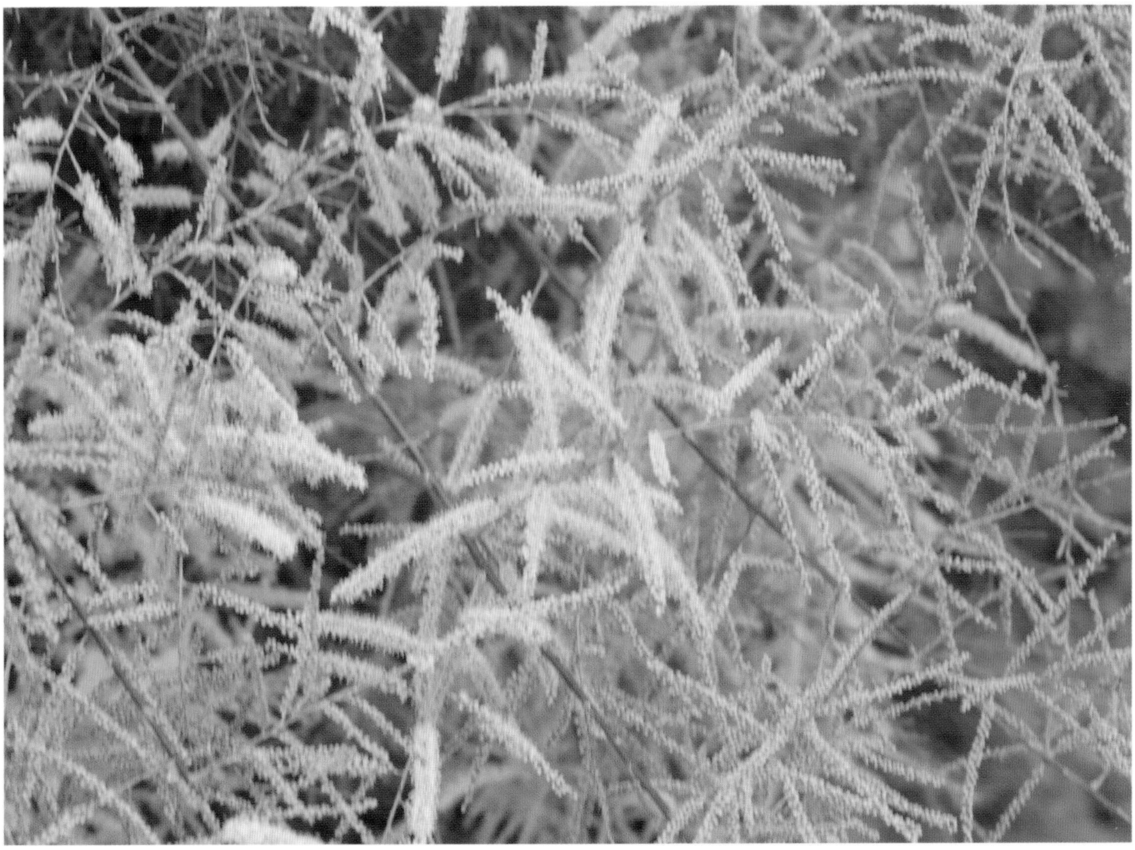

柽柳

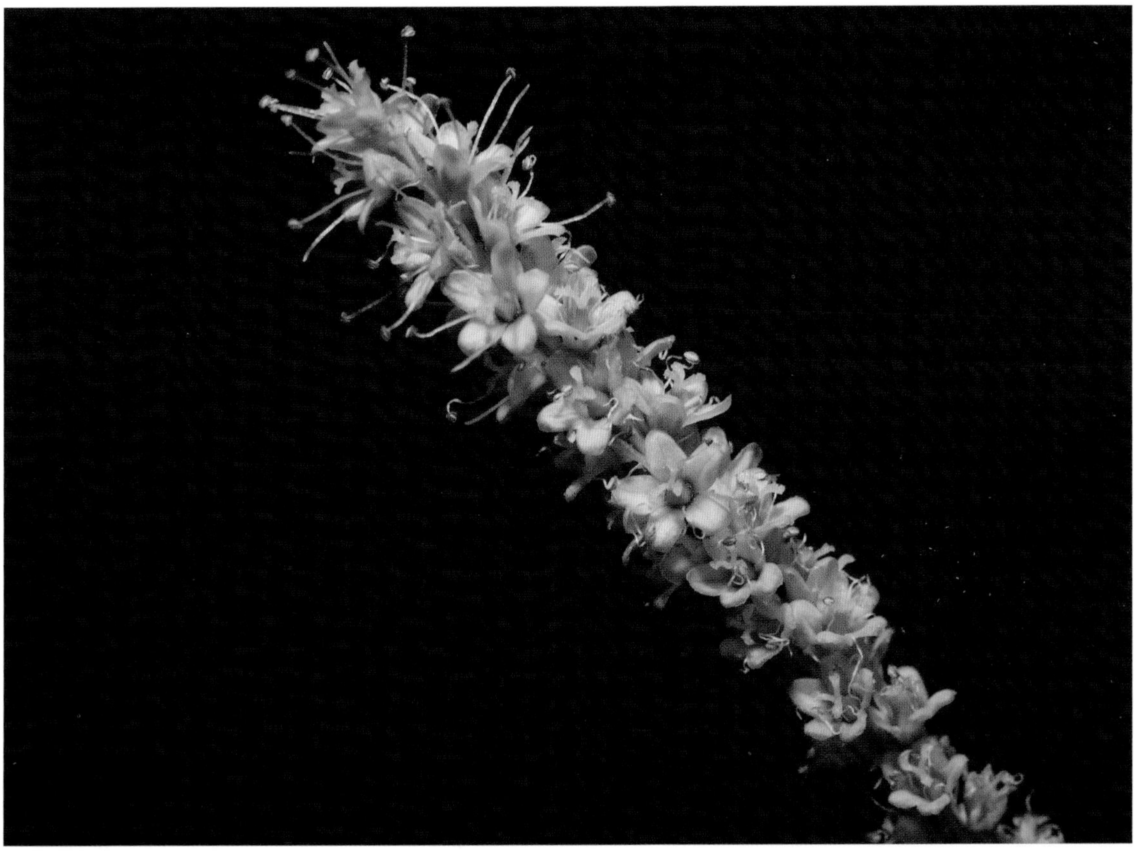

柽柳

药材鉴别

干燥的枝梗呈圆柱形，嫩枝直径 1.0 ~ 1.5 mm，表面灰绿色，生有许多互生的鳞片状小叶。质脆，易折断。粗梗直径约 3 mm，表面红褐色，叶片常脱落而残留叶基呈突起状。横断面黄白色，木质部占绝大部分，有明显的年轮，皮部与木质部极易分离，中央有髓。气微弱，味淡。

功效主治

本品味辛性散，善于疏散、祛除肌表、筋肉邪气，而有发表透疹和祛风湿除痹功效。

药理作用

本品能调节体温中枢，扩张皮肤血管，起发汗解热作用；对肺炎链球菌、甲型溶血性链球菌、白色葡萄球菌、流行性感冒病毒有抑制作用；对中脑、延髓有一定的麻醉作用。

用法用量

内服：3 ~ 10 g，水煎服。外用：适量。

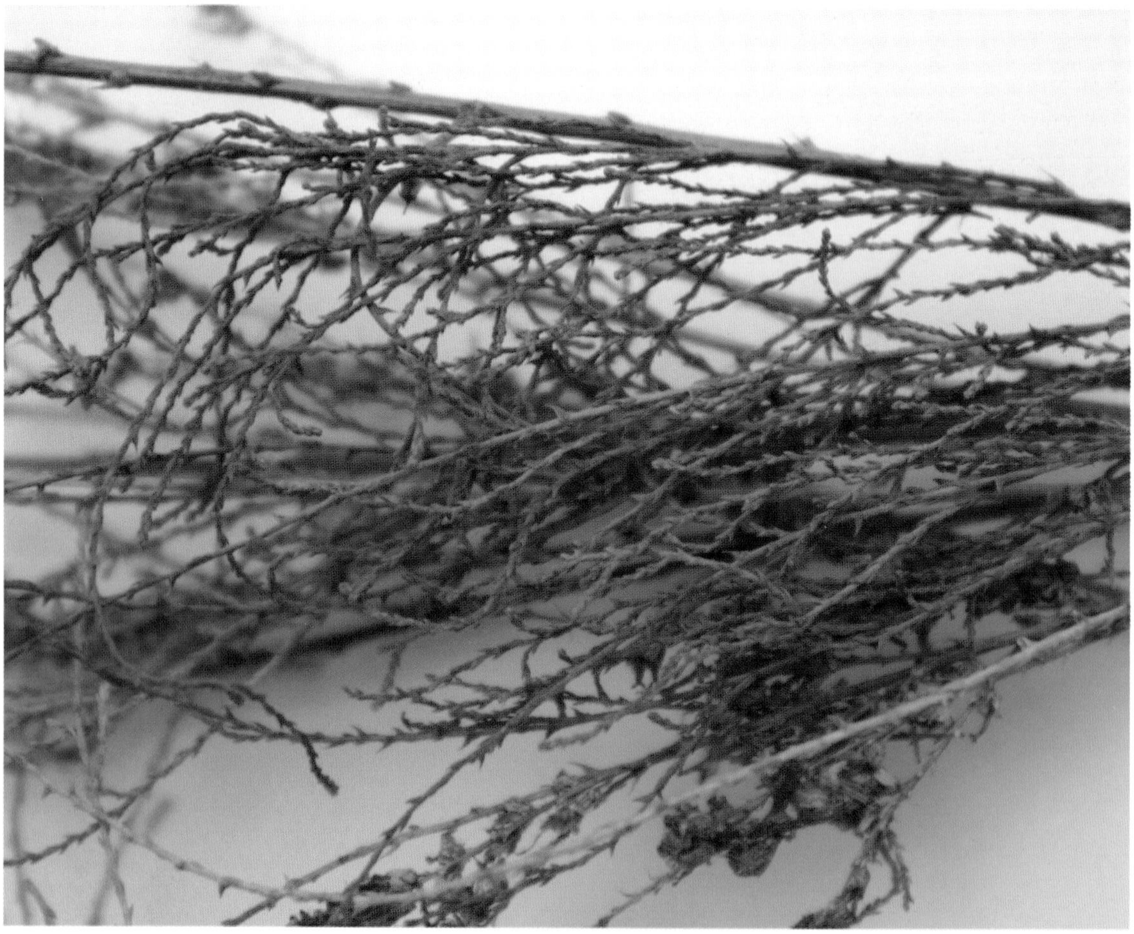

柽柳药材

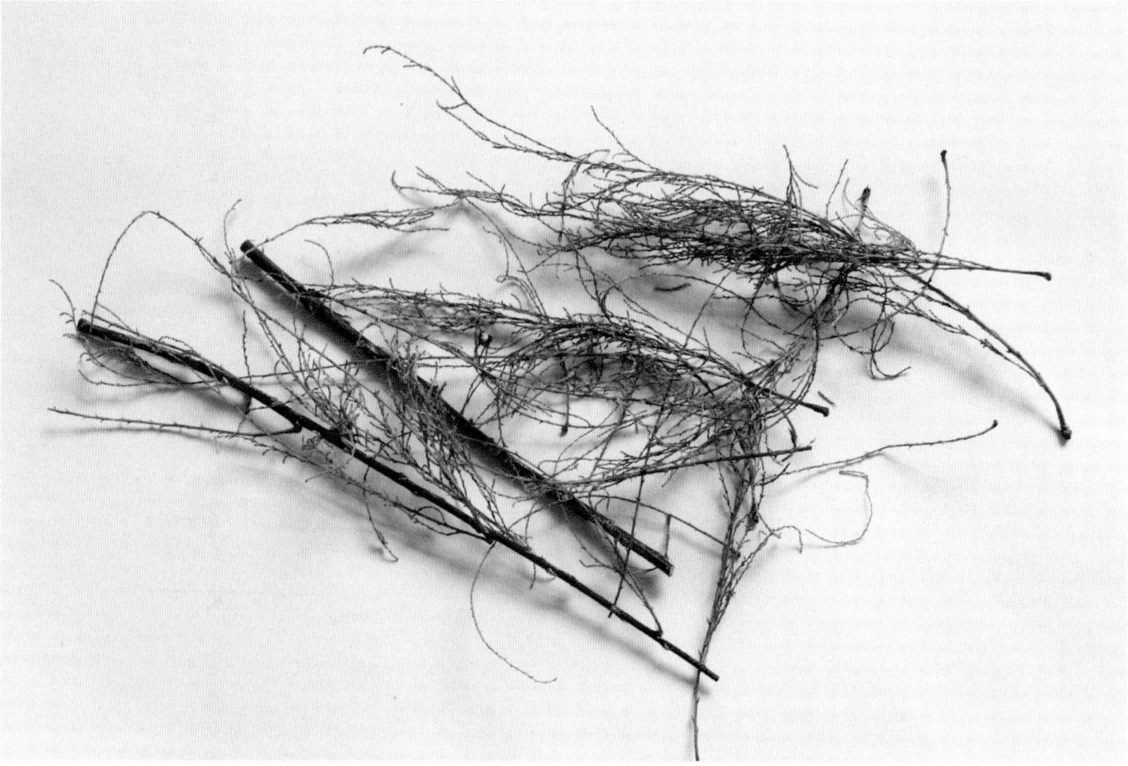

柽柳药材

民族药方

1. 慢性气管炎 ①鲜柽柳（干者减半）100 g，白矾 3 g。水煎 2 次（白矾分两次入煎），药液混合，早、晚分服。②柽柳（细粉）500 g，白矾（细粉）100 ~ 200 g。混合制成水丸，每次 10 g，每日 2 次。③鲜柽柳（干者减半）1500 g，柽柳（细粉）250 g，白矾 150 g。制成冲剂 100 包（每包重 5.0 ~ 5.5 g），开水冲服，每次 1 包，每日 2 次。

2. 肾炎 柽柳 30 g。水煎，分 2 次空腹温服，15 日为 1 个疗程，连服 1 ~ 4 个疗程。

3. 类风湿关节炎风湿热证 柽柳、功劳叶、虎杖根各 30 g，豨莶草、威灵仙各 15 g，防己、秦艽、土鳖虫、当归、芍药各 12 g。每次加水 500 ml，煎取药汁 2 次，将二煎混合，每日 1 剂，分 2 次服，10 剂为 1 个疗程，一般服用 1 ~ 3 个疗程。

4. 感冒，发热，头痛 柽柳、薄荷、绿豆衣各 9 g，生姜 3 g。水煎服。

5. 麻疹透发不快 柽柳叶 15 g（鲜枝叶 30 g），荸荠 90 g。水煎，每日分 2 次服。

6. 牙龈出血 柽柳 9 g，芦根 30 g。水煎服。

使用注意

过量应用令人心烦、血压下降、呼吸困难。麻疹已透者不宜服用。

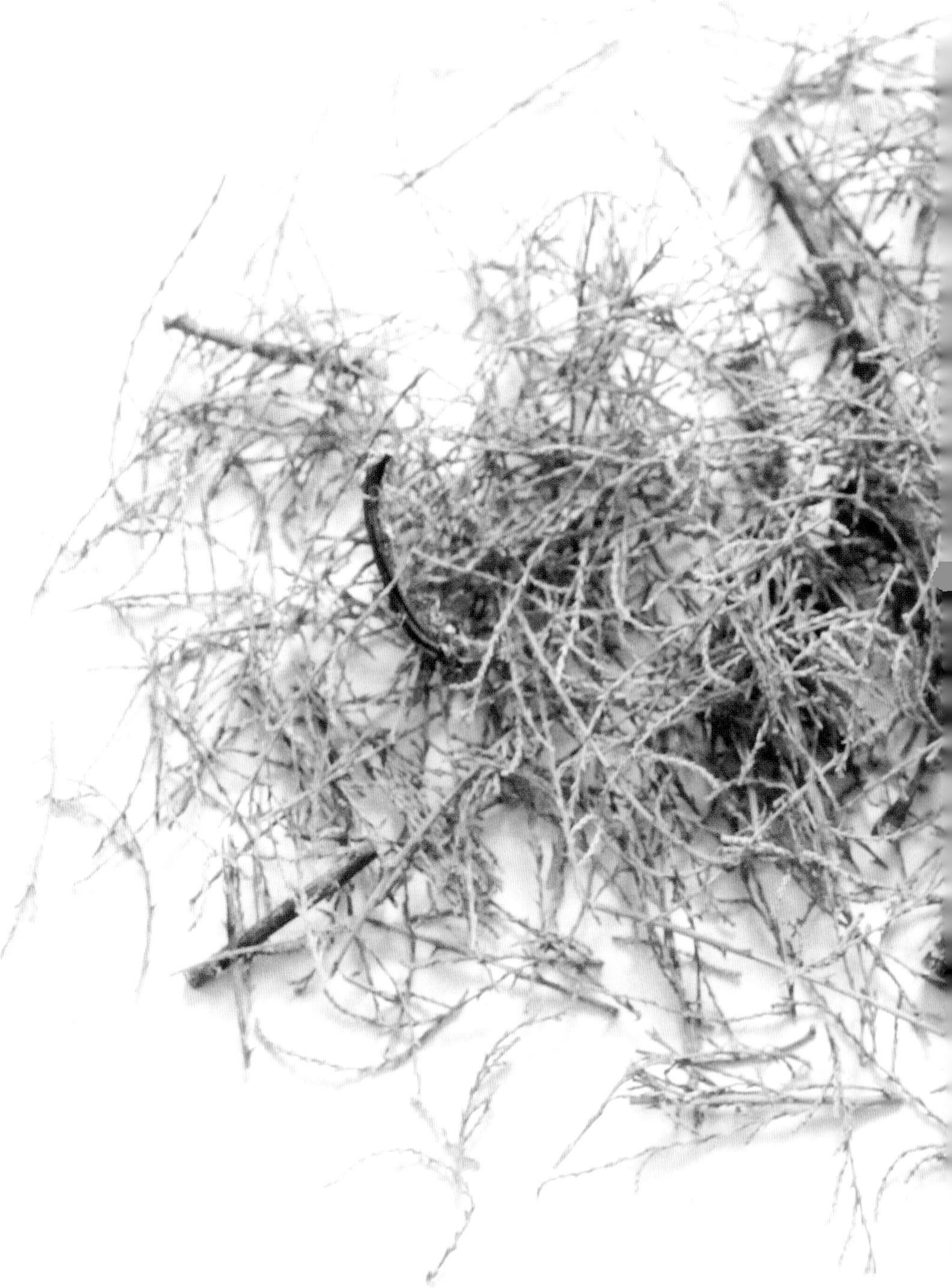

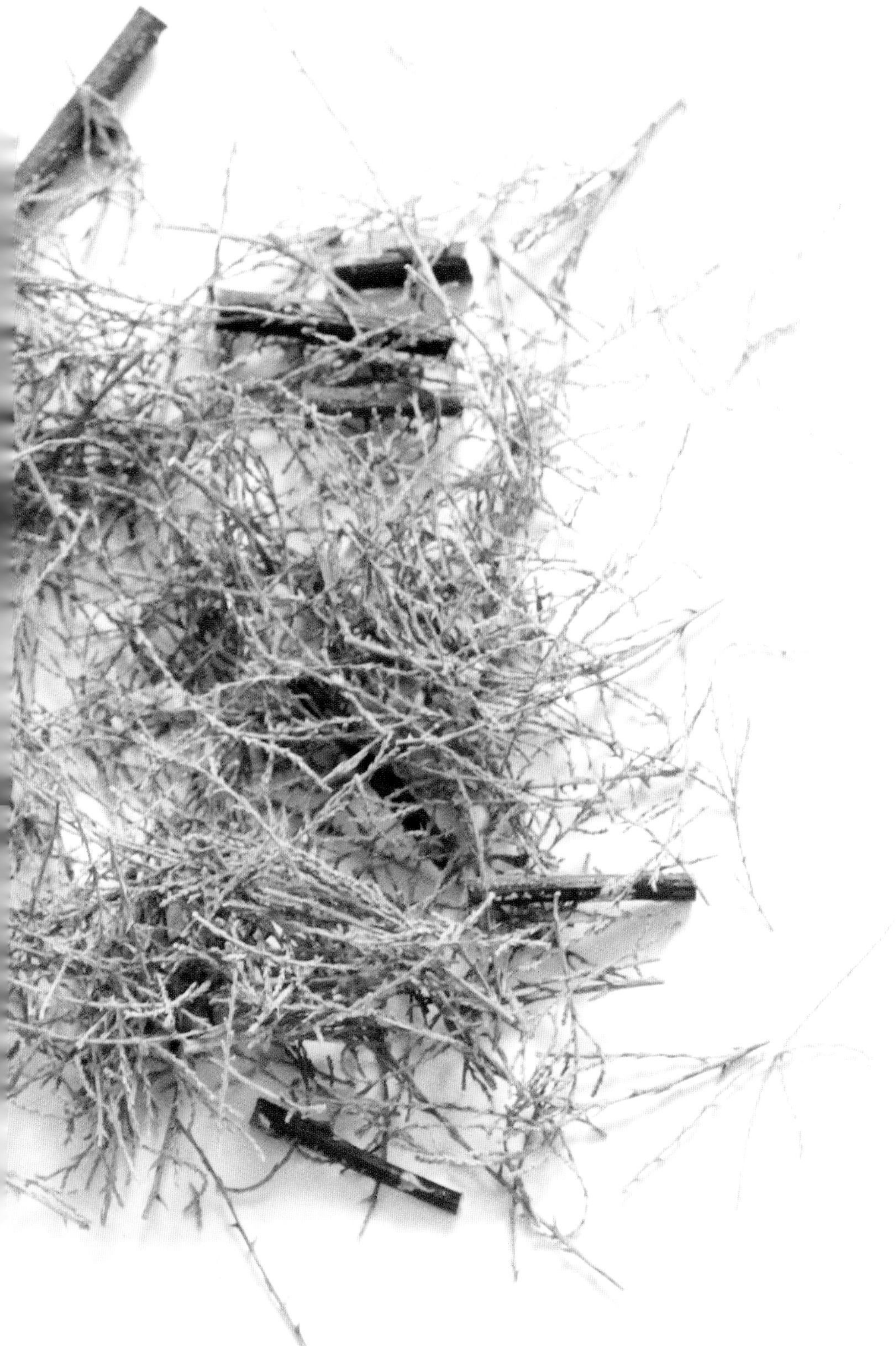

柽柳饮片

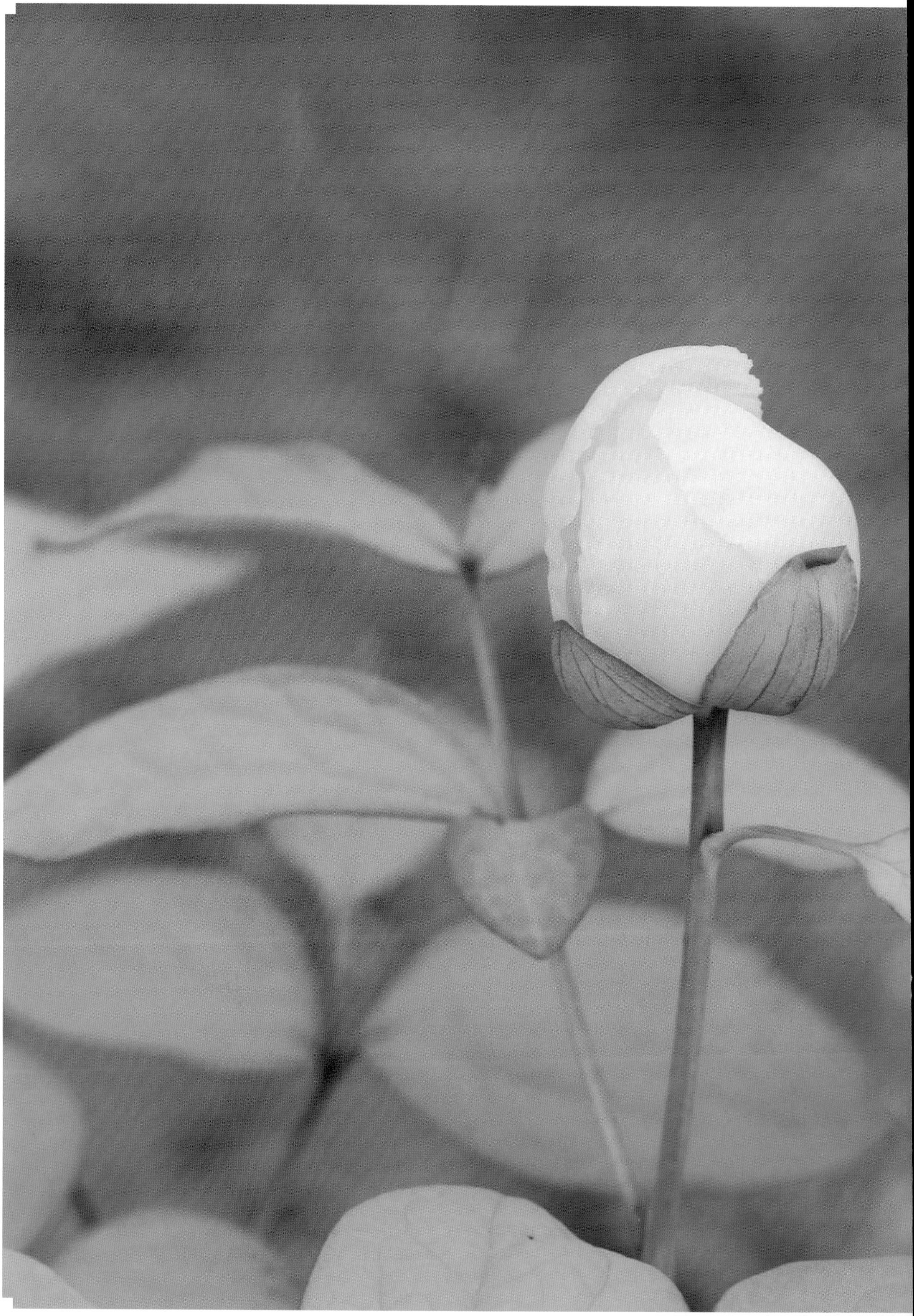

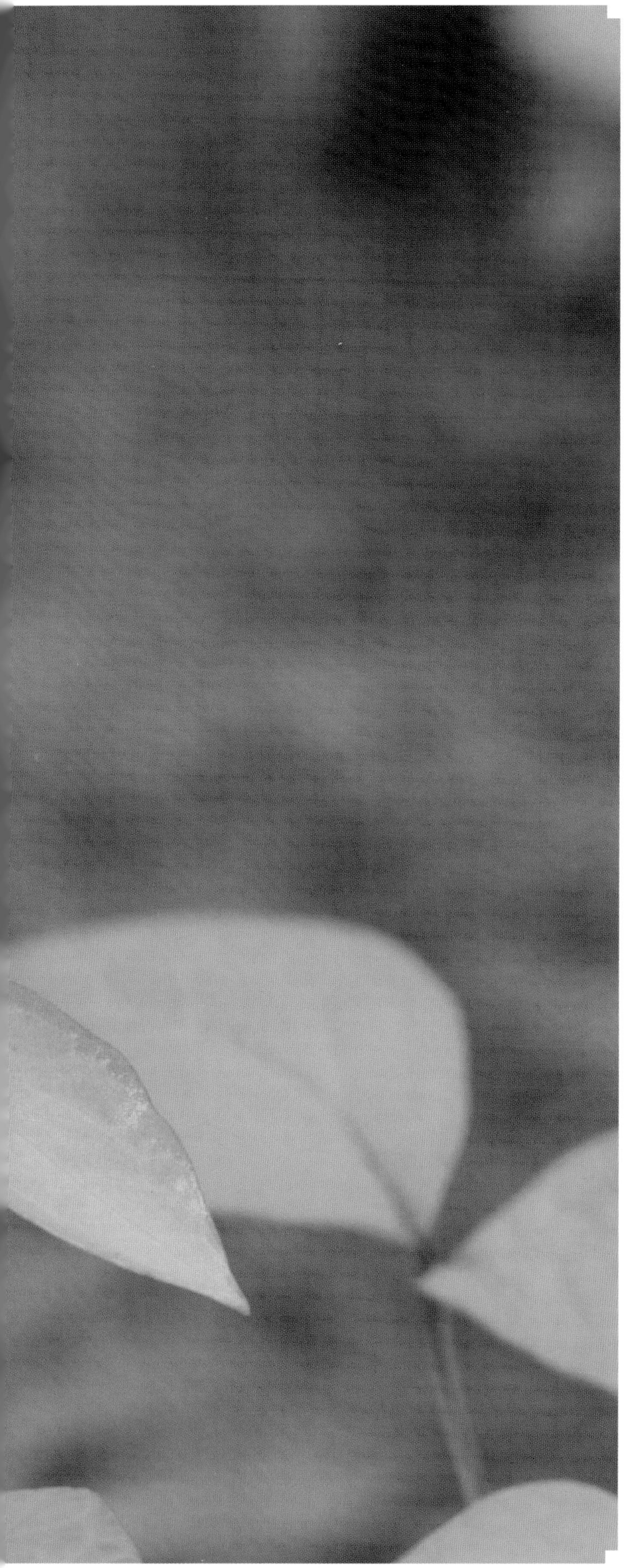

赤芍

【维药名】克孜力出胡鲁克。

【别　名】红芍药、山芍药、草芍药、木芍药、赤芍药。

【来　源】本品为毛茛科多年生草本植物草芍药 *Paeonia Obovata* Max-im 或川芍药 *Paeonia veitchii* Lynch 的根。

【性味归经】苦、辛，微寒。归肝经。

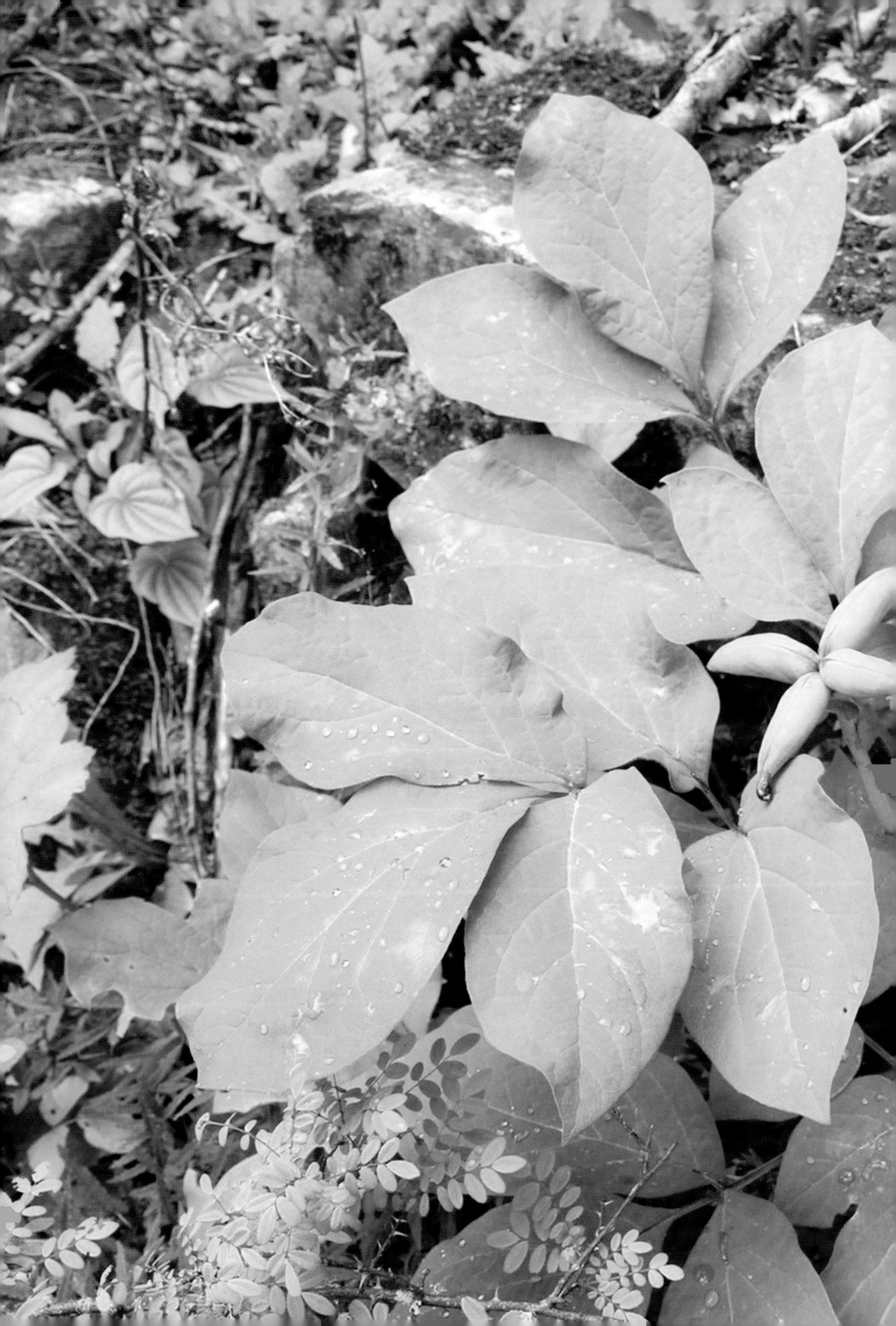

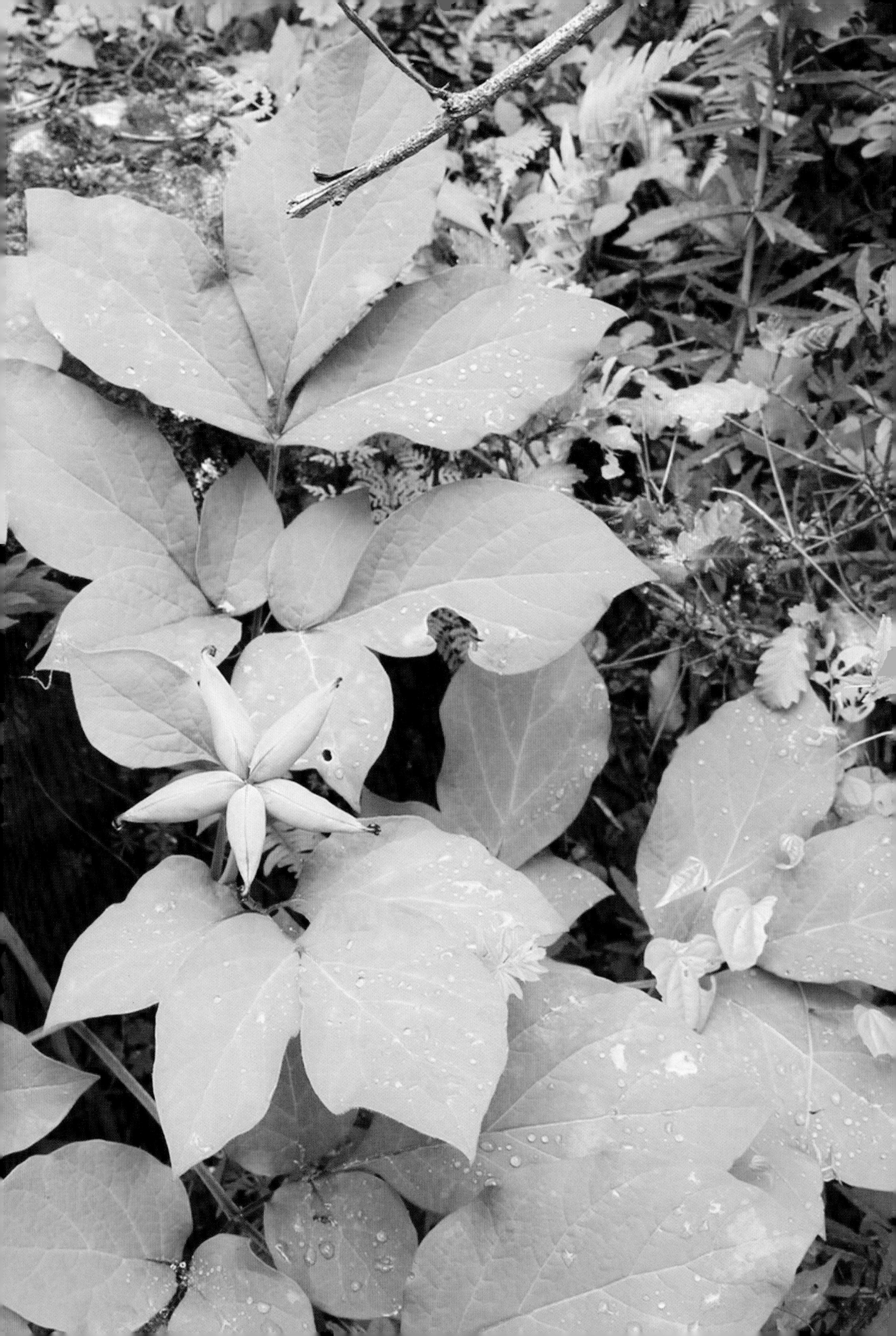

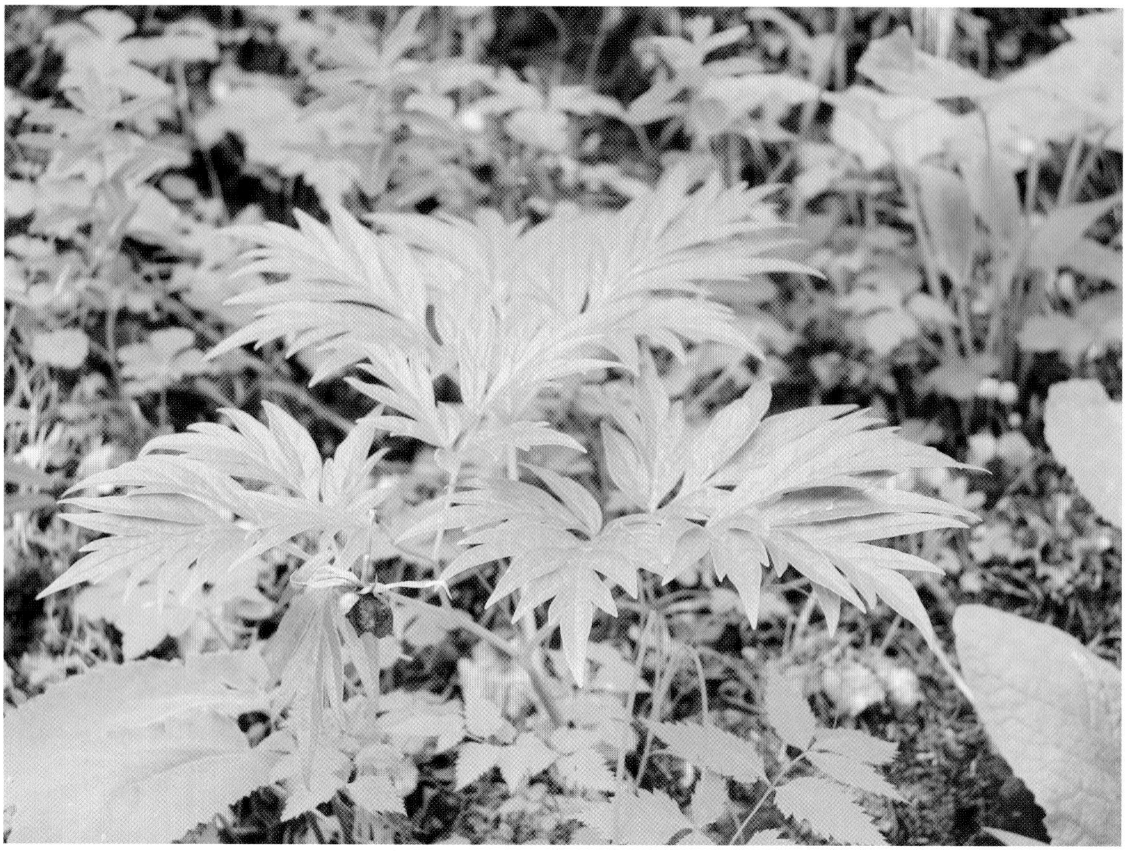

川芍药

识别特征

川赤芍为多年生草本，茎直立。茎下部叶为2回3出复叶，小叶通常2回深裂，小裂片宽0.5 ~ 1.8 cm。花2 ~ 4朵生茎顶端和其下的叶腋；花瓣6 ~ 9，紫红色或粉红色；雄蕊多数；心皮2 ~ 5。蓇葖果密被黄色绒毛。根为圆柱形，稍弯曲。表面暗褐色或暗棕色，粗糙，有横向突起的皮孔，手搓则外皮易破而脱落（俗称糟皮）。花期5—6月，果期6—8月。

生境分布

生长于山坡林下草丛中及路旁。分布于内蒙古、四川及东北各地。

采收加工

春、秋二季采挖，除去根头、须根及泥土，晒干。

药材鉴别

本品为类圆形切片，外表皮棕褐色，皱纹较多，皮易脱落，有皮孔。切面粉白色或粉红色。皮部窄，木部放射状纹理明显，有的有裂隙。质脆而硬，易折。气味微香，微苦涩，酸。

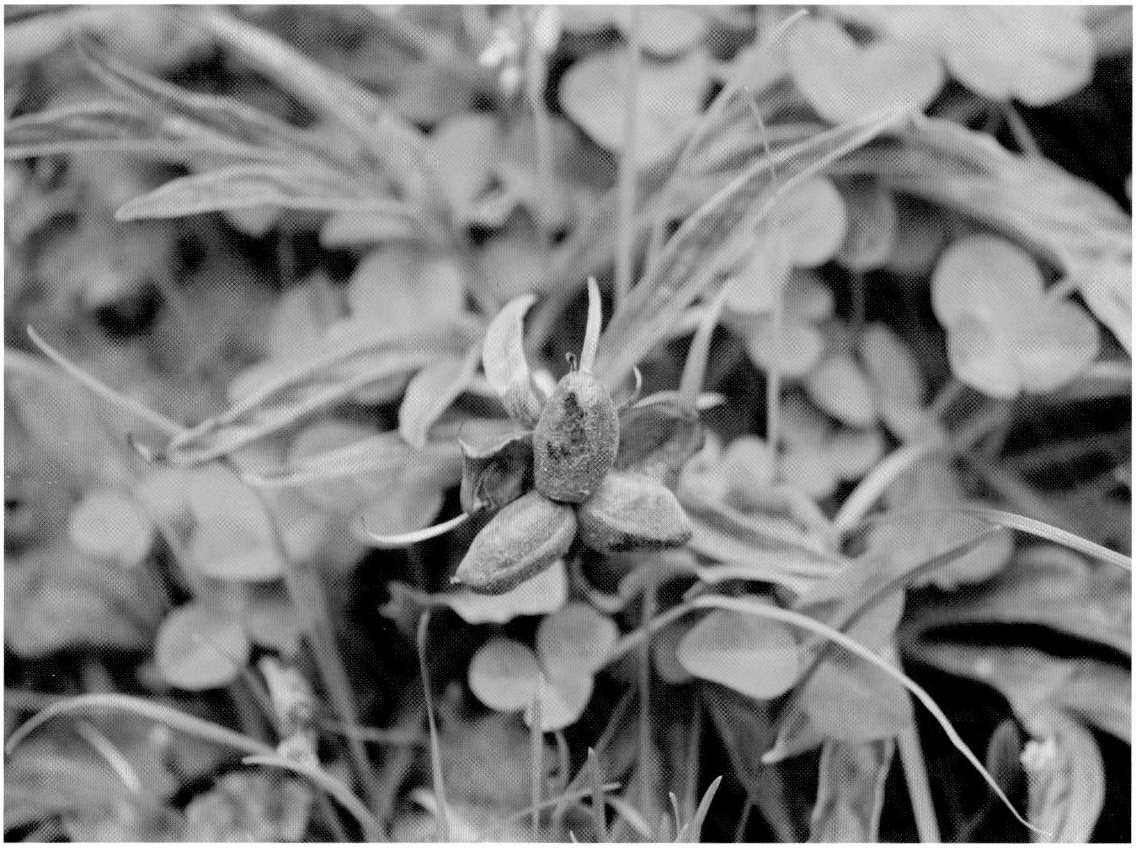

川芍药

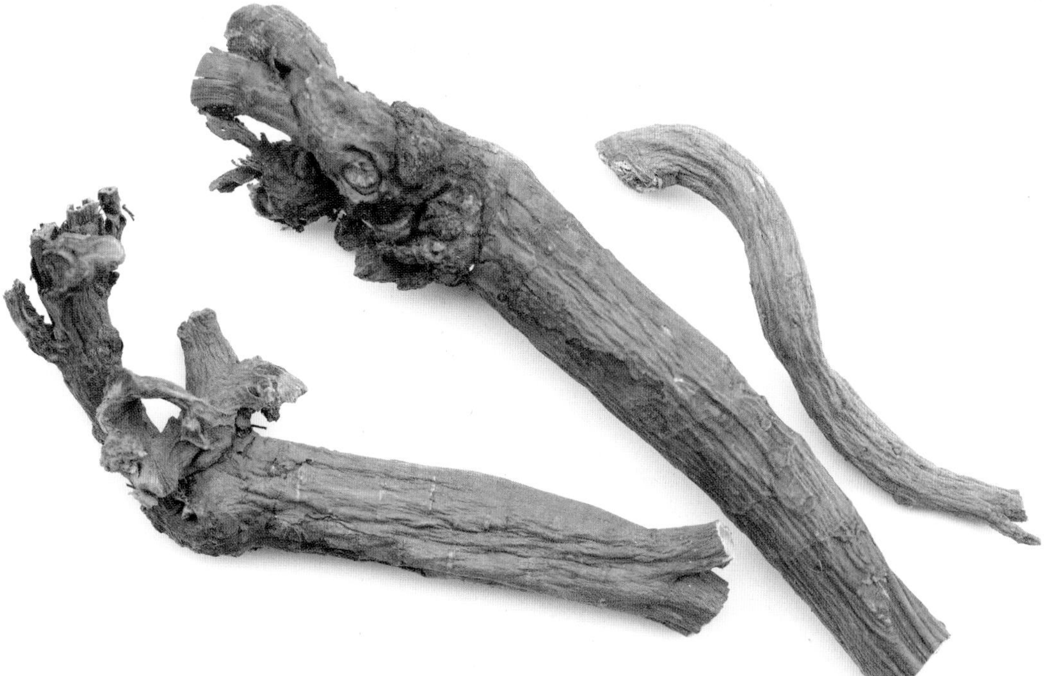

赤芍药材

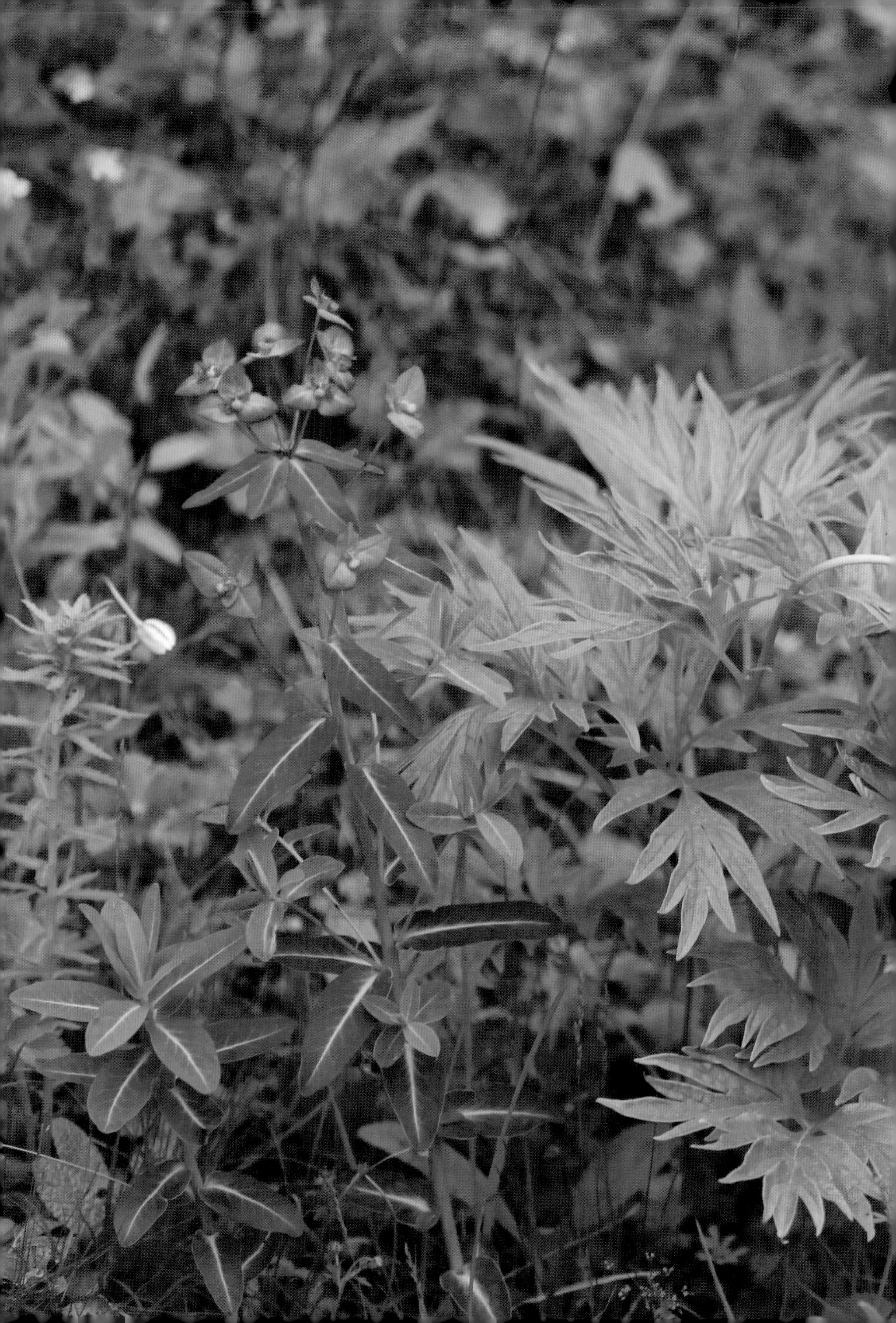

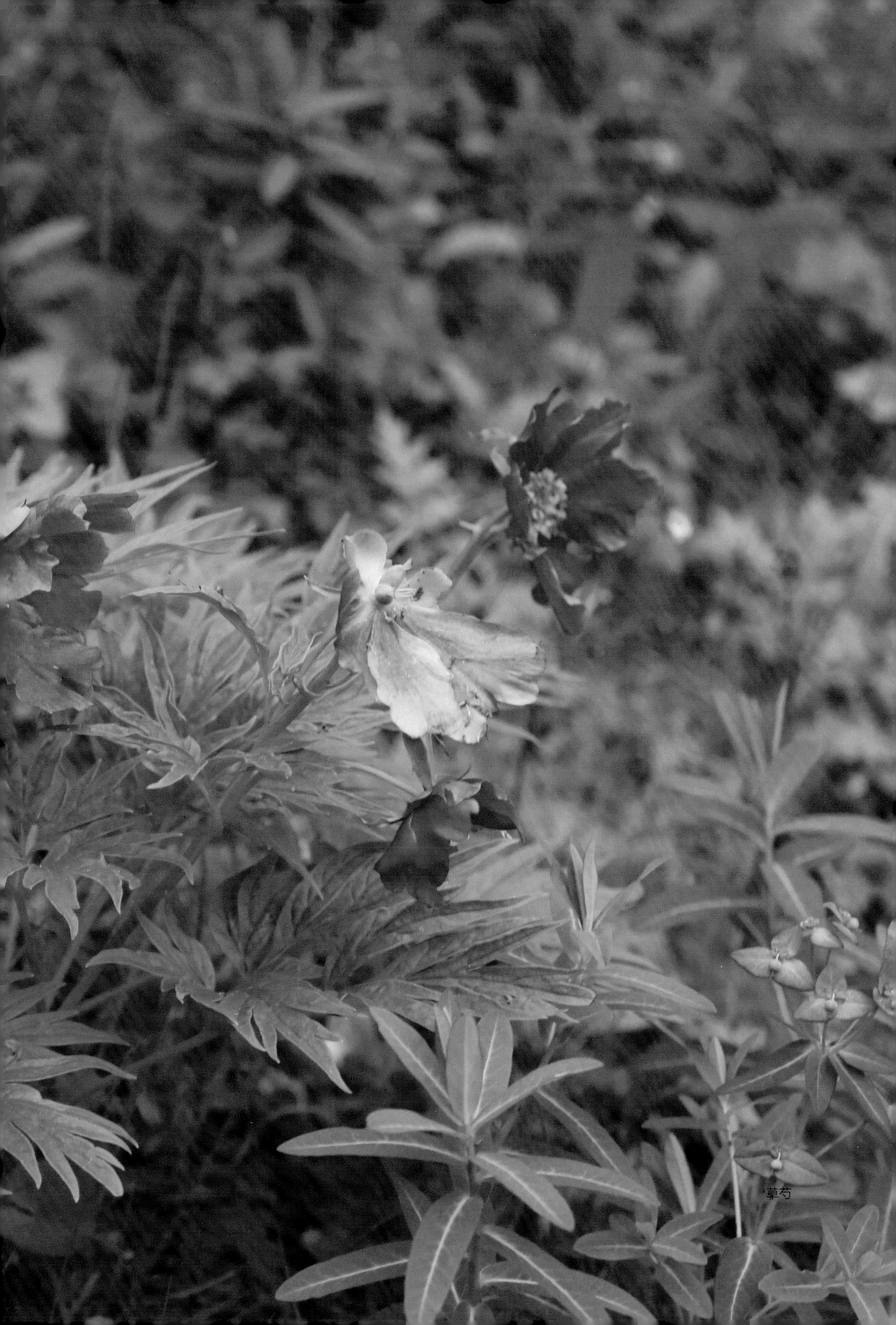

草芍

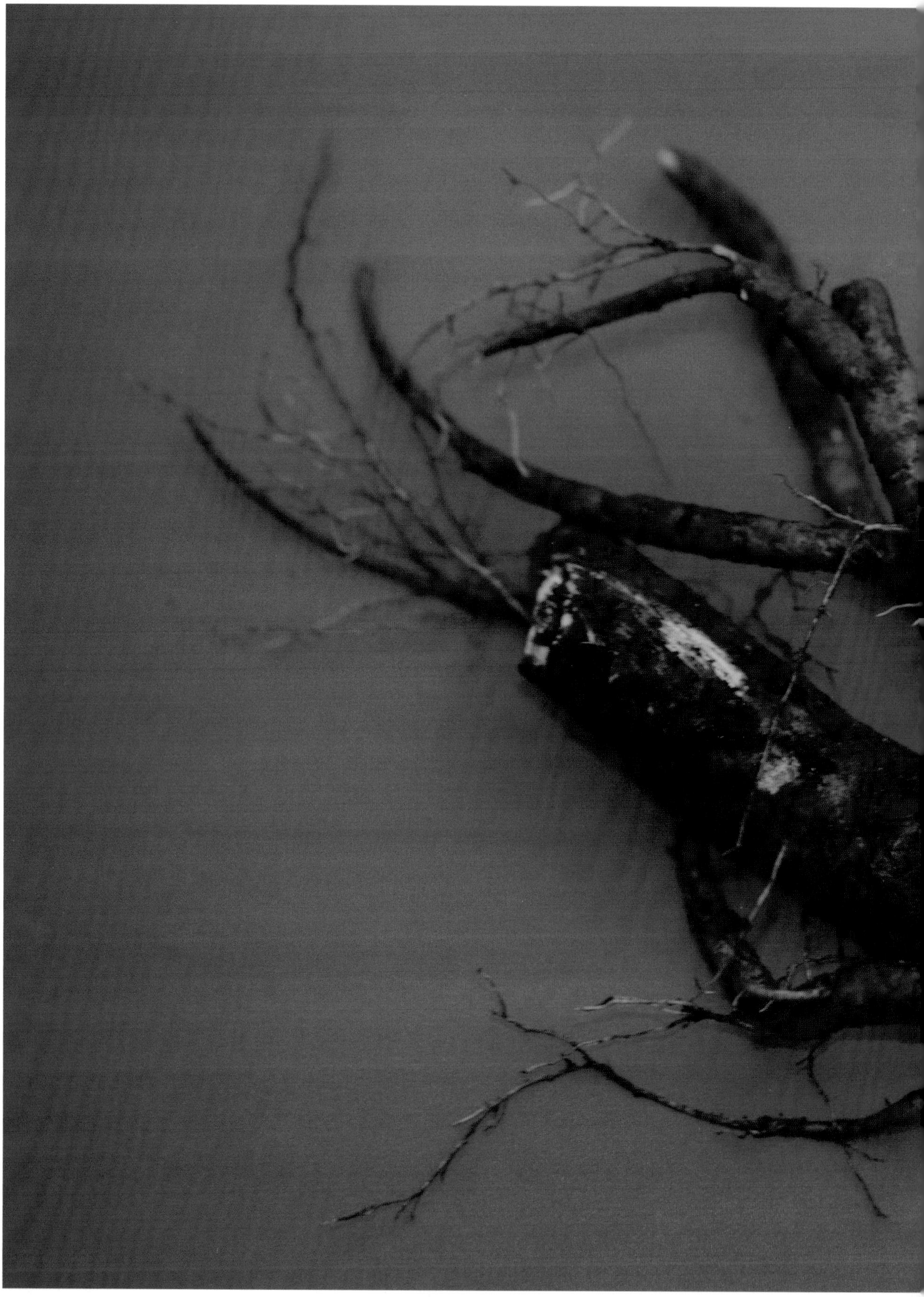

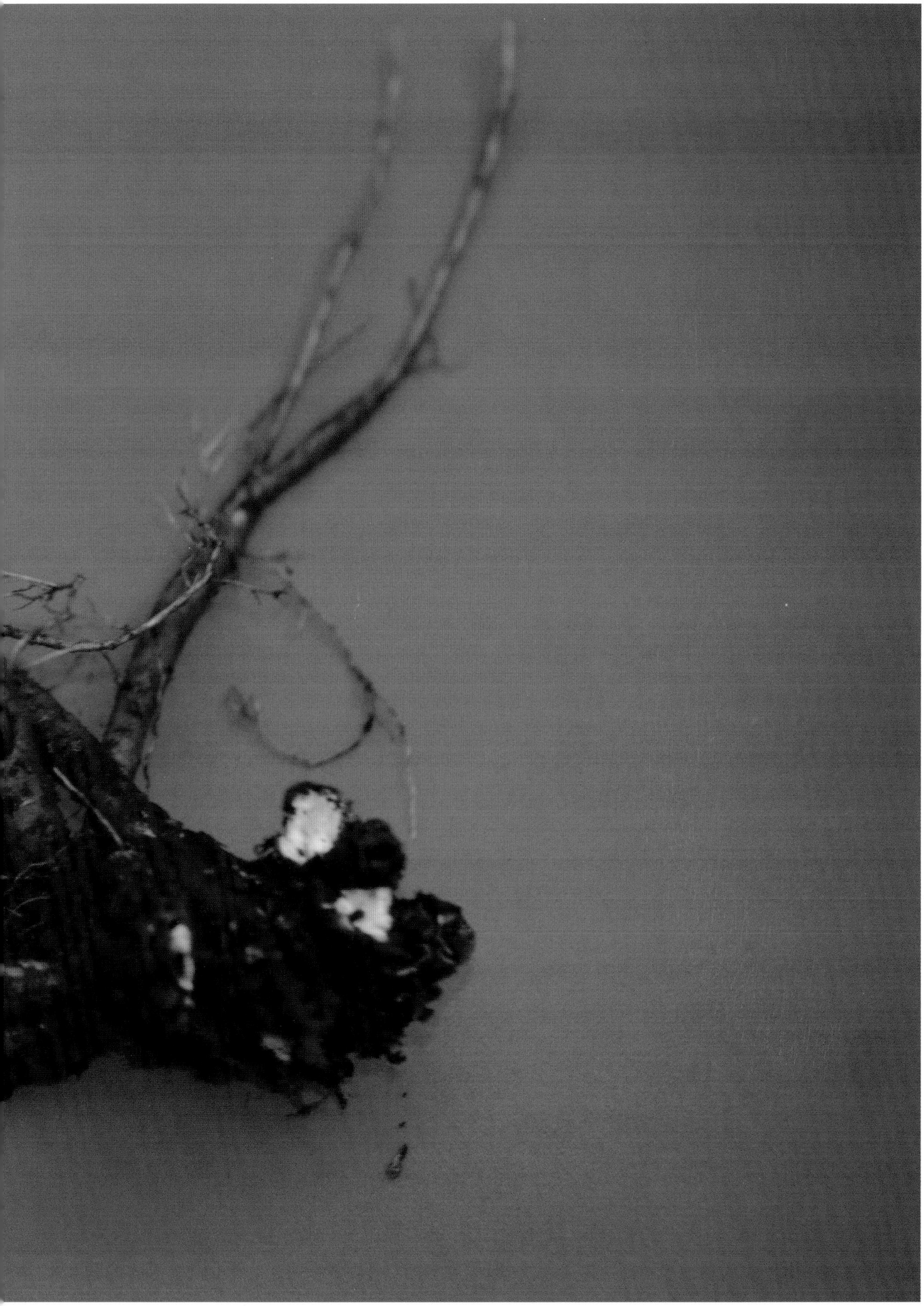

川芎药药材

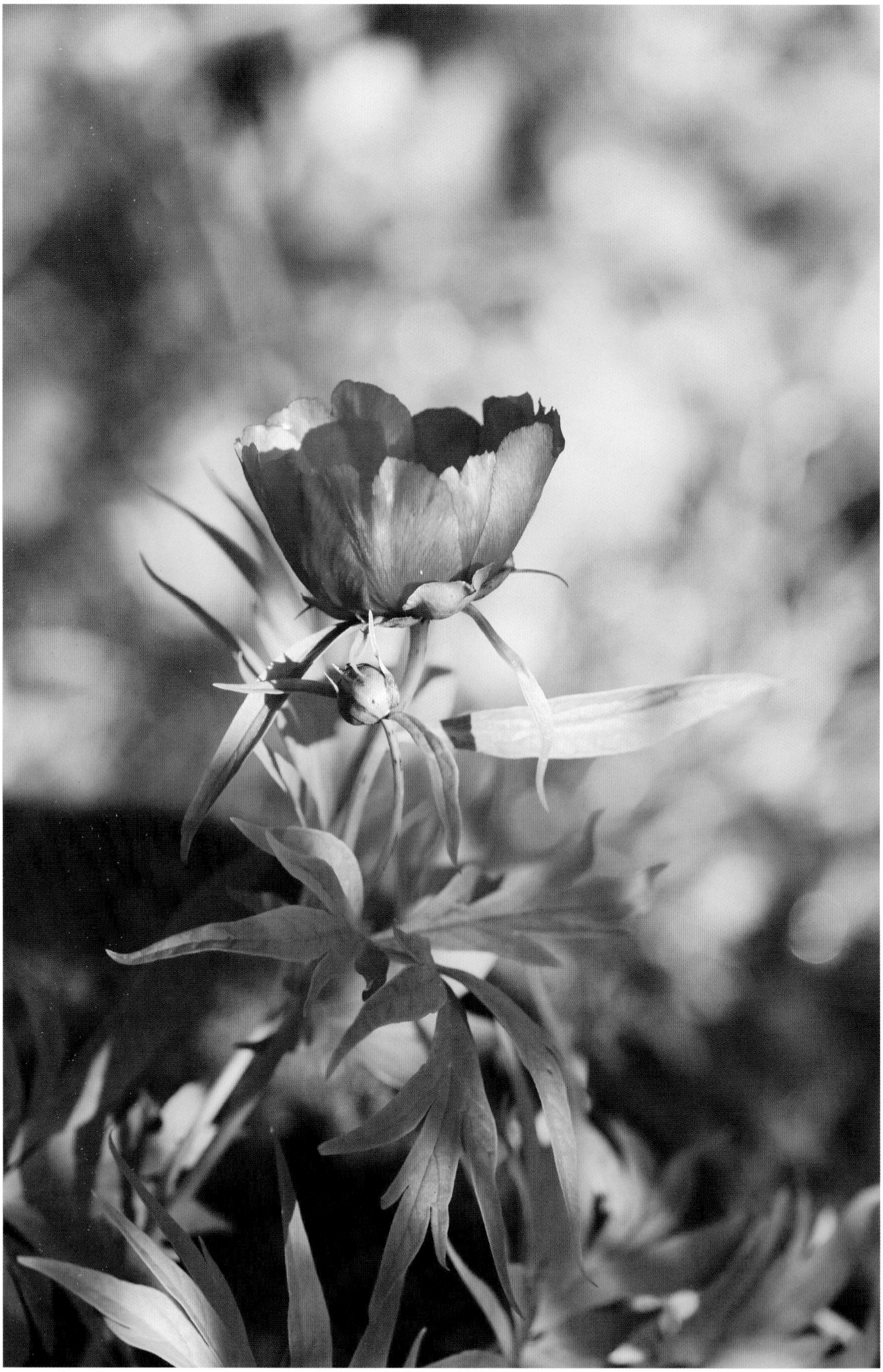

川芍药花

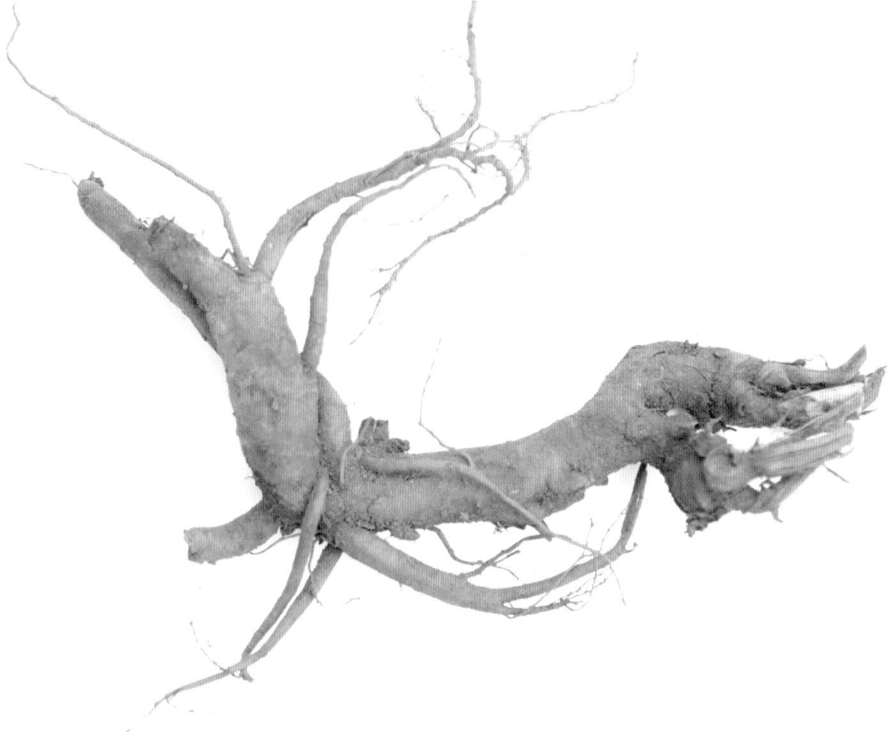

川芍药药材

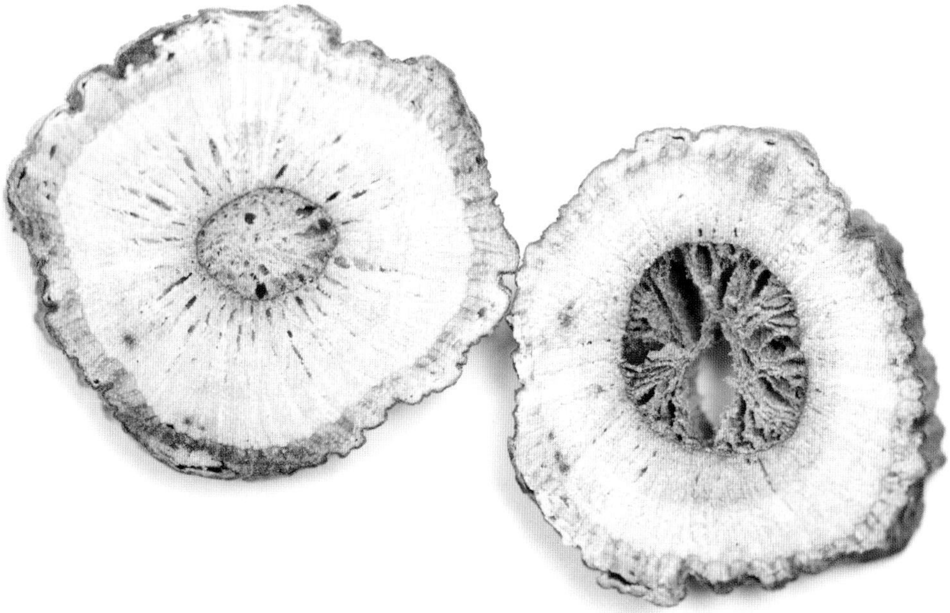

川芍药饮片

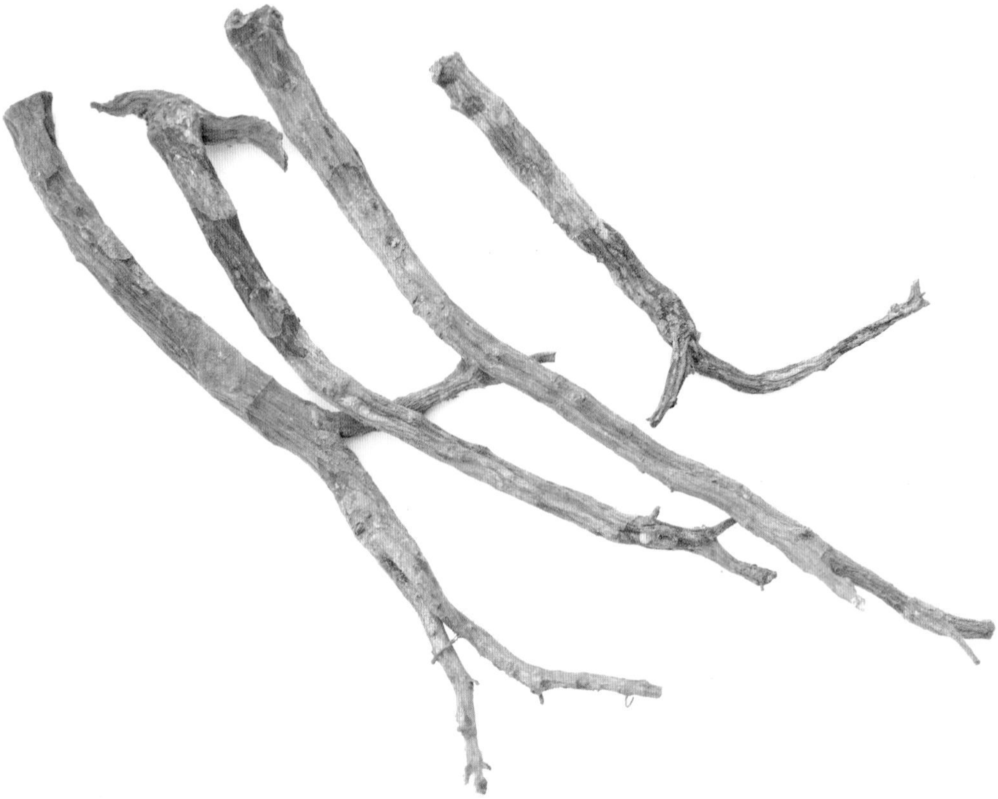

赤芍药材

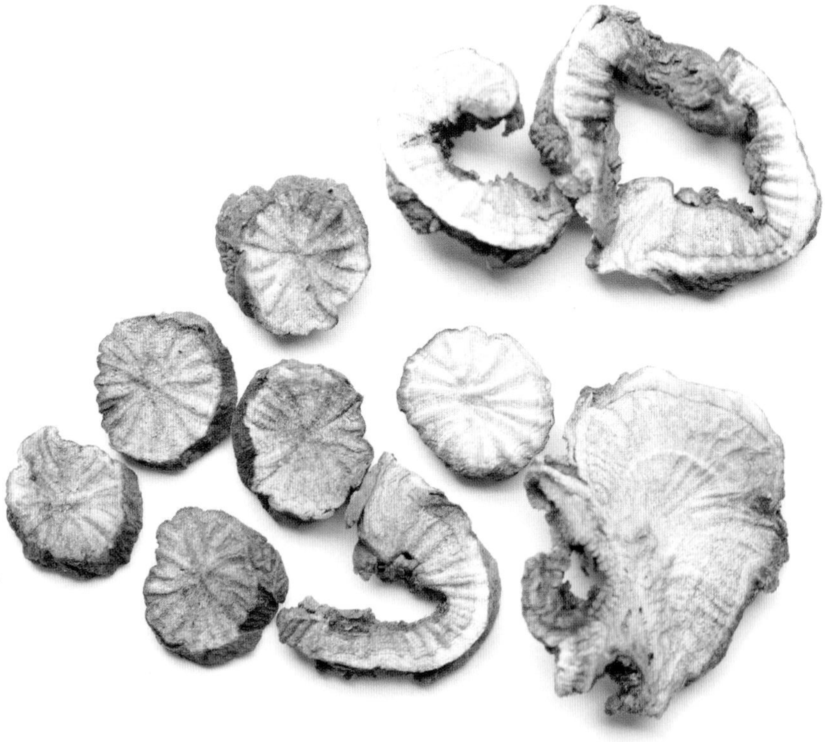

赤芍饮片

功效主治

清热凉血，散瘀止痛。本品辛散苦降，主入肝经血分，故能清血分实热，散瘀血留滞，为凉血祛瘀之要药。

药理作用

本品有解热、镇静、镇痛、解痉、抗惊厥、扩张血管等作用，并能抗菌及抑制流行性感冒病毒。

用法用量

内服：煎服，6 ~ 15 g。

民族药方

1．血热炎症，热蕴疮痈　赤芍、金银花各 9 g，天花粉、白芷、陈皮、防风、当归、贝母、没药、乳香、甘草各 3 g。水、酒各半煎为仙方活命饮，温服。

2．血瘀疼痛，血瘀痛经　赤芍、延胡索、香附、乌药、当归各 6 g。水煎服。

3．胁肋瘀痛　赤芍 9 g，青皮、郁金各 6 g。水煎服。

4．血瘀头痛　赤芍、川芎各 9 g，当归、白芷、羌活各 6 g。水煎服。

5．冠心病，心绞痛　赤芍 10 g，丹参 20 g，降香、川芎各 15 g。水煎服。

6．顽固性口腔溃疡　赤芍、茯苓、土贝母各 15 g，黄连、青皮各 10 g，苍术、枳壳各 12 g，莱菔子 20 g，甘草 6 g。水煎 200 ml，每日 1 剂，分 2 次服。

7．子宫肌瘤　赤芍、茯苓、桂枝各 15 g，牡丹皮 10 g，桃仁、莪术、三棱各 12 g。水煎服，每日 1 剂。

8．阑尾脓肿　赤芍、皂角刺各 15 g，桃仁、穿山甲各 10 g，紫花地丁、败酱草、薏苡仁、冬瓜子各 30 g。加水 800 ml，煎取药汁 300 ml，每日 1 剂，分 2 次服。

9．慢性阑尾炎　赤芍 50 g，白术、茯苓各 12 g，泽泻 25 g，当归、川芎各 10 g，败酱草 30 g。水煎取药汁，口服，每日 1 剂。

使用注意

血寒经闭者不宜用。反藜芦。

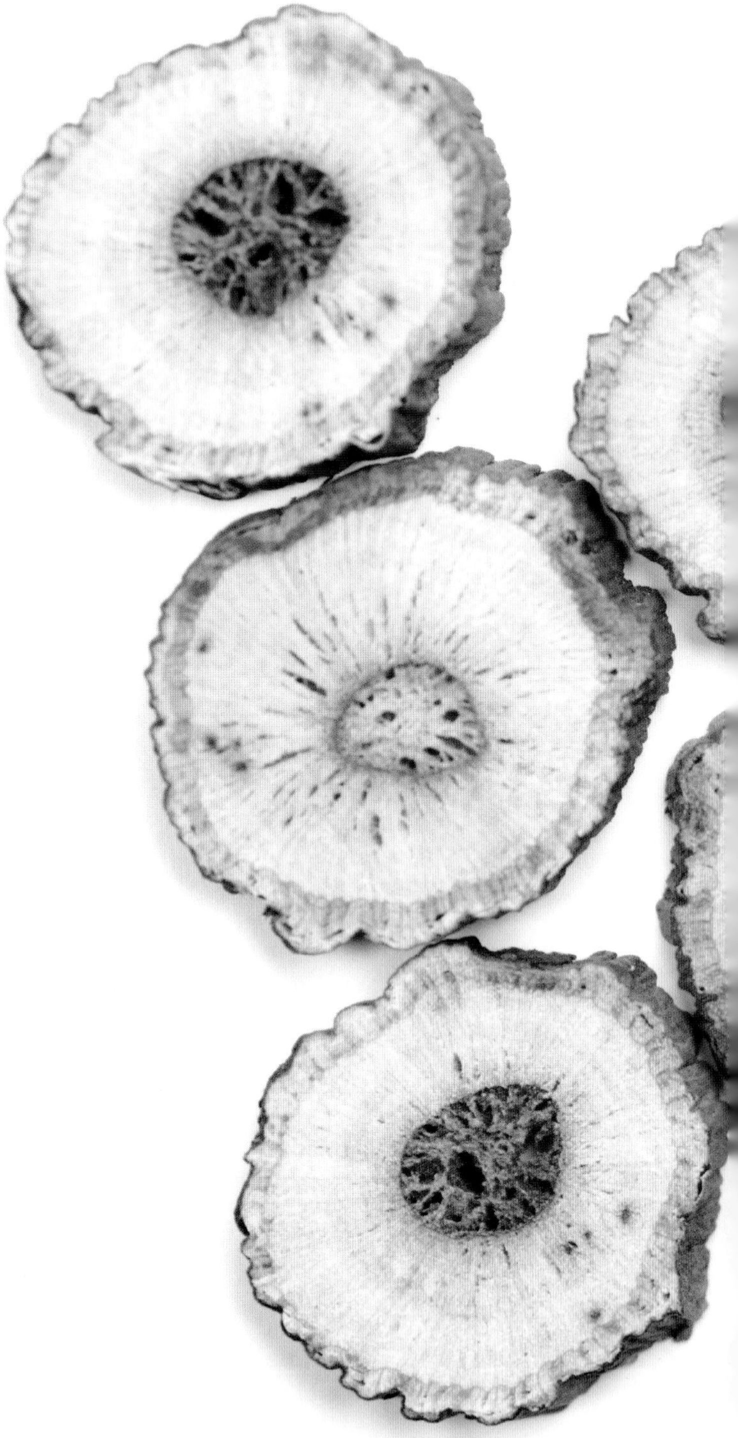

赤芍

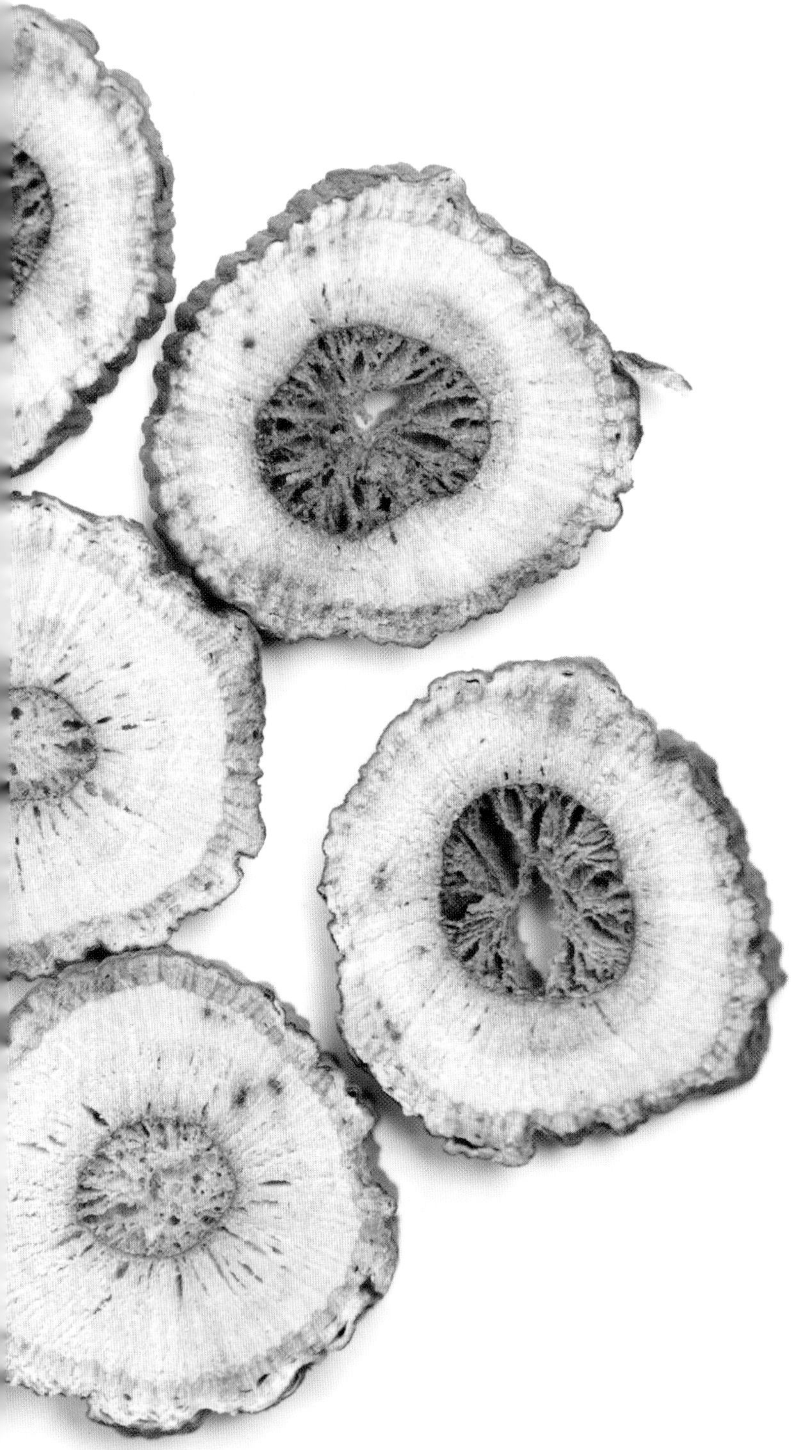

赤芍饮片

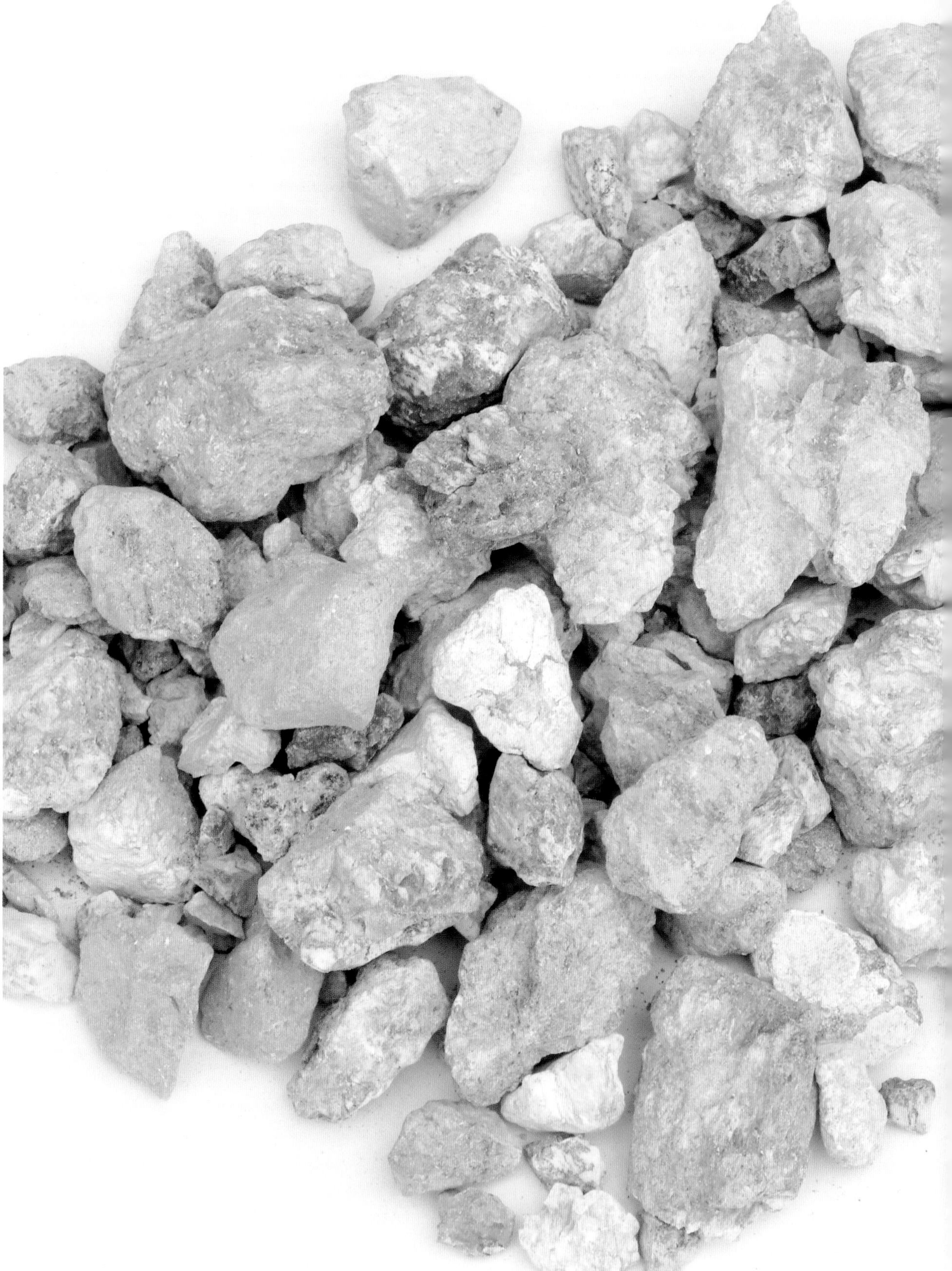

赤石脂

【维药名】厅艾尔美尼。

【别　名】赤符、红高岭、赤油脂、红土。

【来　源】本品为单斜晶系的多水高岭石 *Halloysite* 的集合体。

【性味归经】甘、酸、涩，温。归大肠、胃经。

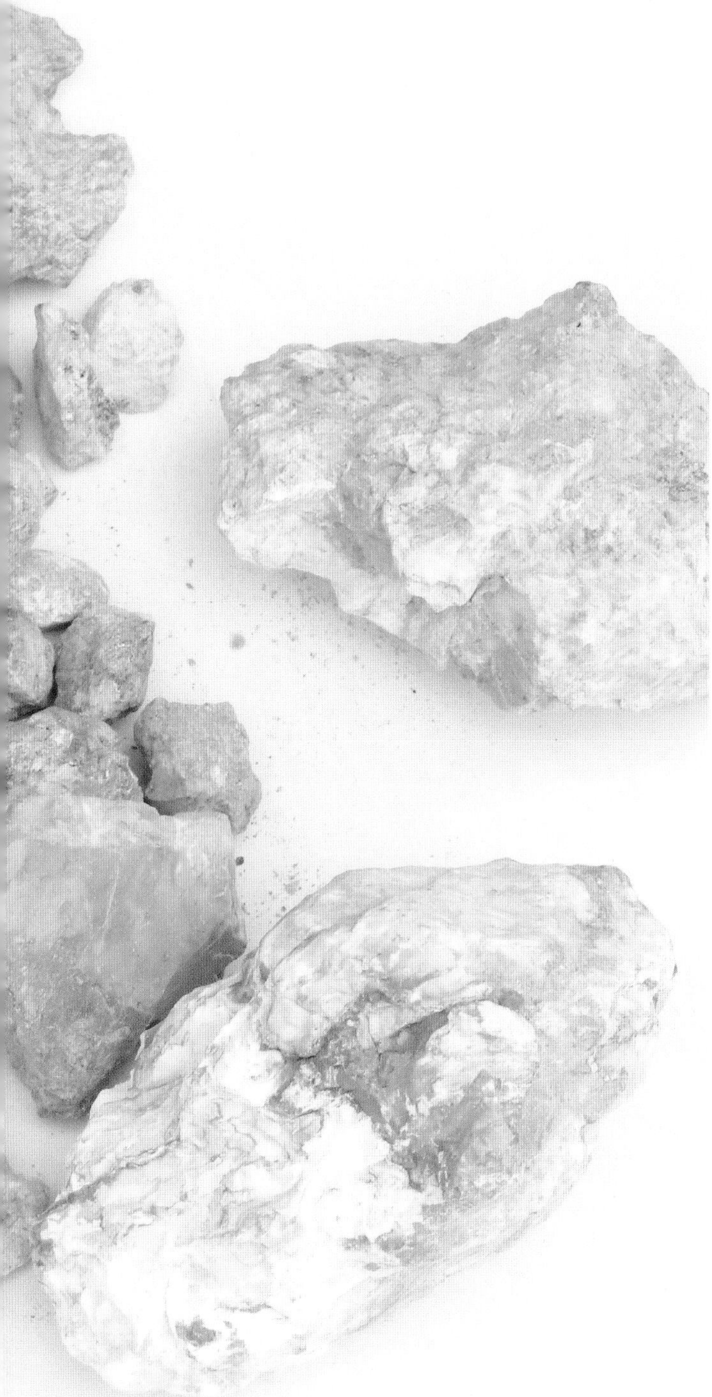

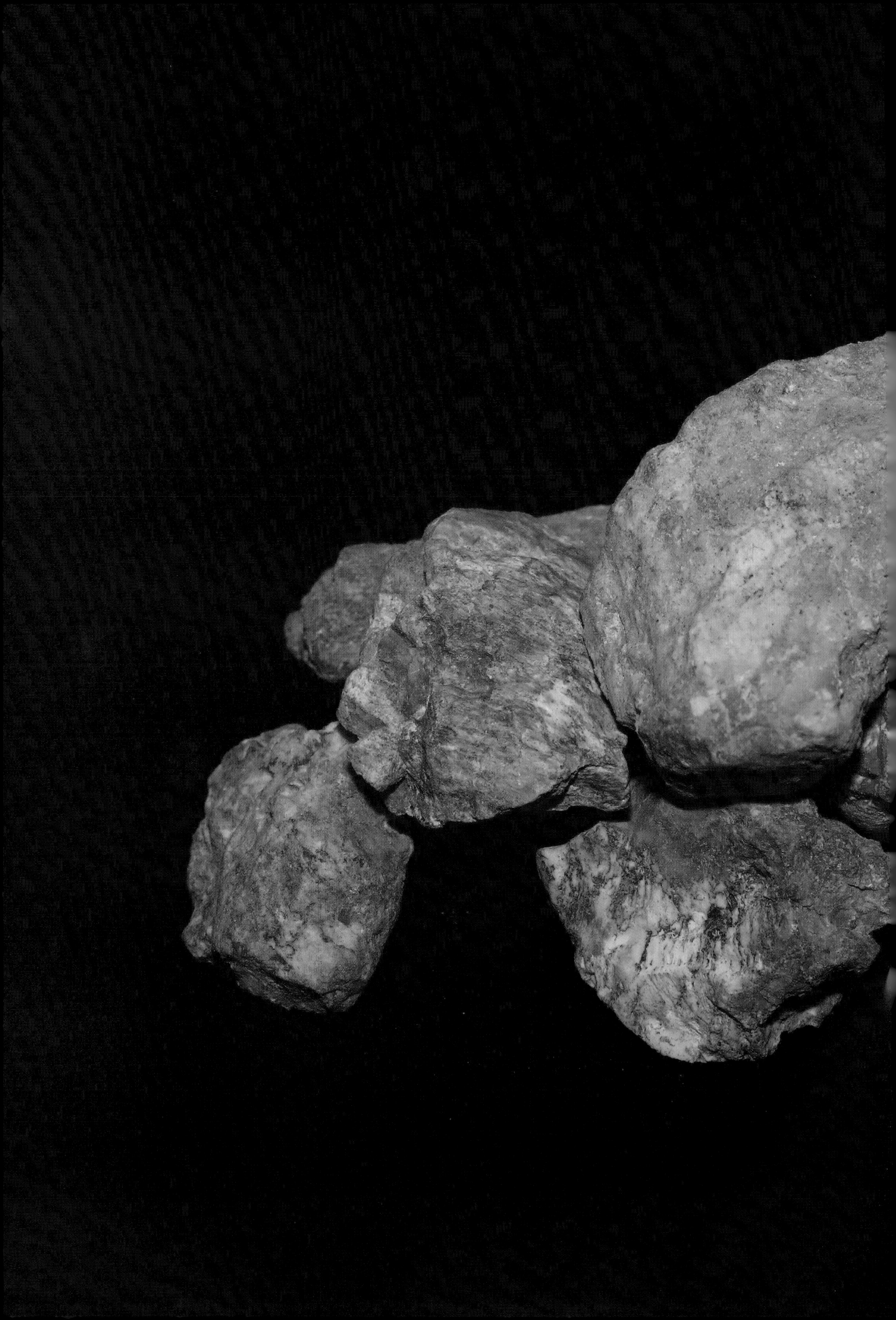

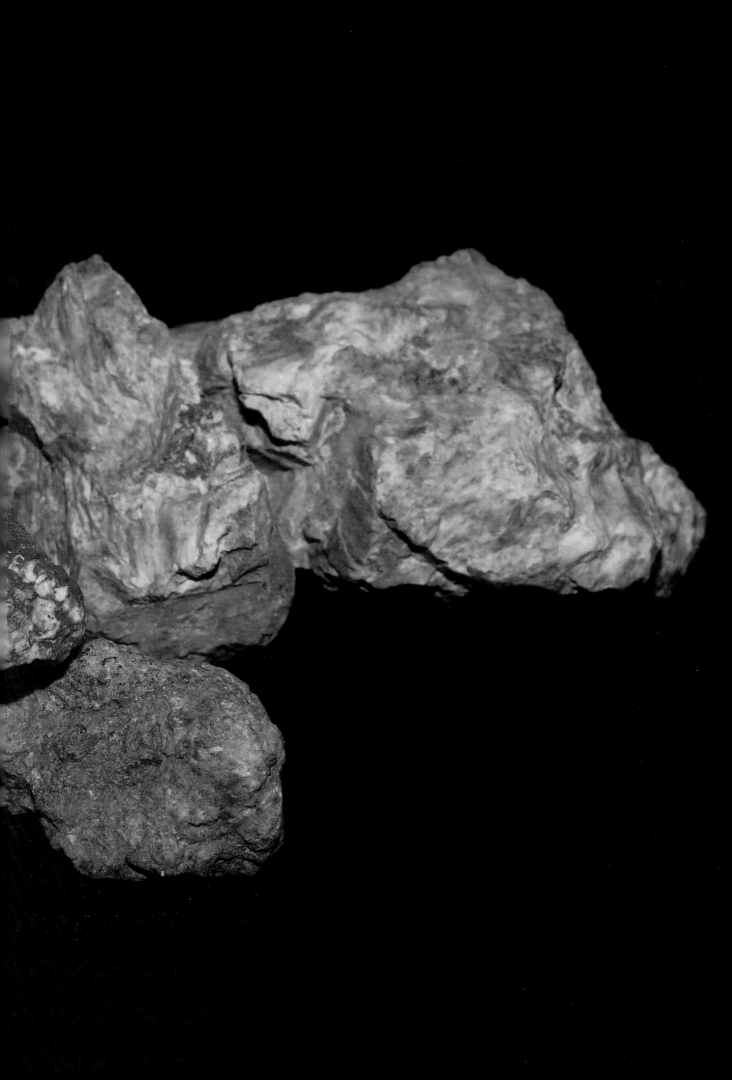

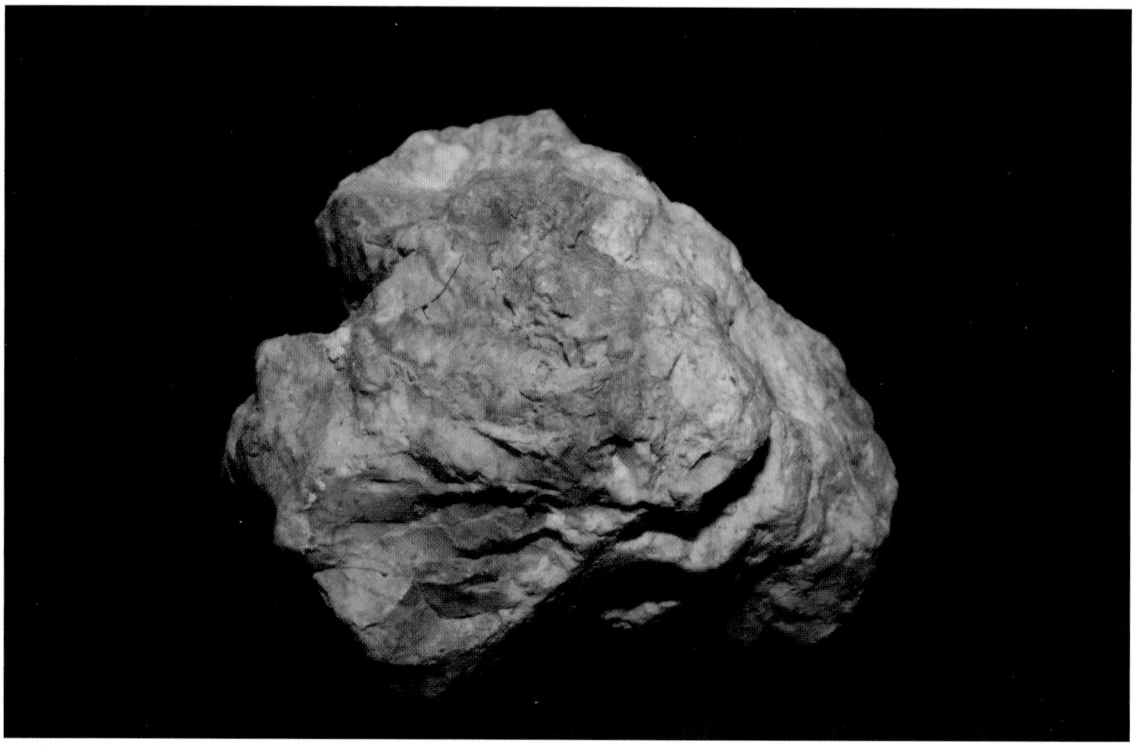

赤石脂

识别特征

本品为块状集合体，呈不规则块状，大小不一。表面粉红色、红色至紫红色，或有红白相间的花纹，断面有的具蜡样光泽，疏松多孔者具土样光泽。质软，易碎，硬度 1 ~ 2，比重 2.0 ~ 2.2，吸水性强，具土腥气，不溶于水，能溶于酸类。味淡，嚼之无沙粒感。

生境分布

分布于福建、河南、山东、山西等省区。

采收加工

全年均可采挖，挖出后，选择红色滑腻如脂的块状体，拣去杂石、泥土。

药材鉴别

本品为不规则块状。红色、粉红色至紫红色，或具红白相间的花纹。质软易碎。吸水性强，具黏土气。味淡。

功效主治

涩肠止泻，收敛止血，生肌敛疮。本品味酸涩，性温和，归大肠、胃经，功专收敛，故可涩肠止泻、止血；又具甘温之性，故可生肌敛疮。

药理作用

本品有吸附作用，内服能吸附消化道内的有毒物质，如磷、汞、细菌毒素及食物异常发酵的产物；同时对发炎的肠胃黏膜有保护作用；对胃肠出血有止血作用。

用法用量

内服：10 ~ 20 g，煎汤。外用：适量。

民族药方

1．小儿脱肛　赤石脂适量，鲜石榴皮（干者也可）50 ~ 100 g。先用石榴皮煎水洗肛门，然后将赤石脂（研为极细面）均匀地撒在敷料上，托住肛门用胶布固定。

2．上消化道出血　赤石脂、白及各适量。用量按 1 ∶ 1 比例配制，温开水调成糊状，空腹服，每日 3 次，每次 3 g。

3．寻常疣，扁平疣　赤石脂、鸦胆子各 300 g。共研细末，备用。临床时取食醋适量调药末成糊状，涂擦患处，早、晚各 1 次。

4．浅表外伤出血　消毒后可用本品外敷局部。

5．慢性阿米巴痢疾（腹部隐痛、排出脓血胶液样便）　赤石脂 24 g，干姜 6 g，粳米 30 g。水煎服。

6．功能失调性子宫出血，虚寒性月经过多　常与禹余粮、血余炭同用。

使用注意

湿热积滞忌用，孕妇慎用。畏官桂。

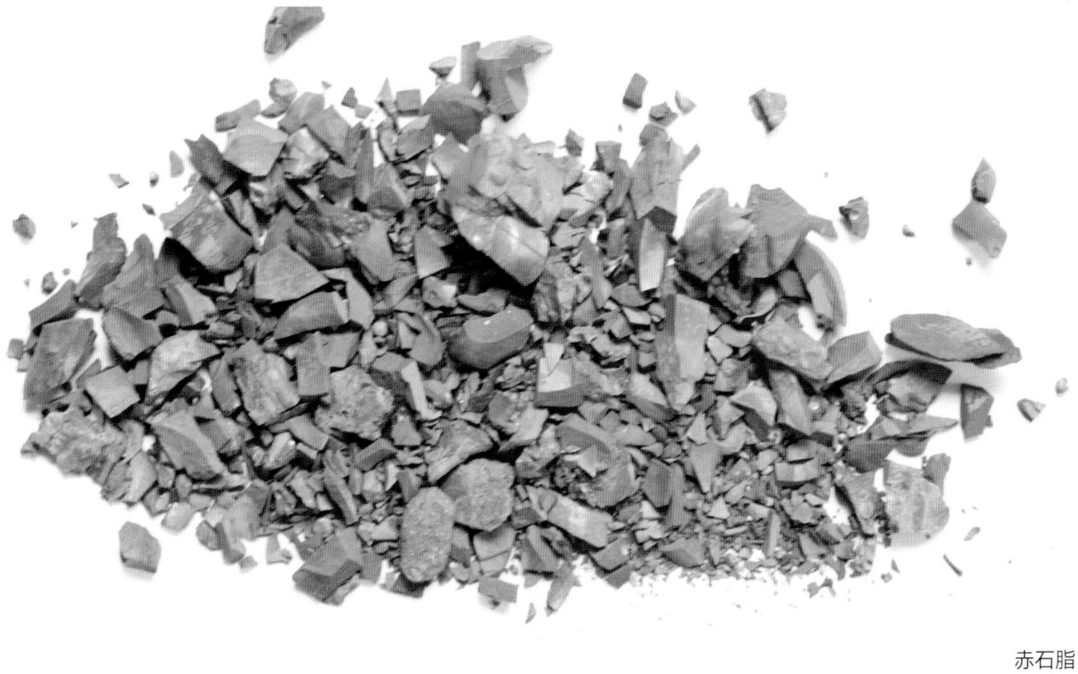

赤石脂

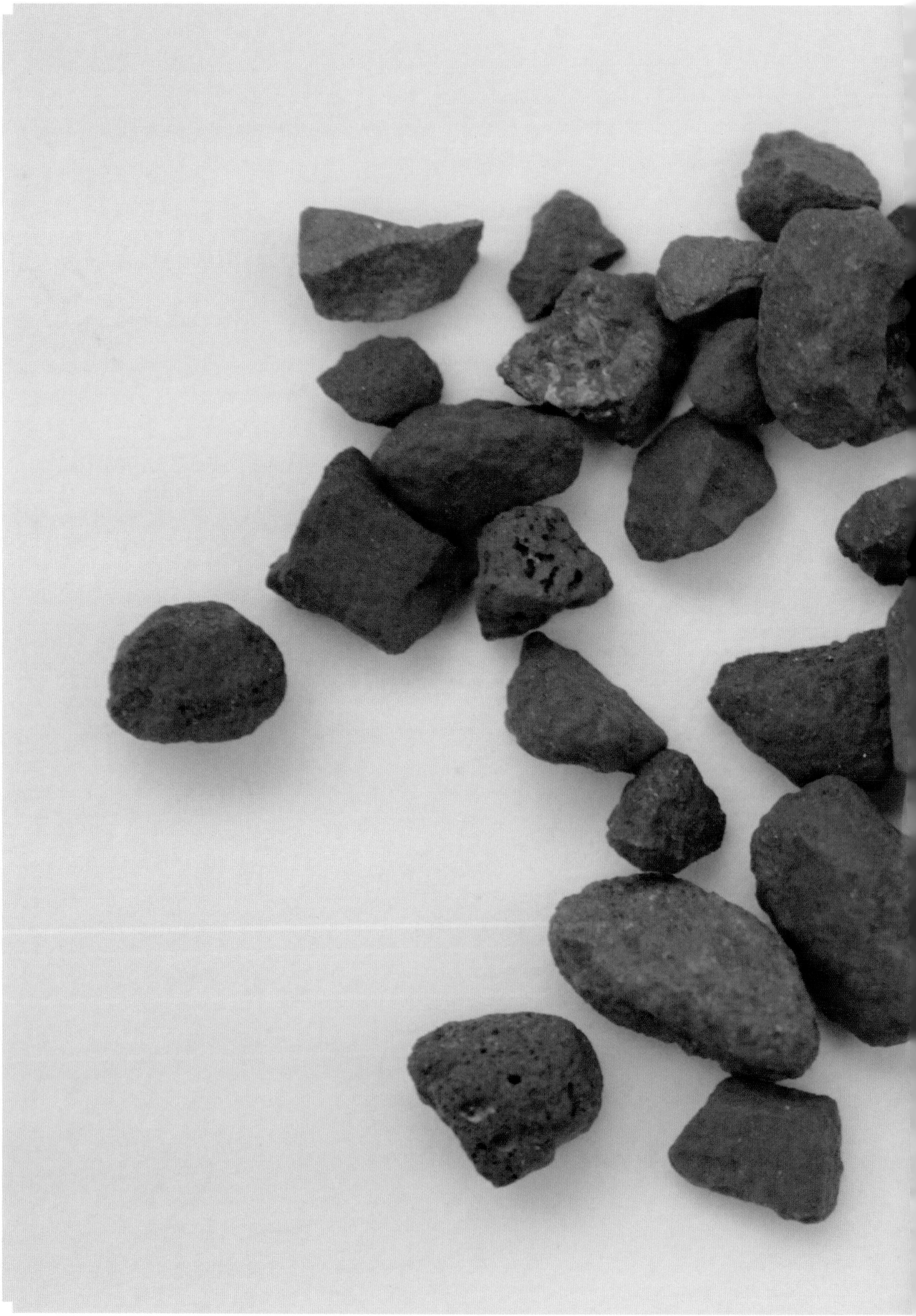

磁石

【维药名】麻格尼提特西。

【别　名】灵磁石、活磁石、煅磁石。

【来　源】本品为等轴晶系氧化物类矿物尖晶石族磁铁矿的矿石，主含四氧化三铁（Fe_3O_4）。

【性味归经】咸，寒。归心、肝、肾经。

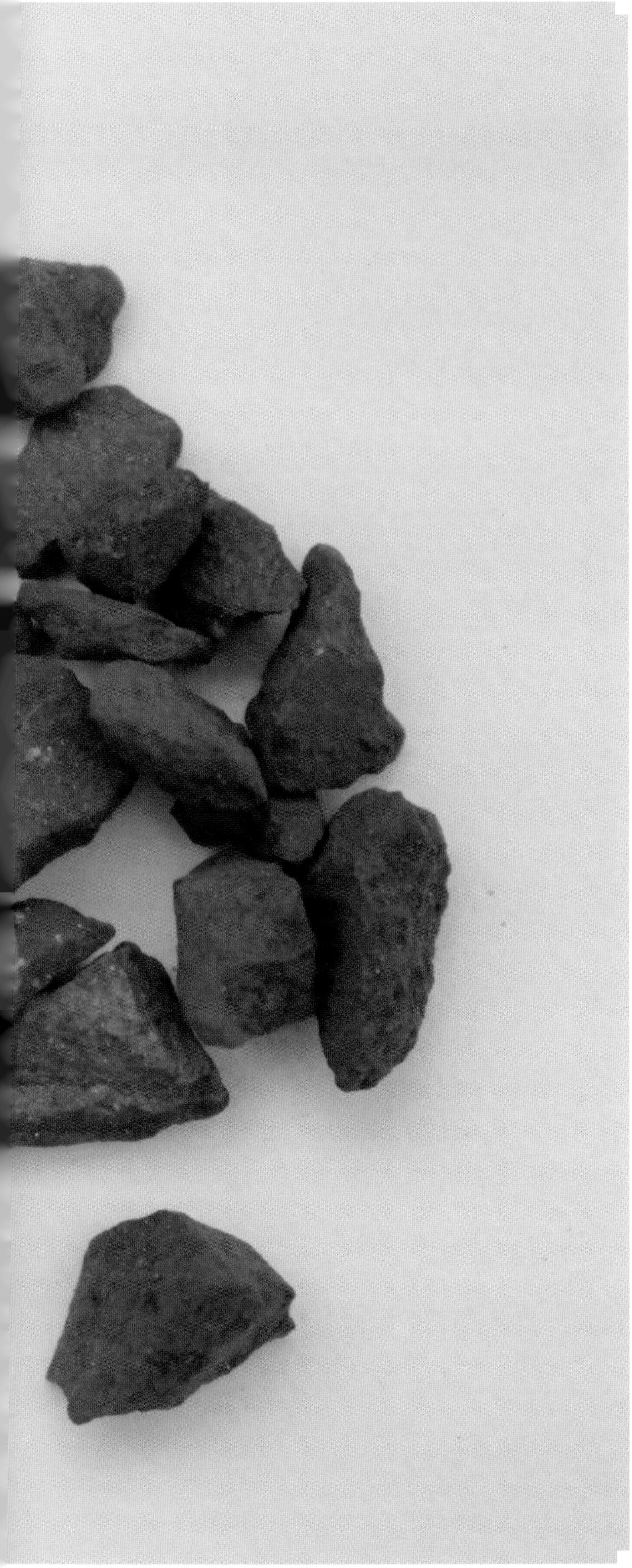

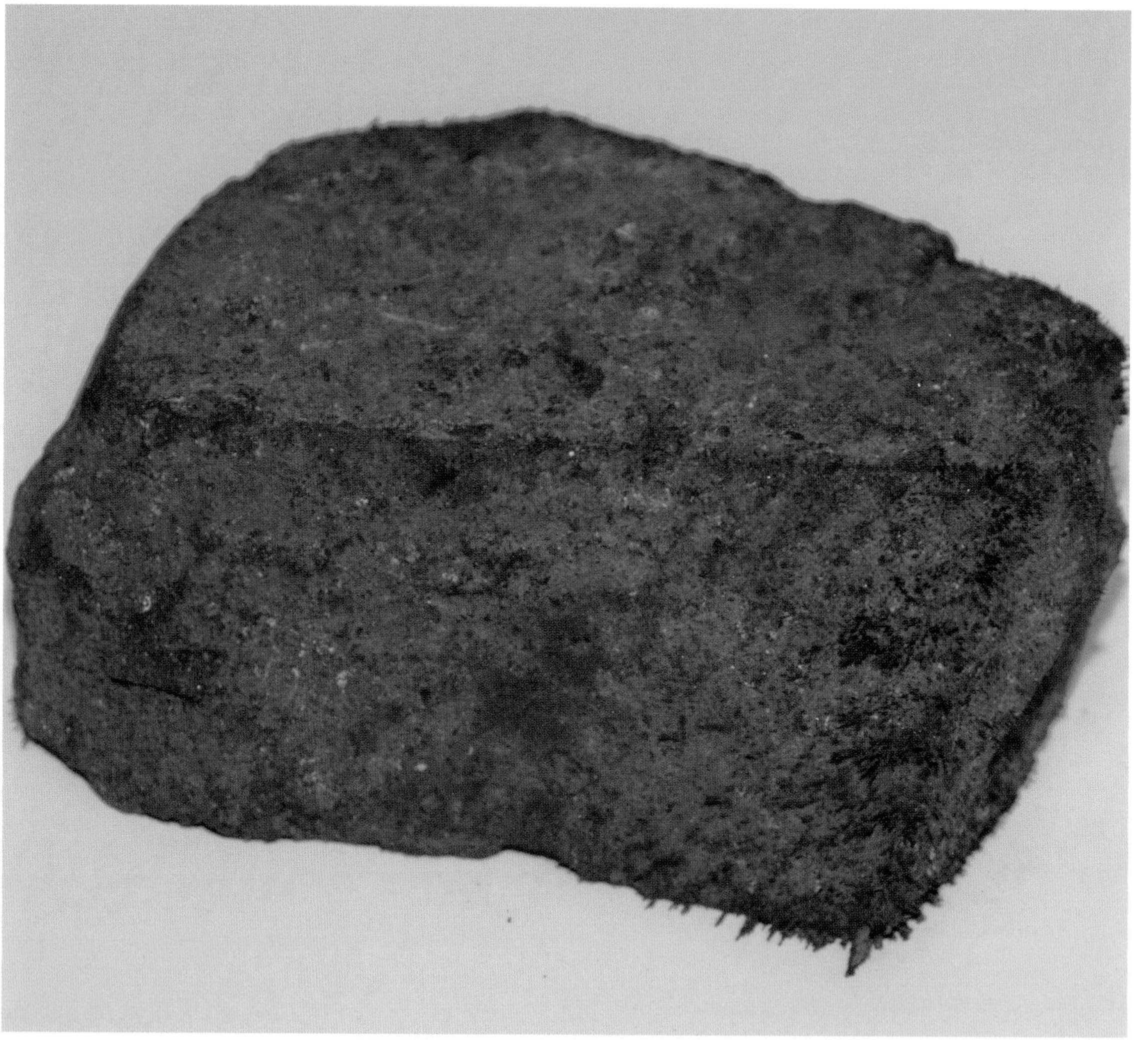

磁石药材

识别特征

本品为等轴晶系磁铁矿的矿石。常与石英、透闪石及其变化产物——黏土矿共存。晶形为菱形十二面体、八面体，多为粒块状集合体。呈不规则块状，大小不一，多具棱角。表面铁黑色或呈暗蓝的锖色。条痕黑，具半金属光泽，不透明，质坚硬，硬度 5.5 ~ 6.0，比重 4.9 ~ 5.2，无解理，含钛，多有八面体或立方体裂开，断口不平坦，具磁性，日久磁性渐弱。有土腥气，无味。

生境分布

分布于山东、江苏、辽宁、河北、安徽、广东等省区。

采收加工

随时可采，除去杂质，选择吸铁能力强者入药。生用或煅后醋淬研细用。

药材鉴别

本品呈不规则块状，或略带方形，多具棱角。棕褐色或灰黑色，条痕黑色，具金属光泽。体重，质硬，断面不整齐。具磁性。有土腥气，无味。

功效主治

镇惊安神，平肝潜阳，聪耳明目，纳气定喘。本品咸寒质重而降下，归心、肝经，则镇惊安神，平肝潜阳；归肾经，则聪耳明目，纳气定喘。

药理作用

磁石有补血及镇静作用。可用于治疗缺铁性贫血及神经衰弱、失眠等。

用法用量

内服：15～30 g，煎服，入汤剂宜打碎先煎。入丸、散服，每次 1～3 g，宜煅用。

民族药方

1．牙痛　细辛 1.2 g，煎水冲磁石粉 3 g 噙患处。每日 2 次。

2．产后尿潴留　磁石、商陆各 5 g，麝香 0.1 g。研细末，外敷于脐眼、关元穴上。

3．神经症，癫痫（有烦躁不宁、心悸、失眠等，证属阴虚阳亢者）　常与朱砂、神曲配用，如磁朱丸。

4．眩晕综合征（有头晕、耳鸣，证属肝肾阴虚者）　可与熟地黄、山茱萸、五味子等药配用。

5．高血压（有头痛、头晕，证属阴虚阳亢者）　与石决明、白芍、生地黄等药配用。

6．气管炎哮喘，慢性支气管炎，肺气肿，心脏病性哮喘等（有咳嗽、气喘、呼吸困难，证属上实下虚、肾不纳气者）　宜与赭石、五味子、核桃仁等药配伍。

7．扁平疣　磁石、赭石、紫贝齿、紫草各 30 g，生石决明 12 g，生白芍 6 g。水煎服。

使用注意

吞服后不易消化，如入丸、散不可多服，最好配神曲、鸡内金以助消化。脾胃虚弱者慎服。内服过量或长期服用易发生铁剂中毒。

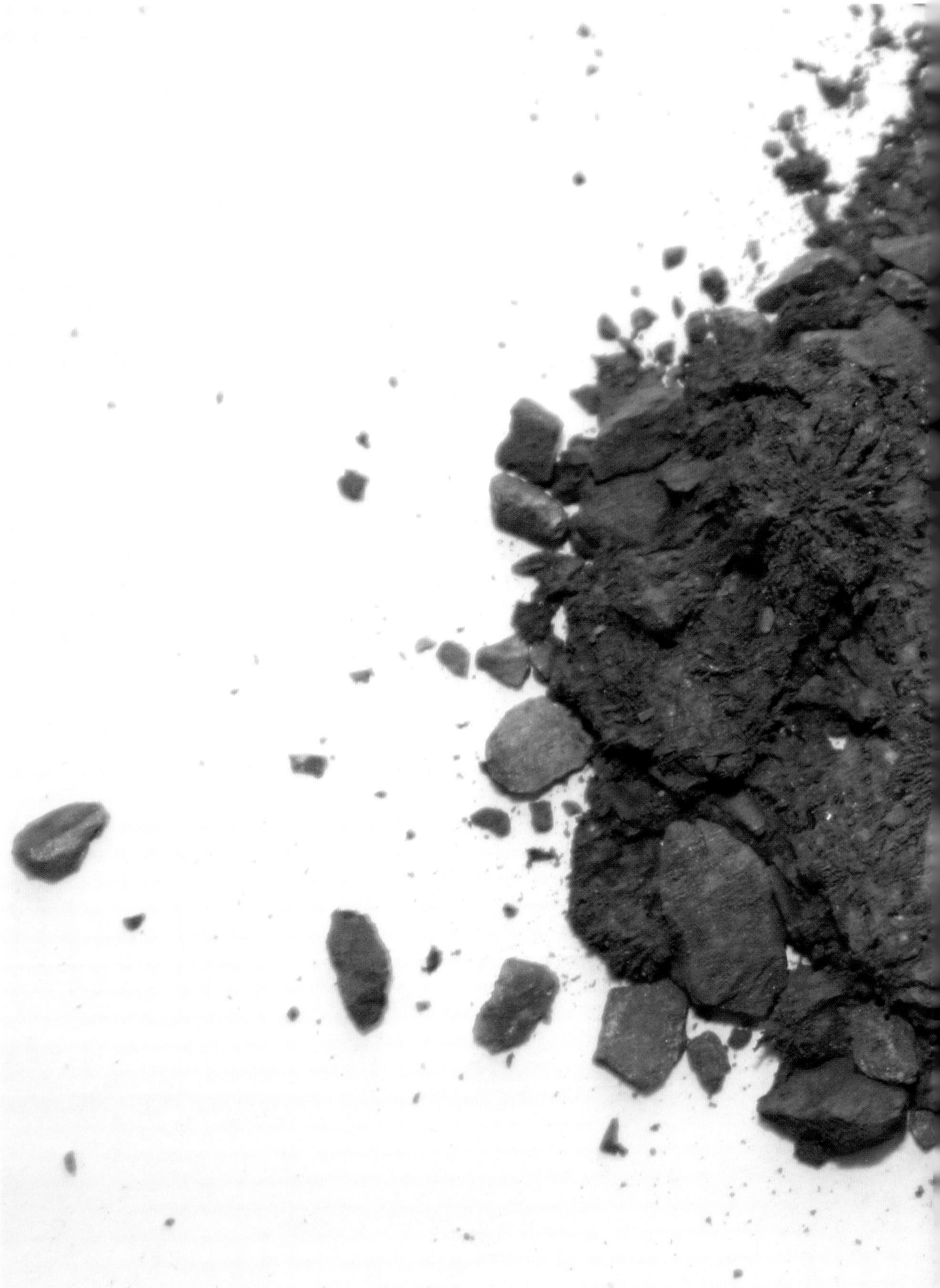

磁石饮片

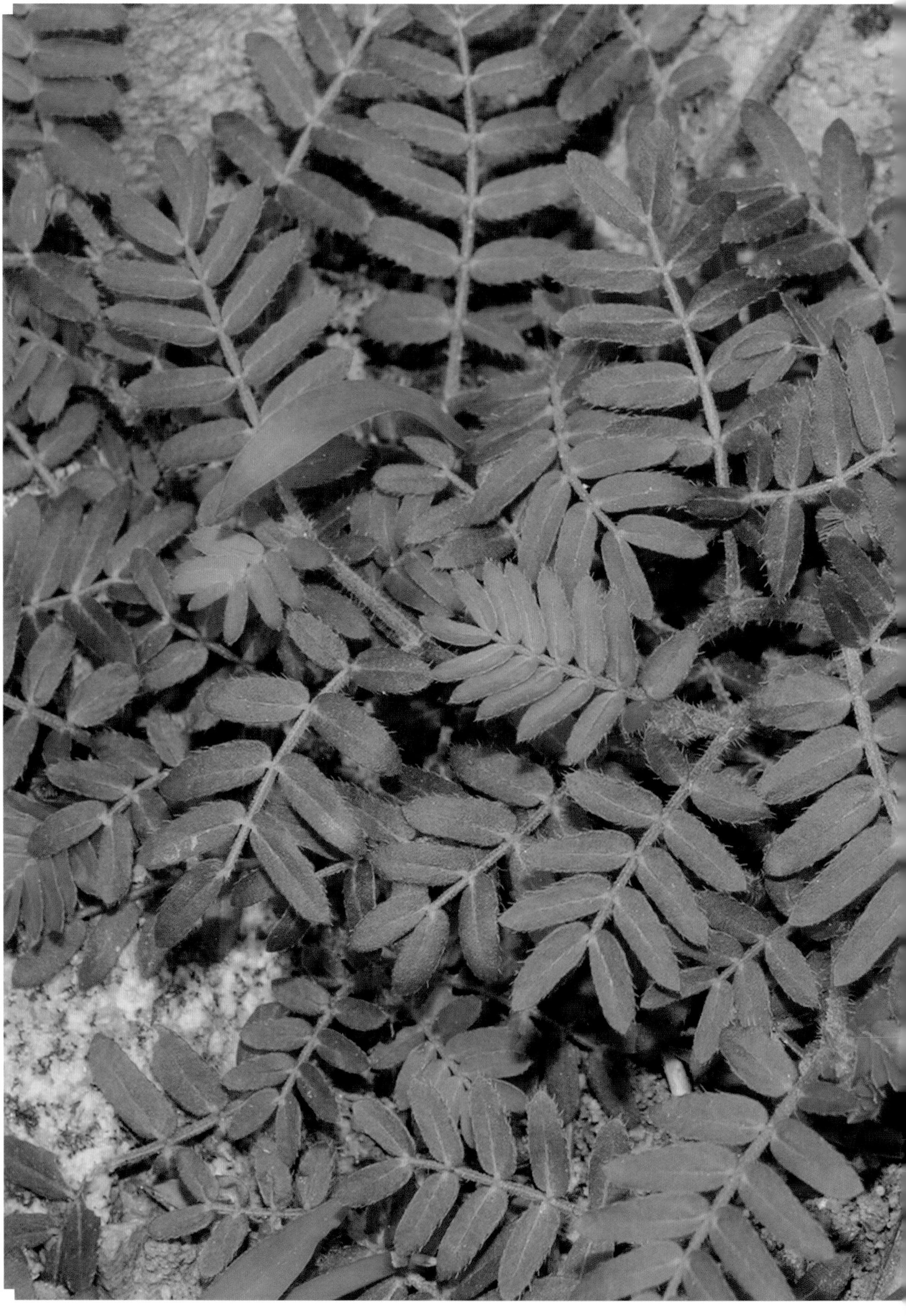

刺蒺藜

【维药名】欧胡日提坎。

【别　名】蒺藜、白蒺藜、蒺藜子。

【来　源】本品为蒺藜科一年生或多年生草本植物蒺藜 *Tribulus terrestris* L. 的成熟果实。

【性味归经】苦、辛，平。归肝经。

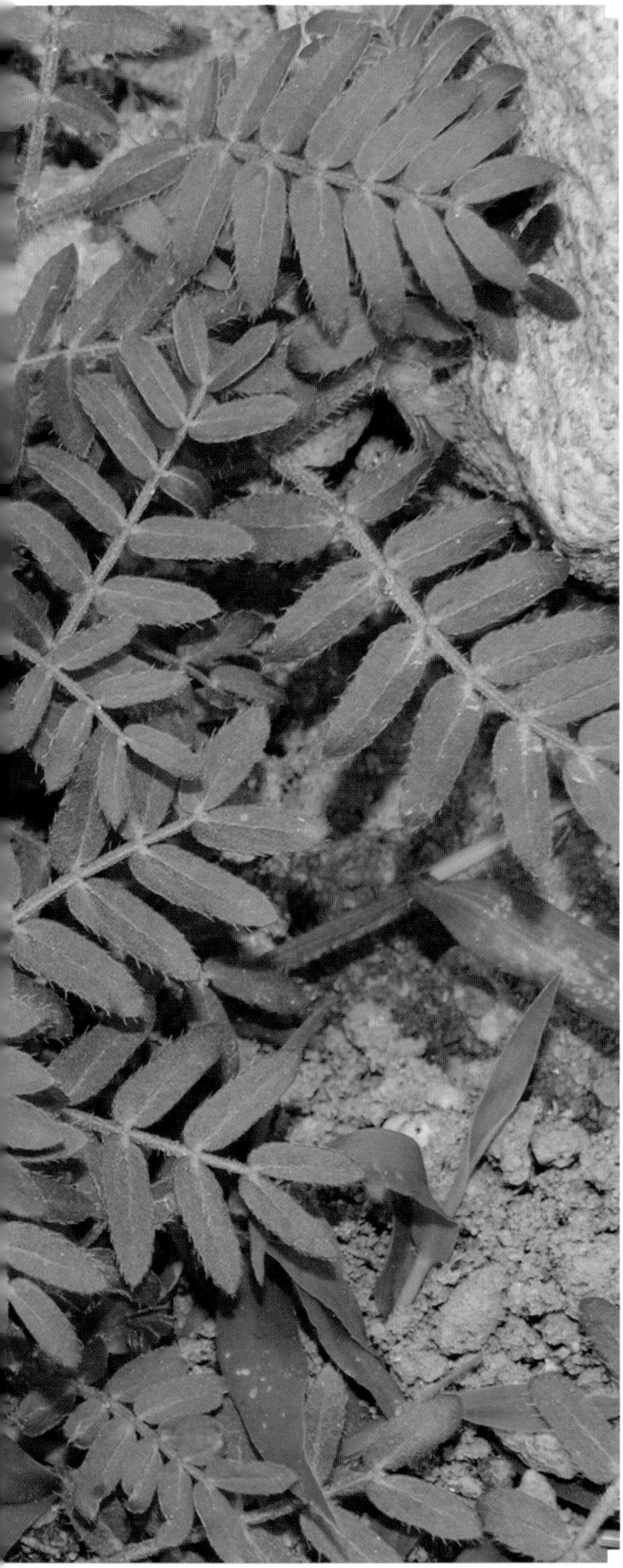

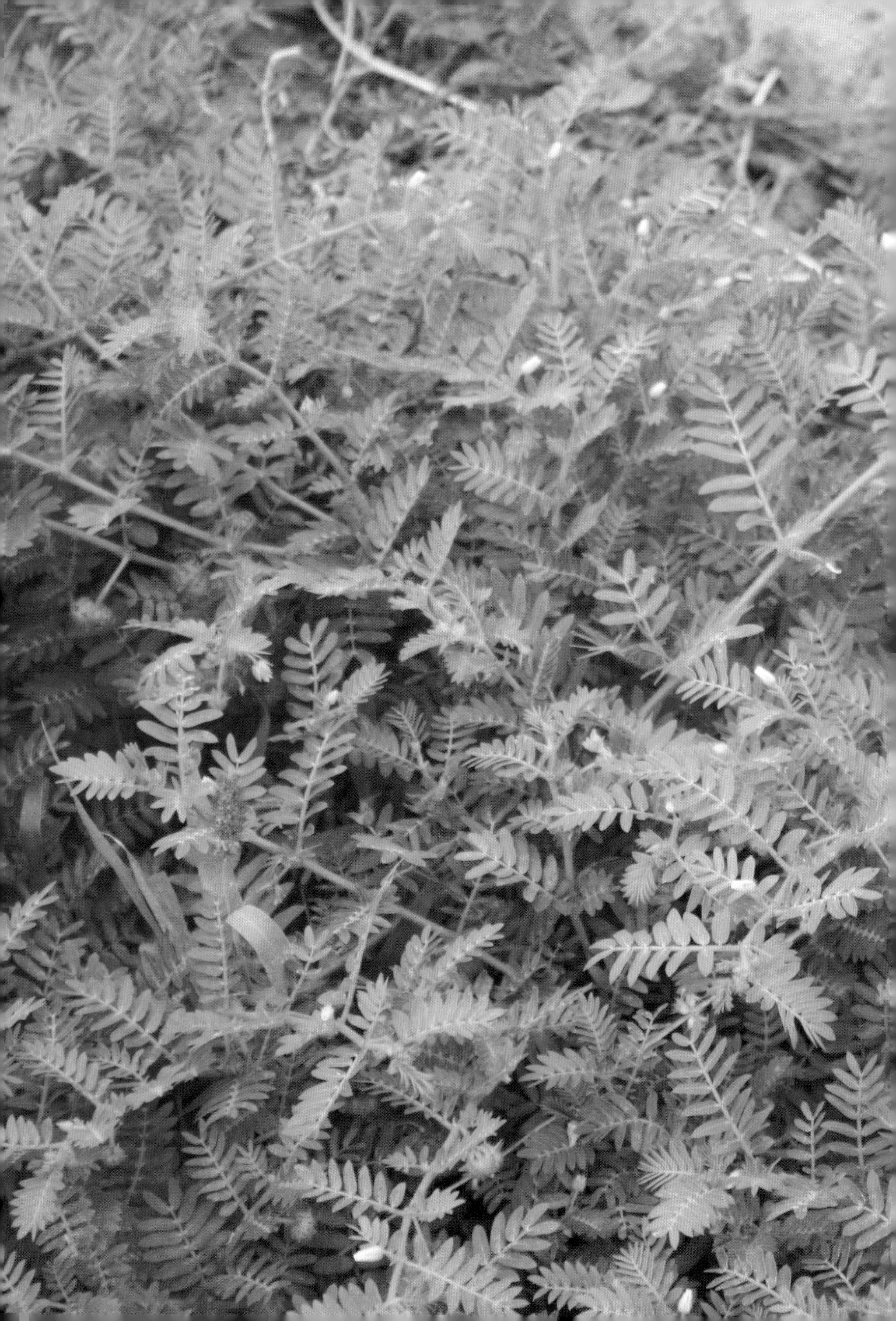

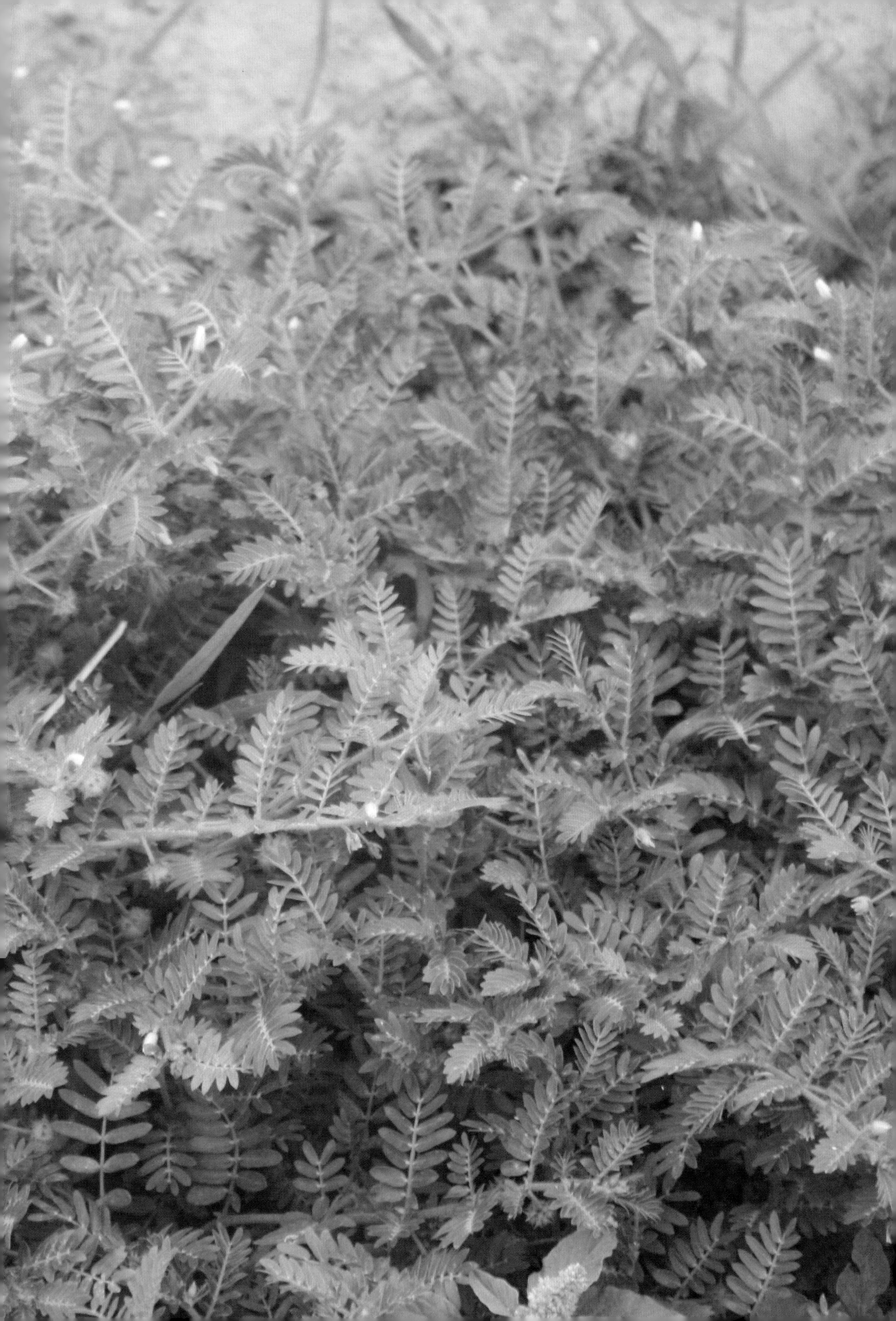

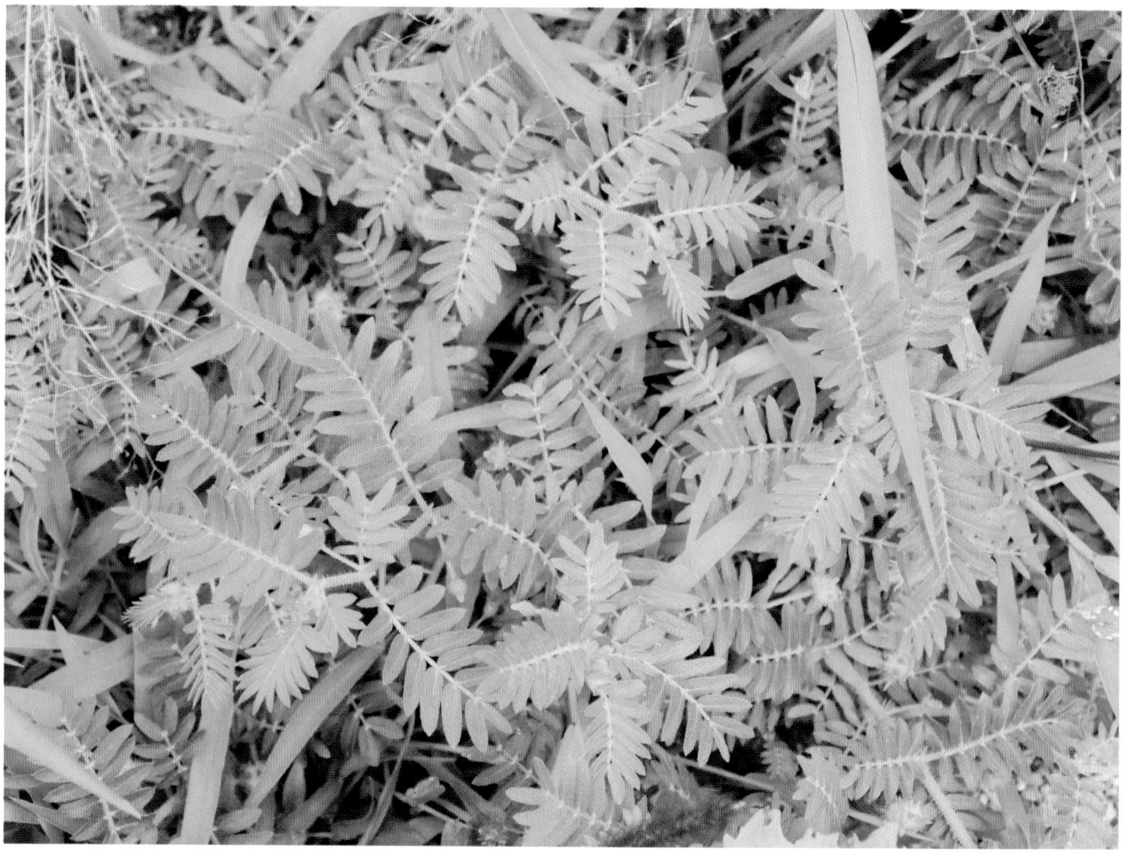

蒺藜

识别特征

一年生或多年生草本，全株密被灰白色柔毛。茎匍匐，由基部生出多数分枝，枝长 30 ~ 60 cm，表面有纵纹。双数羽状复叶，对生，叶连柄长 2.5 ~ 6.0cm；托叶对生，形小，卵形至卵状披针形；小叶 5 ~ 7 对，具短柄或几无柄，小叶片长椭圆形，长 5 ~ 16 mm，宽 2 ~ 6 mm，先端短尖或急尖，基部常偏斜，上面仅中脉及边缘疏生细柔毛，下面毛较密。花单生叶腋间，直径 8 ~ 20 mm，花梗丝状；萼片 5，卵状披针形，边缘膜质透明；花瓣 5，黄色，广卵形；花盘环状；雄蕊 10，生于花盘基部，其中 5 枚较长且与花瓣对生，在基部的外侧各有一小腺体，花药椭圆形，花丝丝状；子房上位，卵形，通常 5 室，花柱短，圆柱形，柱头 5，线形。果五角形，直径约 1 cm，由 5 个果瓣组成，成熟时分离，每果瓣呈斧形，两端有硬尖刺各 1 对，先端隆起，具细短刺。每分果有种子 2 ~ 3 枚。花期 5—7 月，果期 7—9 月。

生境分布

生长于沙丘、路旁。分布于河南、河北、山东、安徽等省区。

采收加工

秋季果实成熟时采割植株，晒干，打下果实，碾去硬刺，簸净杂质。

药材鉴别

本品呈放射状五棱形。表面绿白色或灰白色，背部隆起，有许多网纹及小刺。质坚硬，破面可见白色而有油性的种仁。无臭，味苦、辛。

功效主治

本品苦泄辛散，主入肝经，能平肝阳、解肝郁，兼能疏散肌肤及肝经风热，故有平肝疏肝、祛风明目之效。

药理作用

水浸剂及乙醇浸出液对麻醉动物有降压作用。煎剂有利尿作用。生物碱和水溶性部分能抑制大鼠小肠运动，对乙酰胆碱有拮抗作用，并能抑制金黄色葡萄球菌、大肠埃希菌的生长。

用法用量

内服：6 ~ 15 g，煎服。外用：适量。

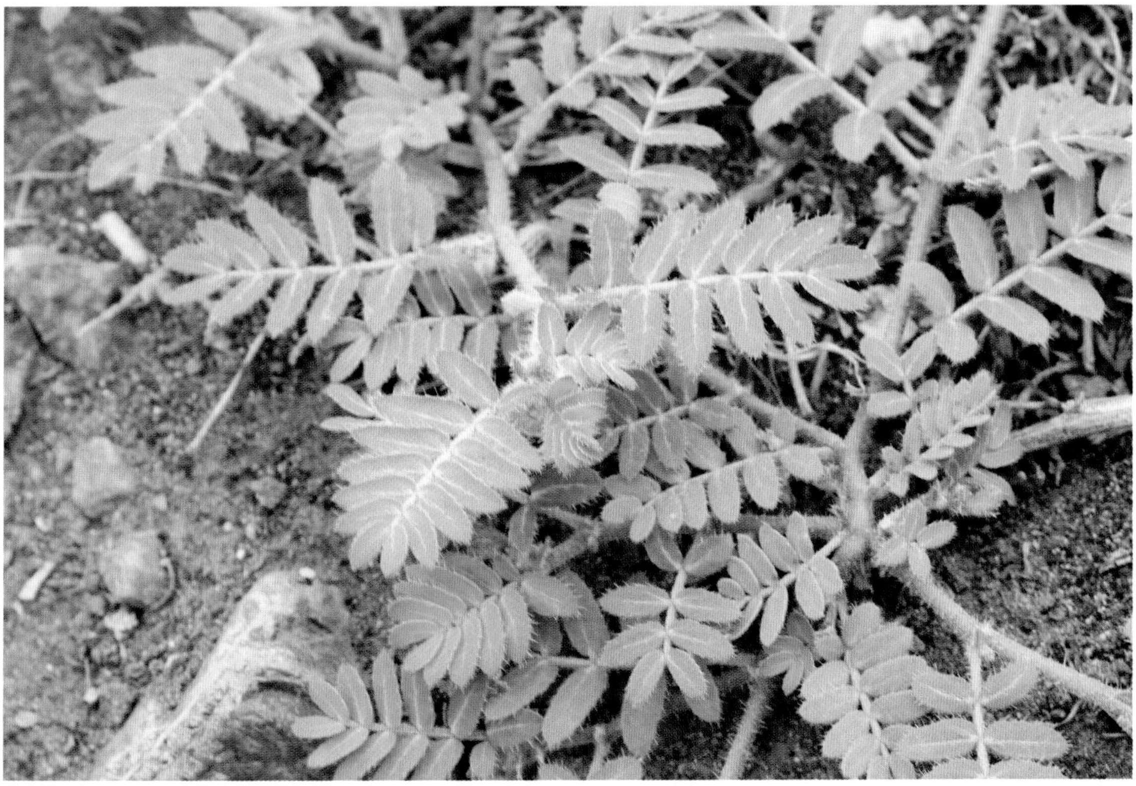

蒺藜

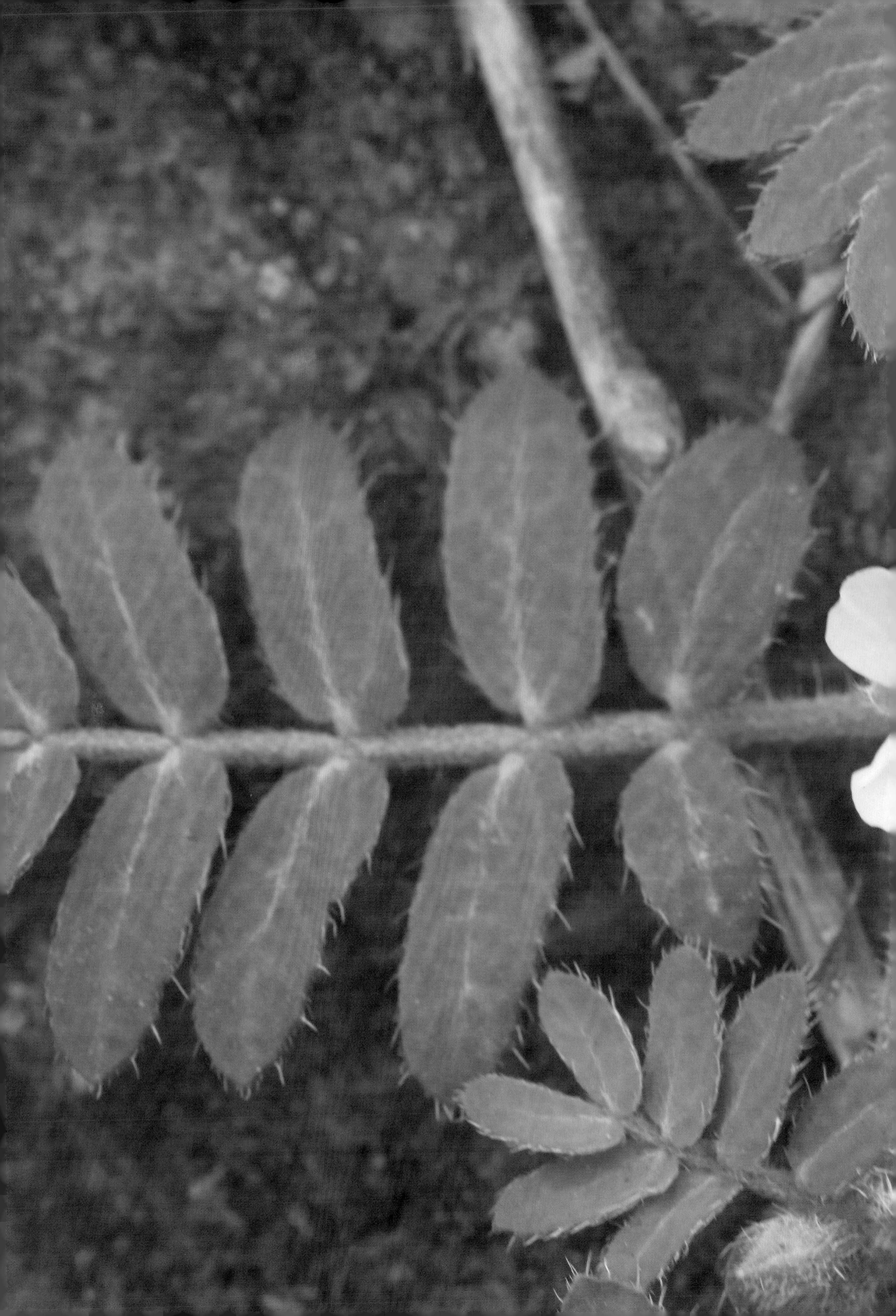

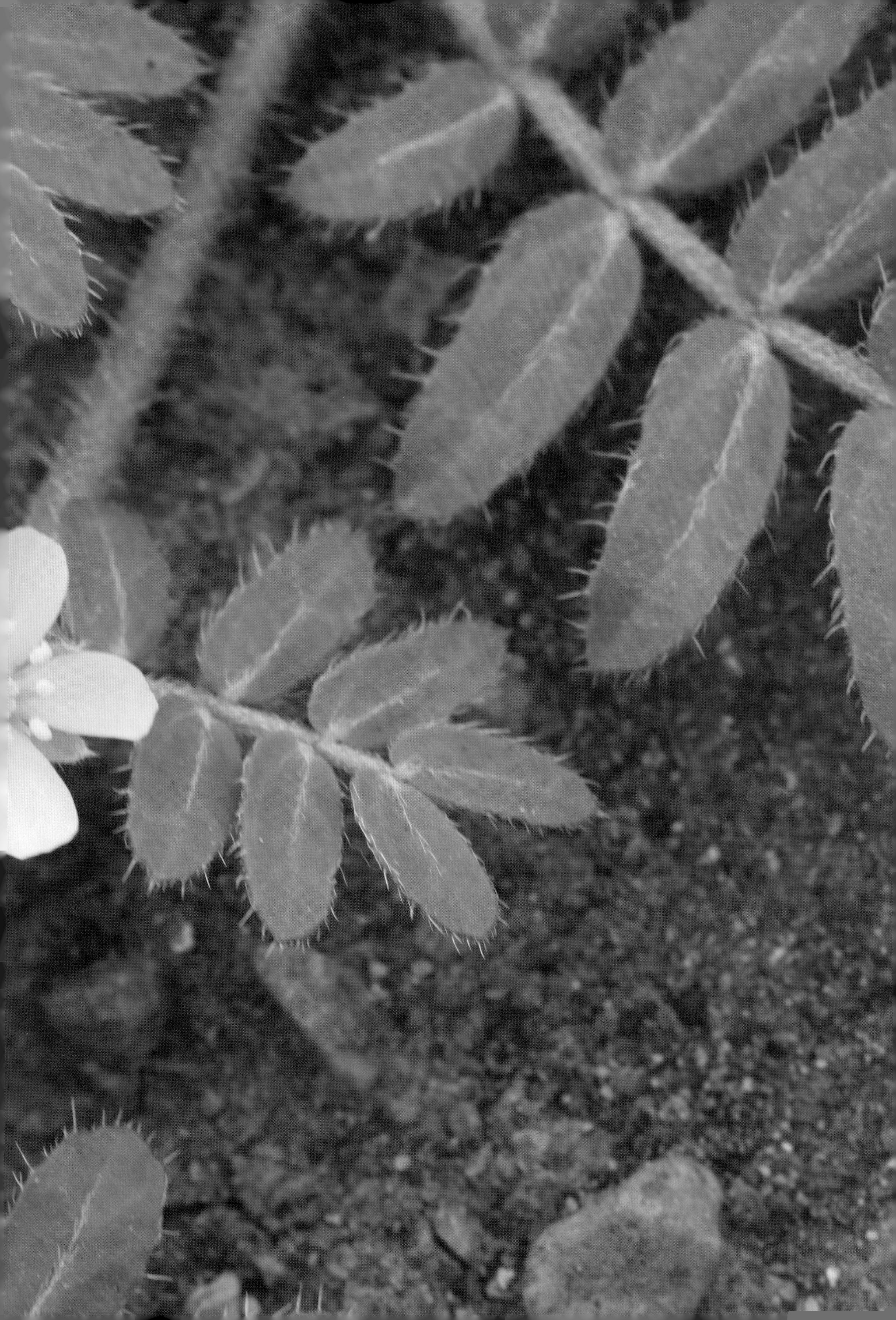

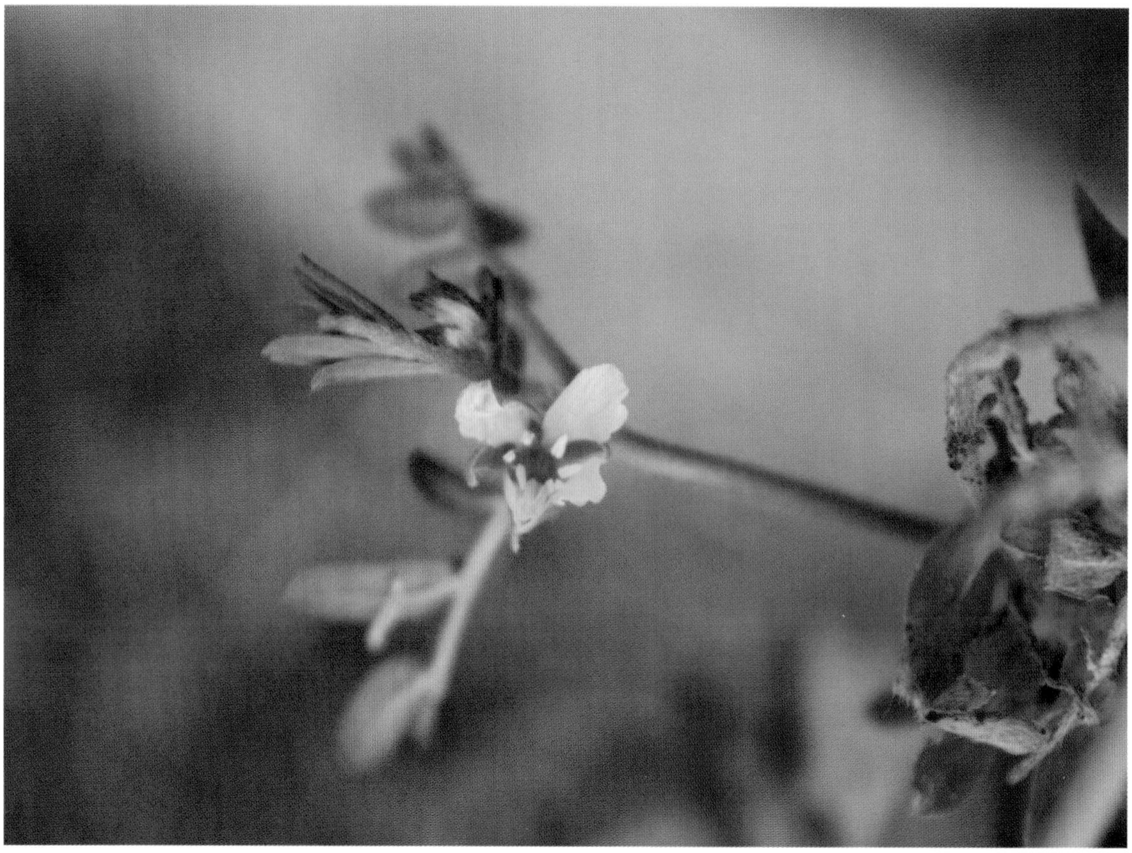

蒺藜

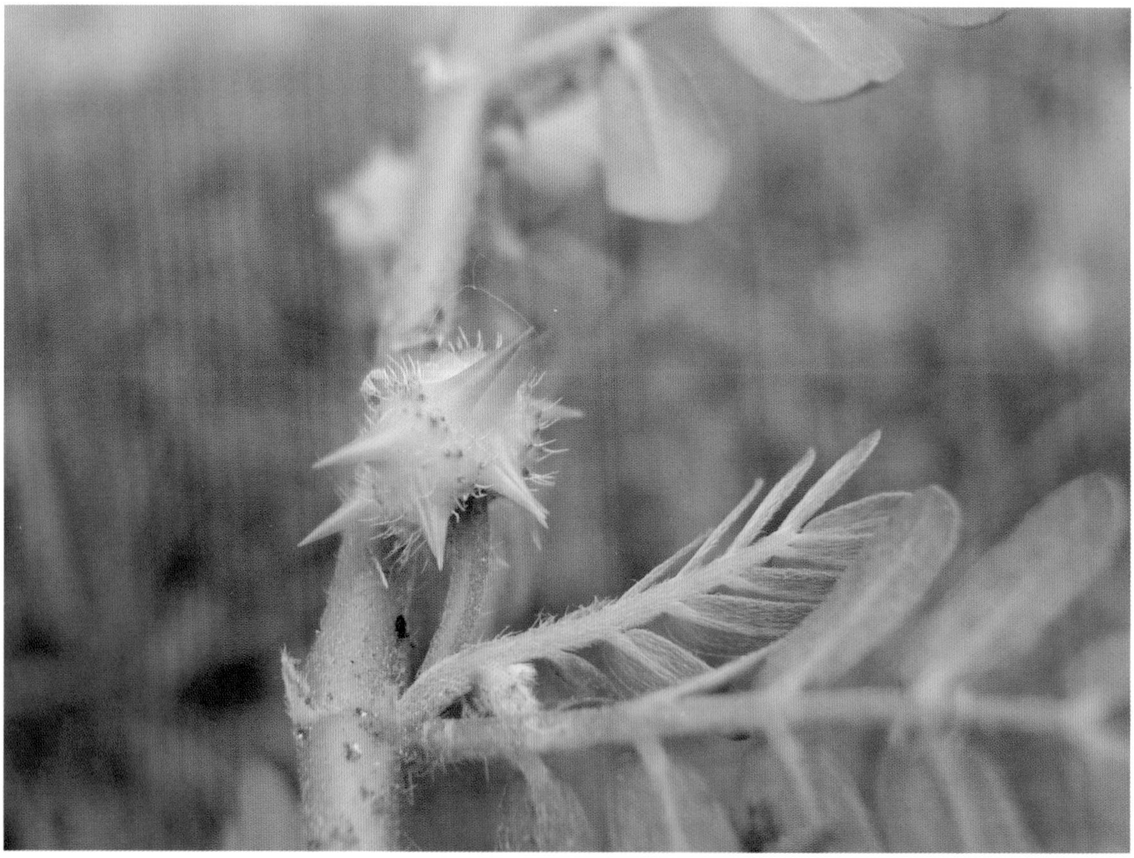

蒺藜

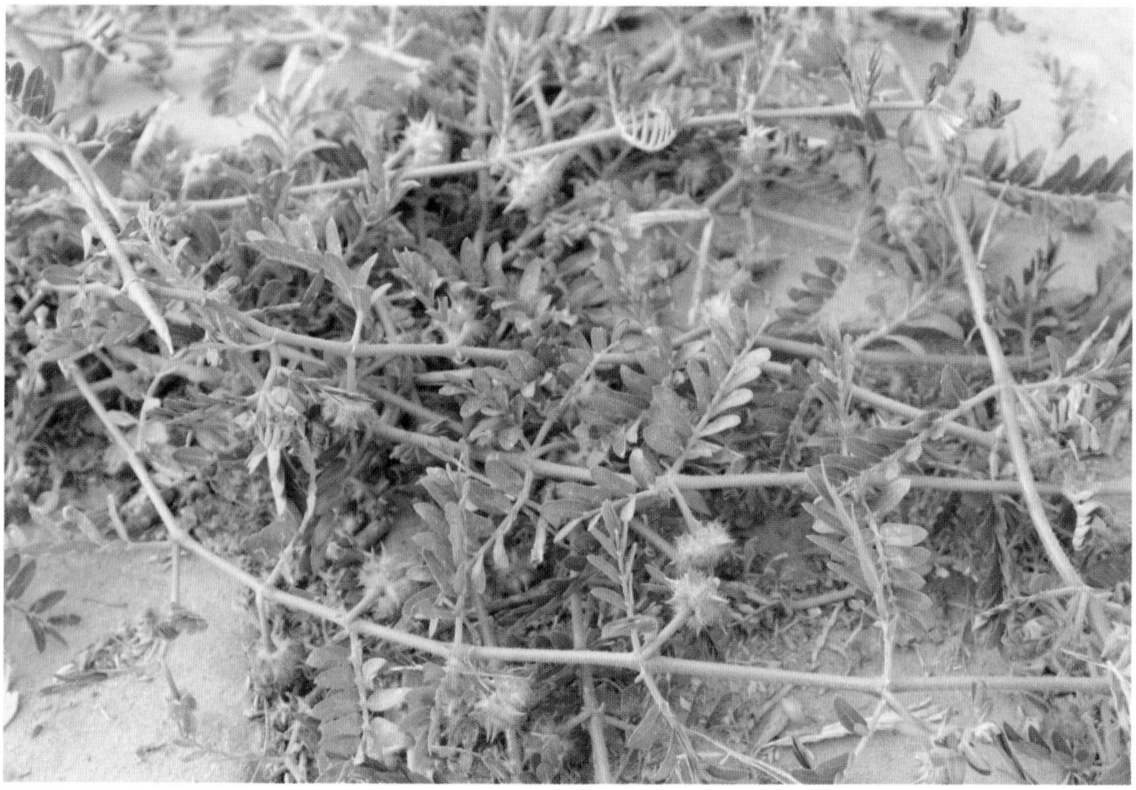

蒺藜子

民族药方

1. 白癜风　刺蒺藜、补骨脂、白鲜皮、生地黄各15 g，白芷、菟丝子、赤芍、防风各10 g，僵蚕6 g，红花6 ~ 10 g，丹参15 ~ 20 g。水煎服，每日或隔日1剂。

2. 肝虚视物模糊　刺蒺藜、女贞子、枸杞子、生地黄、菊花各10 g。水煎服，每日1剂。

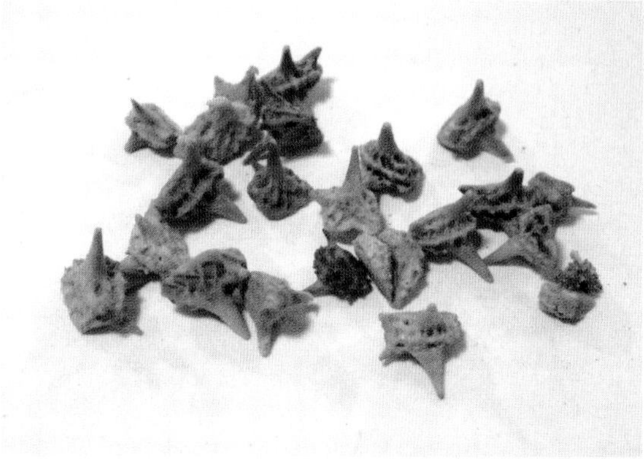

刺蒺藜药材

使用注意

孕妇慎用。

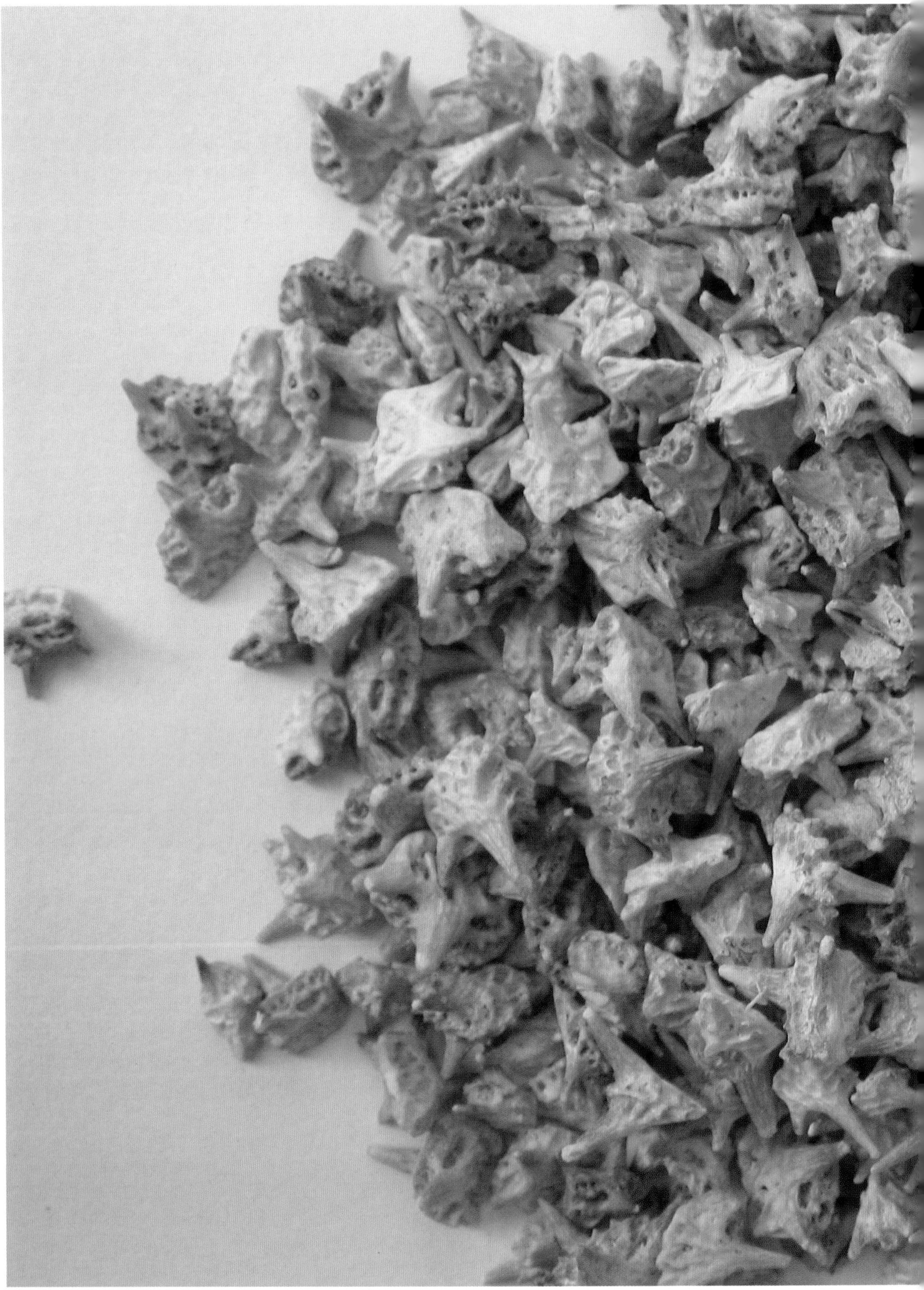

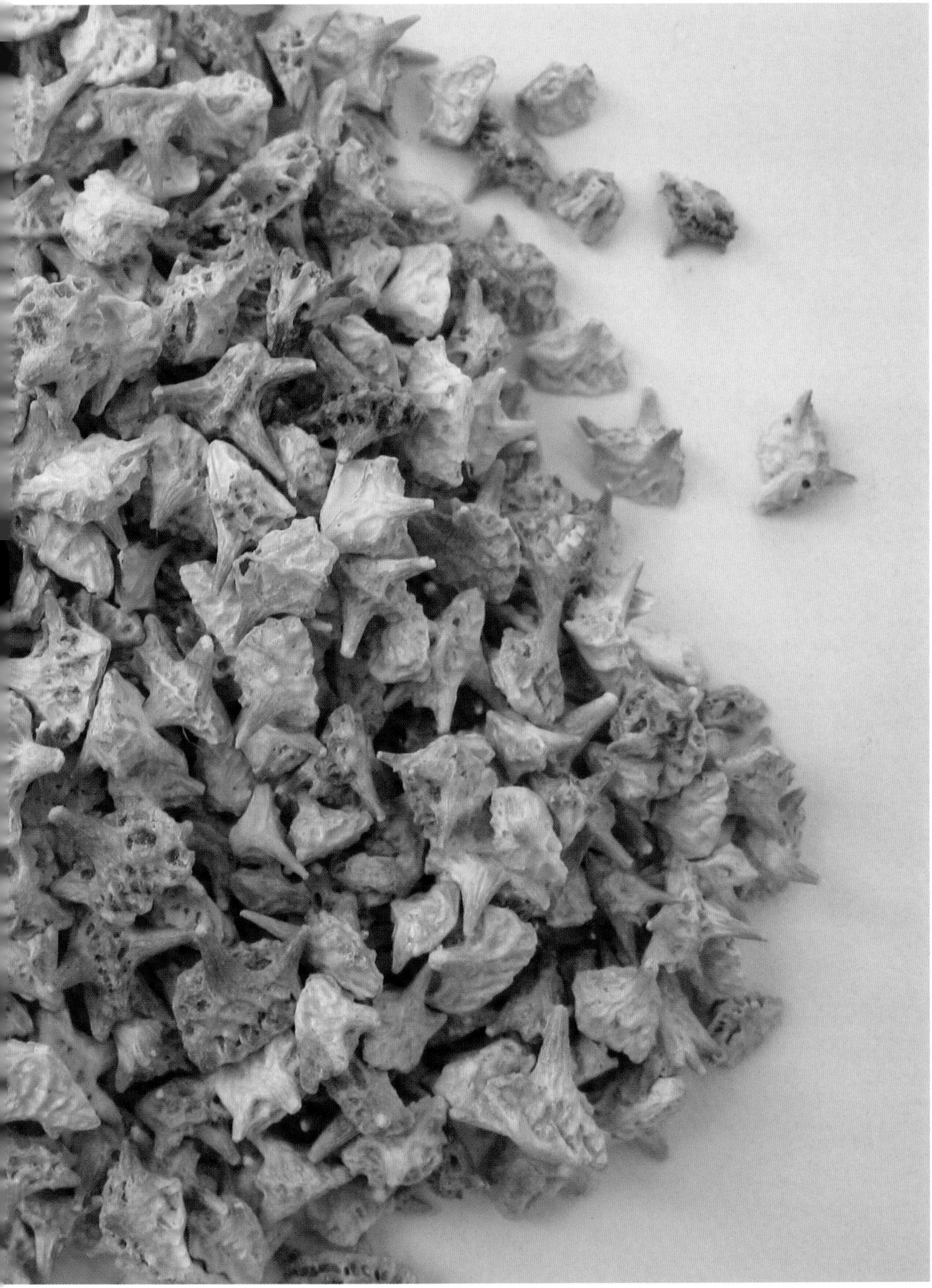

刺蒺藜饮片

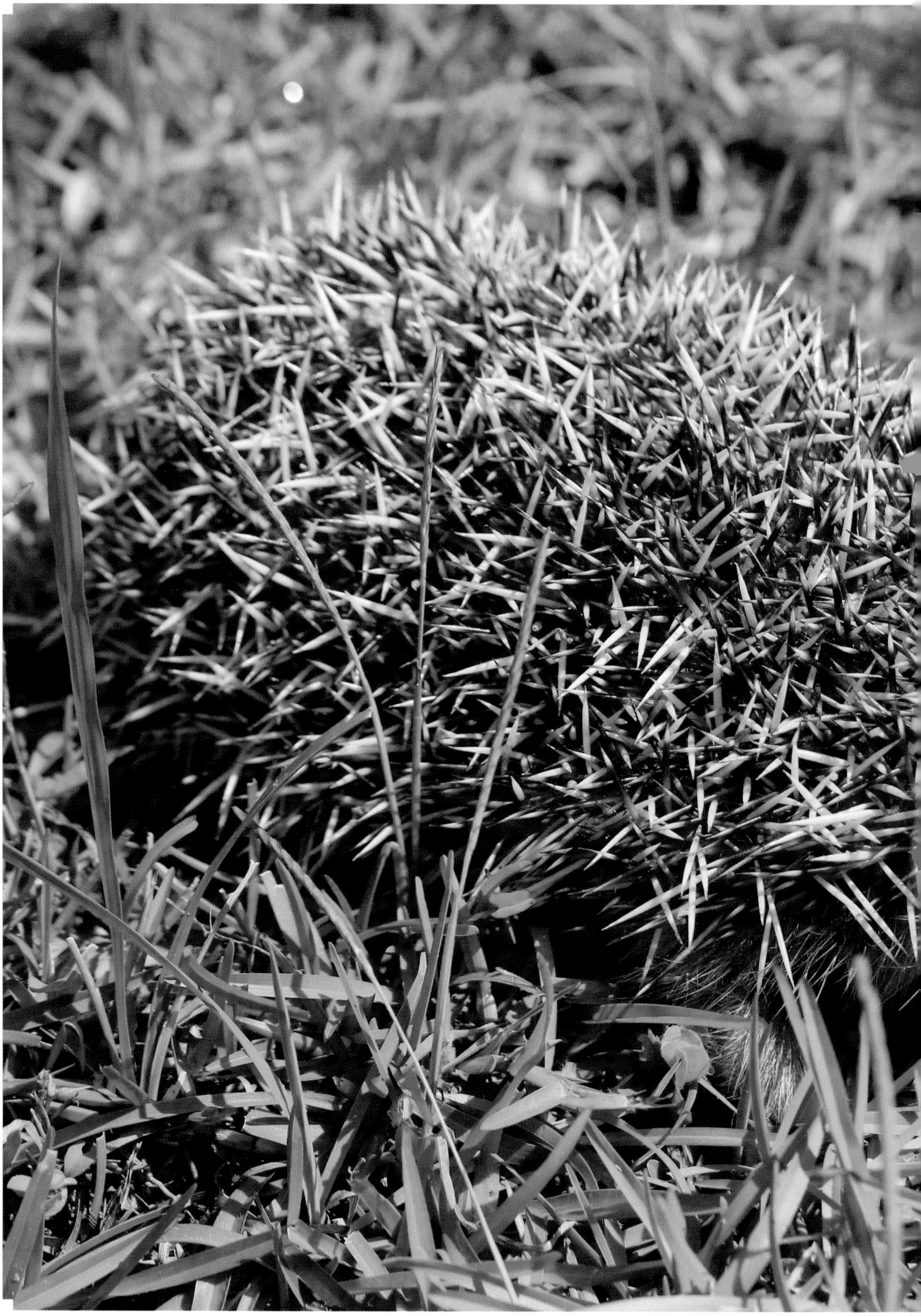

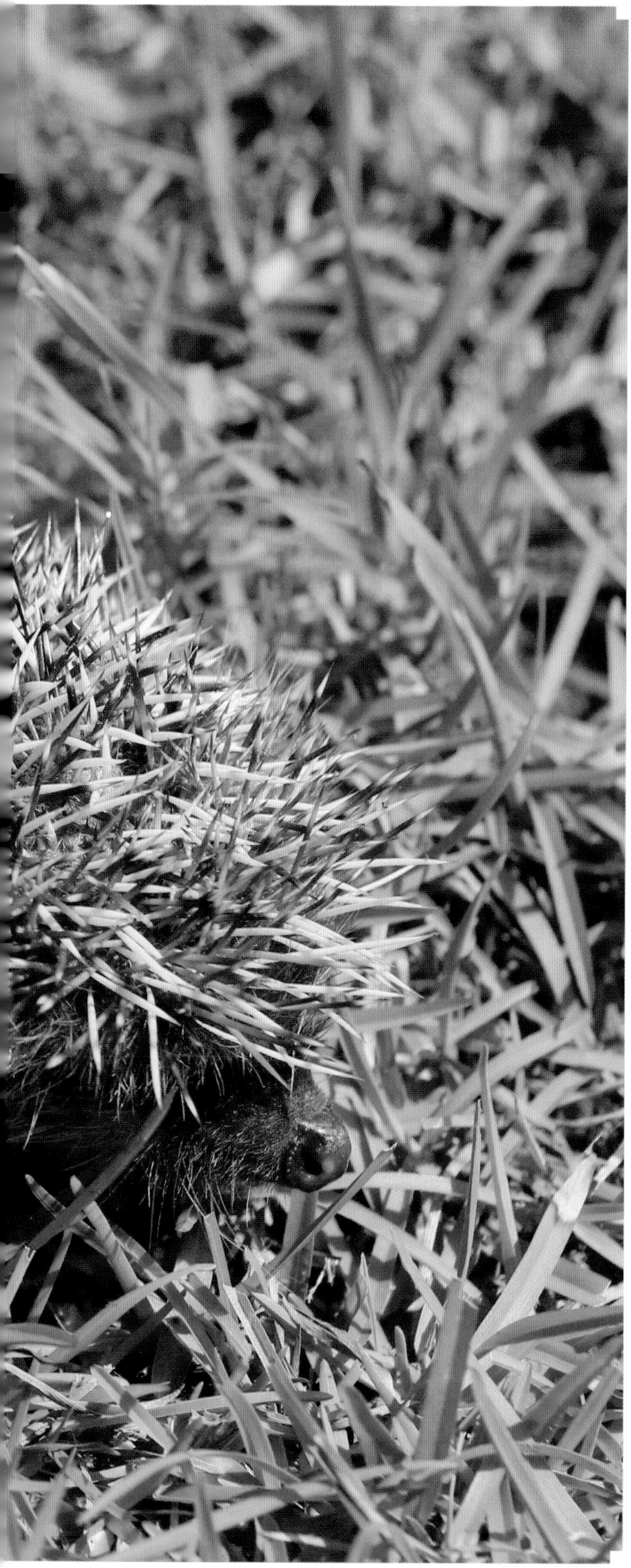

刺猬皮

【维药名】克尔排。

【别　名】猬皮、刺鼠皮、猬鼠皮、刺球子皮、仙人衣、毛刺。

【来　源】本品为刺猬科动物刺猬或短刺猬 *Hemichianus douricns* Sundevall *Erinaceidae* 的干燥外皮。

【性味归经】苦，平。归胃、肾、大肠经。

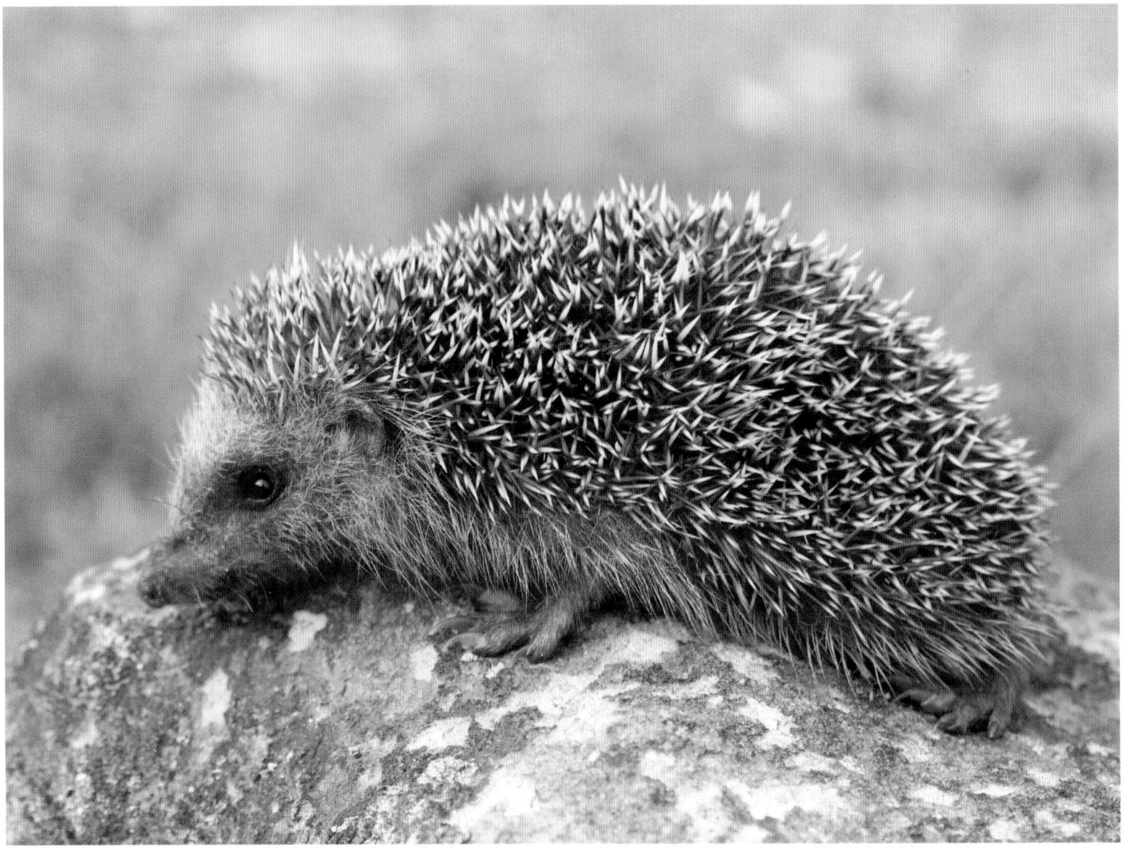

刺猬

识别特征

体形较大，体长约 22 cm，尾长约 2 cm。头宽，吻尖。耳短，不超过其周围之棘长。足及爪较长。身体背面被粗而硬的棘刺，头顶部之棘略向两侧分列。棘之颜色可分两类，一类纯白色，或尖端略染棕色；另一类棘之基部白色或土黄色，其上为棕色，再上段复为白色，尖梢呈棕色。整个体背呈土棕色。脸部、体侧、腹面以及四肢的毛为灰白或浅灰黄色。四足浅棕色。头骨之颌关节窝后突甚小，显然低于颞乳突。昼伏夜出，冬眠期长达半年。遇敌则蜷缩成一刺球。食物以昆虫及其幼虫为主，也食幼鸟、鸟卵、蛙、蜥蜴，以及瓜果、蔬菜等。

生境分布

刺猬栖息于平原、丘陵或山地的灌木丛中，也见于市郊、村落附近。分布于河北、江苏、山东、河南、陕西、甘肃、内蒙古、浙江、安徽、吉林、湖北、湖南等省区。

采收加工

四季均可捕捉，捕得后用刀纵剖腹部、剥皮，将其翻开，撒上一层石灰，于通风处阴干。

药材鉴别

本品为密生硬刺的不规则小块。外表面灰白色、黄色或灰褐色，皮内面灰白色，边缘有毛，质坚韧。有特殊腥臭气。

功效主治

行瘀止痛，止血，固精。主治胃脘疼痛，子宫出血，便血，痔疮，遗精，遗尿。

药理作用

本品有止血作用和促进平滑肌蠕动作用。

用法用量

内服：3 ~ 10 g，煎服。研末服，1.5 ~ 3.0 g。

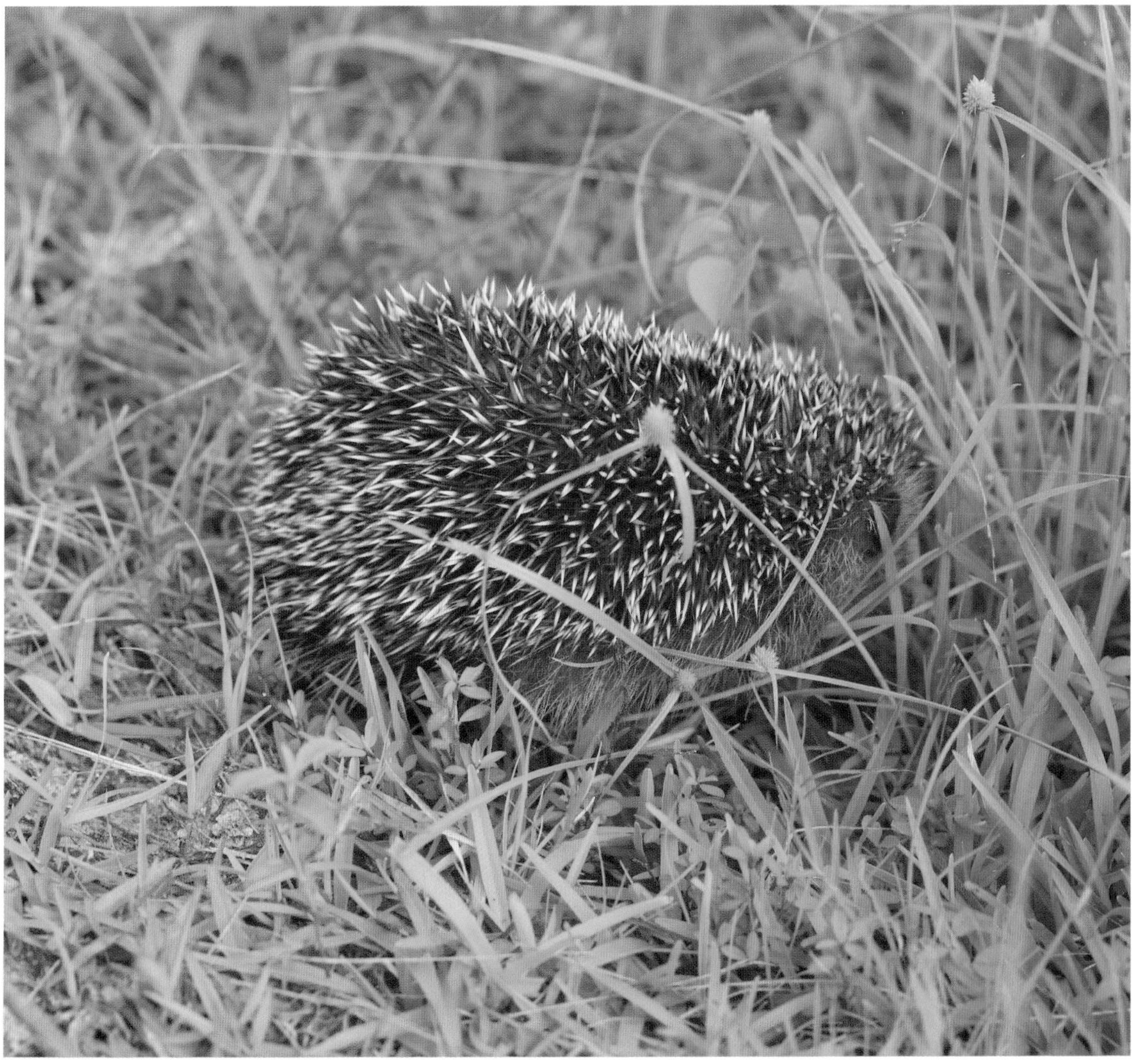

刺猬

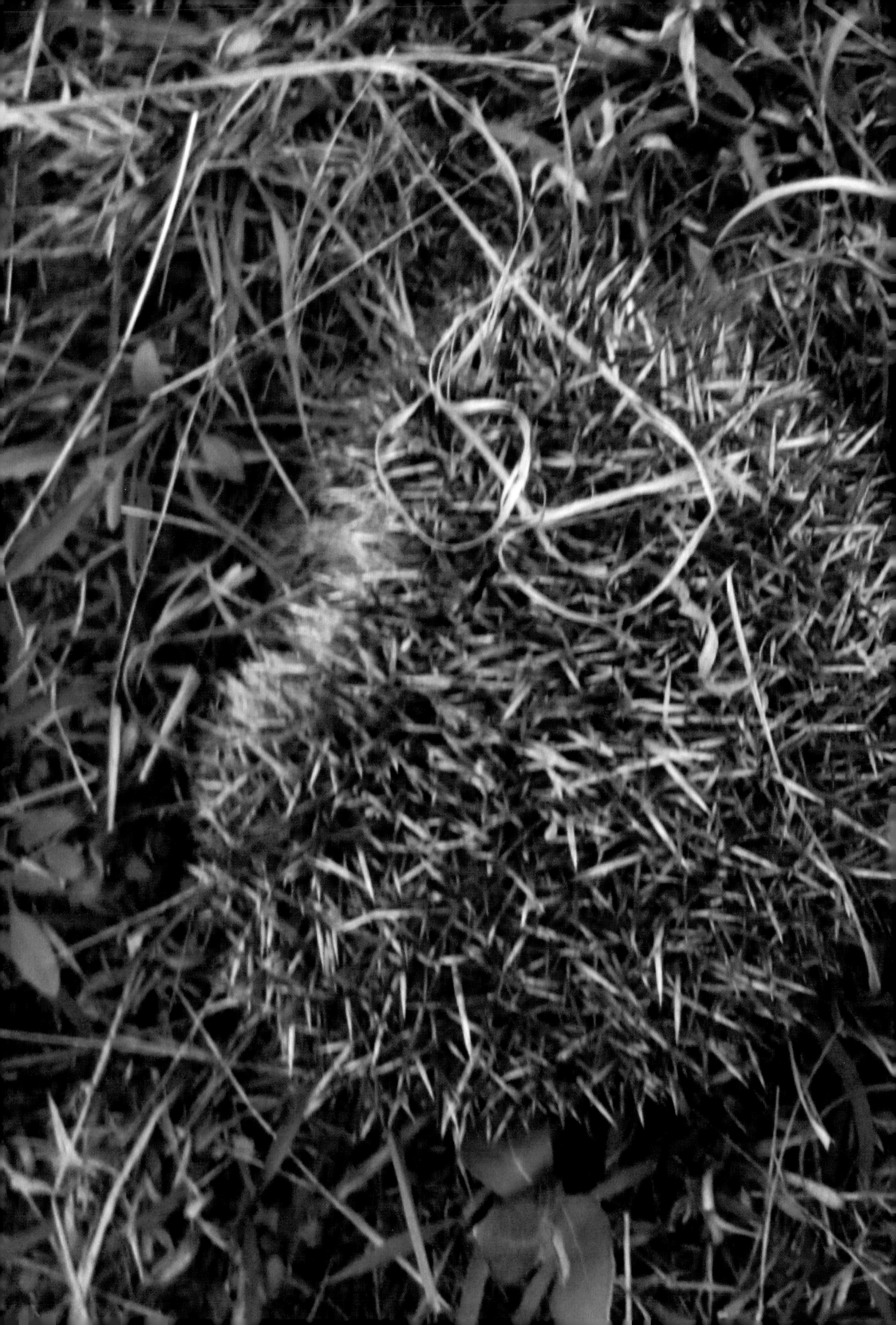

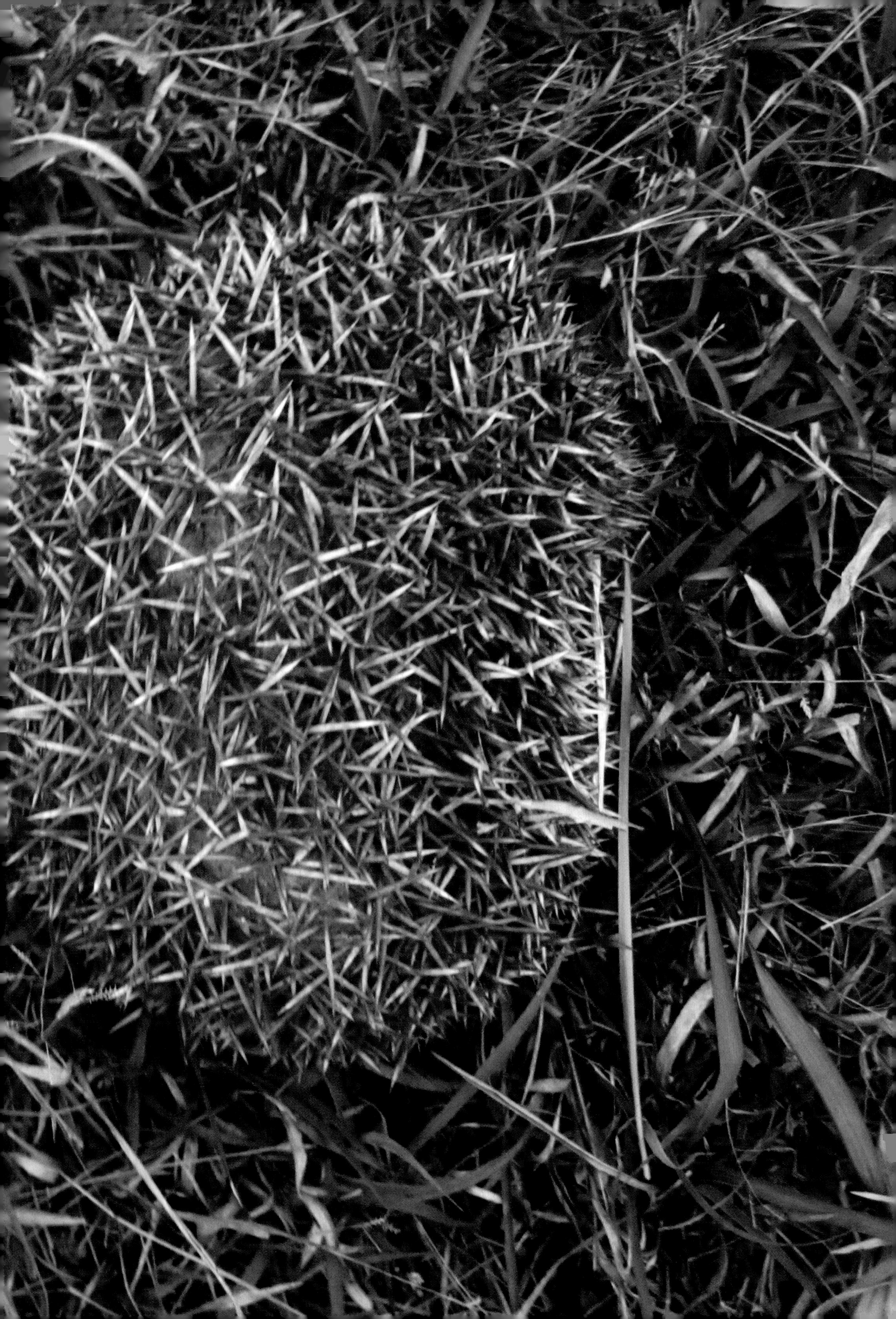

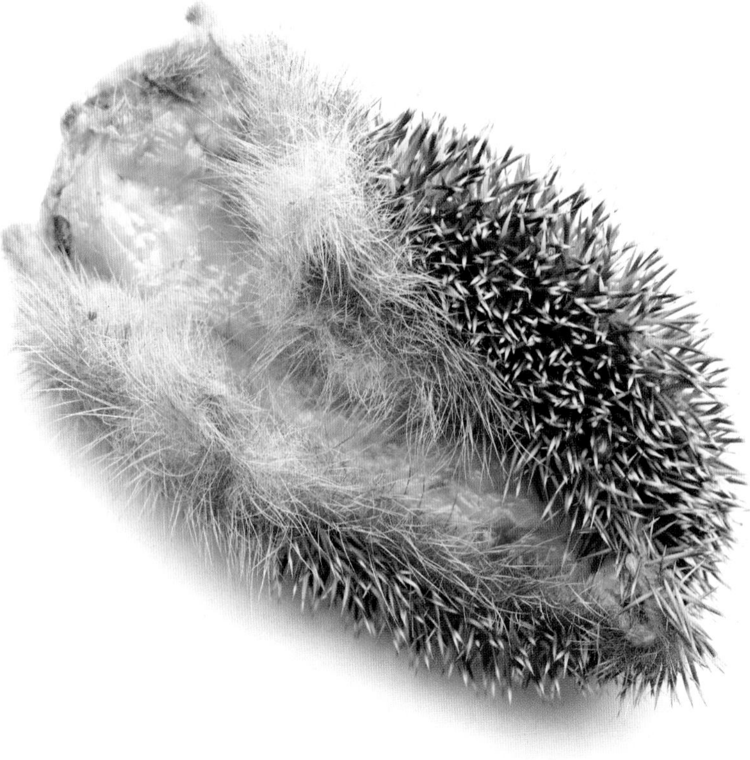

刺猬皮药材

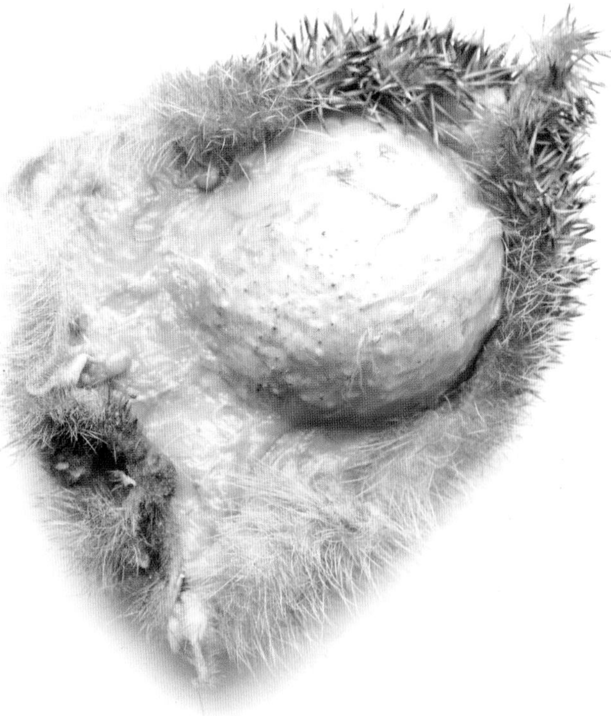

刺猬皮药材

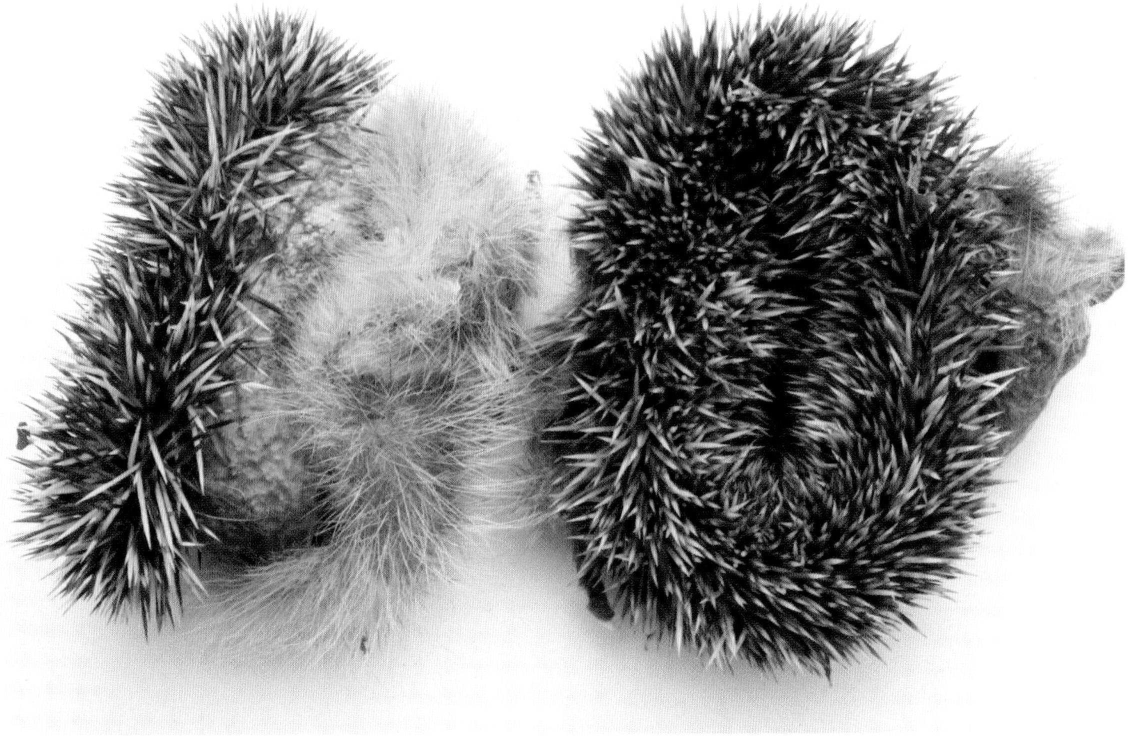

刺猬皮药材

民族药方

1．反胃吐食　刺猬皮适量。烧灰，酒服或煮汁，或五味淹炙食。

2．疥疮　刺猬皮1具，苦参100 g，露蜂房15 g，黍米1000 g，酒曲150 g。先将苦参、刺猬皮、露蜂房捣成粗末，放锅中，加水750 ml，煎取汁500 ml备用。再将黍米蒸成饭，与药汁、酒曲拌和，放容器中，密封瓶口，酿造7～10日，滤取汁，装瓶备用。饭前温服10～15 ml，每日3次，10日为1个疗程。

3．肠痔下部如虫啮　刺猬皮适量。烧末，生油和敷之。

4．鼻中息肉　刺猬皮适量。炙末，绵裹塞之3日。

5．五色痢疾　刺猬皮适量。烧灰，酒服10 g。

6．遗精　炒刺猬皮适量。研细末，每次10 g，每日2次。

7．前列腺炎，肾结石　刺猬皮2个。焙干研末，分40包，早、晚用米汤各送服1包。服药过程中可有尿道灼痛感，勿顾虑。

8．鼻衄　刺猬皮1具。烧为灰，细研，每用2.5 g，绵裹纳鼻中。

使用注意

孕妇忌服。

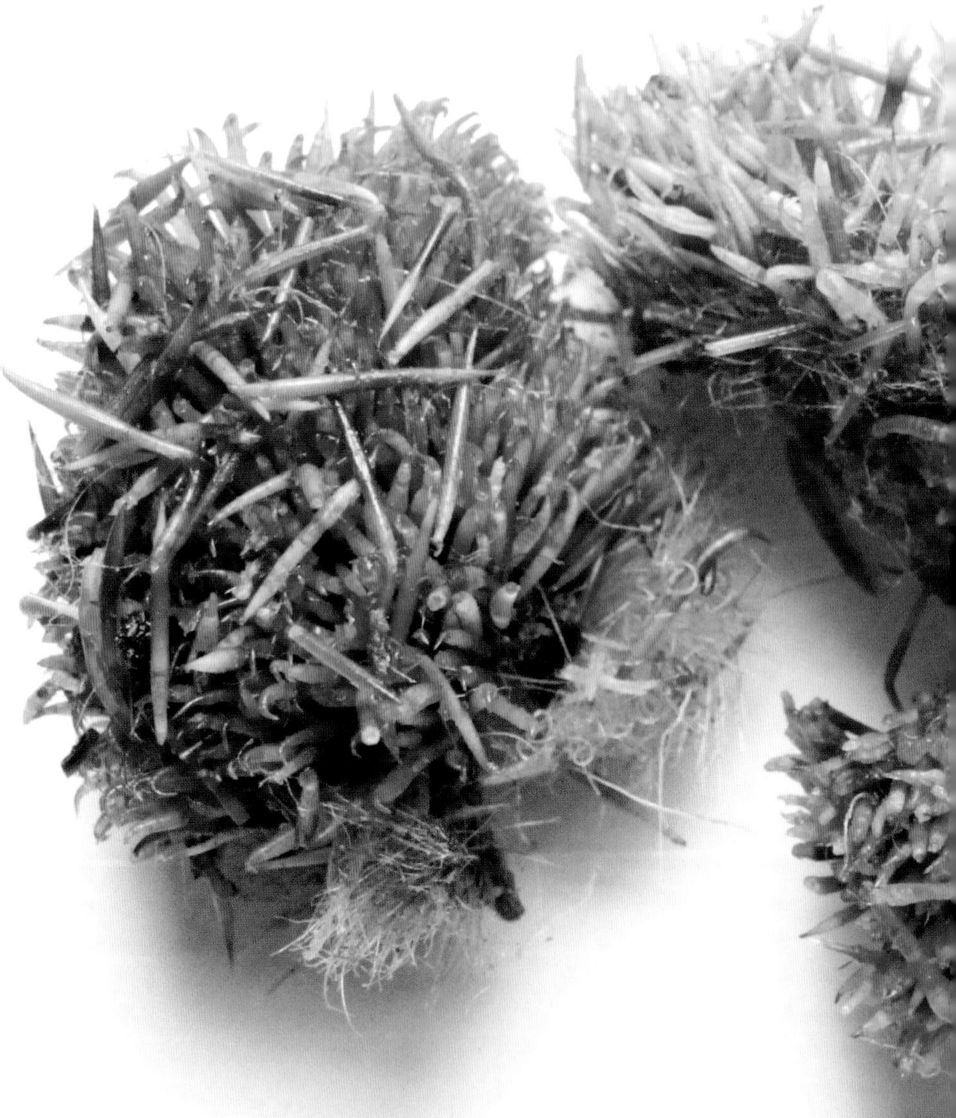

刺猬皮

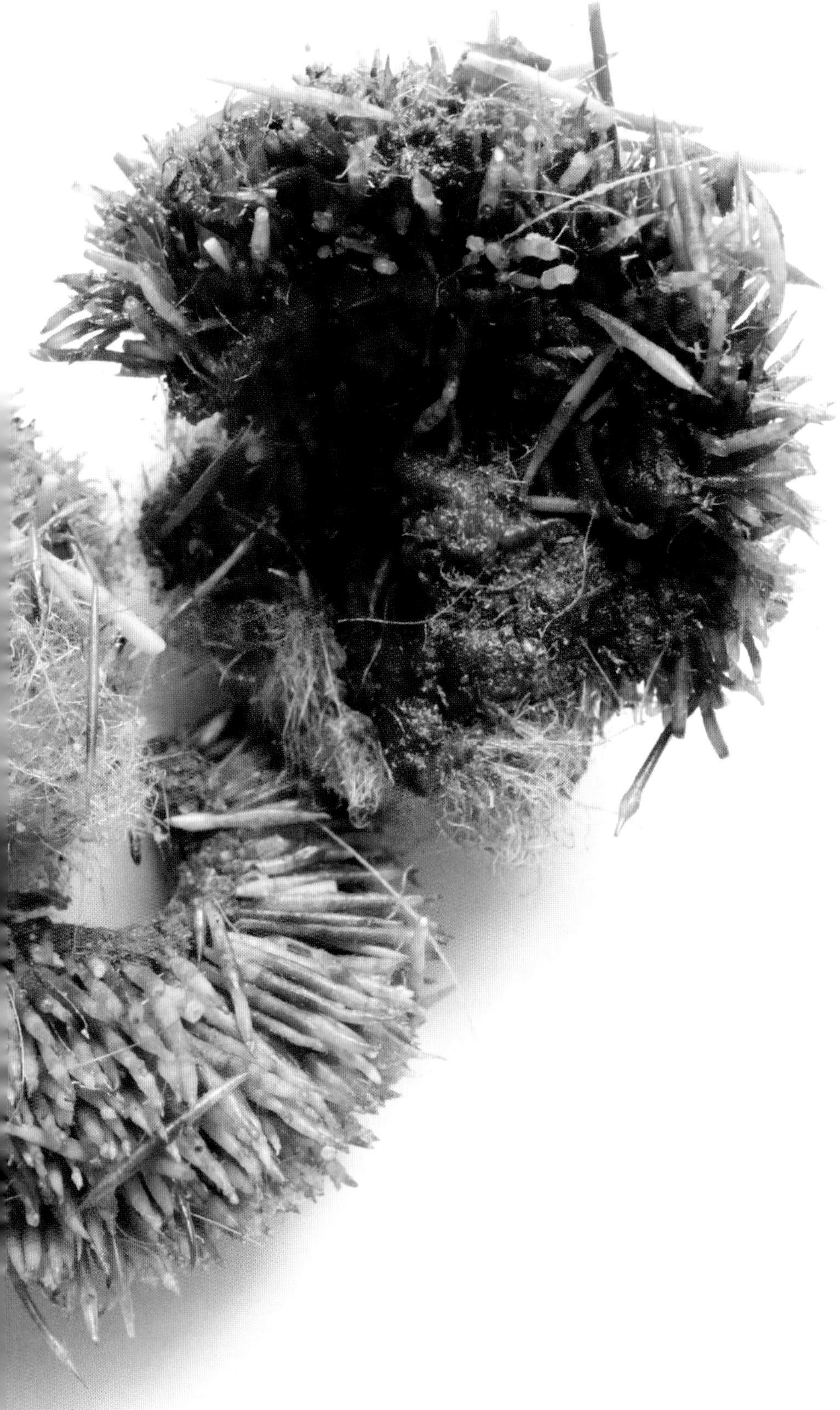

刺猬皮饮片

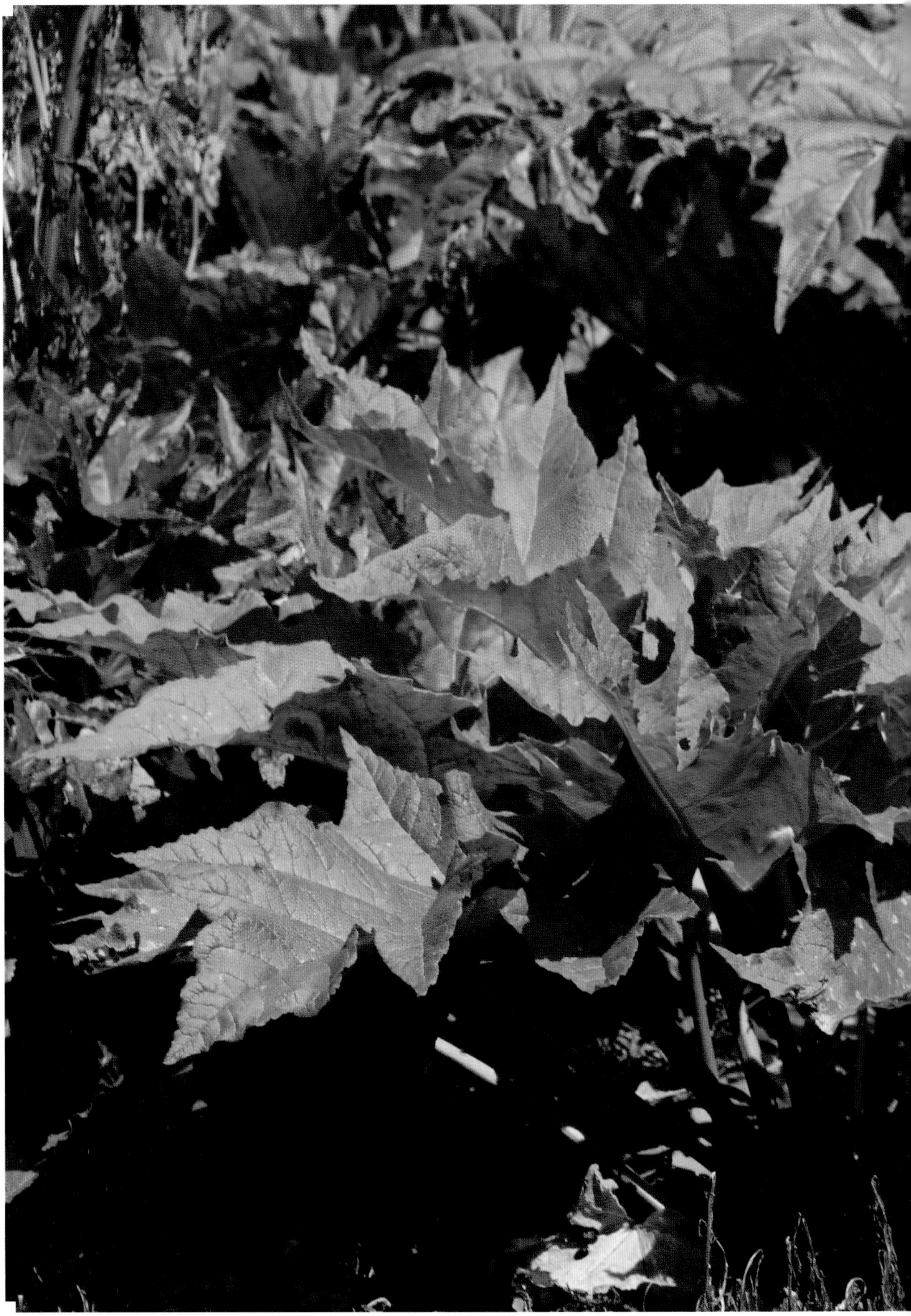

大黄

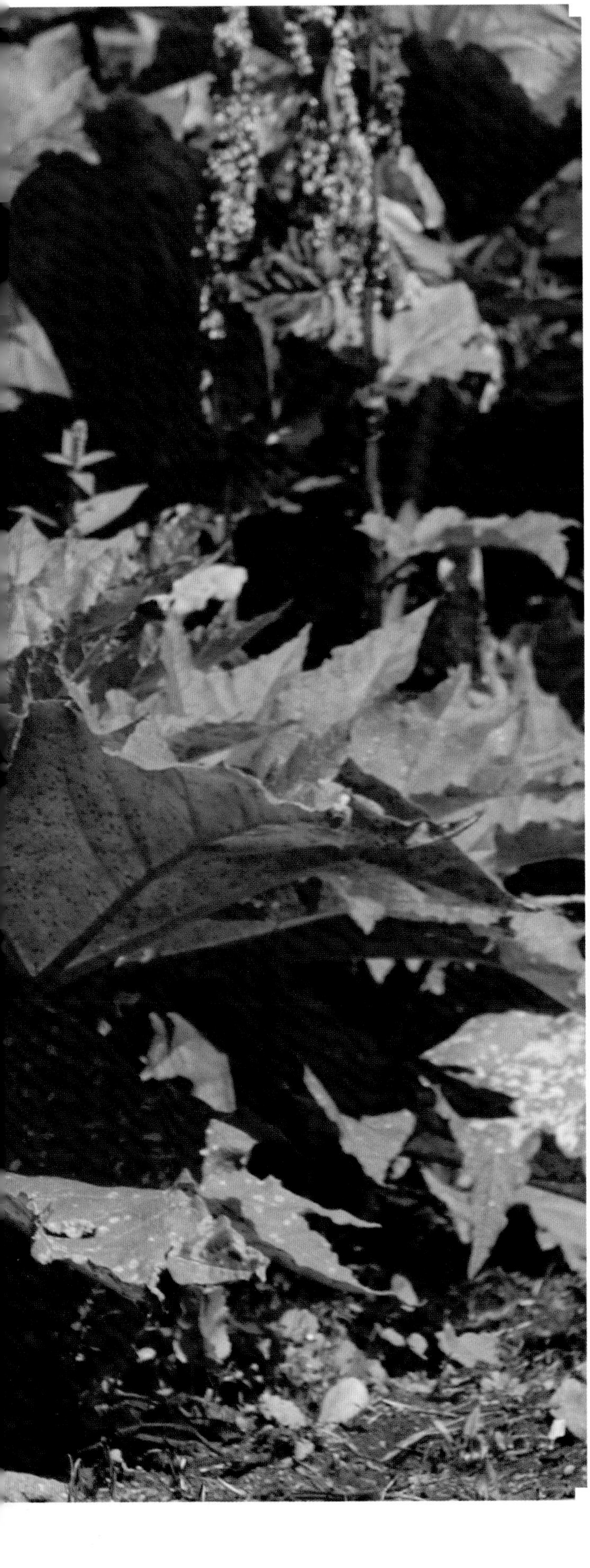

【维药名】热万。

【别　名】将军、川军、生大黄（生军）、大黄炭（军炭）、制大黄（熟军）、酒炒大黄（酒军）。

【来　源】本品为蓼科植物掌叶大黄 *Rheum palmatum* L. 或药用大黄 *Rheum officinale* Baill. 等的干燥根及根茎。

【性味归经】苦，寒。归脾、胃、大肠、肝、心经。

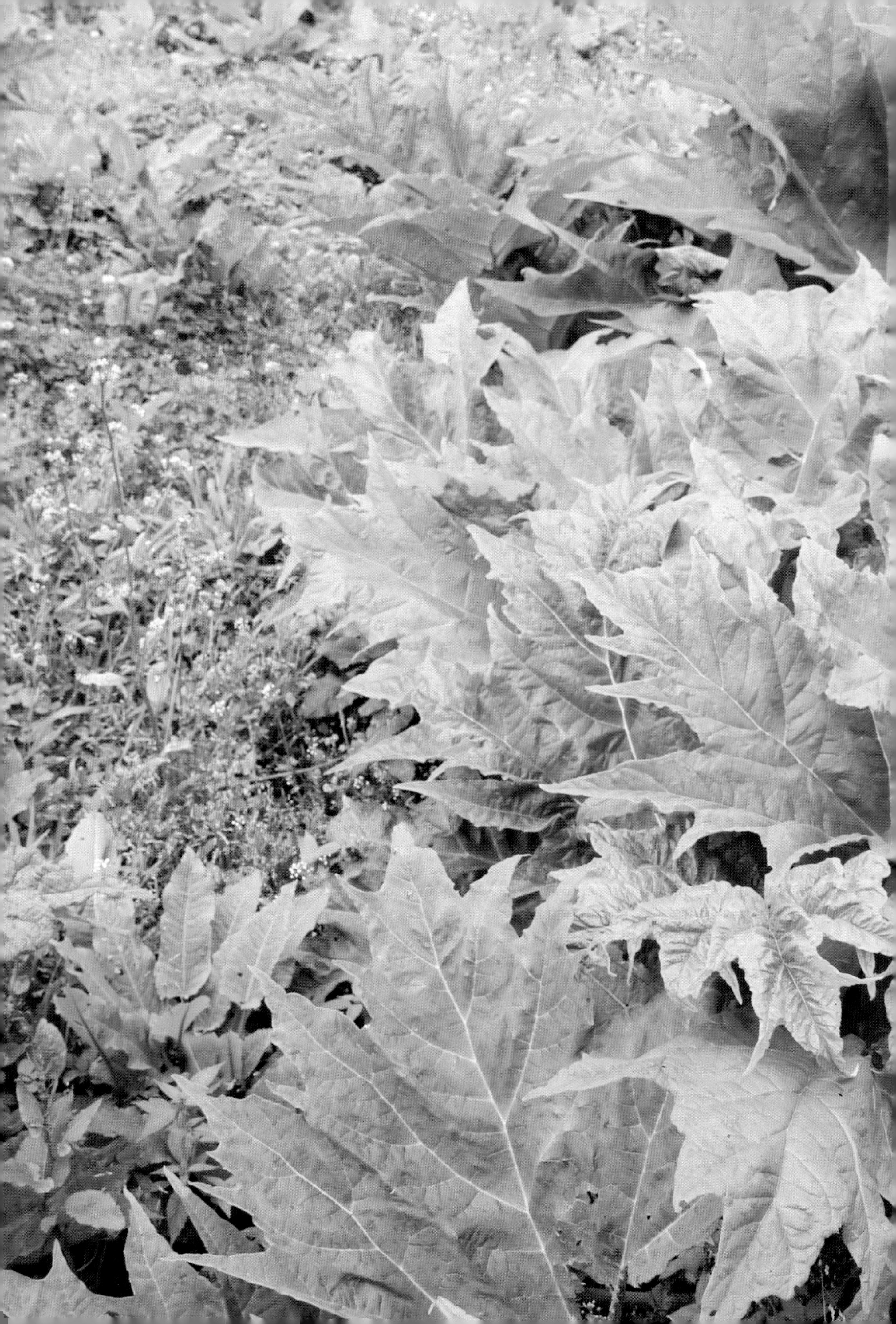

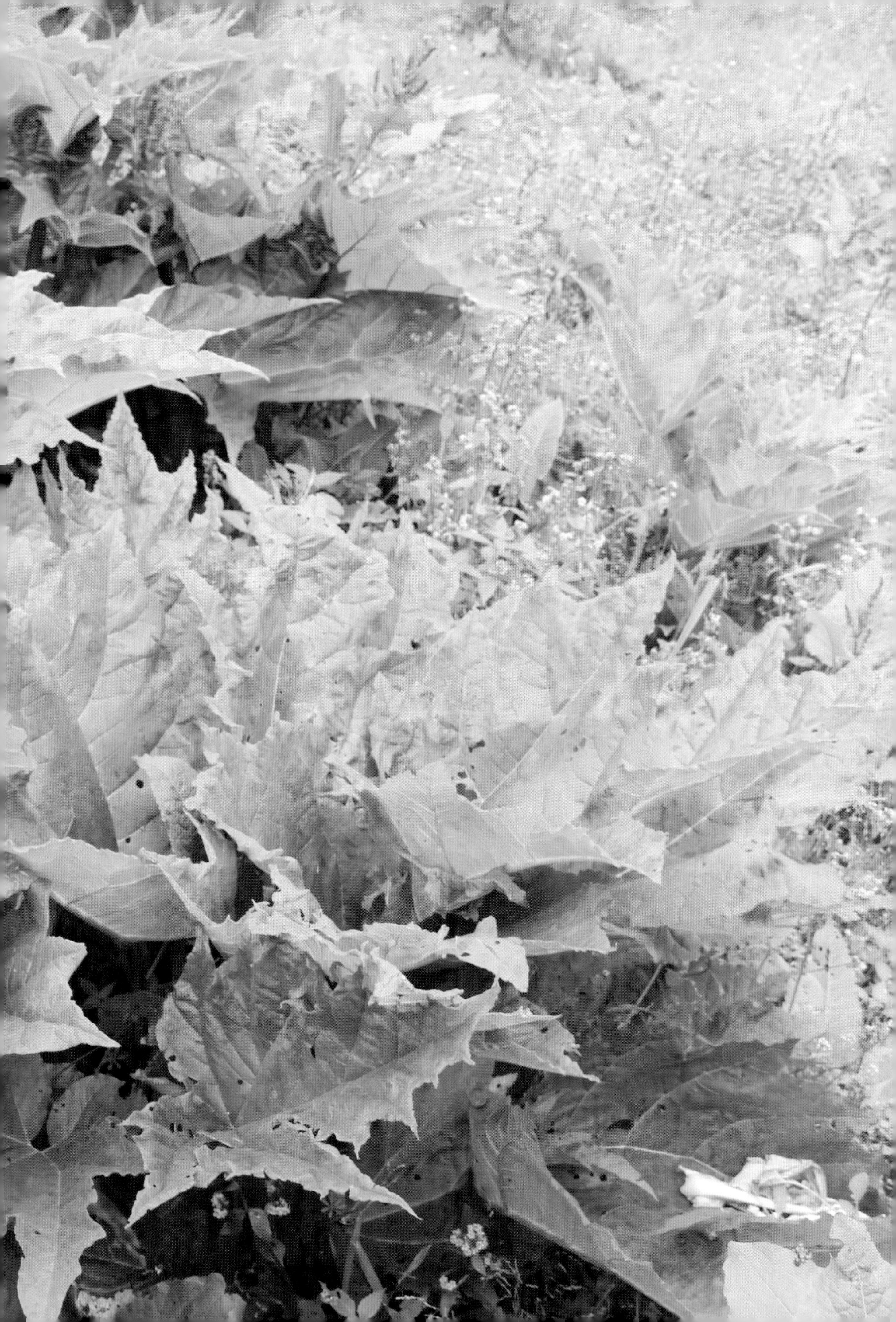

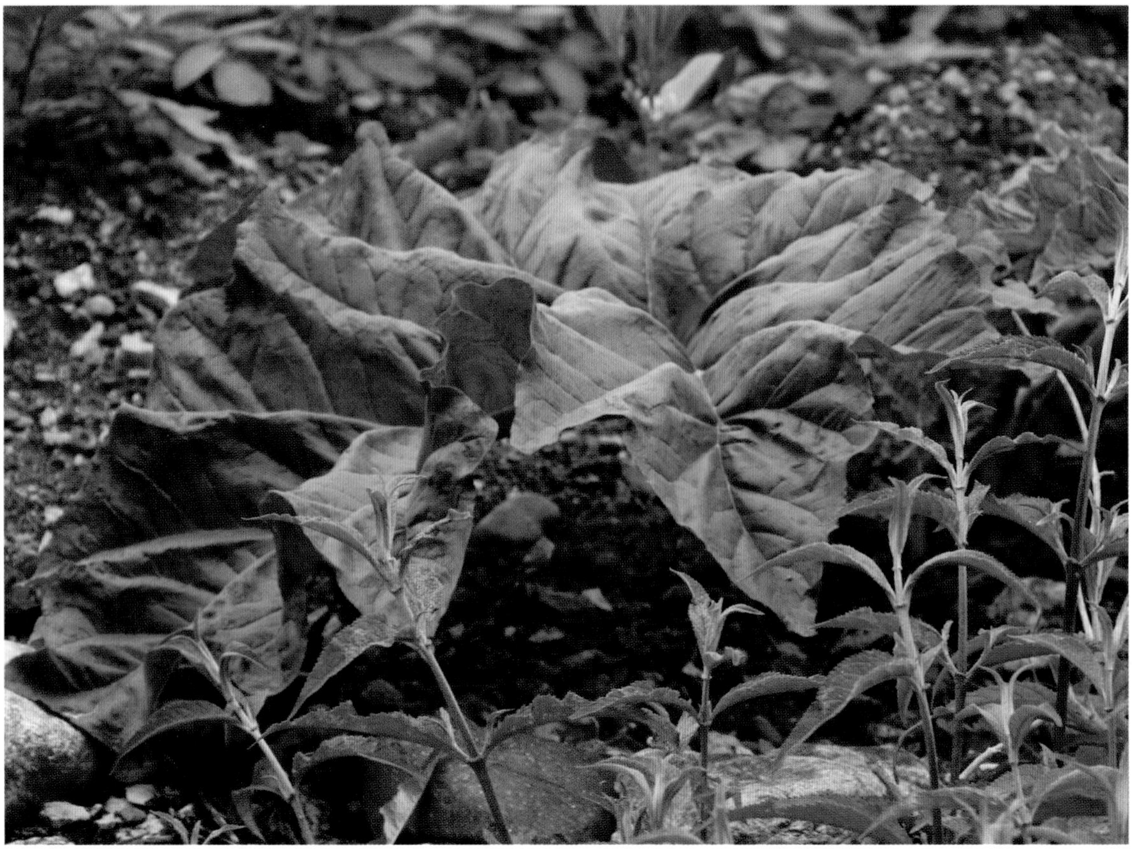

掌叶大黄

识别特征

多年生高大草本。叶多根生，具长柄，叶片广卵形，3 ~ 5 深裂至叶片 1/2 处。茎生叶较小，互生。花小，紫红色，圆锥花序簇生。瘦果，三角形有翅。唐古特大黄：与上种相似。不同处在于叶片分裂极深，裂片呈细长羽状；花序分枝紧密，常向上贴于茎。药用大黄：叶片浅裂达 1/4 处，花较大，黄色。花期 6—7 月，果期 7—8 月。

生境分布

生长于山地林缘半阴湿的地方。分布于四川、甘肃、青海、西藏等省区。

采收加工

秋末茎叶枯萎或次春发芽前采挖，除去细根，刮去外皮，切瓣或段，绳穿成串干燥或直接干燥。

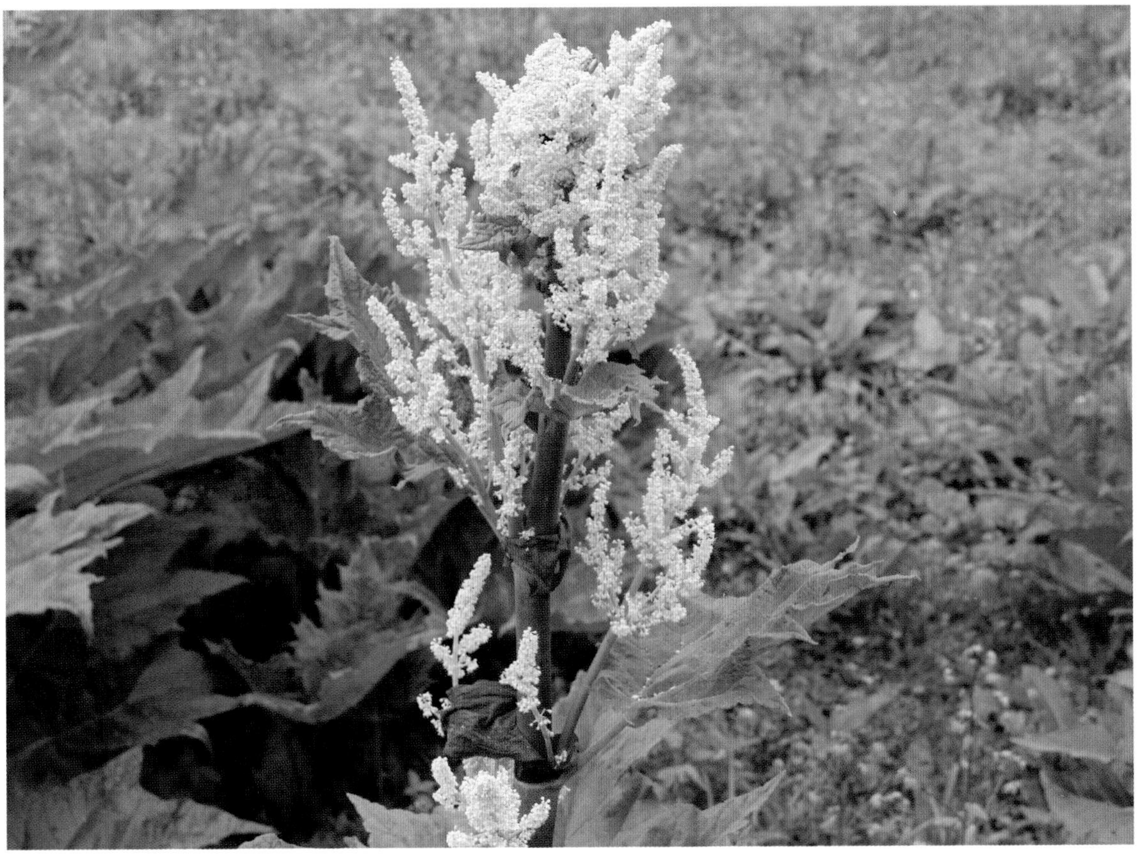

掌叶大黄

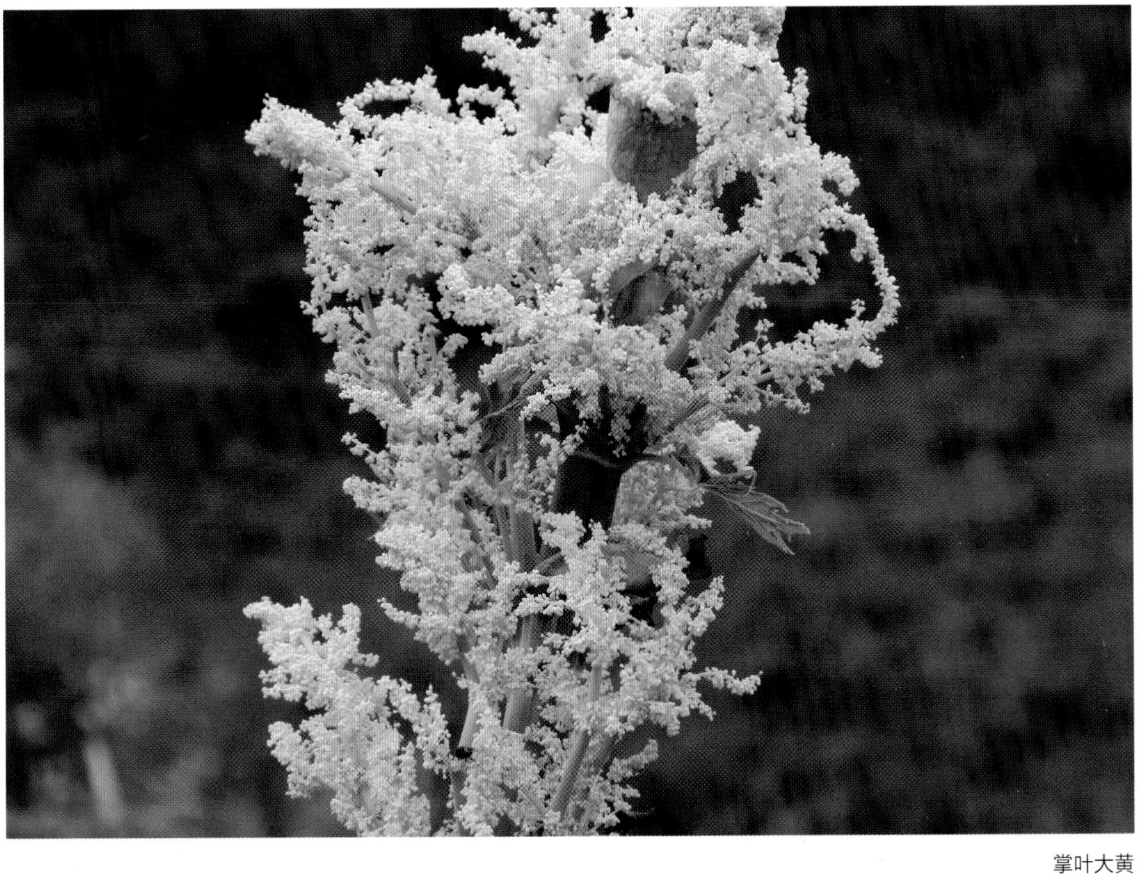

掌叶大黄

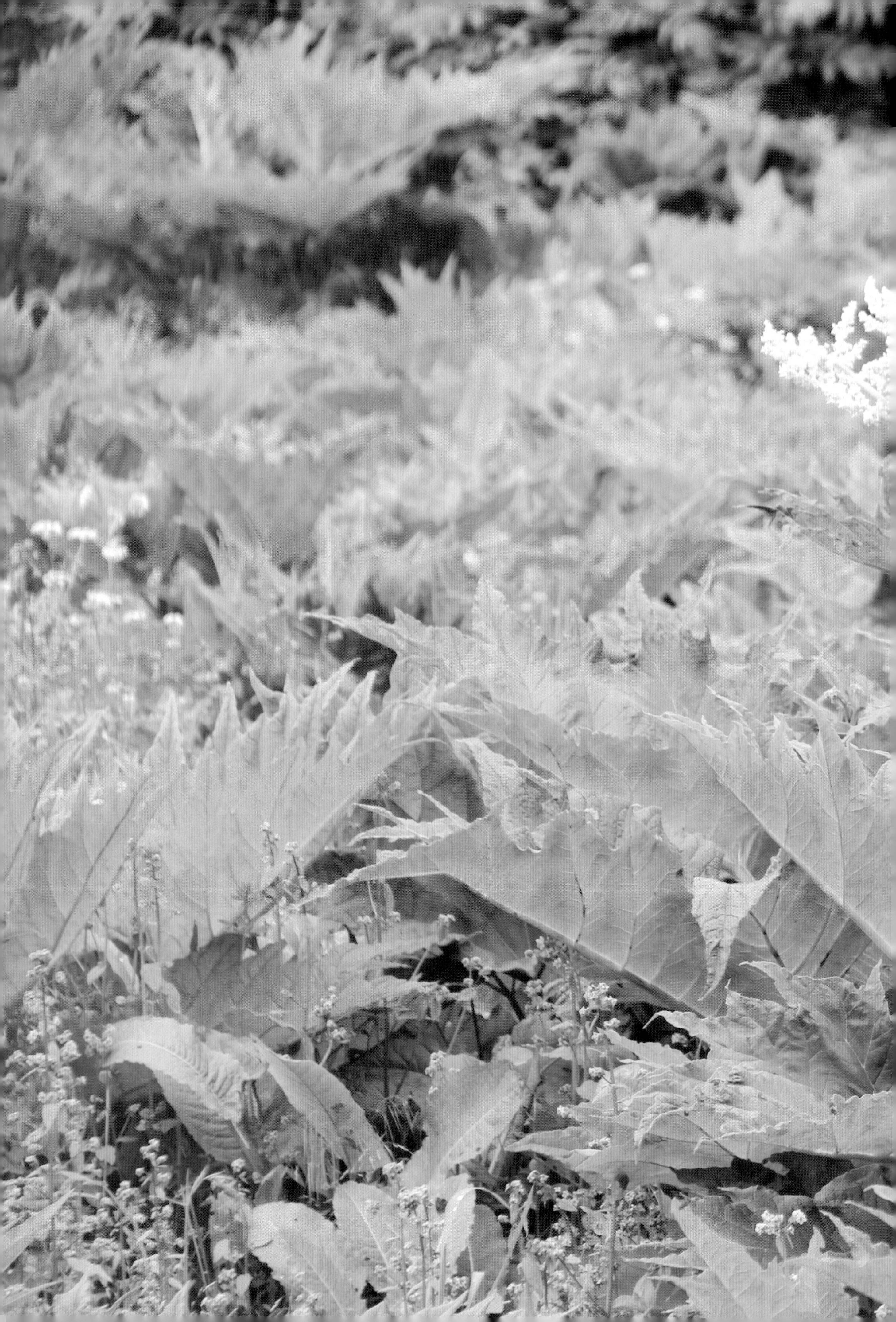

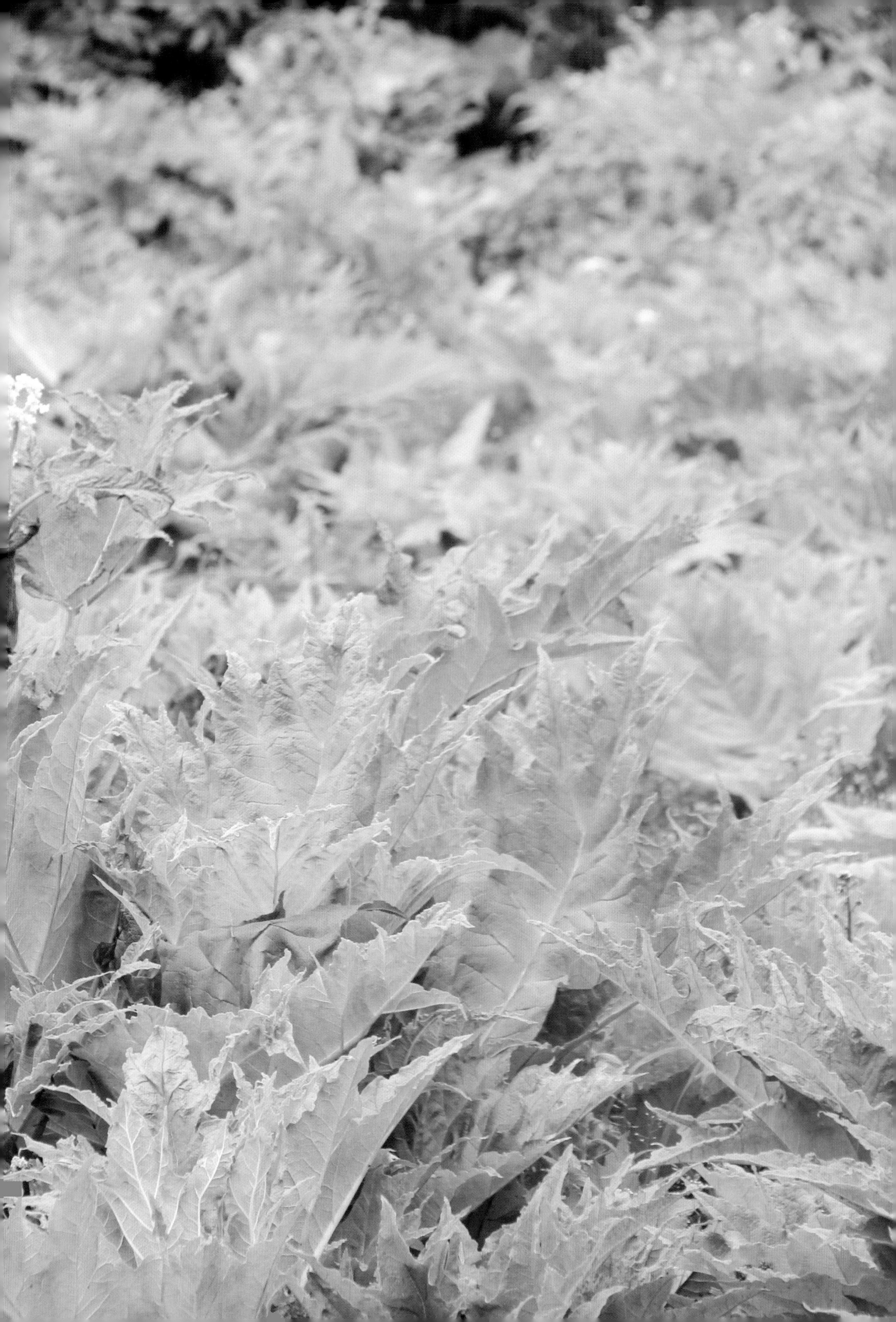

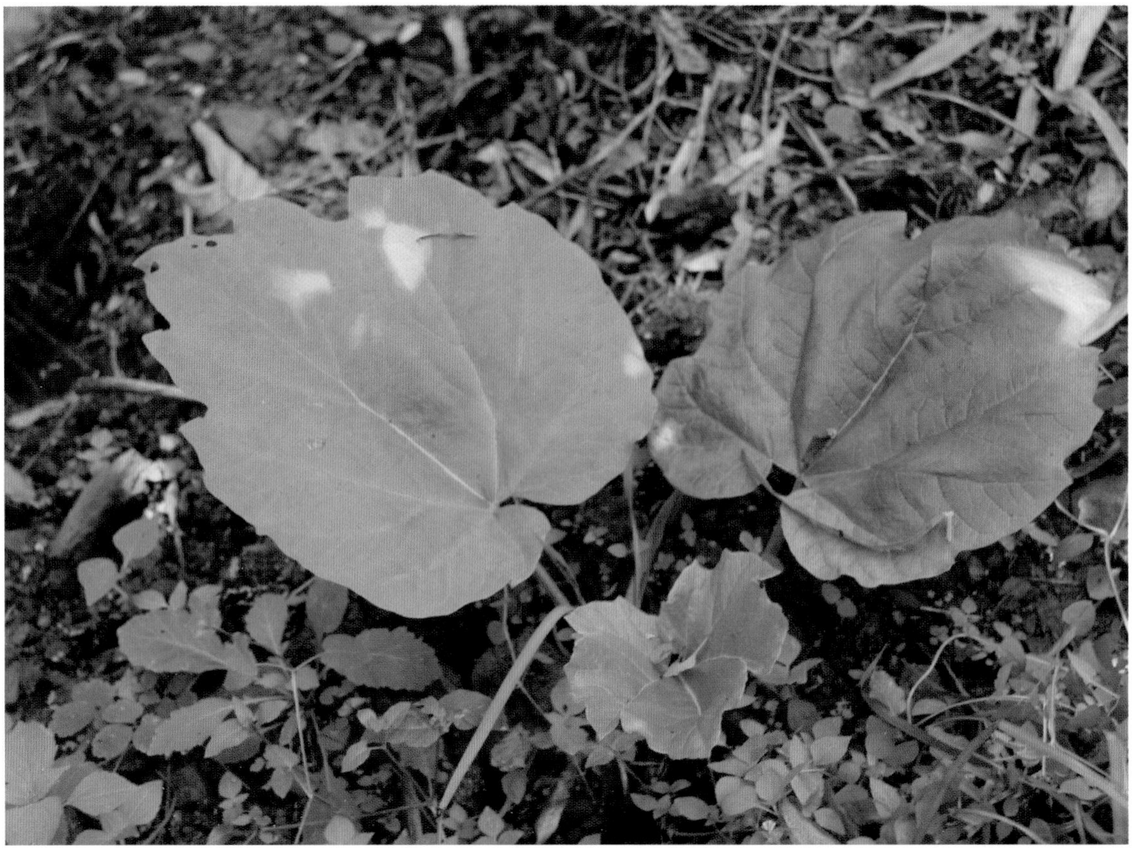

药用大黄

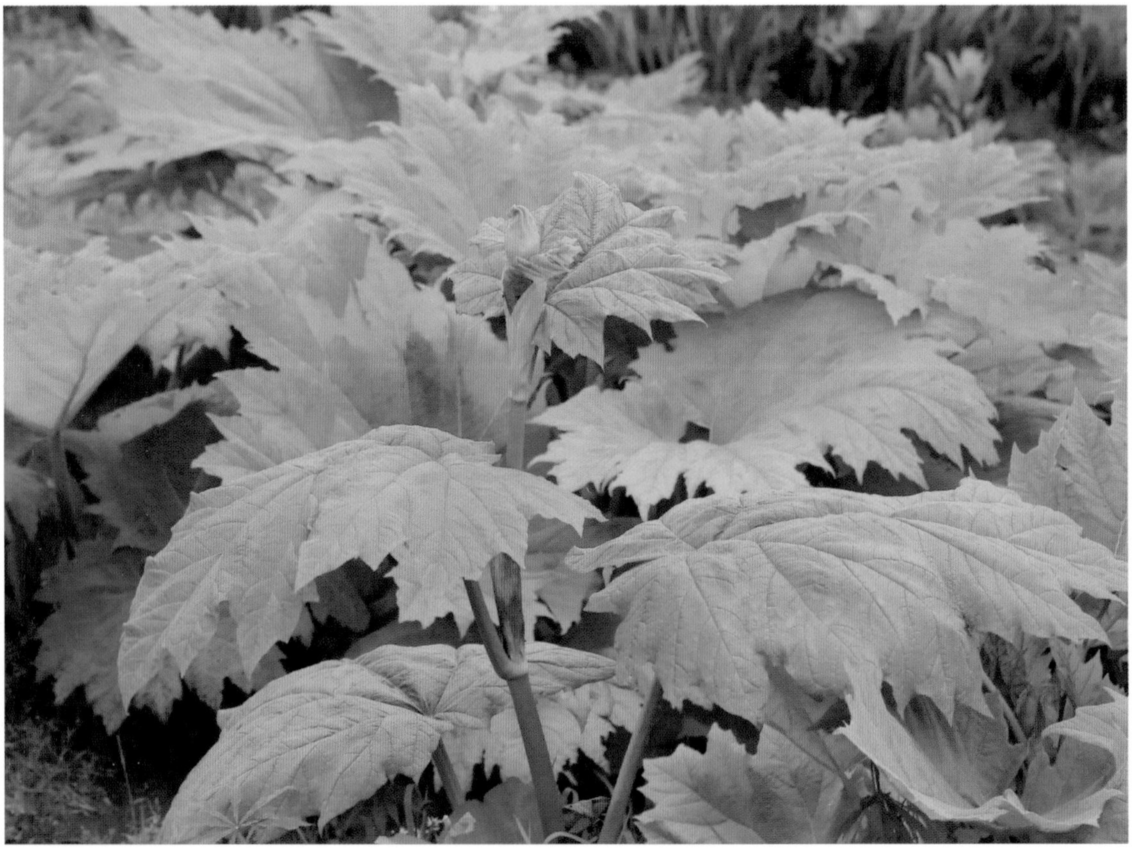

药用大黄

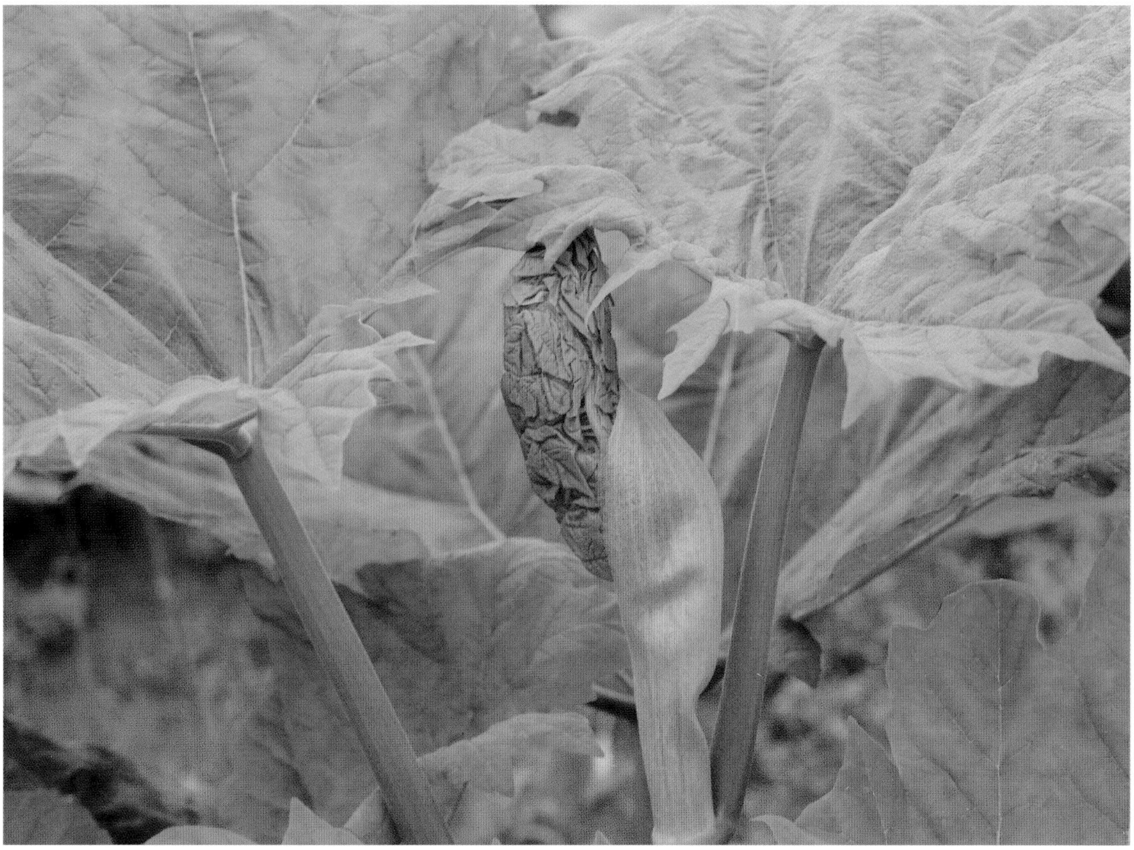

药用大黄

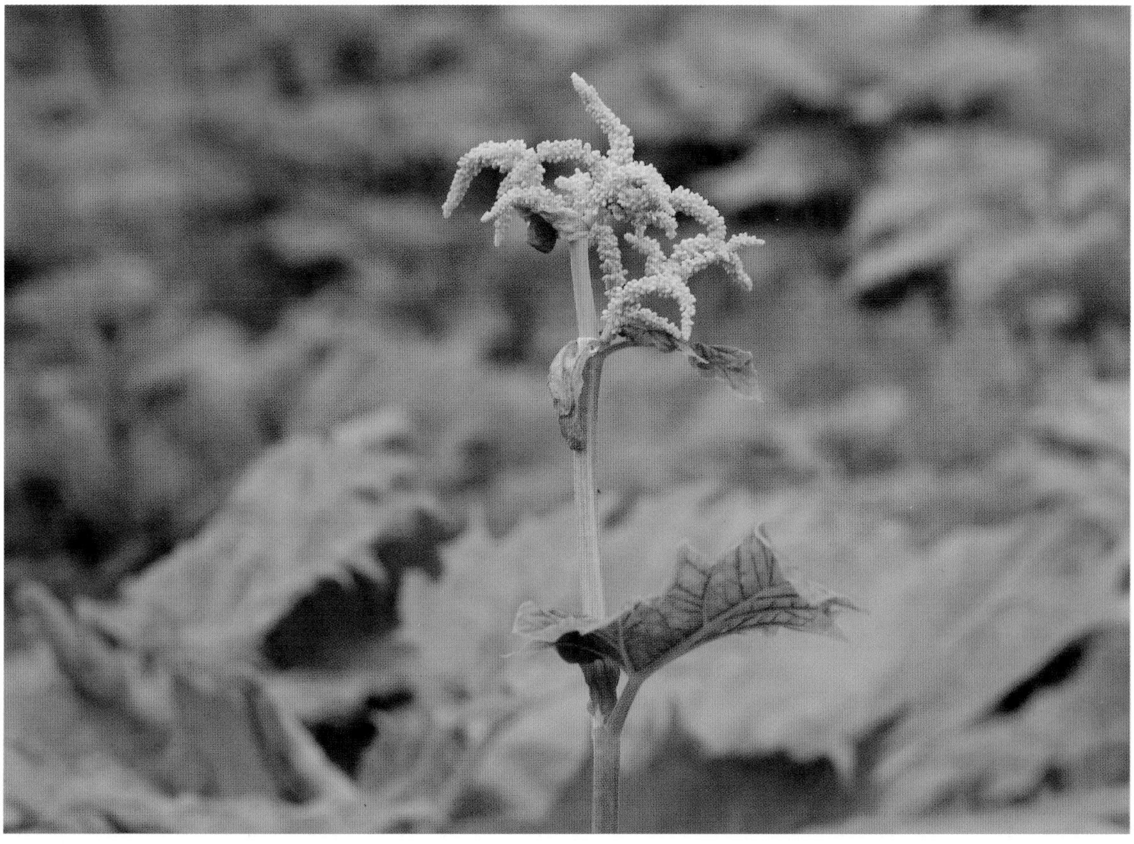

药用大黄

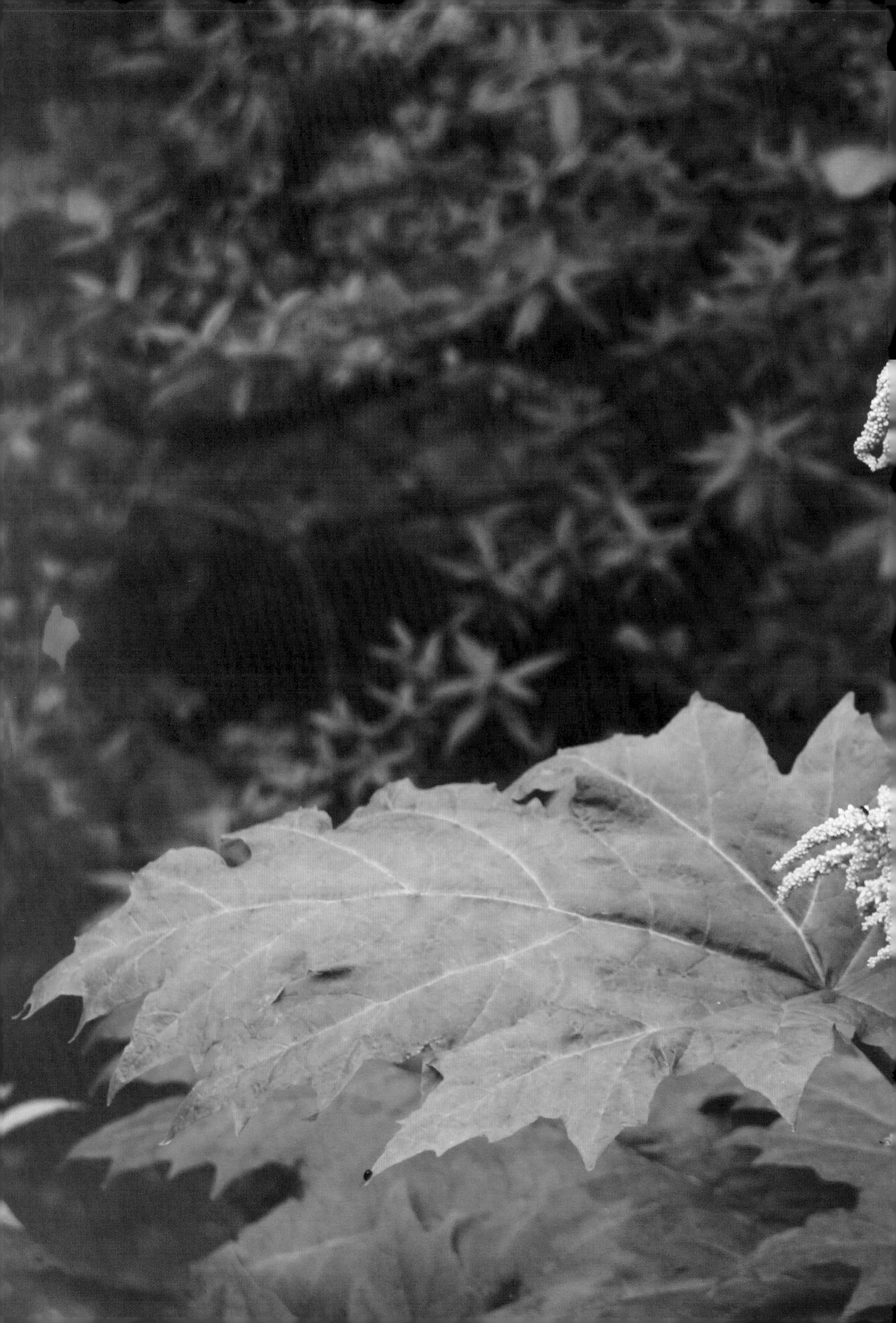

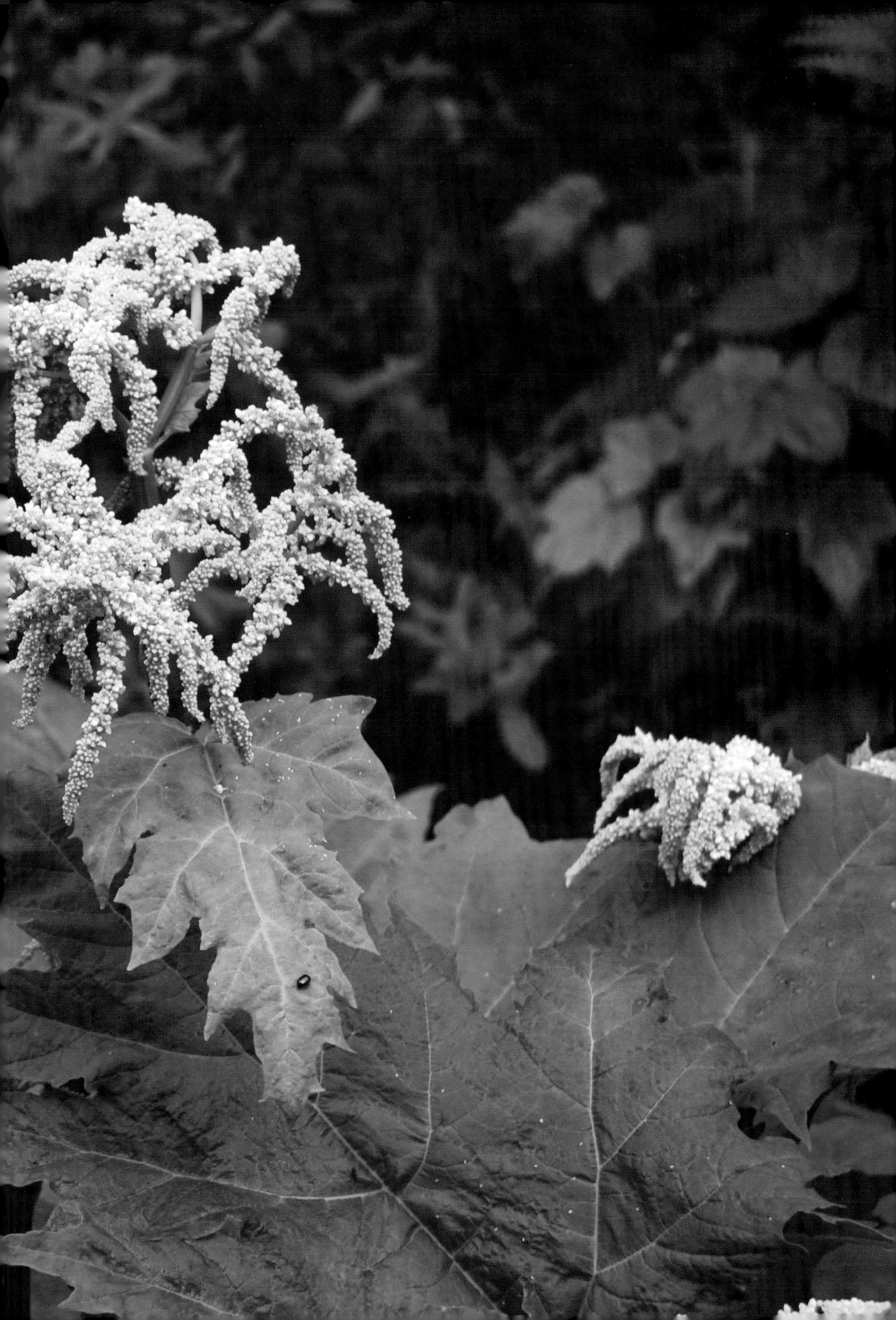

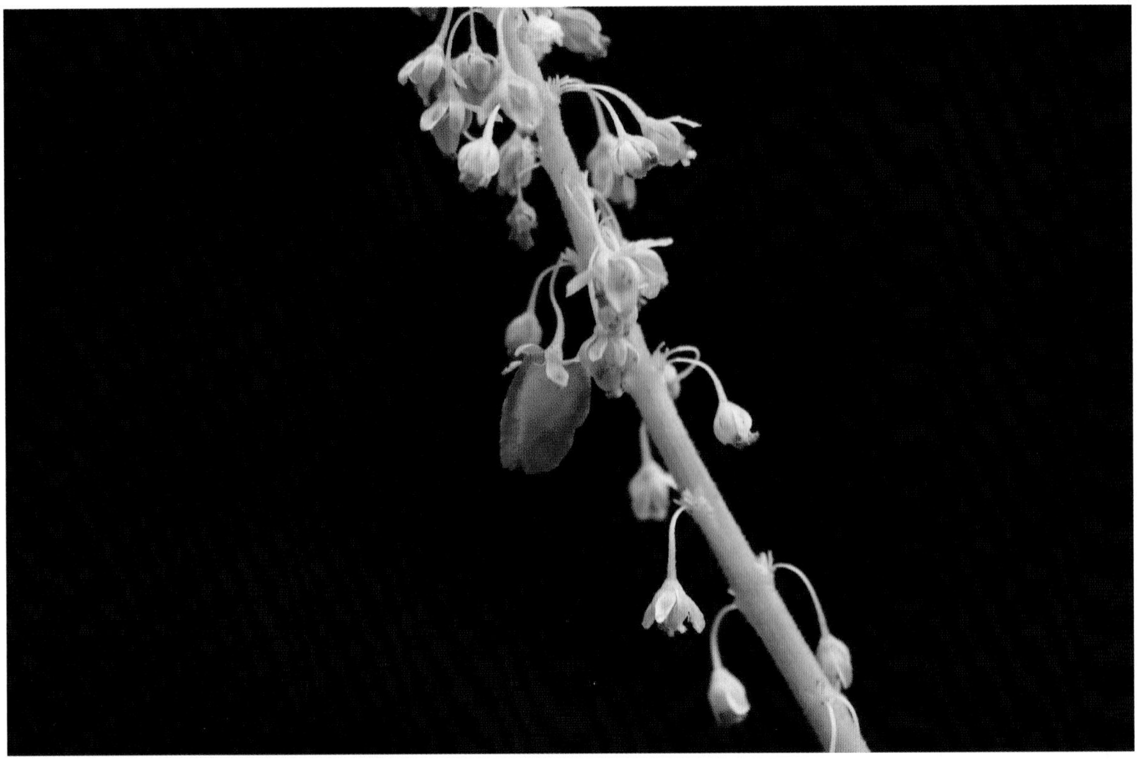

药用大黄

药材鉴别

本品呈不规则厚片或块状。除净外皮者，表面黄棕色至红棕色，有的可见类白色网状纹理及散在星点（异型维管束），微显朱砂点，习称“锦纹”。断面淡红棕色或黄棕色，显颗粒性；根茎髓部宽广，有星点环列或散在；根木部发达，具放射状纹理，形成层环明显，无星点。

功效主治

泻热通便，凉血解毒，逐瘀通经。本品苦寒沉降，性猛善走，素有“将军”之称，可荡涤肠胃积滞，为治疗热结便秘之要药。并能泻血分实热，有清热泻火、凉血解毒及活血祛瘀之效。

药理作用

本品有利胆作用，能加强胆囊收缩、松弛 Oddi 括约肌，从而使胆汁排出增加。大黄有解热镇痛作用，能抑制 Na^{+}-K^{+}-ATP 酶活性，从而使 ATP 分解减少，产能下降。大黄有止血作用，能缩短凝血时间，降低毛细血管通透性，改善血管脆性。

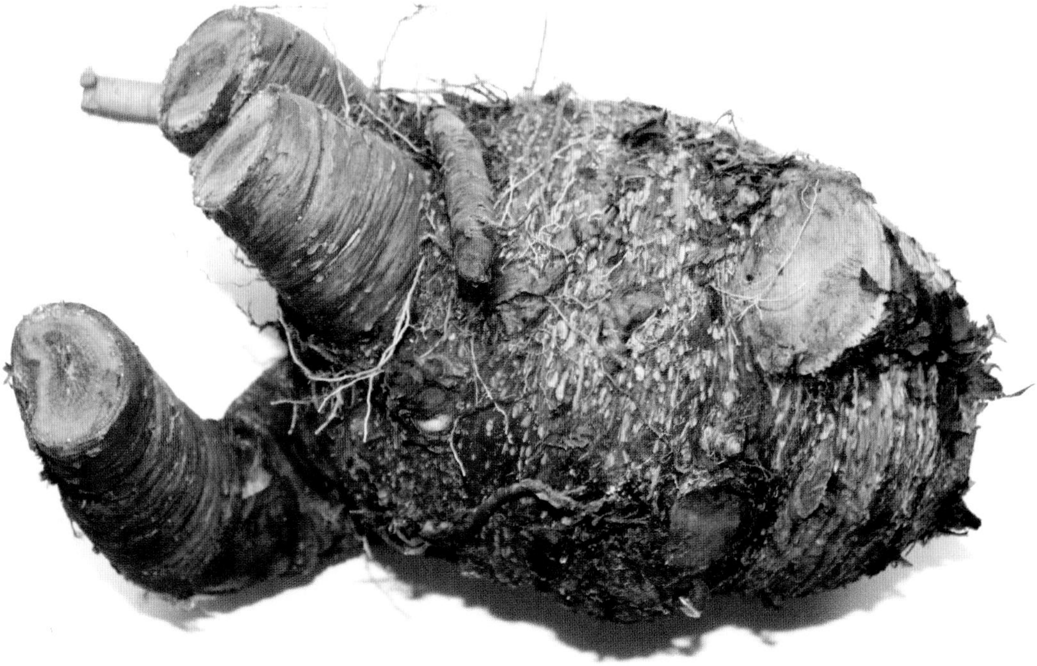

掌叶大黄（大黄）药材

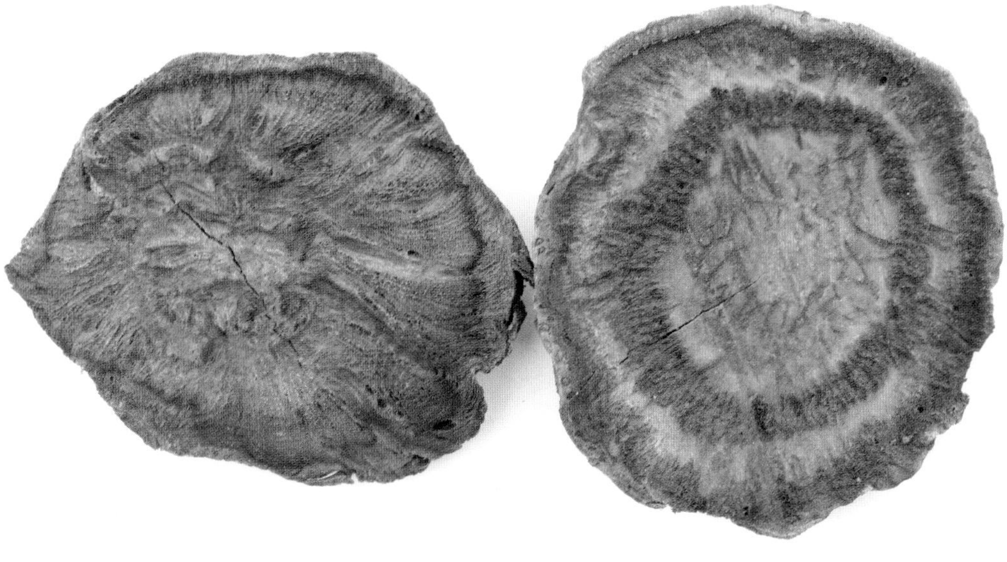

掌叶大黄（大黄）饮片

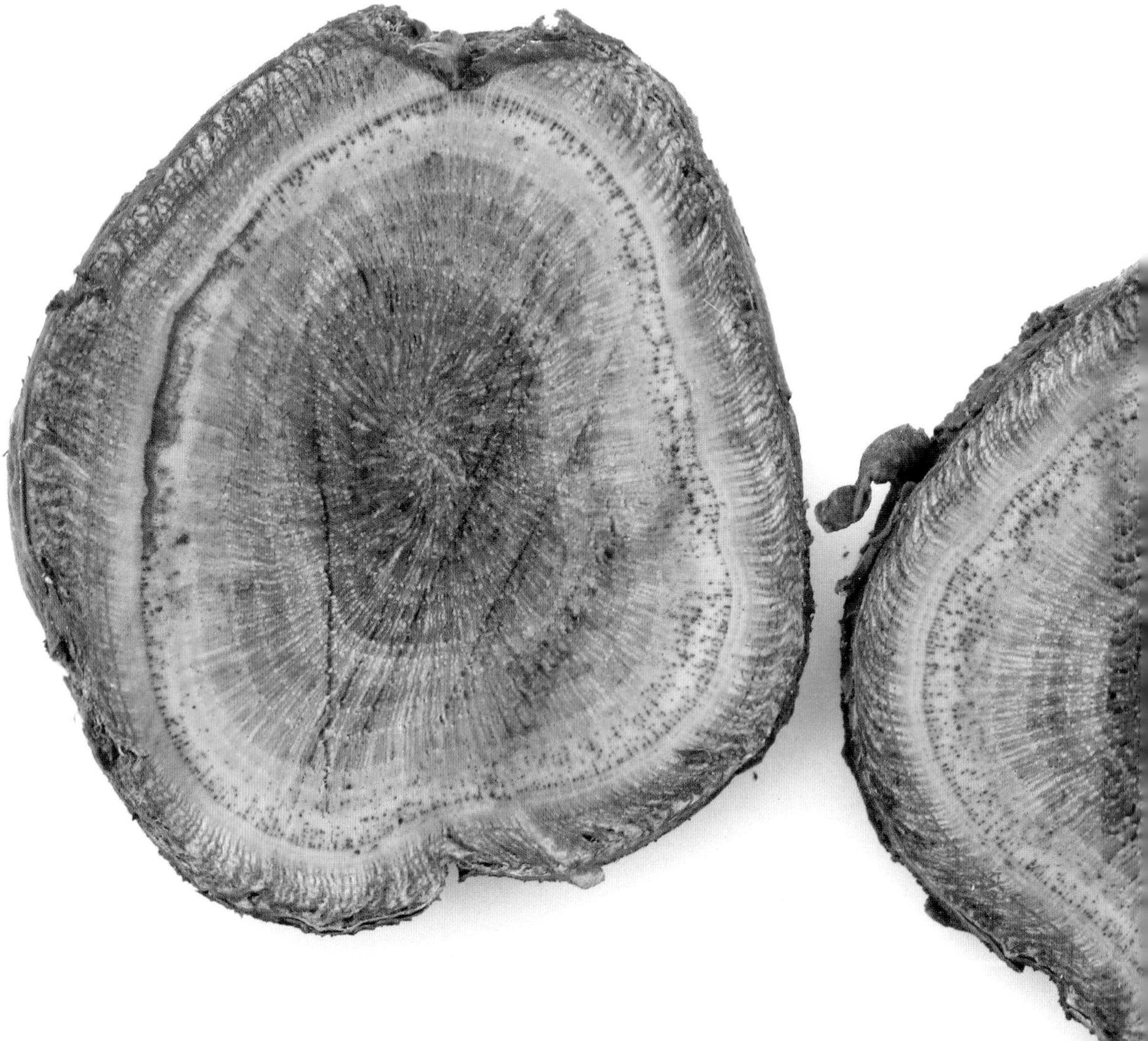

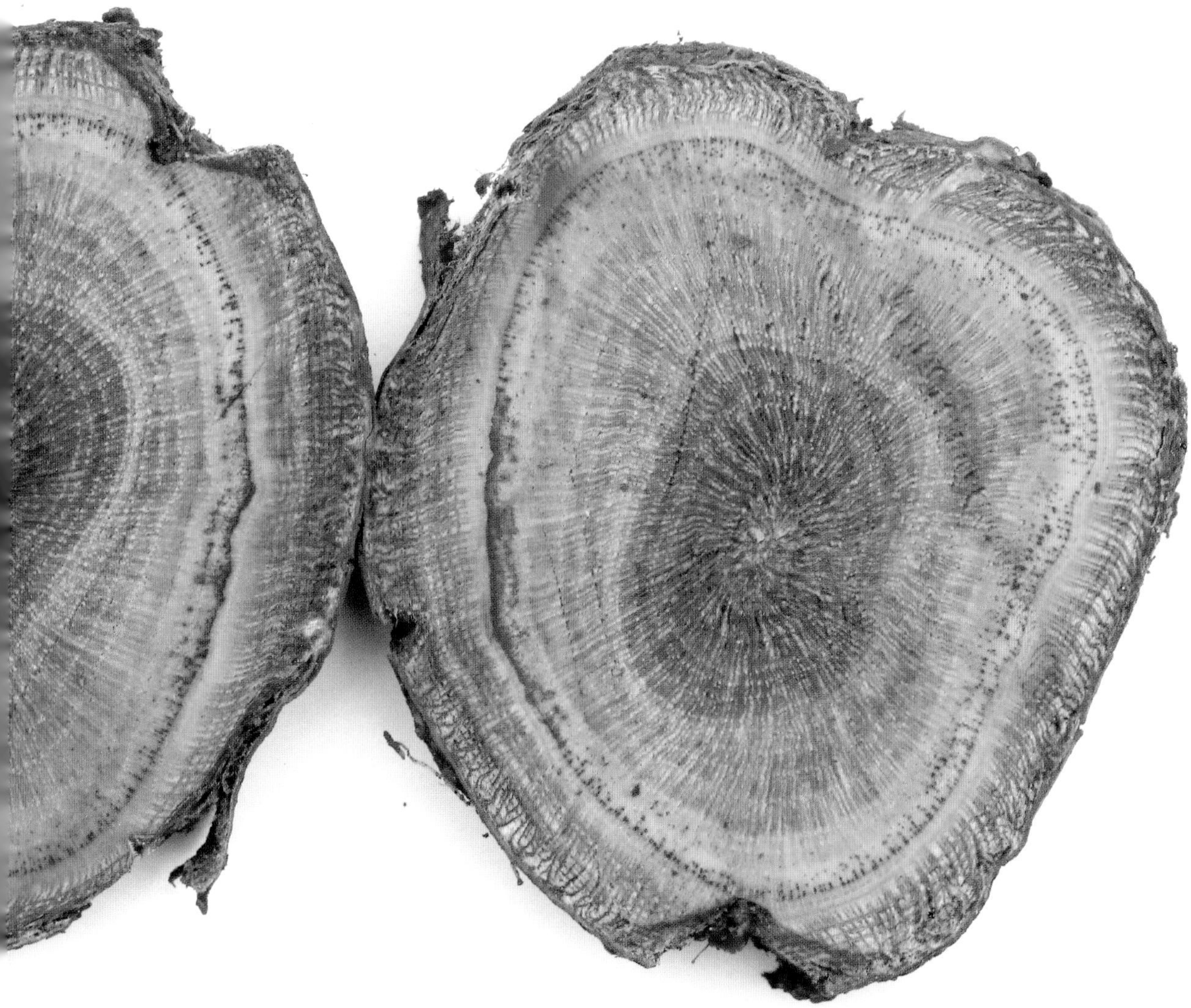

掌叶大黄药材

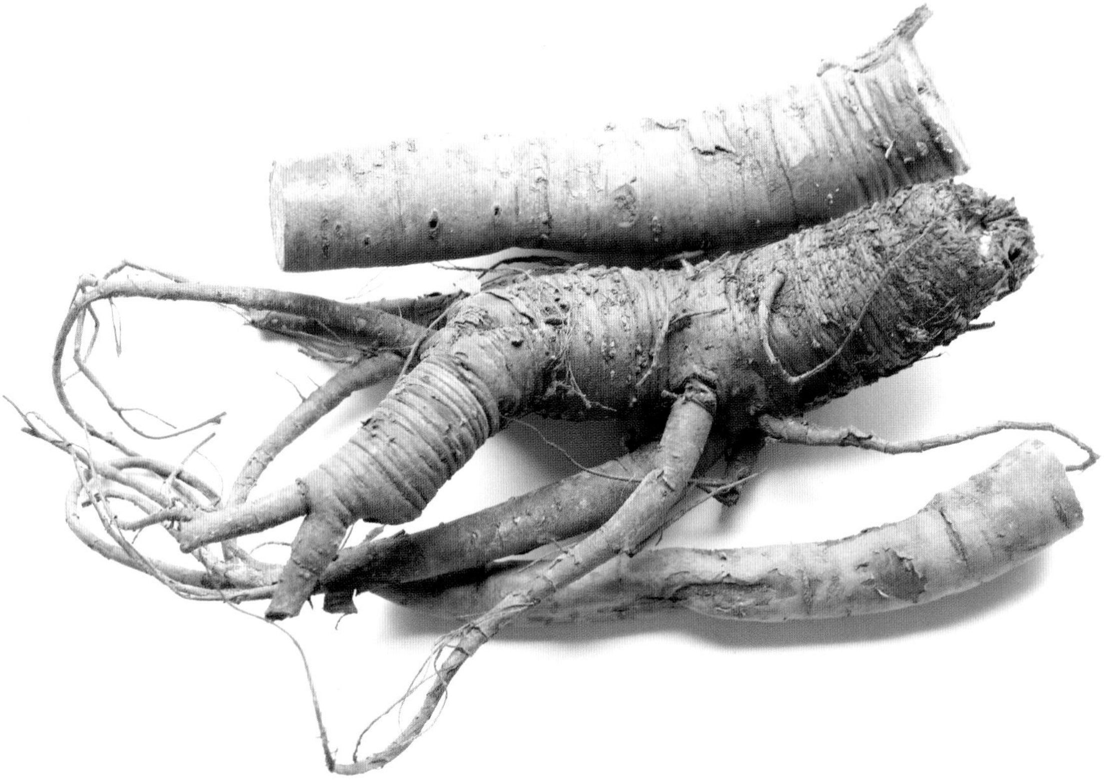

大黄药材

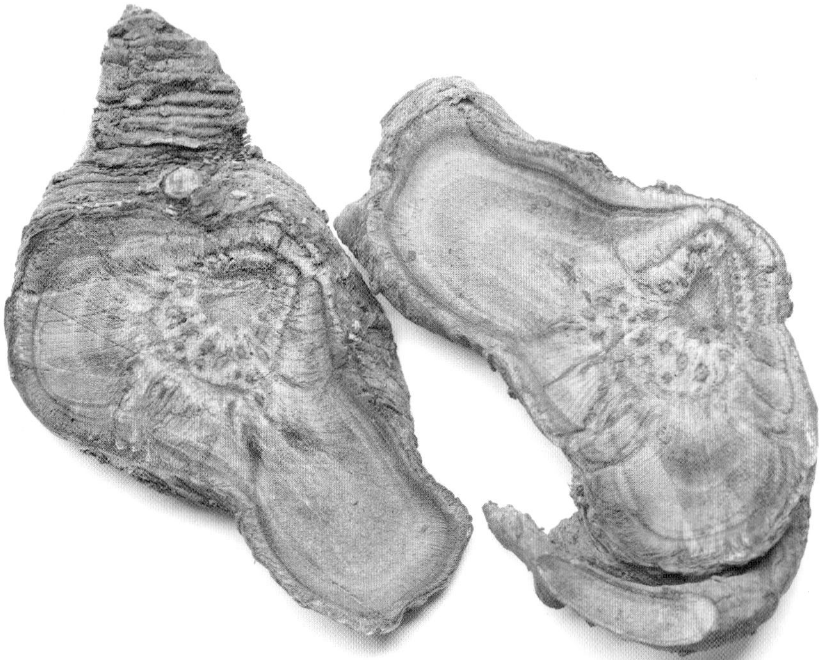

大黄饮片

用法用量

内服：3 ~ 12 g，煎服。外用：适量。生用泻下力强，制用泻下和缓。活血宜酒制，止血则应炒炭用。入汤剂应后下或开水泡服。

民族药方

1．食积腹痛 大黄、砂仁各 9 g，莱菔子 30 g。水煎服，每日 3 次。

2．胆囊炎，胆石症 大黄、黄连各 9 g，枳壳、黄芩、木香各 12 g。水煎服，每日 3 次。

3．急性胰腺炎 大黄 12 g，柴胡、白芍各 15 g，胡黄连、延胡索、黄芩、木香、芒硝各 9 g。水煎服，每日 3 次。

4．脾胃湿热，胸闷腹痛，积滞泄泻 大黄 10 g，枳实、白术、黄芩、泽泻、六曲各 15 g。水煎服。

5．肺痈，鼻中生疮，肿痛 川大黄（生用）、黄连（去须）各 0.3 g，麝香（细研）6 g。前二味药捣细罗为散，研入麝香令均匀，以生油旋调，涂入鼻中。

6．冻疮皮肤破烂、痛不可忍 川大黄适量。研为末，新汲水调，搽冻破的疮上。

使用注意

本品攻下力量峻猛，易伤正气，非实证者不宜妄用。妇女胎前产后、经期、哺乳期均应慎用或忌用。

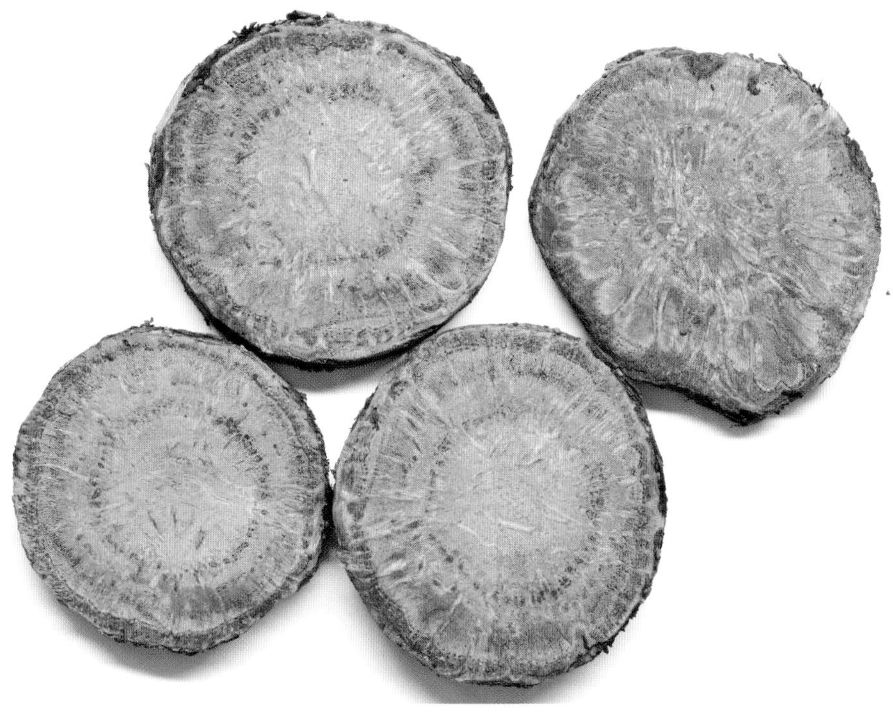

大黄饮片

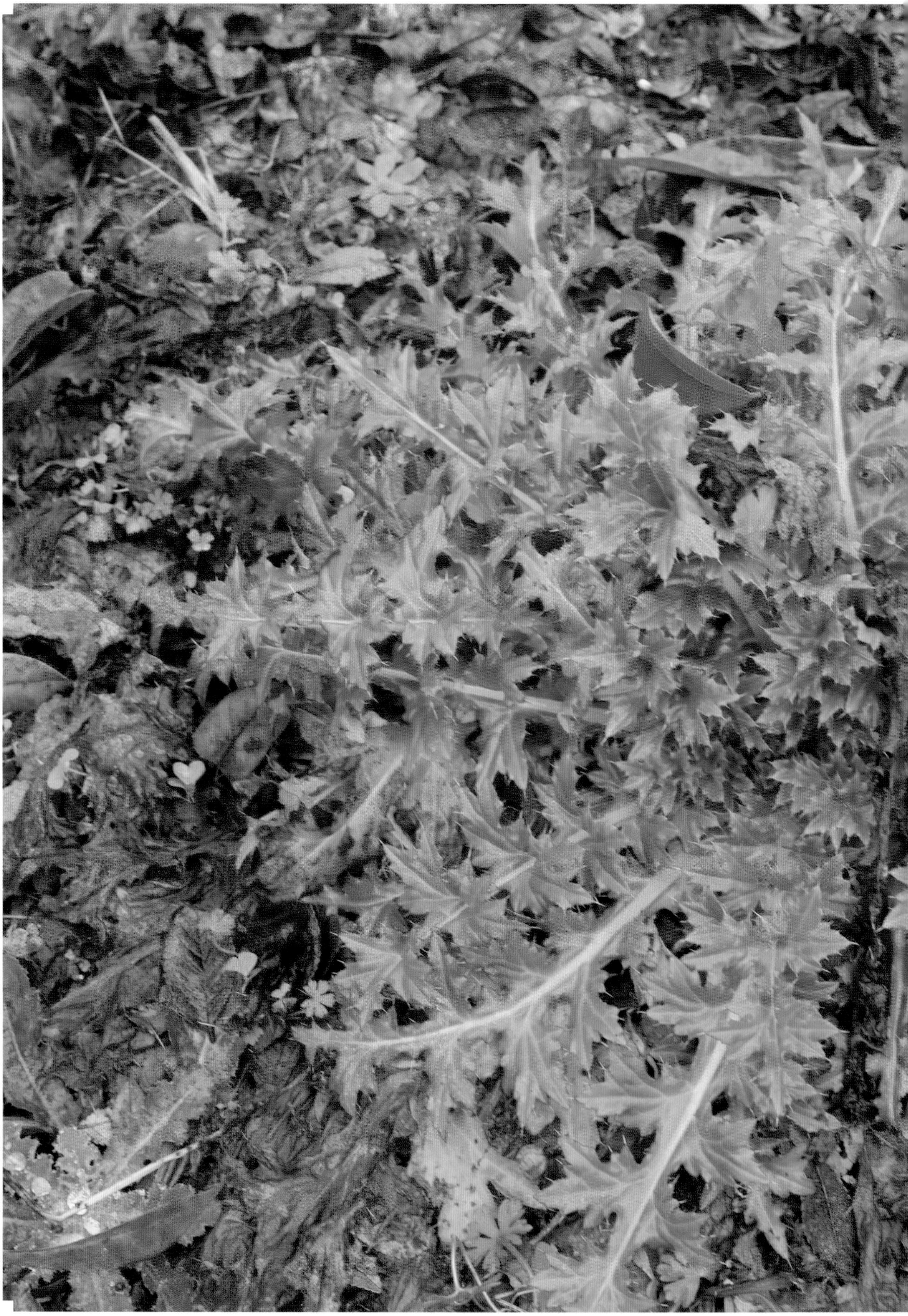

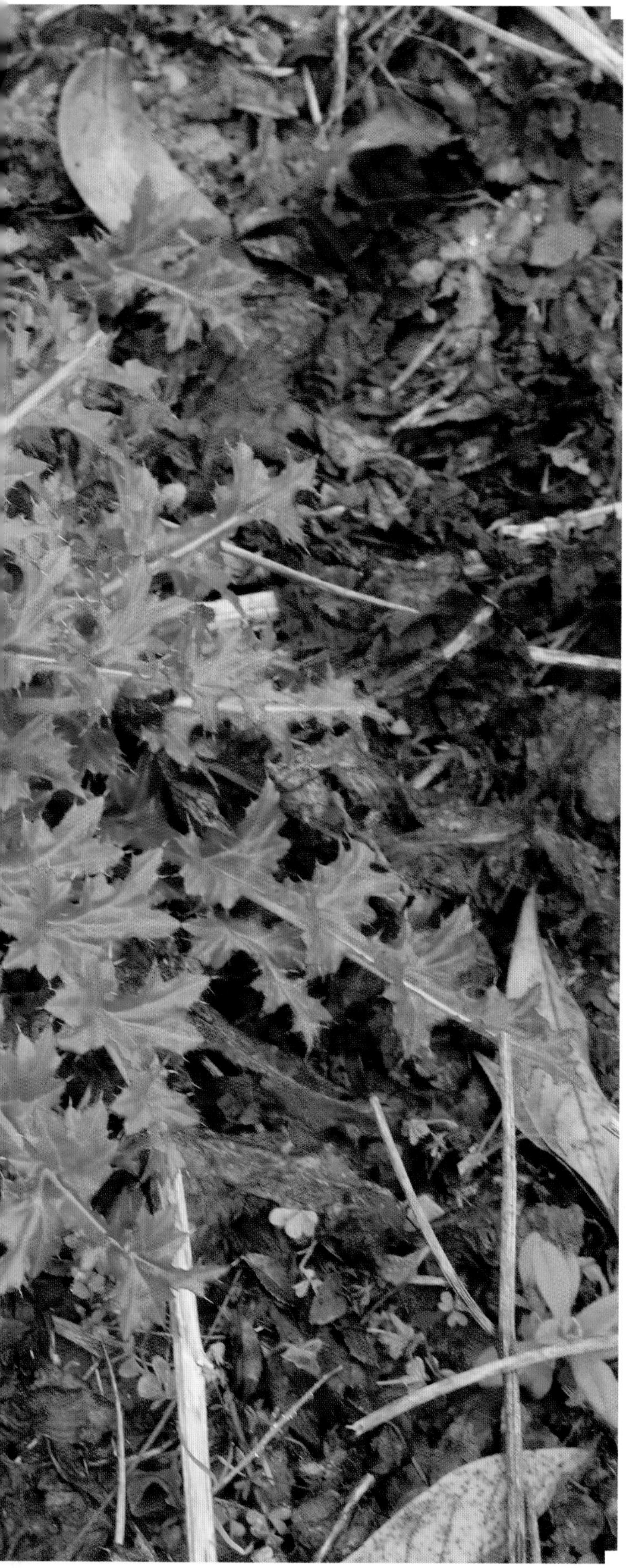

大蓟

【维药名】充伙哈。

【别　名】大蓟草、大蓟根、大蓟炭。

【来　源】本品为菊科植物蓟 *Cirsium japonicum* Fisch. ex DC. 的干燥地上部分。

【性味归经】苦、甘，凉。归心、肝经。

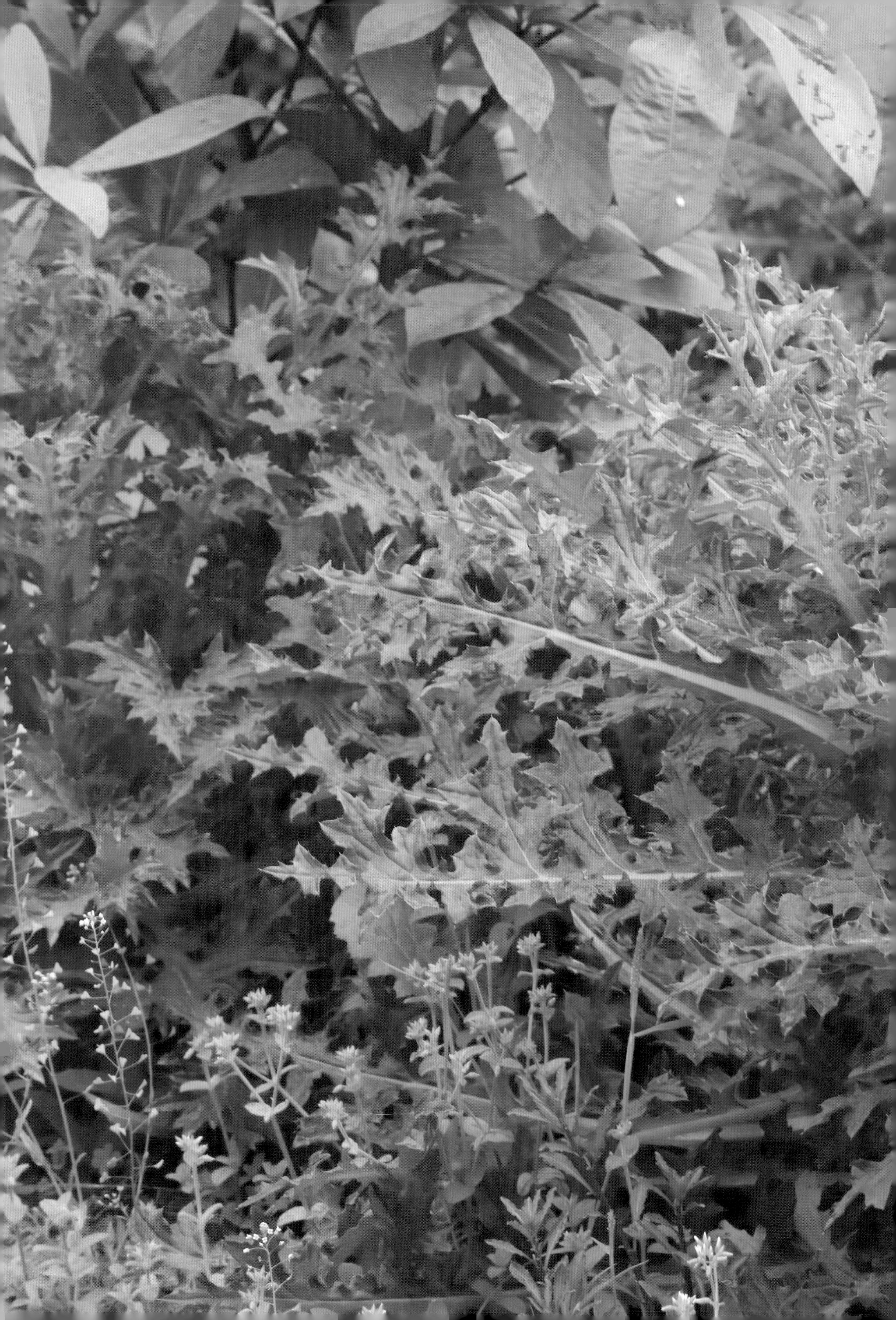

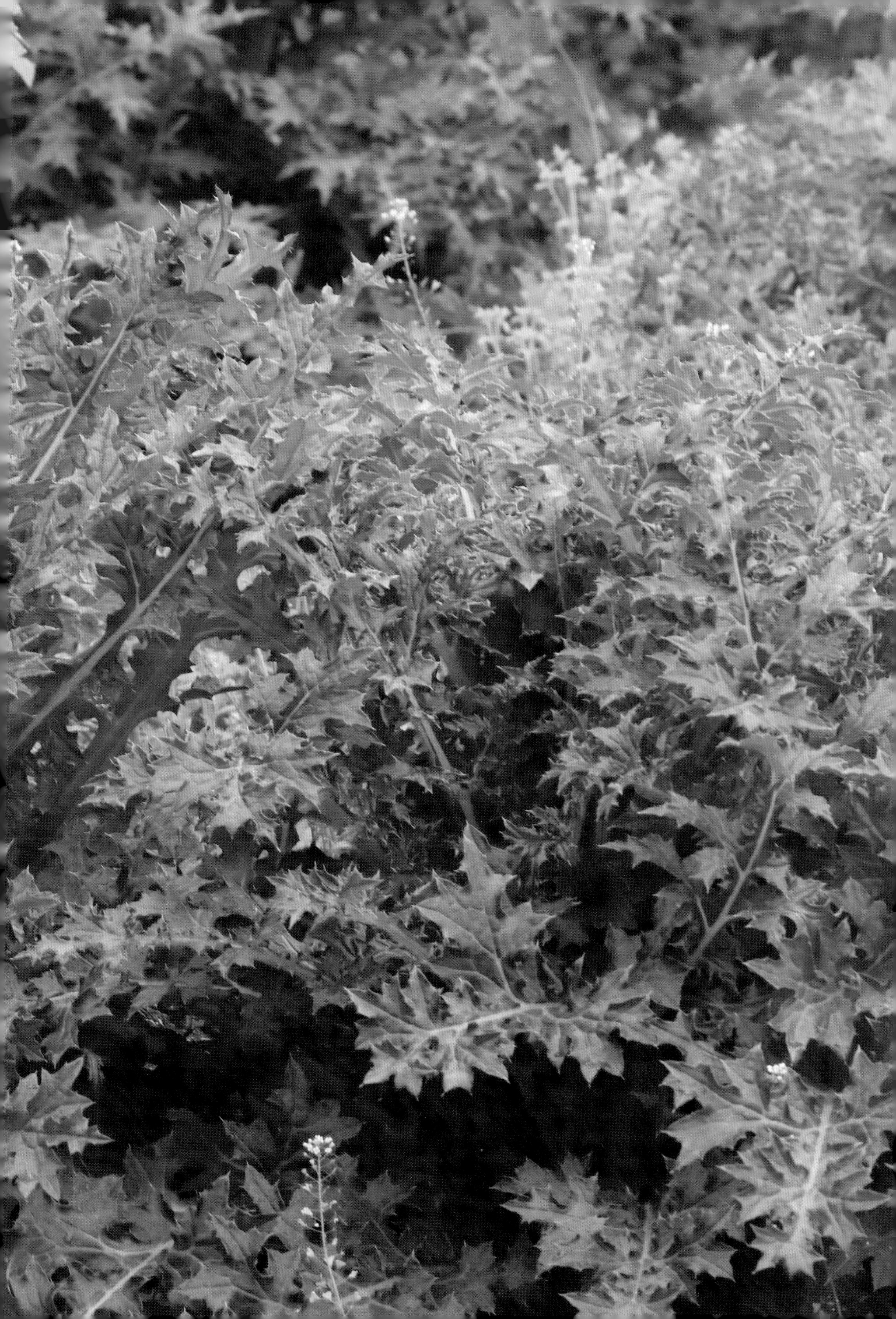

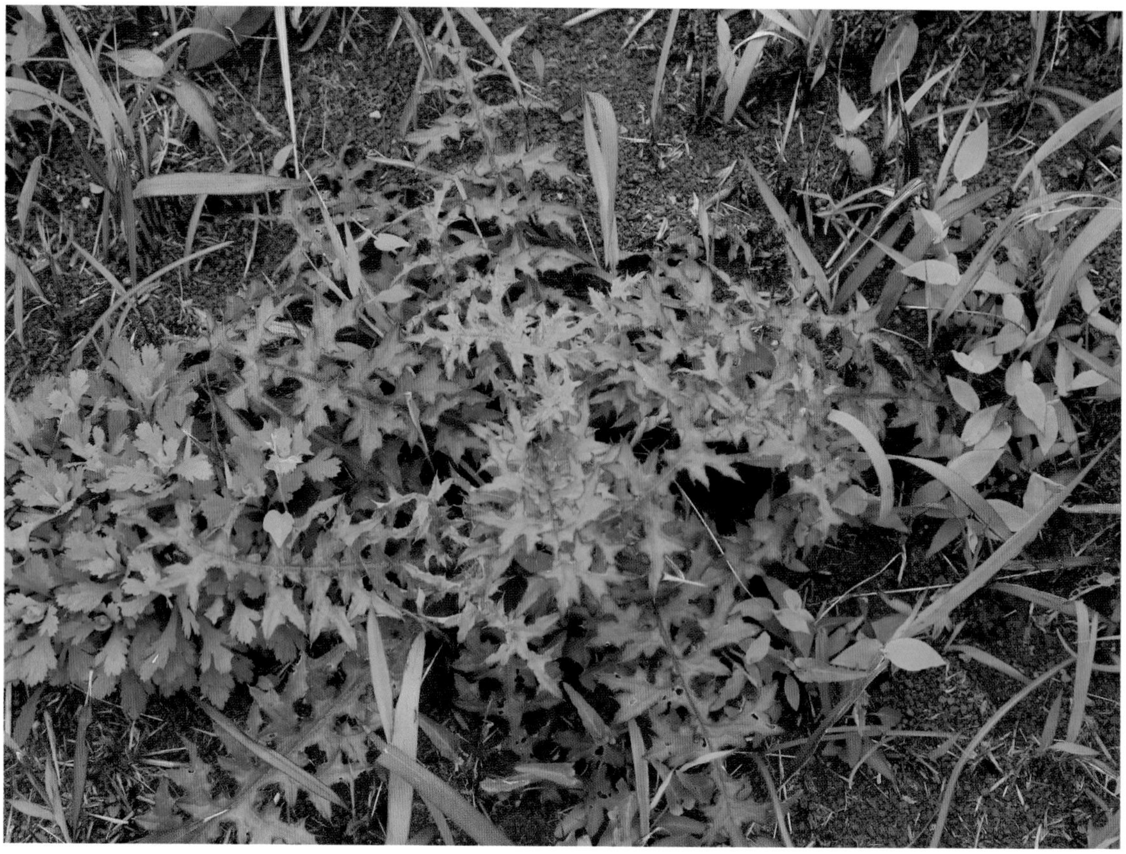

蓟

识别特征

多年生草本，高 50 ~ 100 cm。根长圆锥形，丛生，肉质，鲜时折断可见橙红色油滴渗出，茎直立，基部被白色丝状毛。基生叶有柄，倒卵状披针形或披针状长椭圆形，长 10 ~ 30 cm，宽 5 ~ 8 cm，羽状深裂，边缘不整齐，浅裂，齿端具针刺，上面疏生丝状毛。背面脉上有毛；茎生叶无柄，基部抱茎。头状花序，顶生或腋生；总苞钟状，有蛛丝状毛，总苞片多层，条状披针形。外层顶端有刺；花两性，全部为管状花，花冠紫红色。瘦果椭圆形，略扁，冠毛暗灰色，羽毛状，顶端扩展。花期 5—8 月，果期 6—8 月。

生境分布

生长于山野、路旁、荒地。全国大部分地区均产。

采收加工

夏、秋二季花开时割取地上部分，或秋末挖根，除去杂质，晒干。

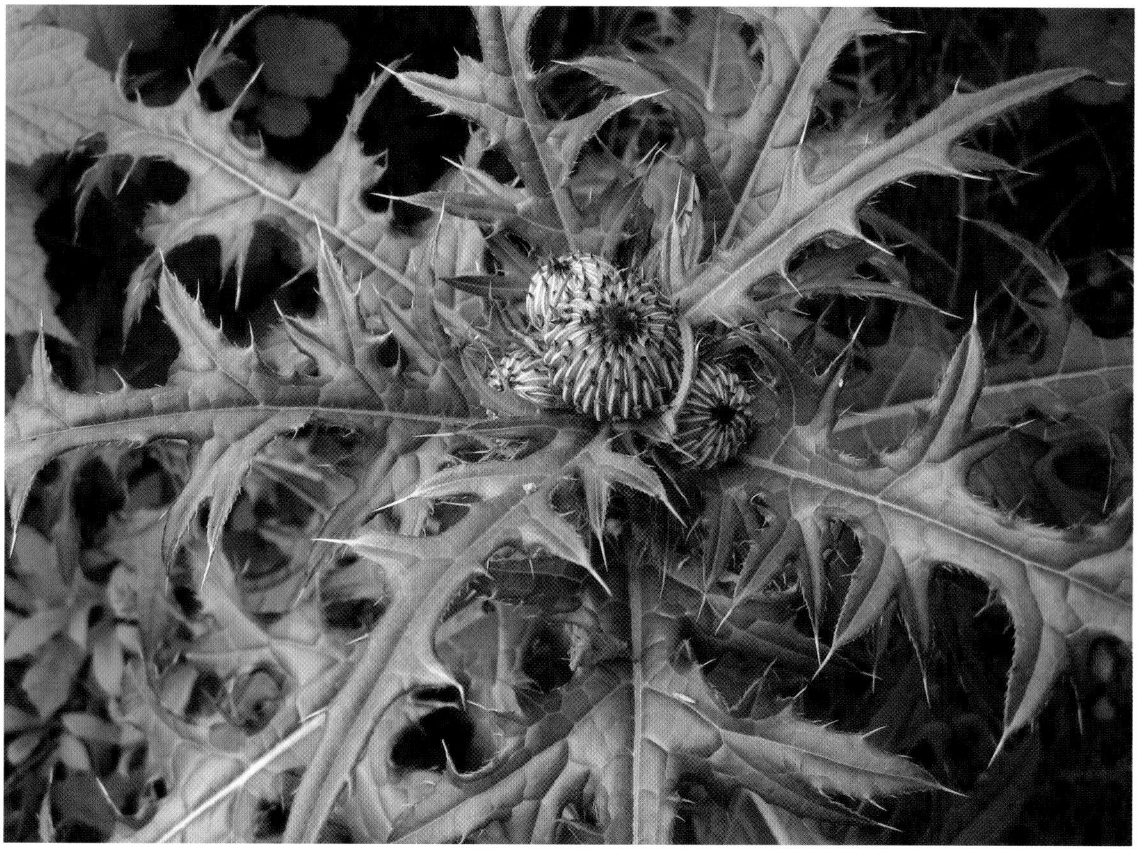

蓟

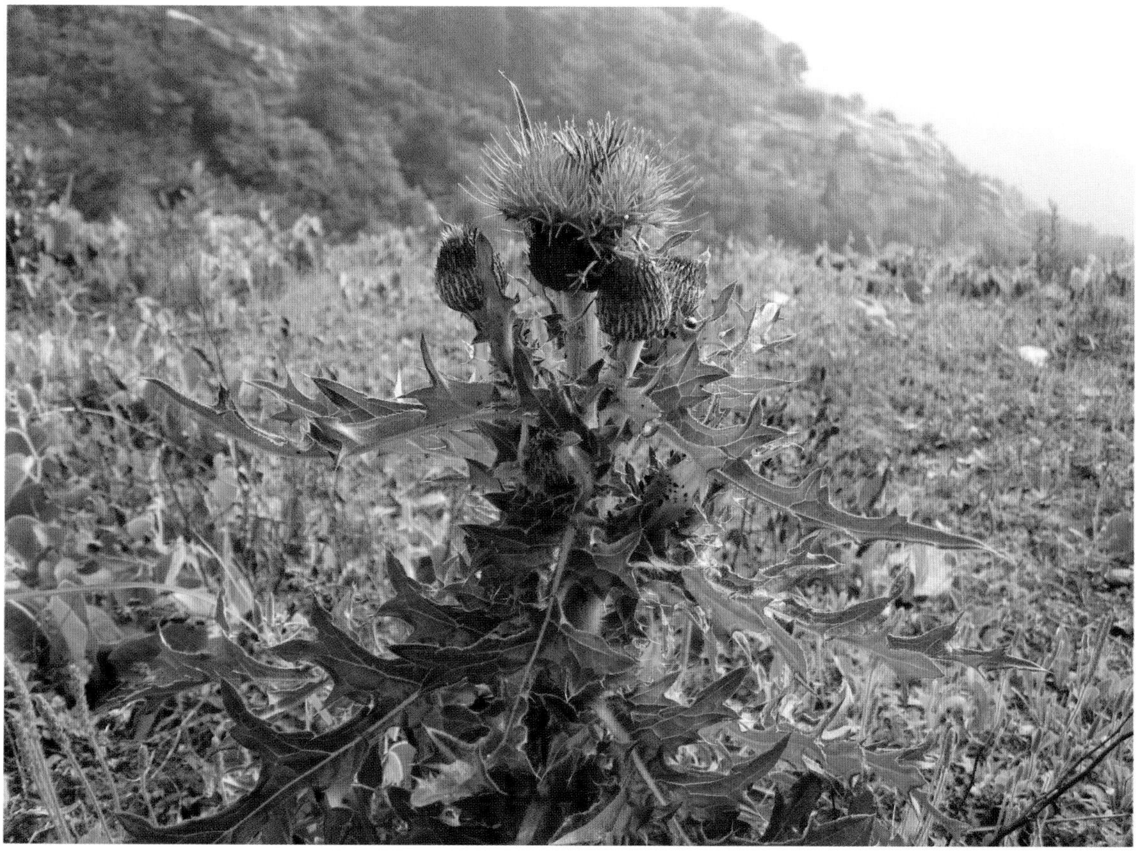

蓟

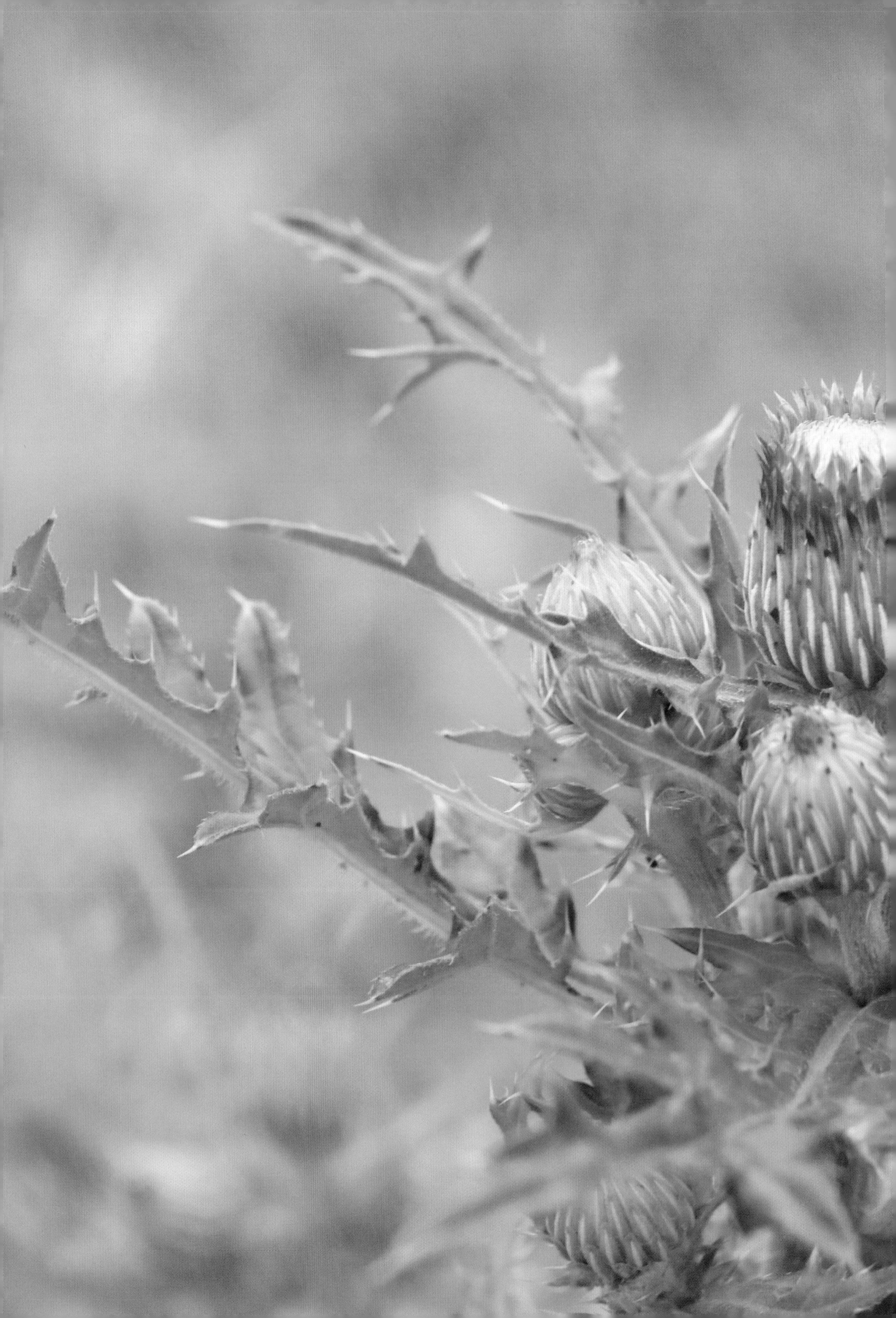

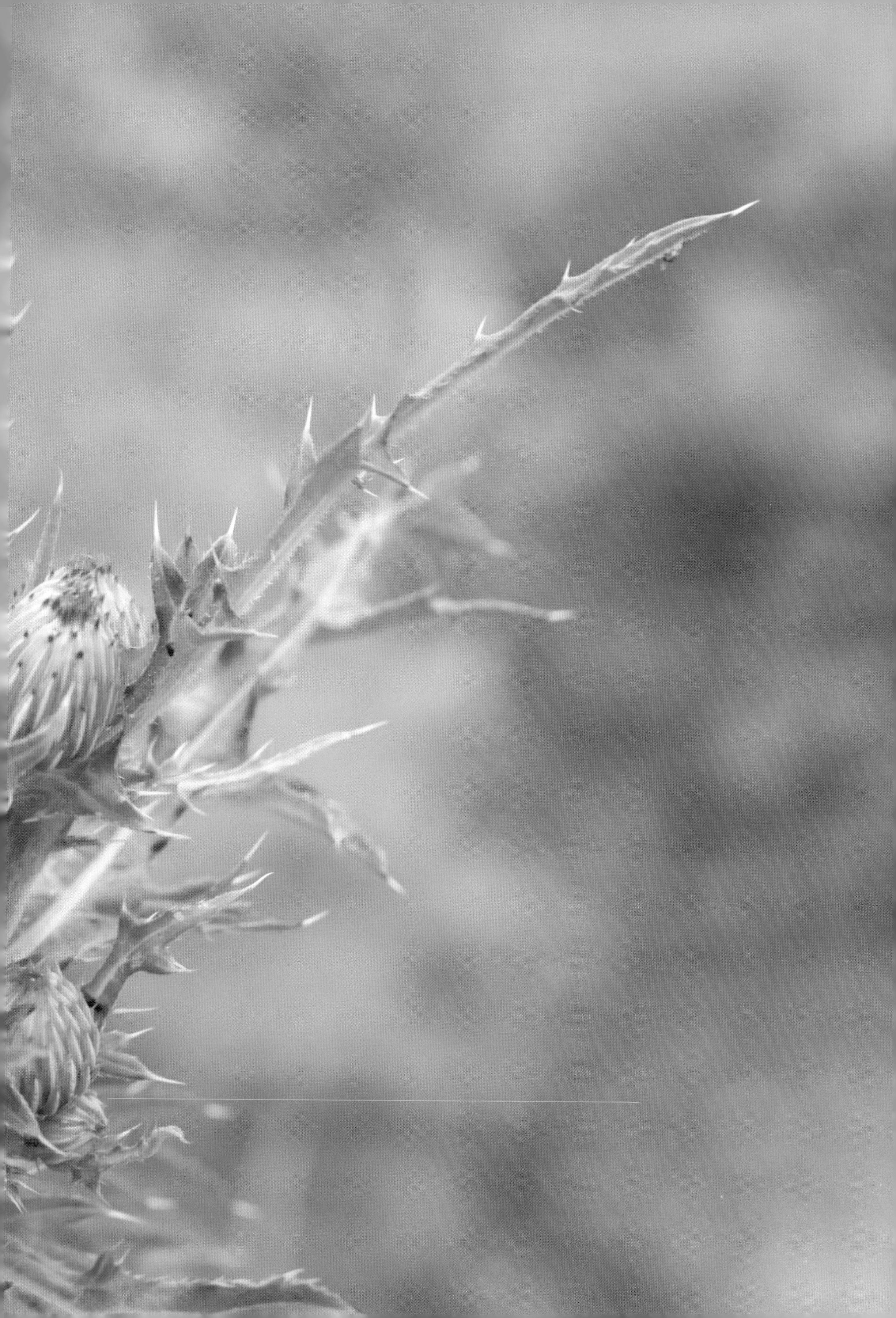

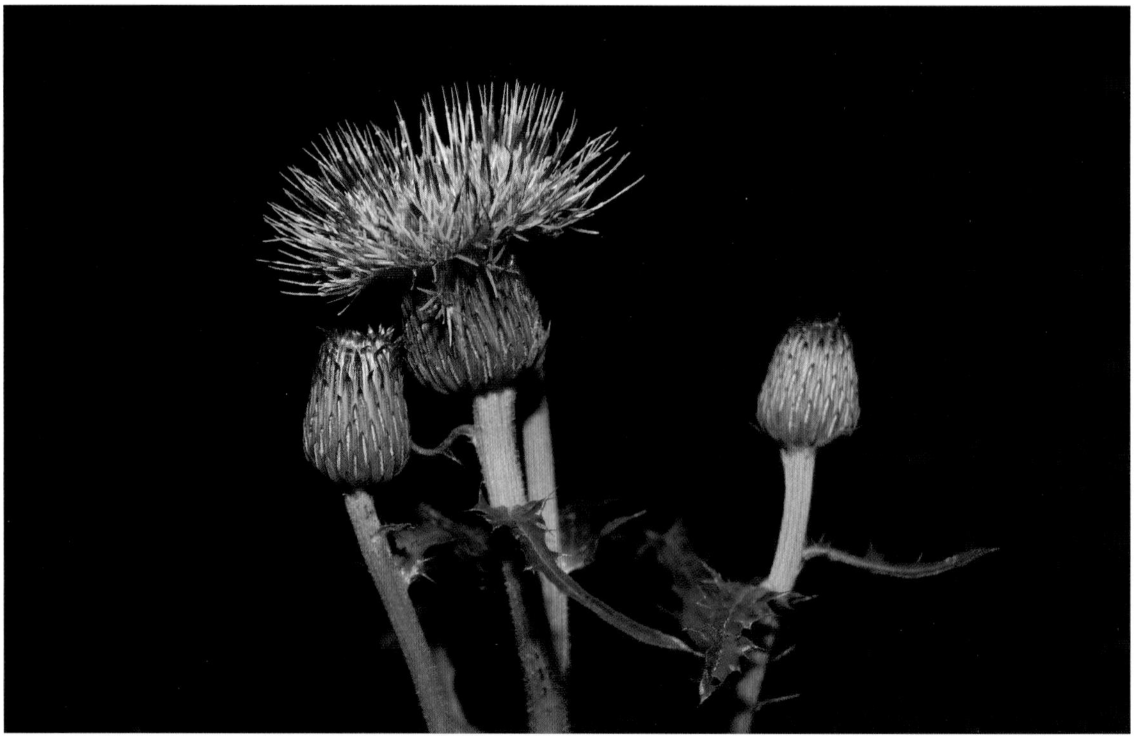

大蓟花

药材鉴别

本品为不规则形的段、茎、叶、花混合。茎短圆柱形，表面绿褐色或棕褐色，有数条纵棱，被丝状毛；切面灰白色，髓部疏松或中空。叶皱缩，多破碎，边缘具不等长的针刺；两面均具灰白色丝状毛。头状花序多破碎。气微，味淡。

功效主治

本品苦凉清泻，入心肝走血分，故有凉血止血、散热瘀、解热毒、消疮痈之效。

药理作用

本品有抗纤维蛋白溶解作用，故有助止血，炒炭能缩短出血时间。有降压作用，其根水煎液和根碱液降压作用更显著。对人型结核分枝杆菌有抑制作用。还有利胆、利尿作用。

用法用量

内服：10 ~ 15 g，煎服；鲜品可用 30 ~ 60 g。外用：适量，捣敷患处。

民族药方

1．尿血，鼻出血，咯血，功能失调性子宫出血　大蓟 30 g。每日 1 剂，水煎分 3 次服。鲜品可单味捣汁服或加生地汁及少许姜汁同用。

2．外伤出血　大蓟适量。捣烂外敷。

3．体表脓肿未溃　鲜大蓟适量。捣烂敷患处，每日 3 次。

4．阑尾炎　大蓟适量。捣烂外敷或煎服。

5．鼻旁窦炎　大蓟适量。捣烂外敷或煎服。

6．肺结核　大蓟根 100 g。水煎分 2 次服，每日 1 剂，连服 3 个月。如与瘦肉或猪肺同煎更好。

7．高血压（对 1、2 级高血压有较好的降压作用）　可服用大蓟根或叶制成的浸膏片。

8．肝癌　大蓟根、三白草根各 9 ~ 120 g。分别水煎，去渣后加适量白糖，上午服三白草根水煎液，下午服大蓟根水煎液。

9．高血压　取新鲜大蓟干根适量。加水浸泡约半小时，煎煮 3 次，每次煮沸半小时，滤液合并浓缩成 100 ml 相当于生药 15 g 的煎剂，早、晚各服 1 次，每次 100 ml。也可用新鲜干根或叶制成浸膏片。根制片每次 4 片，每日 3 次，日量相当于干根 30 g；叶制片每次 3 片，每日 3 次，日量相当于干叶 15 g 左右。

10．烫伤　鲜大蓟根适量。捣细绞汁搽敷患处，药干后另换，每日 4 ~ 5 次，2 ~ 3 日后肿退痛止，结痂，1 周后痊愈。

使用注意

虚寒性出血者不宜用。

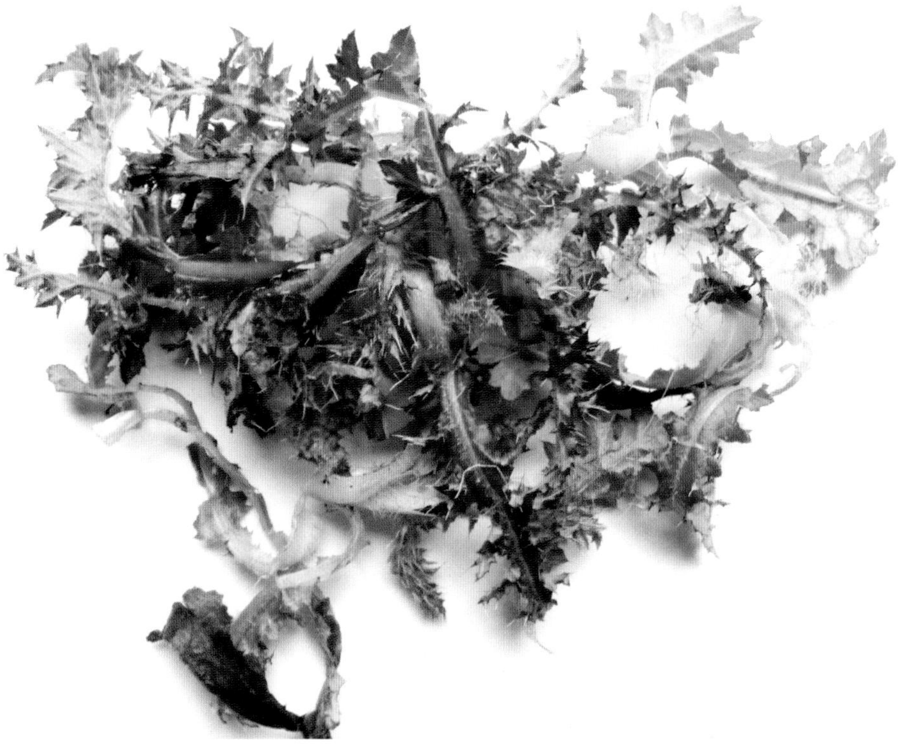

大蓟药材

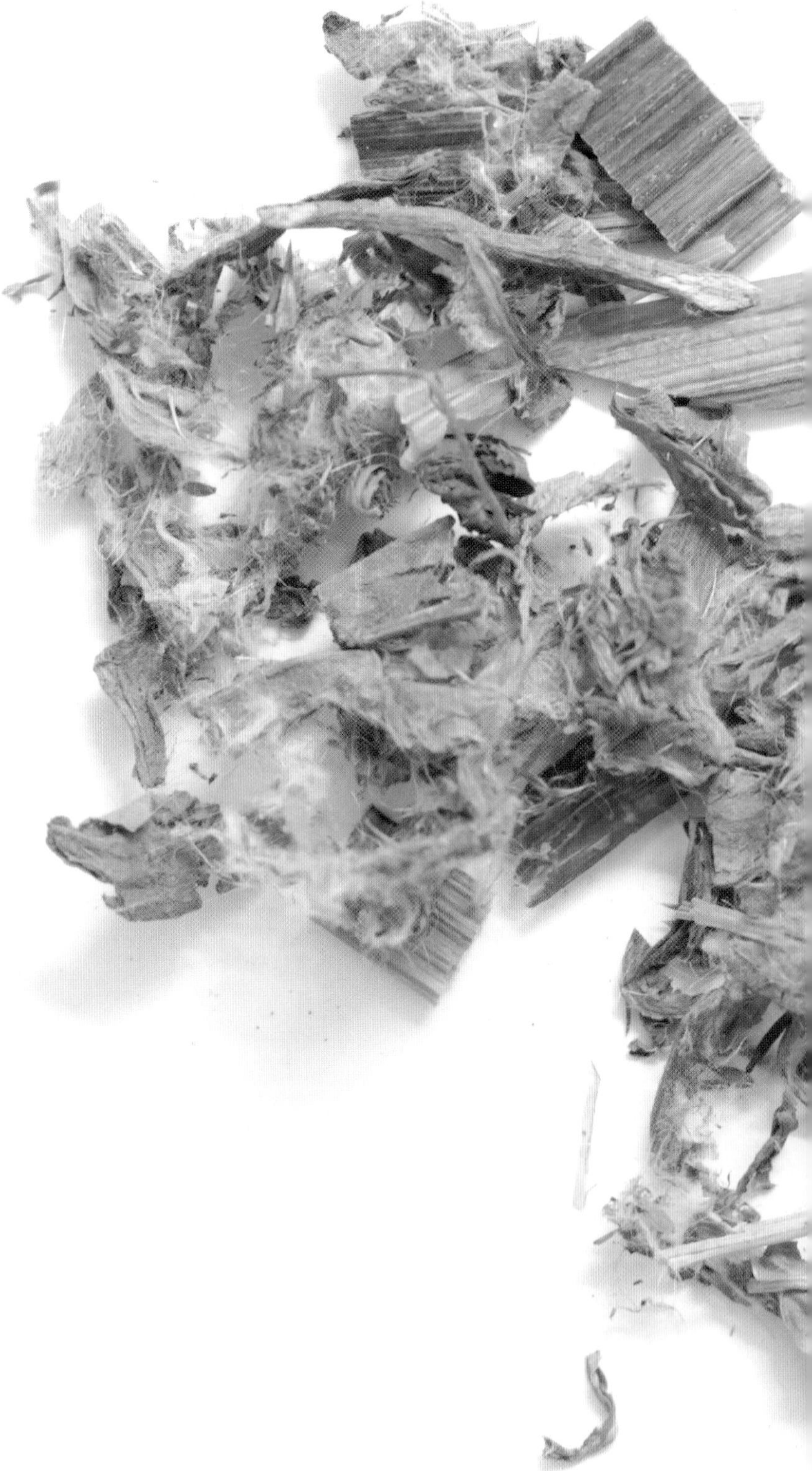

大蓟

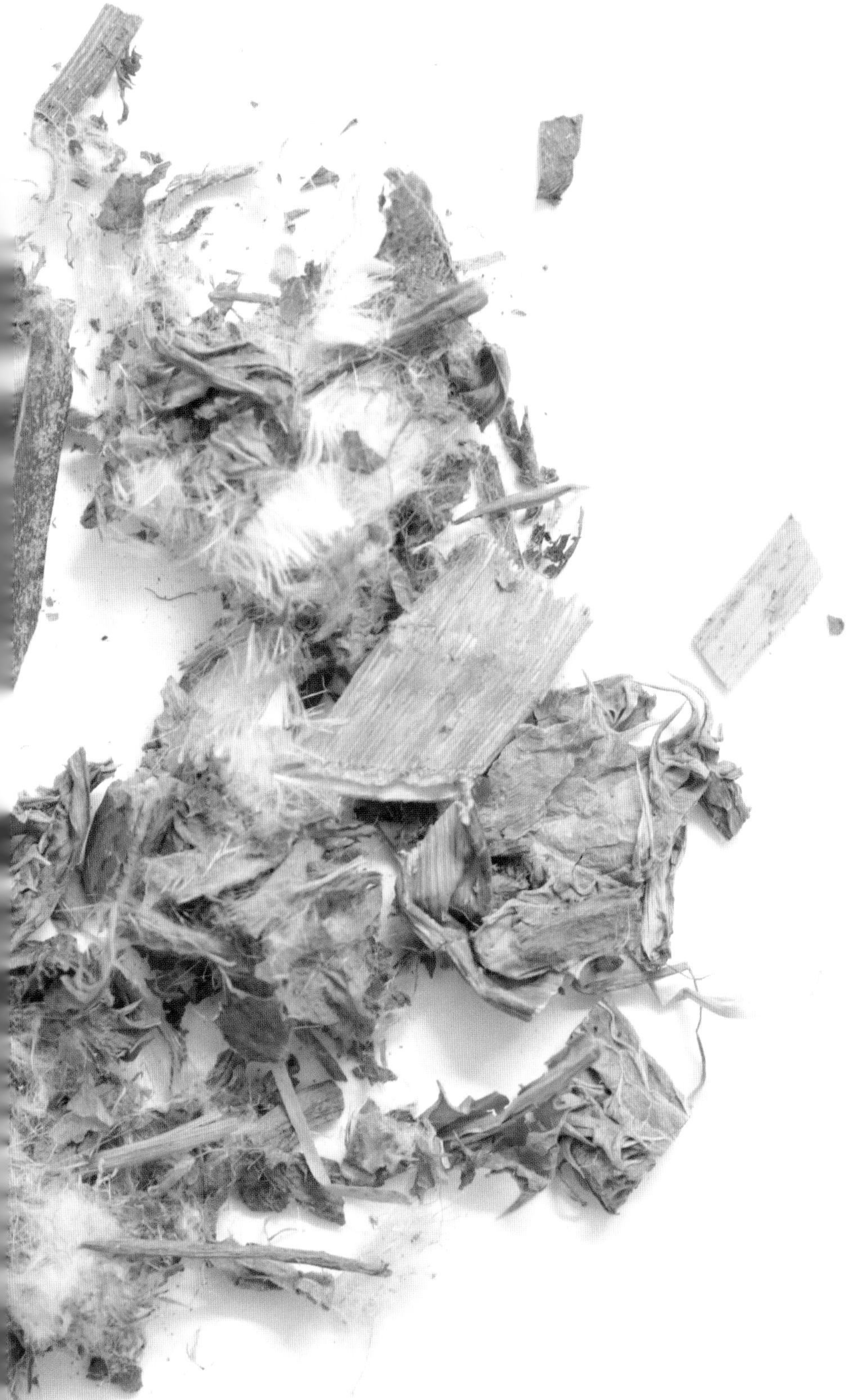

大蓟饮片

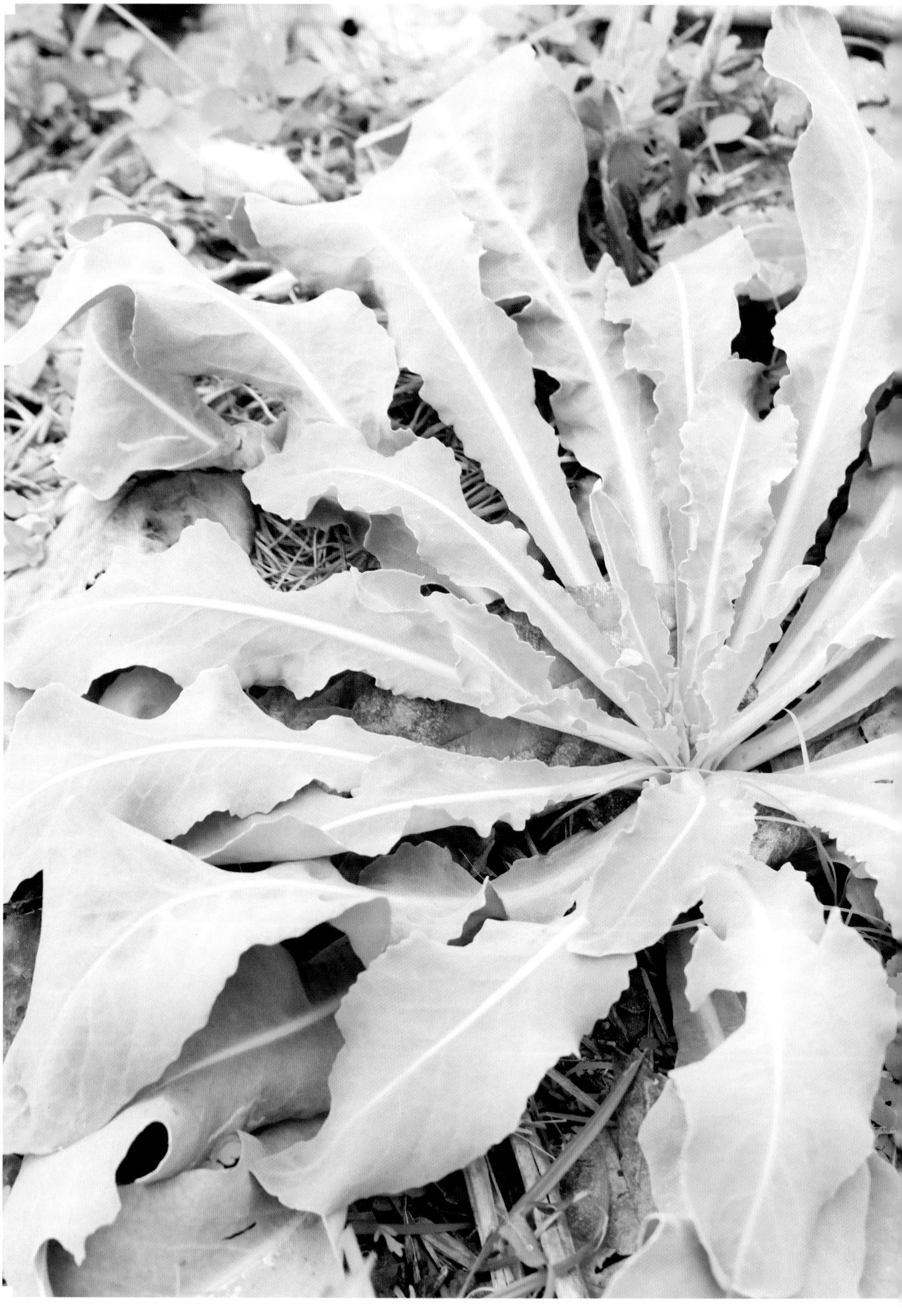

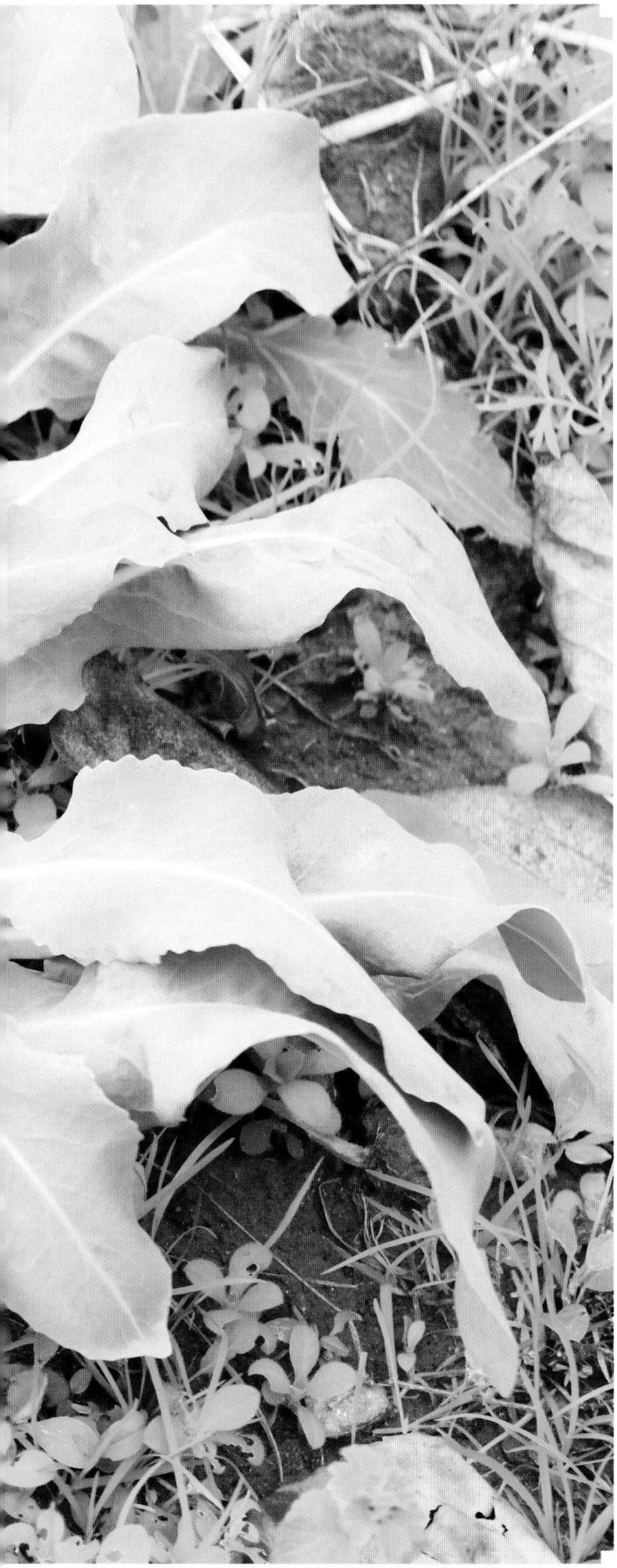

大青叶

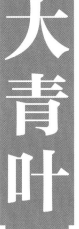

【维药名】欧斯玛。

【别　名】蓝菜、蓝叶、大青、靛青叶、菘蓝叶、板蓝根叶。

【来　源】本品为十字花科植物菘蓝 *Isatis indigotica* Fort. 的干燥叶片。

【性味归经】苦、咸，大寒。归心、肺、胃经。

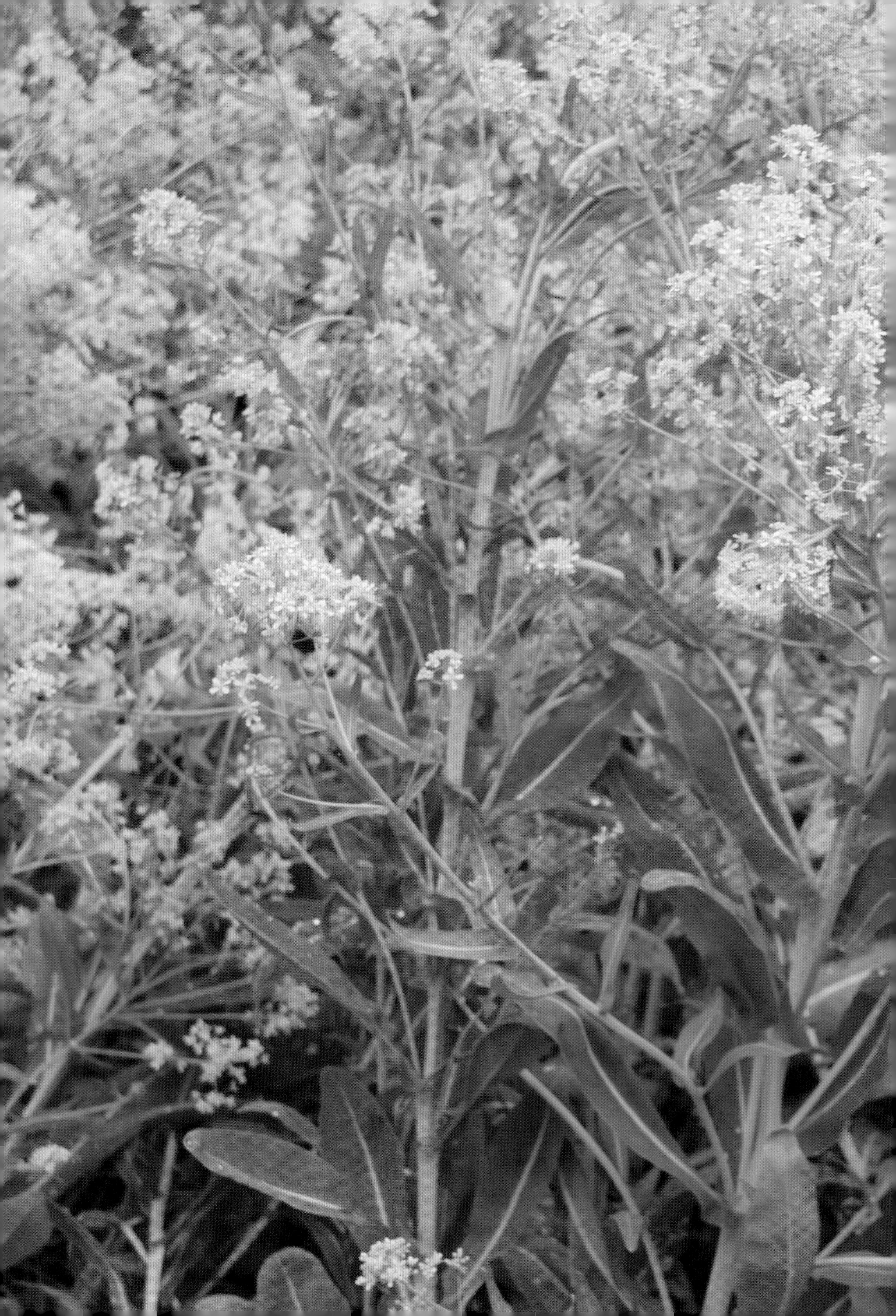

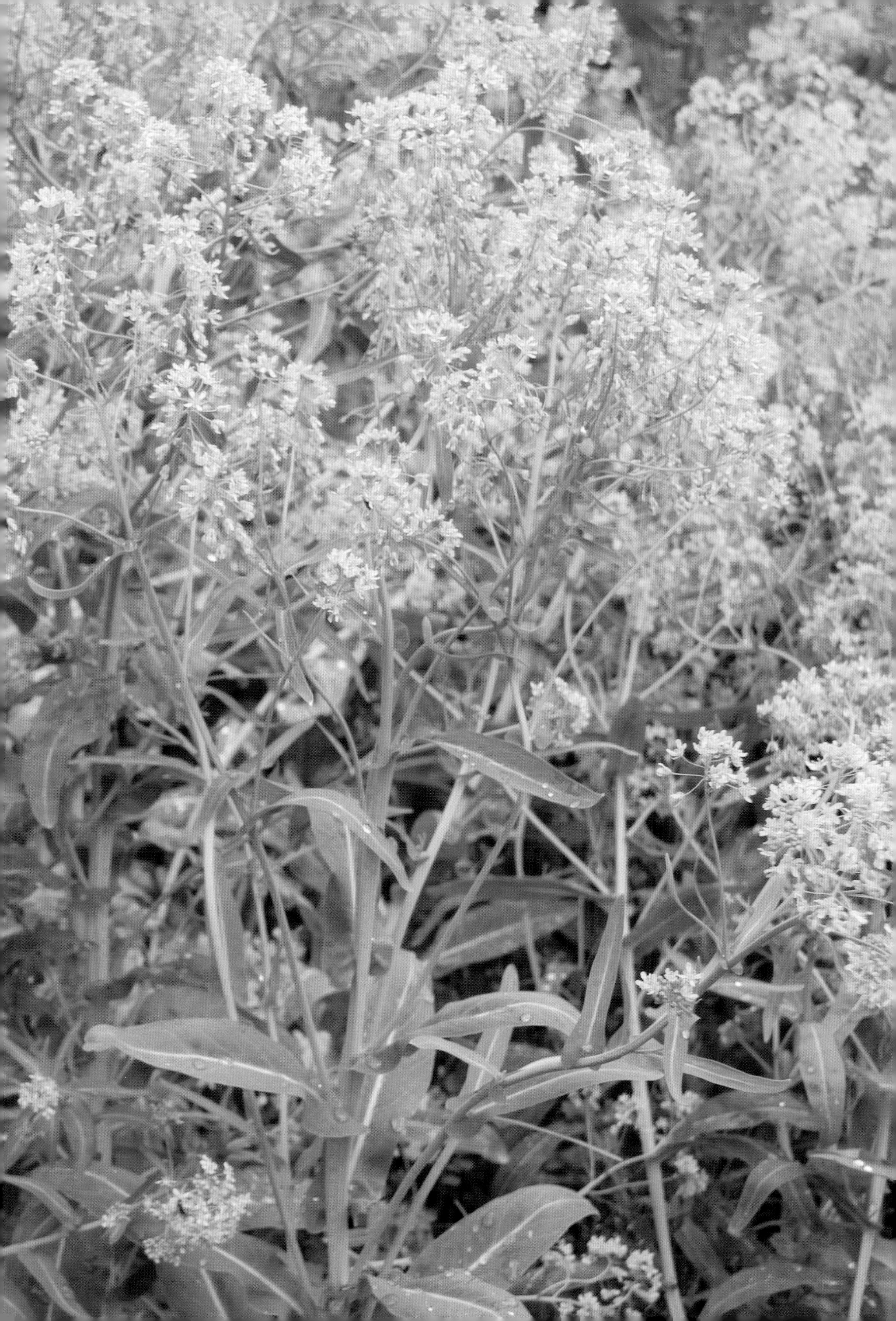

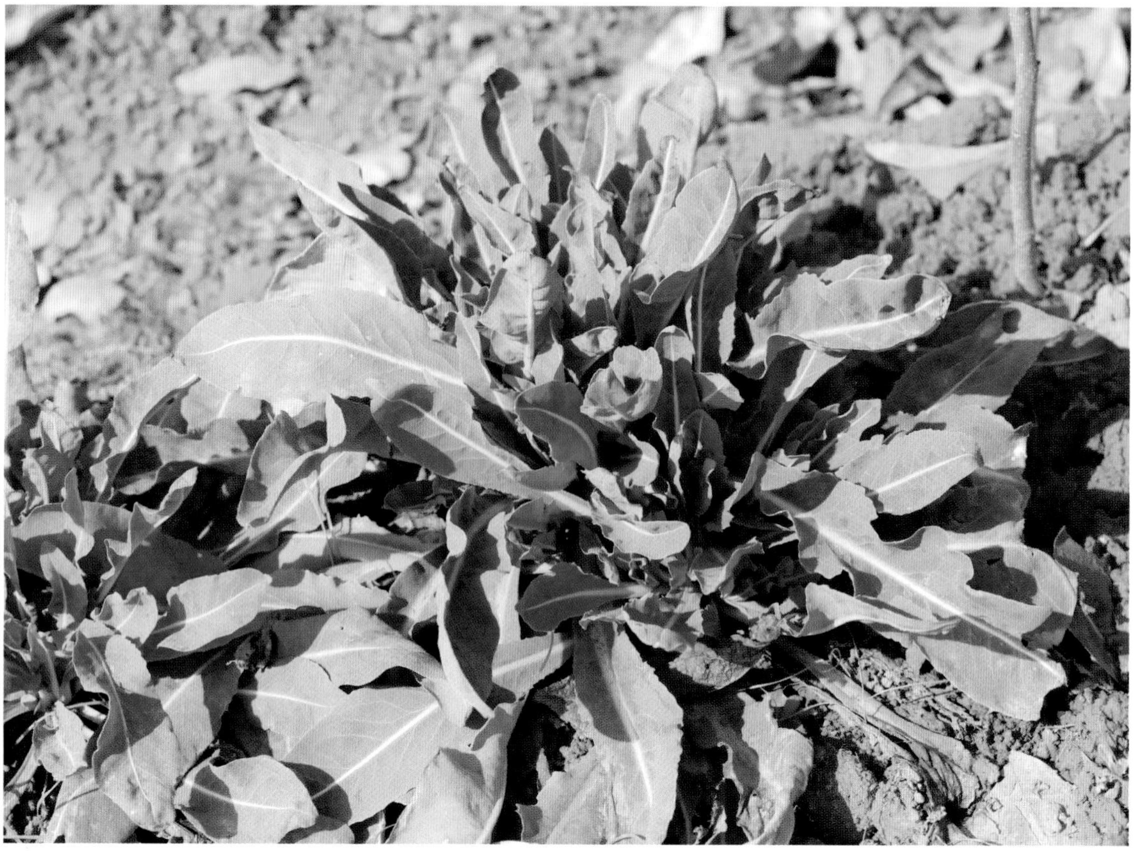

菘蓝

识别特征

两年生草本，茎高 40 ~ 90 cm，稍带粉霜。基生叶较大，具柄，叶片长椭圆形，茎生叶披针形，互生，无柄，先端钝尖，基部箭形，半抱茎。花序复总状；花小，黄色短角果长圆形，扁平有翅，下垂，紫色；种子 1 枚，椭圆形，褐色。花、果期 6 月至翌年 2 月。

生境分布

生长于山地林缘较潮湿的地方，野生或栽培。分布于江苏、安徽、河北、河南、浙江等省区。

采收加工

夏、秋二季分 2 ~ 3 次采收，除去杂质，晒干。

药材鉴别

本品为不规则的碎段。叶片皱缩卷曲，有的破碎，完整叶片展开后呈长椭圆形至长圆状倒披针形，暗灰绿色，叶上表面有的可见色较深、稍突起的小点；叶柄碎片淡棕黄色。质脆。气微，味微酸、咸、苦、涩。

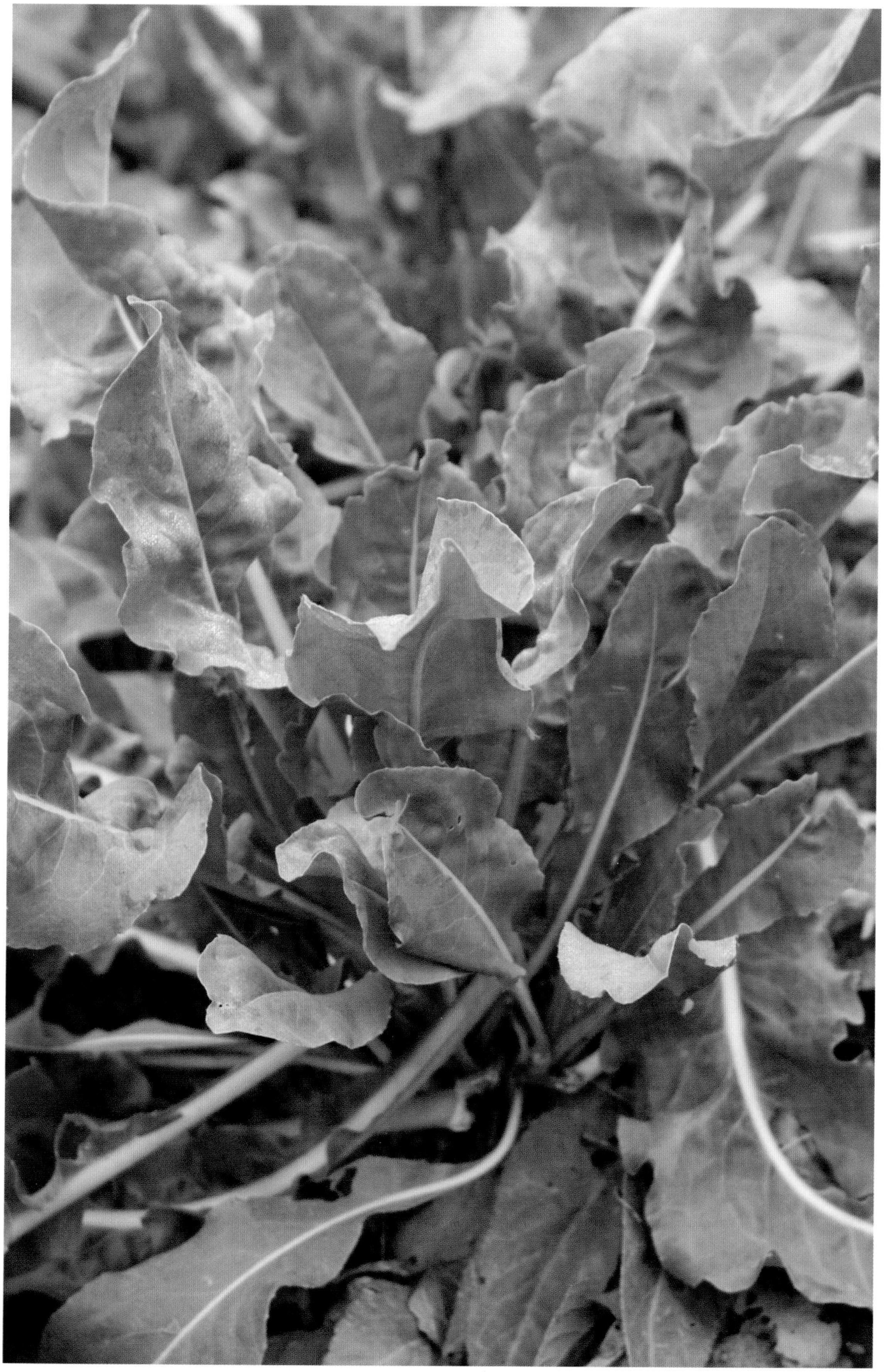

菘蓝

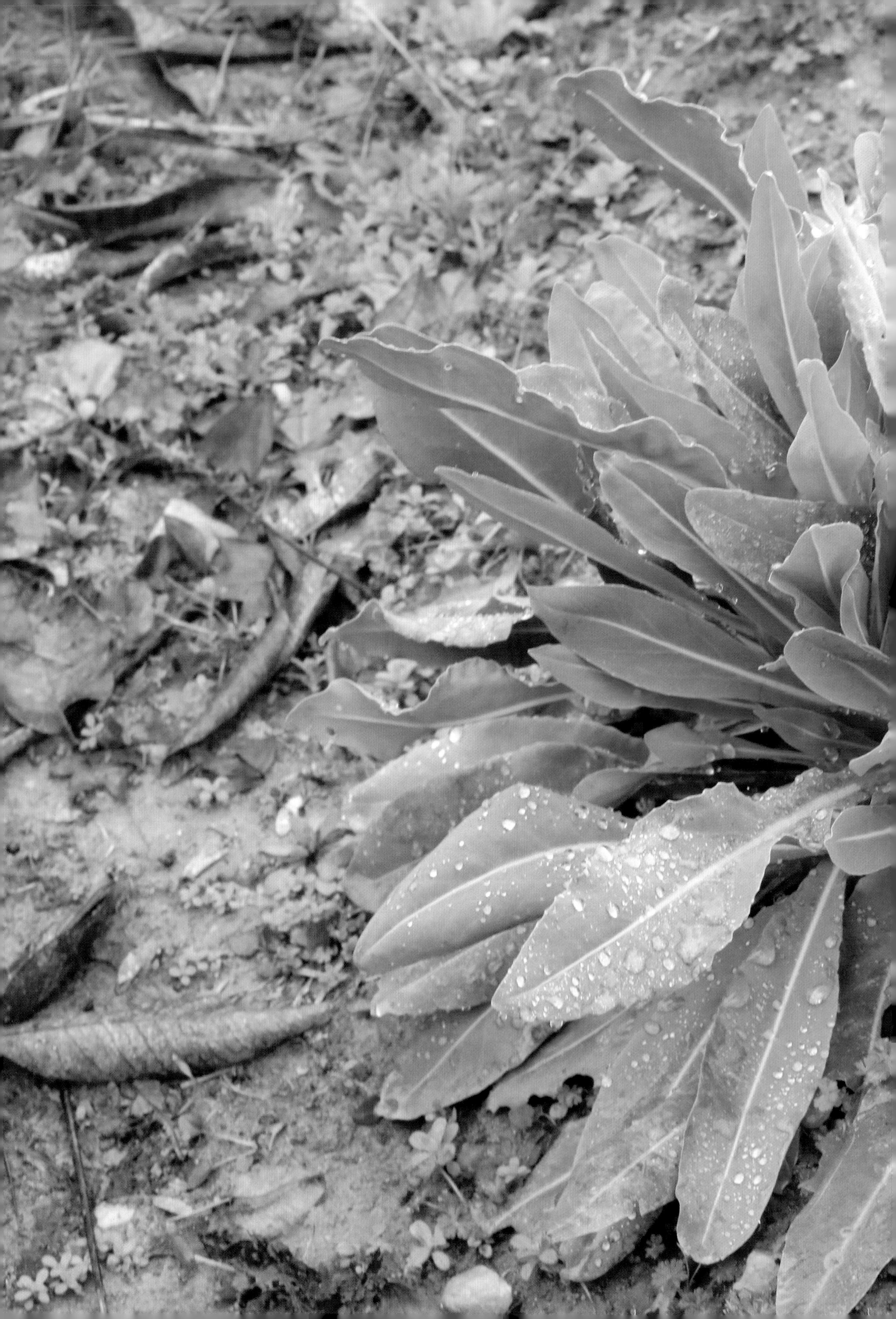

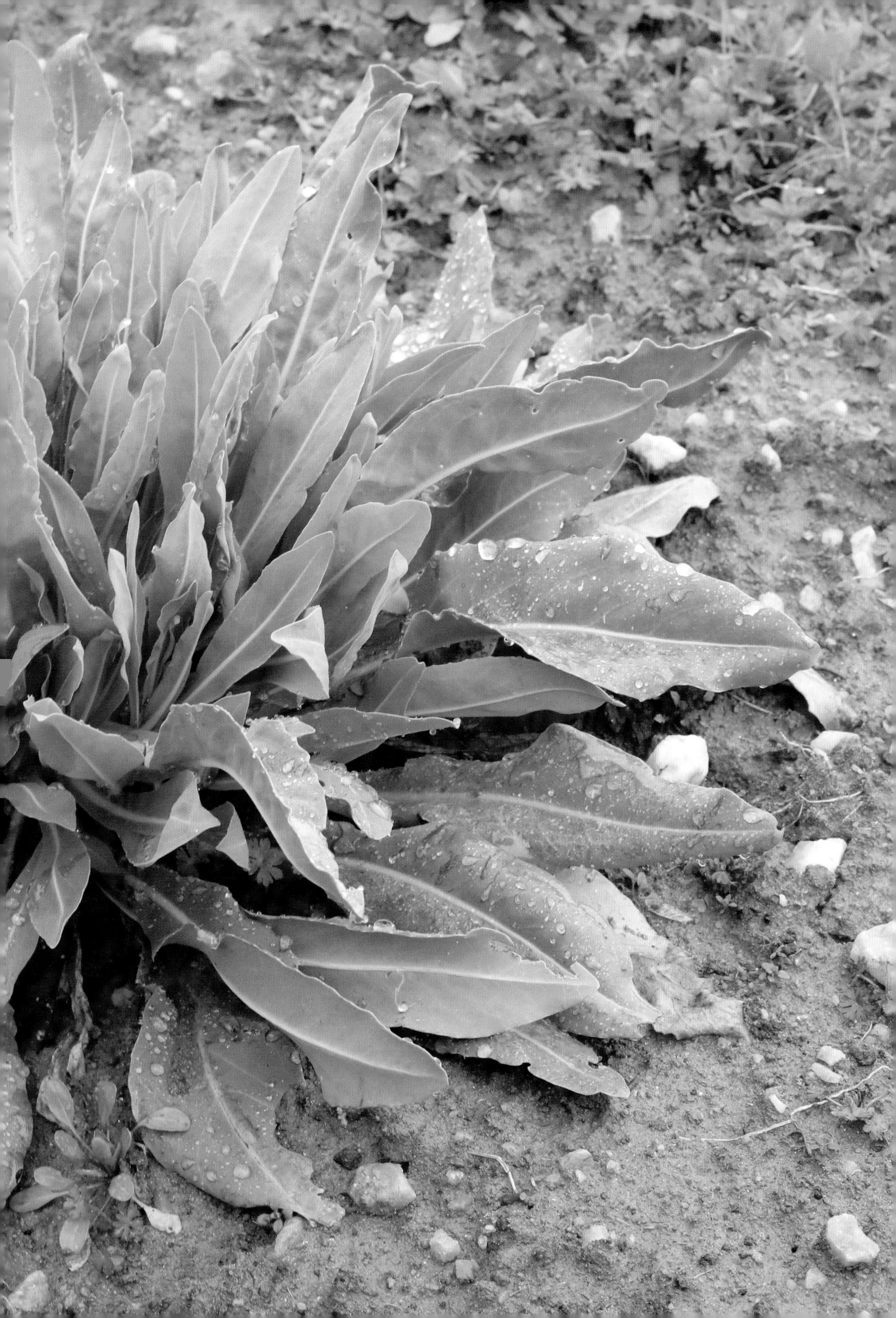

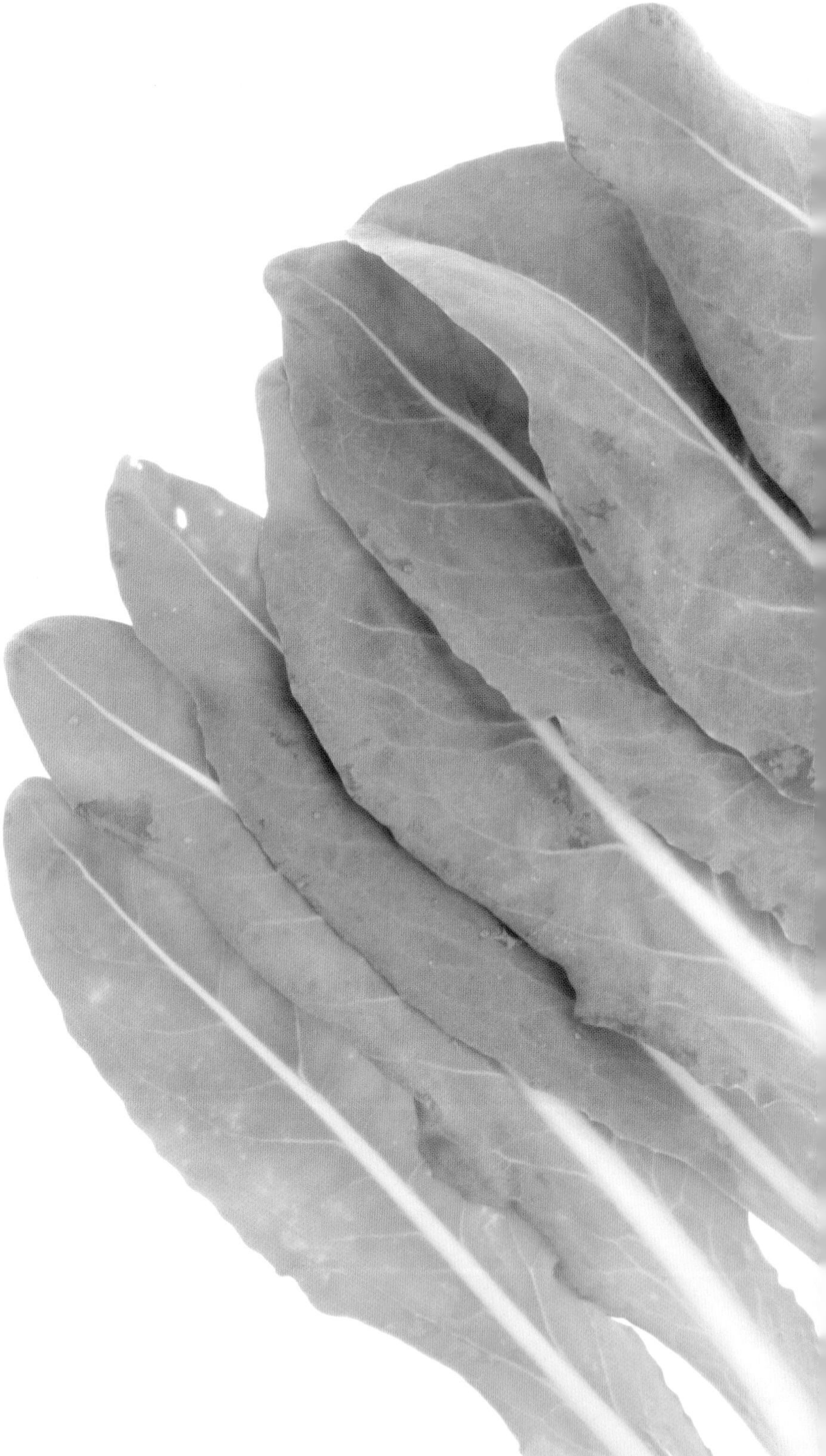

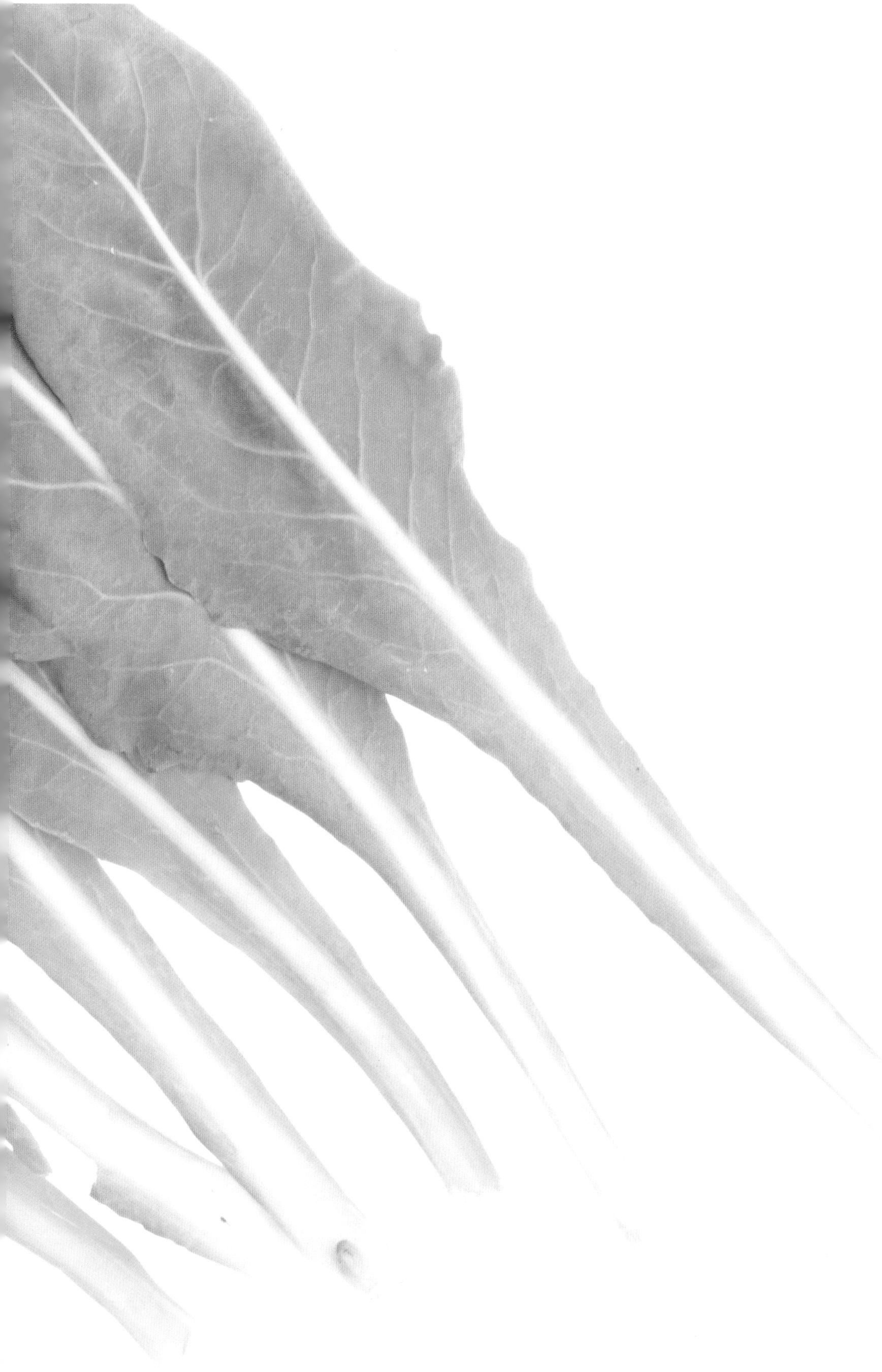

大青叶鲜药材

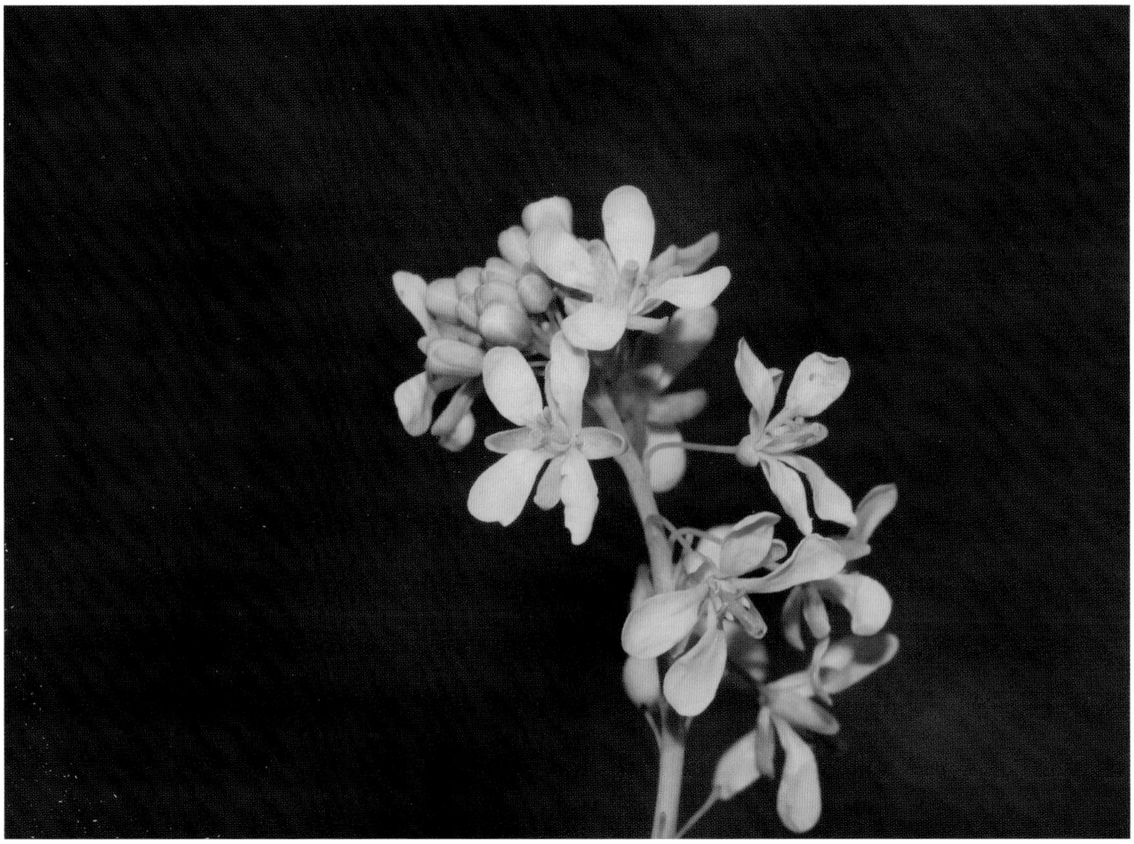

菘蓝

功效主治

清热解毒，凉血消斑。本品味苦、咸，性寒，既走气分，又走血分，善解心胃二经实火热毒及瘟疫时毒，又能凉血消斑，故有此功。

药理作用

本品有抗菌、抗病毒、解热、抗炎作用，对乙型肝炎表面抗原有抑制作用。

用法用量

内服：煎服，10 ~ 15 g；鲜品 30 ~ 60 g。外用：适量。

民族药方

1．预防流行性乙型脑炎、流行性脑脊髓膜炎 大青叶 25 g，黄豆 50 g。水煎服，每日 1 剂，连服 7 日。

2．流行性乙型脑炎，流行性脑脊髓膜炎，感冒发热，腮腺炎 大青叶 25 ~ 50 g，海金沙根 50 g。水煎服，每日 2 剂。

3．热甚黄疸　大青叶 100 g，茵陈、秦艽各 50 g，天花粉 40 g。水煎服。

4．无黄疸性肝炎　大青叶 100 g，丹参 50 g，大枣 10 枚。水煎服。

5．防治暑疖、痱子　鲜大青叶 50 g。煎水代茶饮。

6．肺炎高热、喘咳　鲜大青叶 50 ~ 100 g。捣烂绞汁，调蜜少许，炖热，温服，每日 2 次。

7．血淋，小便尿血　鲜大青叶 50 ~ 100 g，生地黄 25 g。煎水调冰糖服，每日 2 次。

8．上呼吸道感染　大青叶、鸭跖草、四季青各 3000 g，紫苏、荆芥各 1500 g。加水 2500 ml，浓煎成每克内含生药 4 g 的合剂，口服 3 ~ 4 次，每次 50 g，病重热甚者可 3 ~ 4 小时服药 1 次。

9．风热感冒　大青叶 10 g，金银花 15 g，蜂蜜 50 g。将大青叶、金银花放入锅内，加水煮沸，3 分钟后将药液滗出，放进蜂蜜，搅匀即可，代茶频饮，每日 1 剂，病情严重者可适当增加剂量，最多不超过 3 剂。

使用注意

脾胃虚寒者忌用。

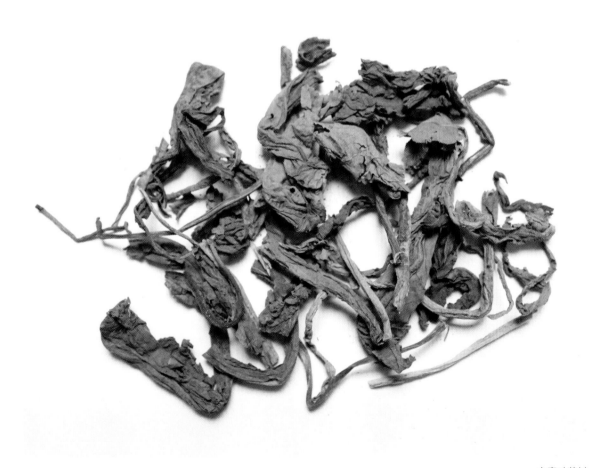

大青叶药材

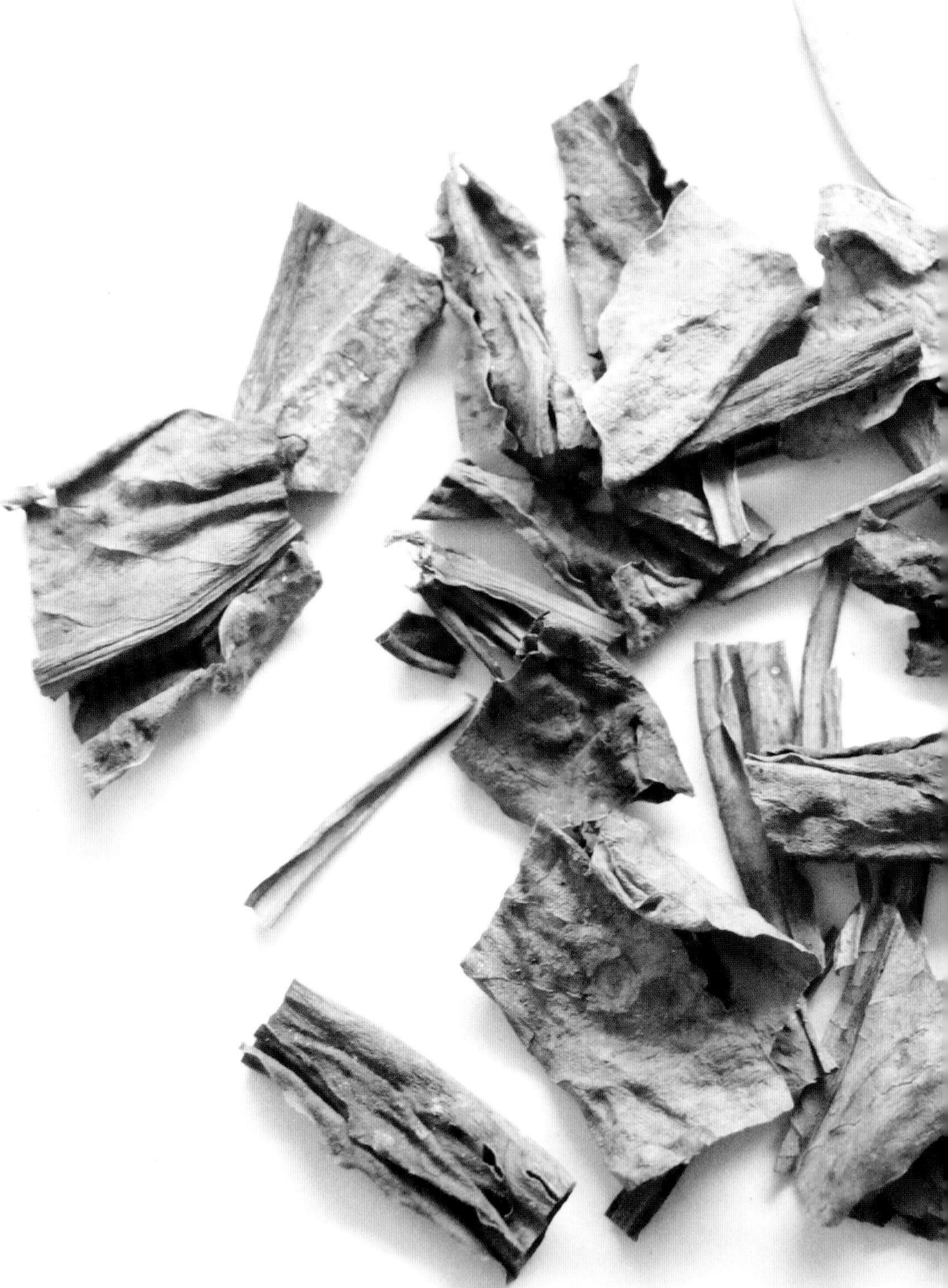

大青叶

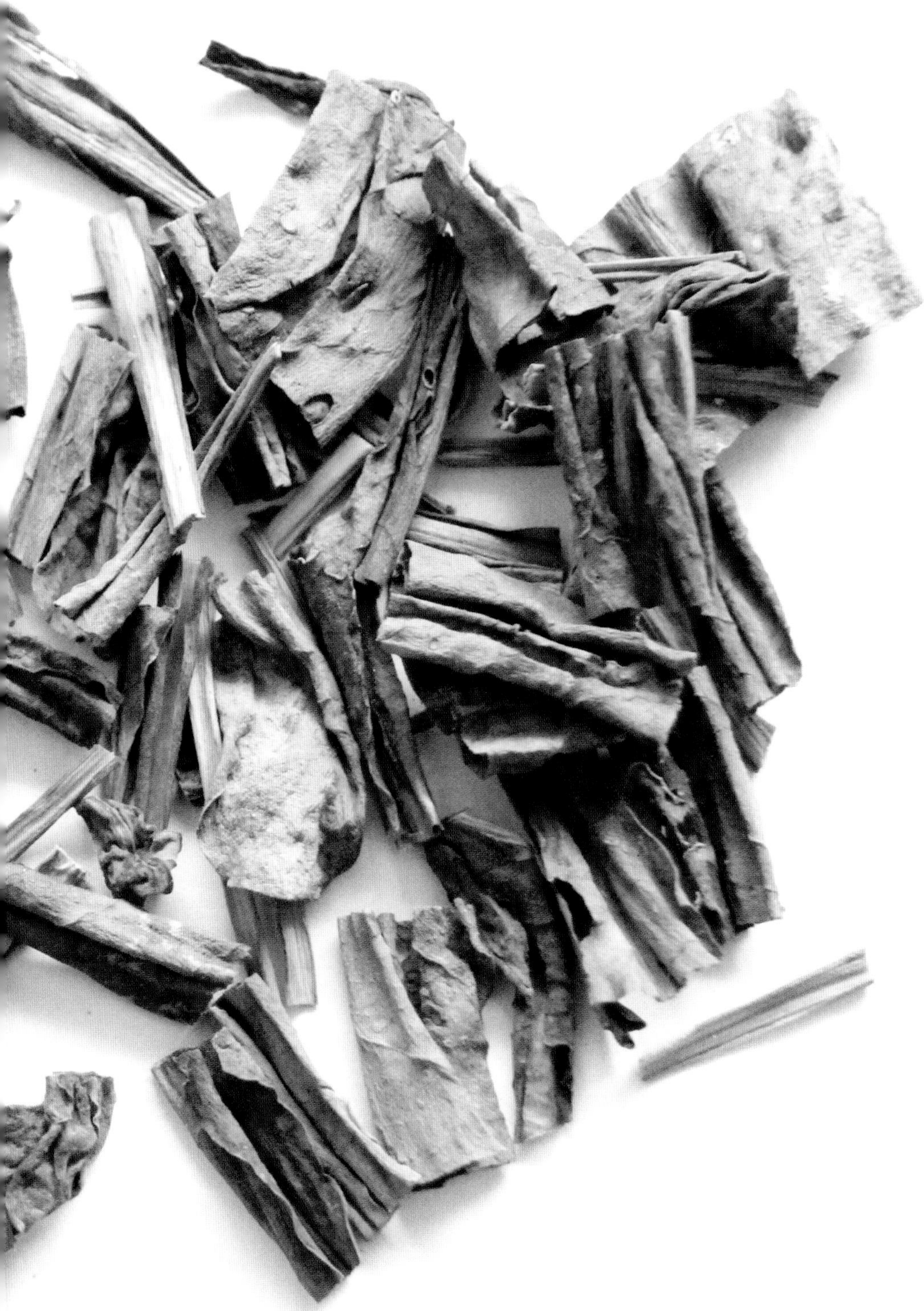

大青叶饮片

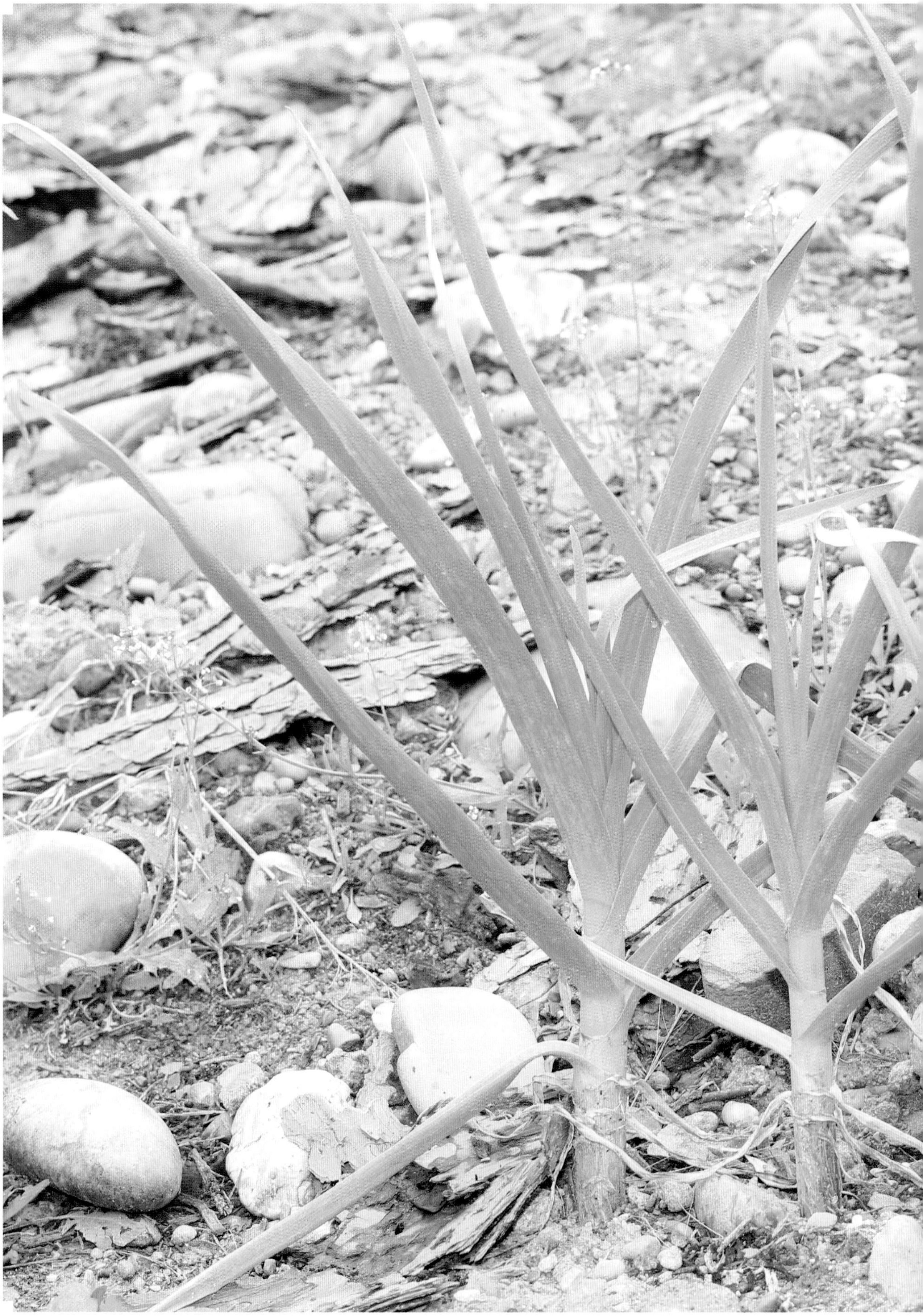

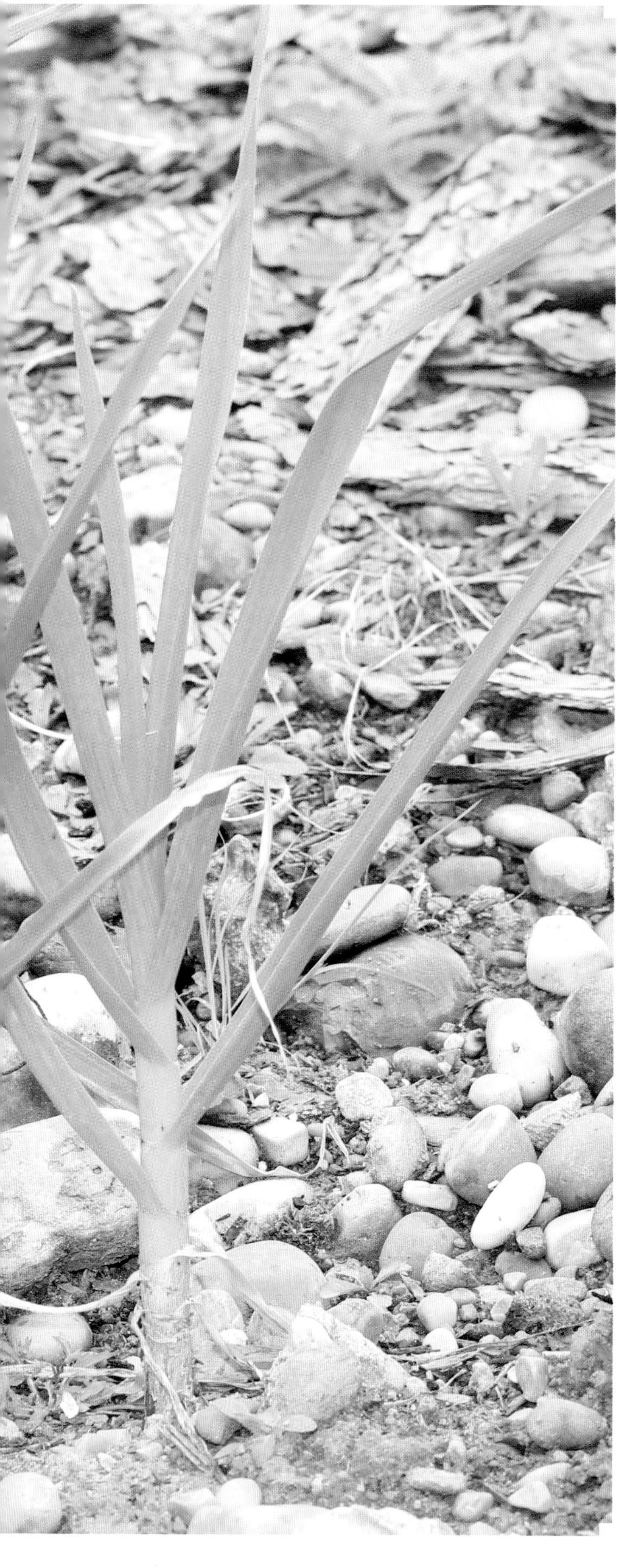

大蒜

【维药名】萨木萨克。

【别　名】独头蒜、紫皮蒜。

【来　源】本品为百合科多年生草本植物大蒜 *Allium sativum* L. 的鳞茎。

【性味归经】辛，温。归脾、胃、肺经。

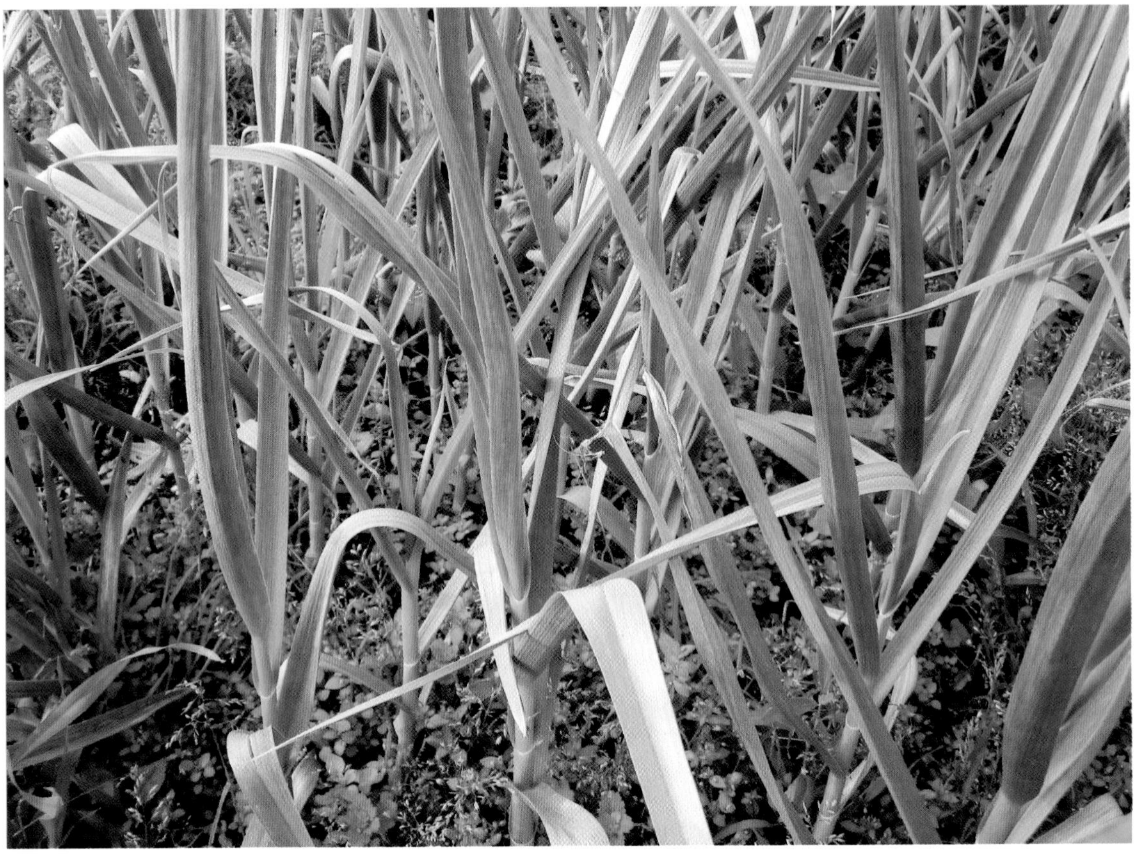

大蒜

识别特征

多年生草本，具强烈蒜臭气。鳞茎大形，具 6 ~ 10 瓣，外包灰白色或淡棕色干膜质鳞被。叶基生，实心，扁平，线状披针形，宽约 2.5 cm，基部呈鞘状。花茎直立，高约 60 cm；佛焰苞有长喙，长 7 ~ 10 cm；伞形花序，小而稠密，具苞片 1 ~ 3 枚，片长 8 ~ 10 cm，膜质，浅绿色；花小形，花间多杂以淡红色珠芽，长 4 mm，或完全无珠芽；花柄细，长于花；花被 6，粉红色，椭圆状披针形；雄蕊 6，白色，花药突出；雌蕊 1，花柱突出，白色，子房上位，长椭圆状卵形，先端凹入，3 室。蒴果，1 室开裂。种子黑色。花期夏季。

生境分布

全国各地均有栽培。

采收加工

夏初叶枯萎时采挖，除去泥沙，于通风处晾干或烘烤至外皮干燥，生用。

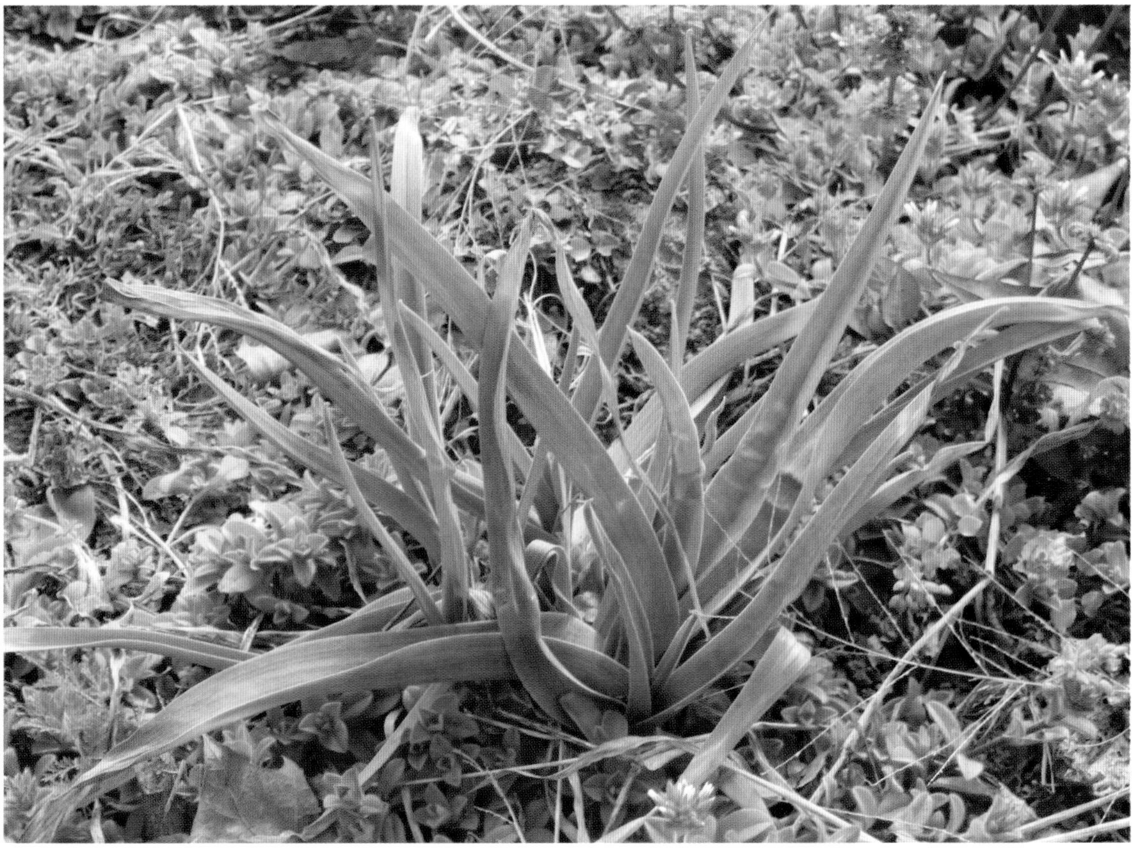

大蒜

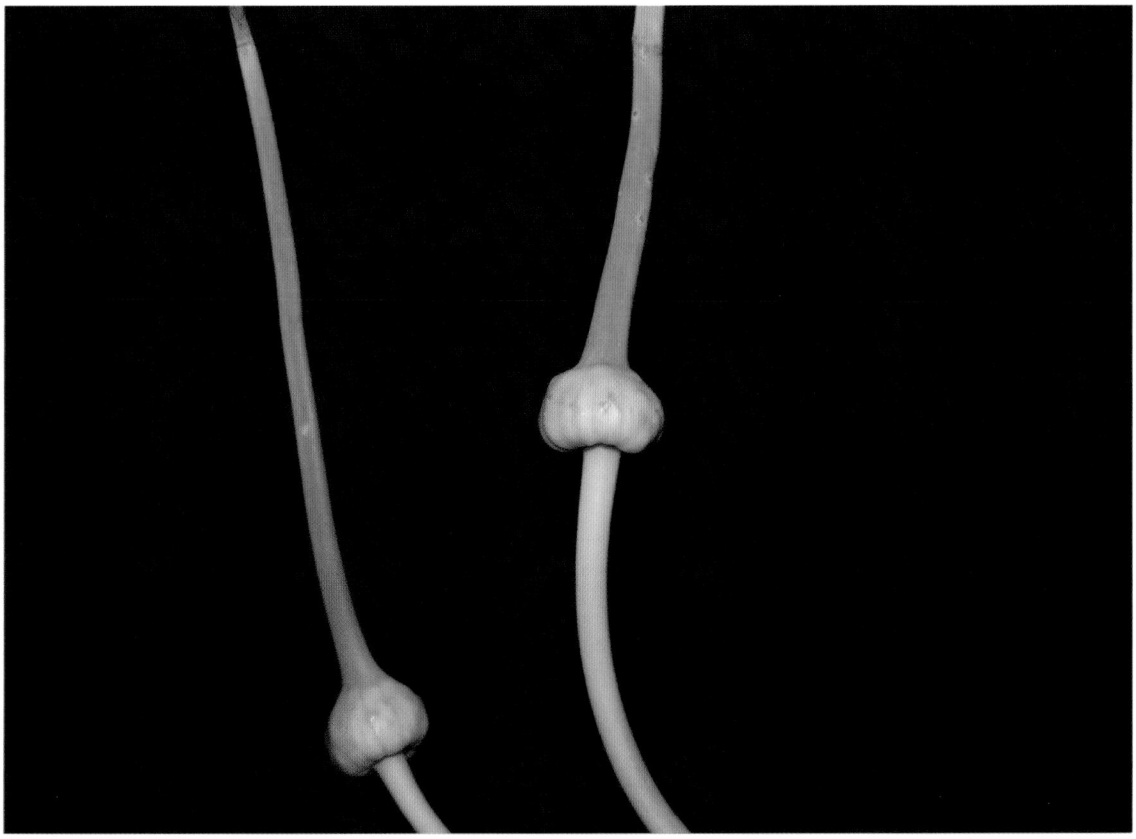

大蒜

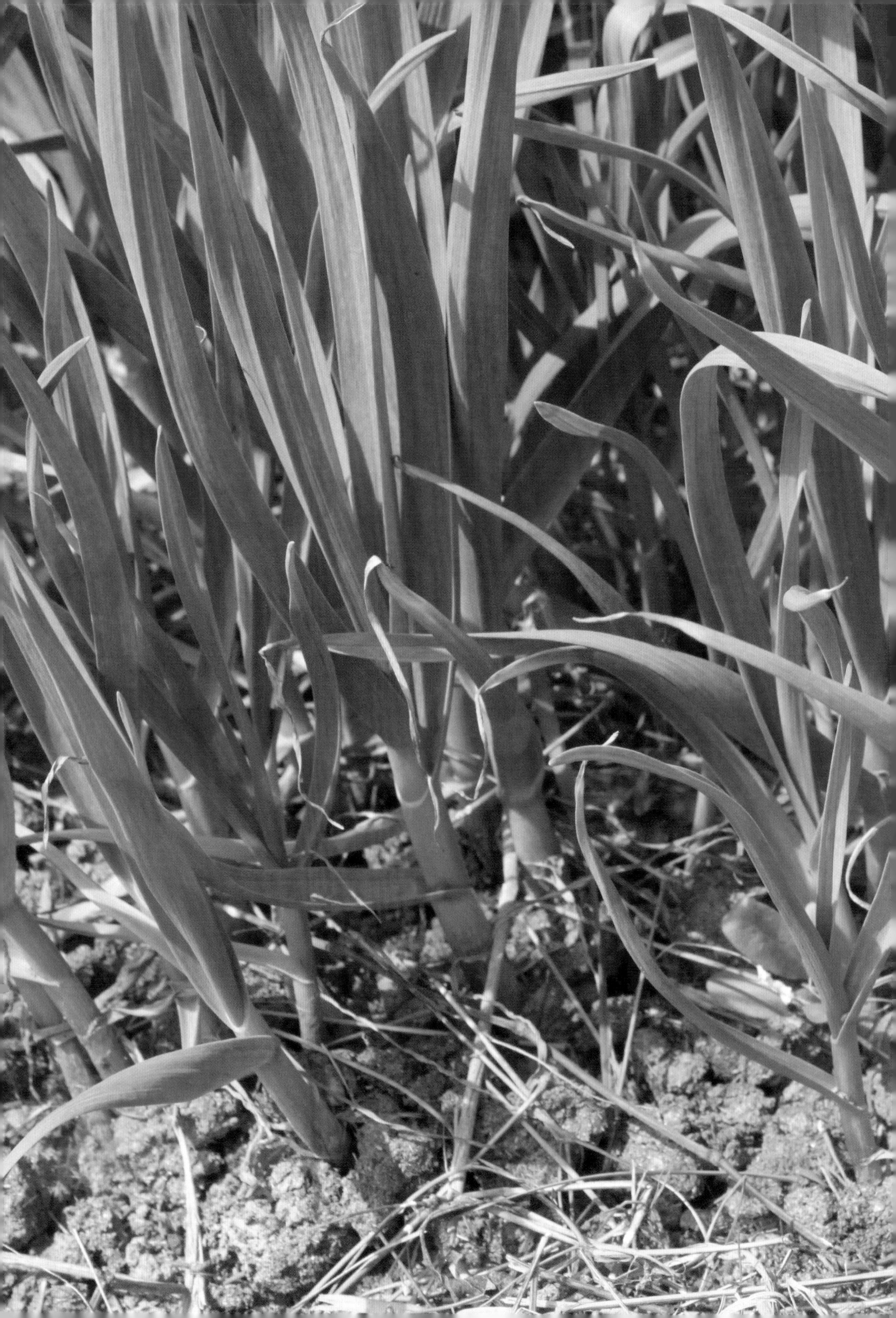

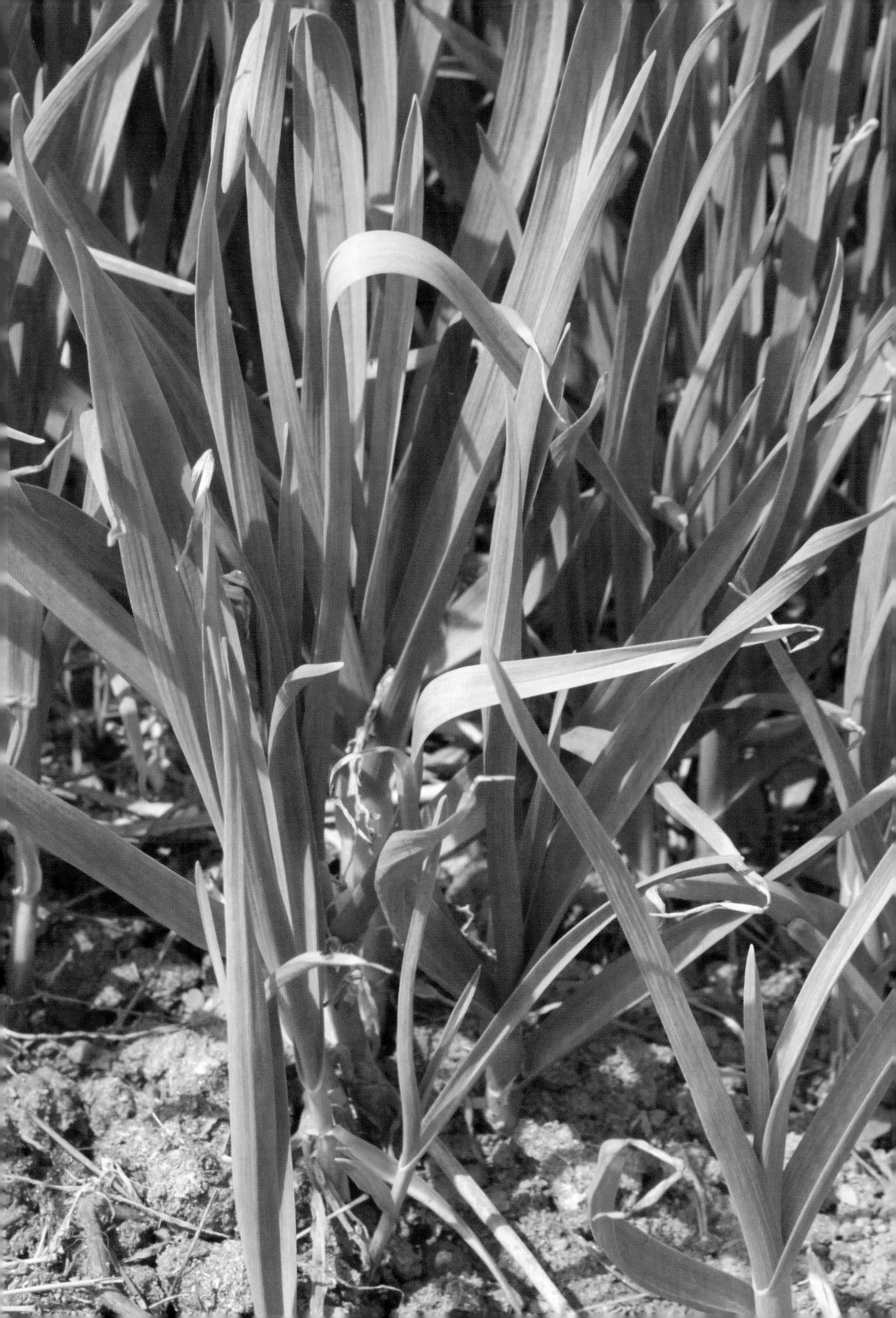

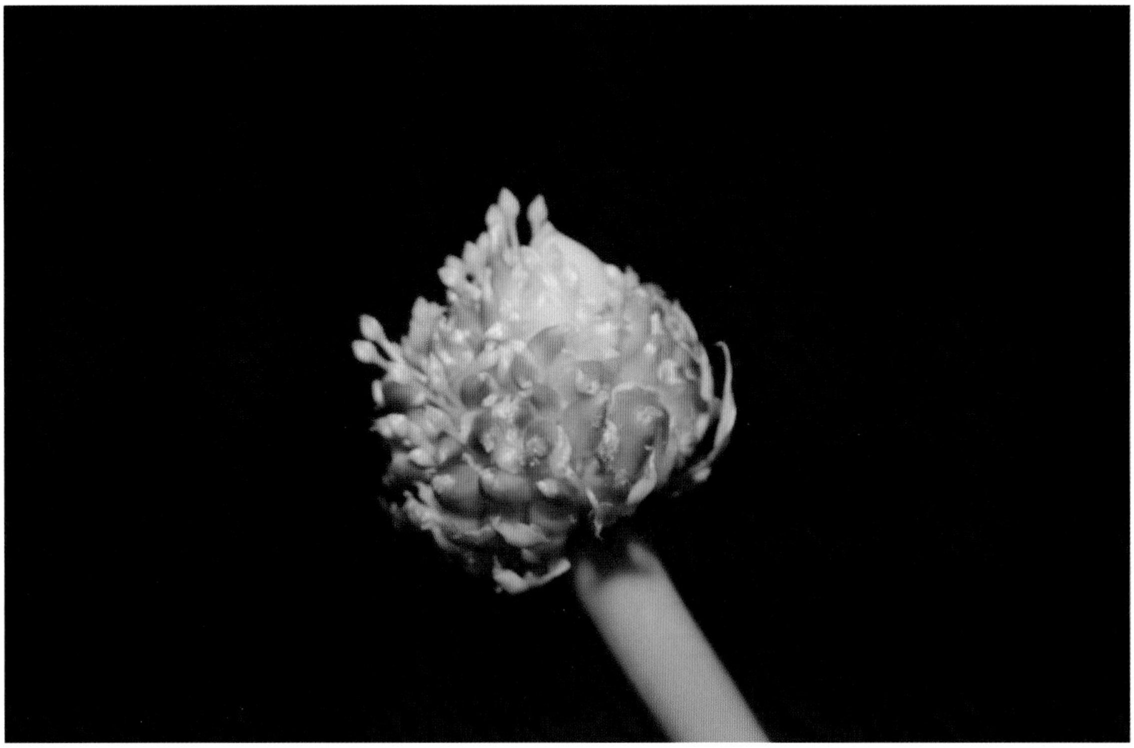

大蒜

药材鉴别

本品呈圆盘状或不规则的扁块状，有的似莲房状，大小不一。表面灰白色或灰褐色。腹面有多数整齐的六角形房孔，孔径 3 ~ 4 mm 或 6 ~ 8 mm，背面有 1 个或数个黑色短柄。体轻，质韧，略有弹性。气微，味辛淡。

功效主治

消肿，解毒，杀虫。为辛温之品，解毒作用较强，目前应用广泛，并有一定的杀虫作用。

药理作用

大蒜挥发油、大蒜辣素、大蒜汁、大蒜浸出液均有强大的广谱抗菌作用，对多种致病菌均有明显的抑制或杀灭作用。有抗阿米巴原虫及阴道毛滴虫作用，有抗肿瘤、降血脂、抑制动脉粥样硬化斑块作用。此外，还能抗炎、兴奋子宫、降血糖及改善慢性铅中毒症状等。

用法用量

内服：10 ~ 15 g。外用：适量。

民族药方

1．**疮疖初发**　用独头蒜切片贴肿处。

2．**皮肤或头癣瘙痒**　大蒜切片外擦或捣烂外敷。

3．**肺痨咯血**　以大蒜煮粥送服白及粉。

4．**泻痢**　单用大蒜或以10%大蒜浸液保留灌肠。

5．**蛲虫病**　大蒜适量。先将大蒜捣烂，加茶油少许，睡前涂于肛门周围。

使用注意

阴虚火旺及有目疾、舌喉口齿诸疾者均不宜服。外敷易引起皮肤发红、灼热起疱，故不可敷之过久。

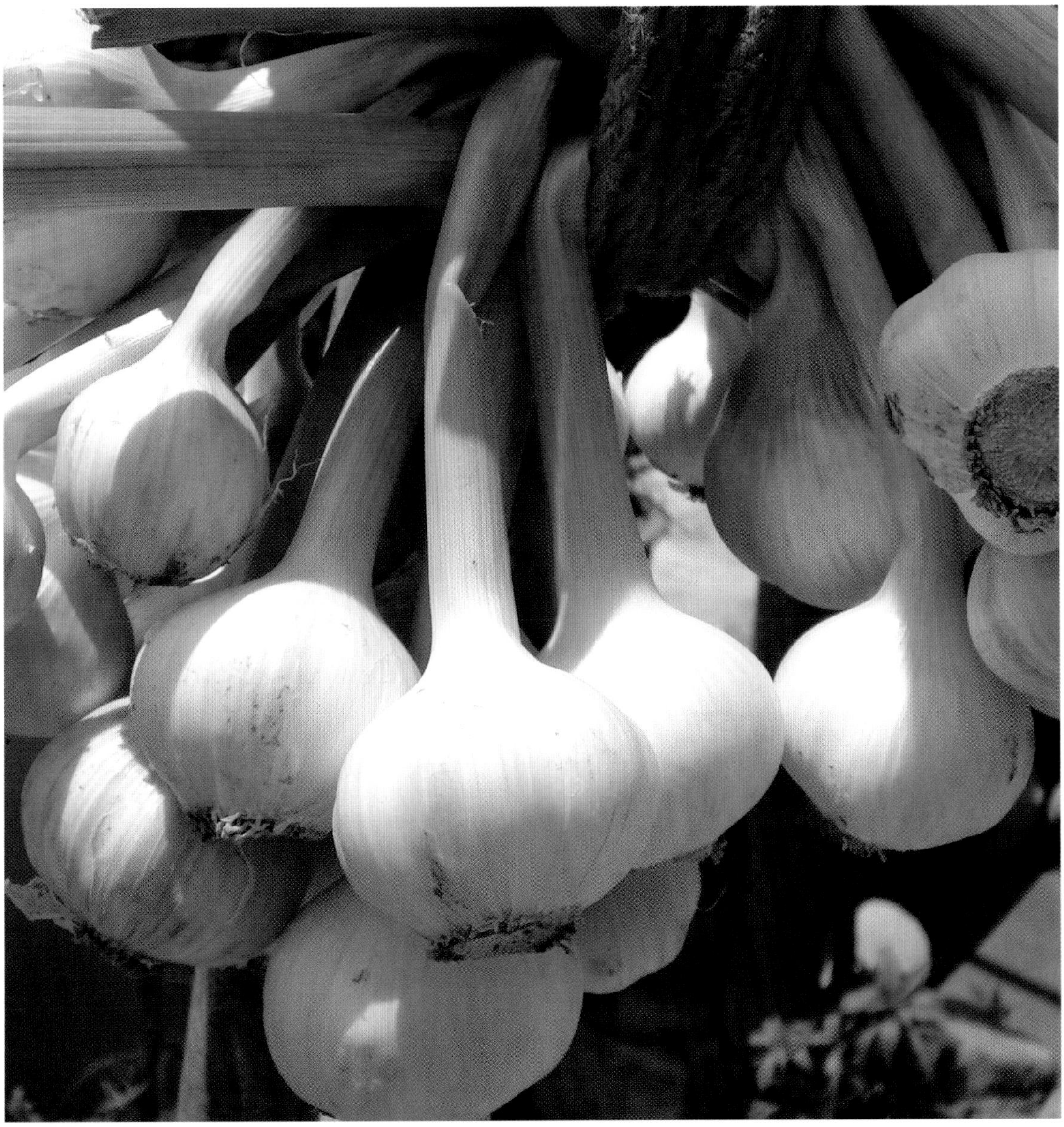

大蒜

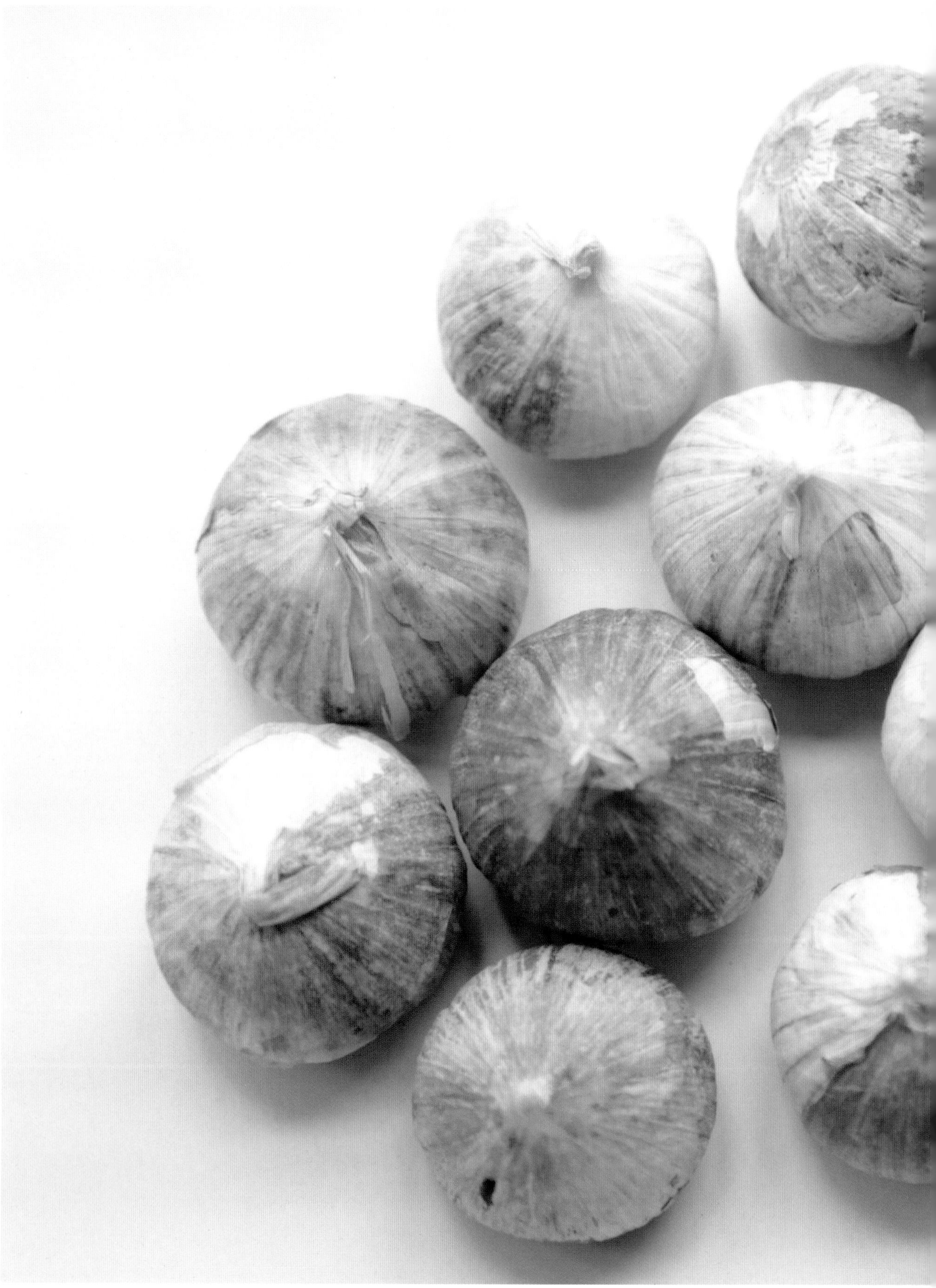

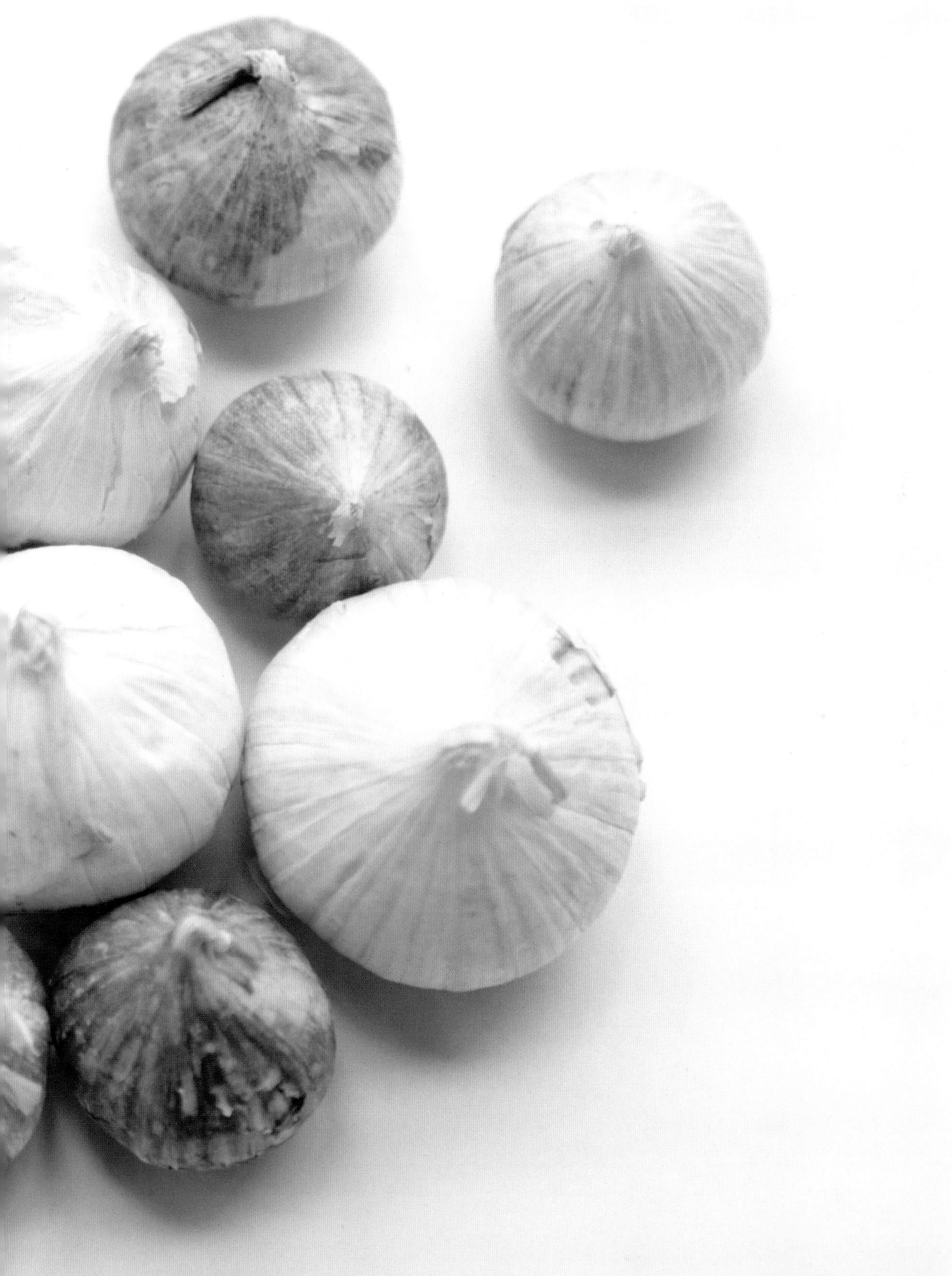

大蒜药材

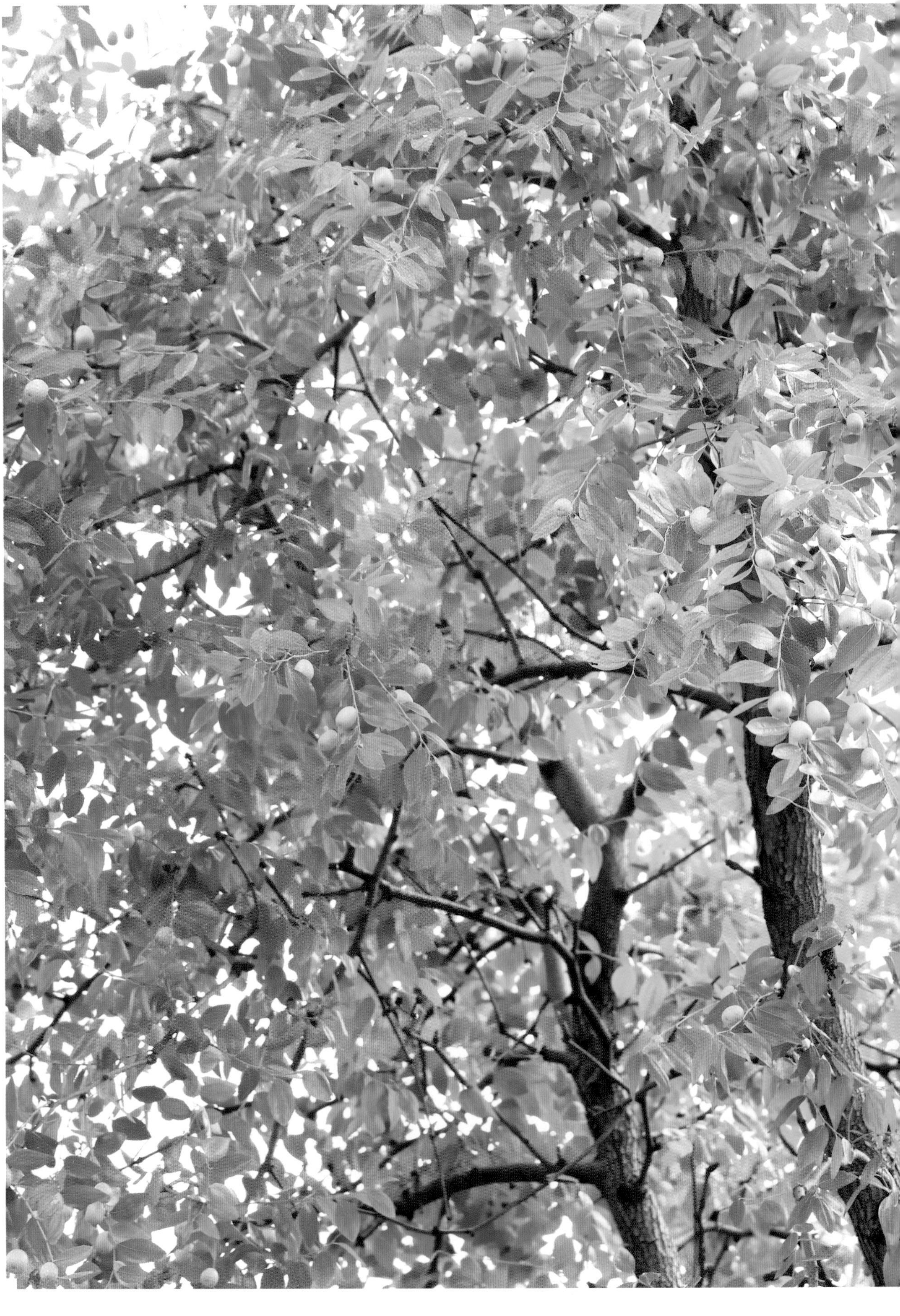

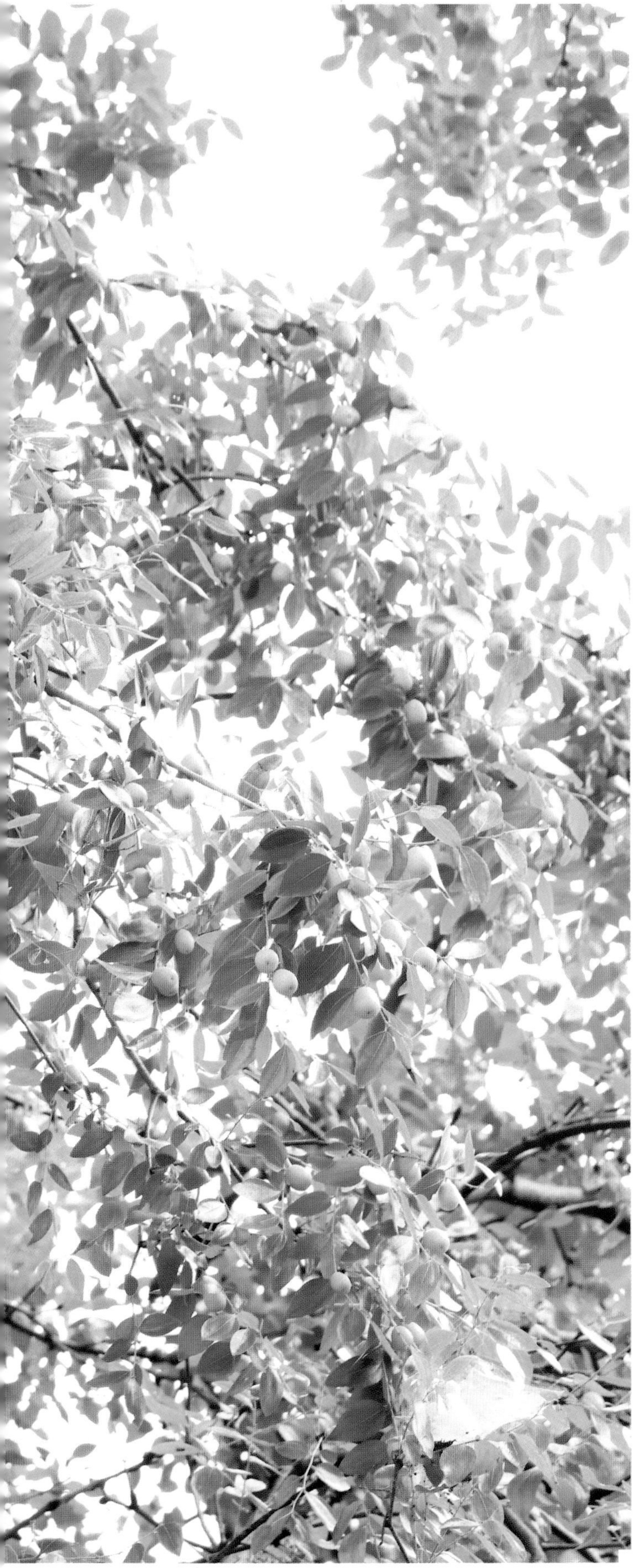

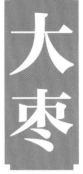

大枣

【维药名】其郎。

【别　名】枣、枣子、红枣。

【来　源】本品为鼠李科植物枣 *Ziziphus jujuba* Mill. var. *inermis*（Bunge.）Rehd. 的干燥成熟果实。

【性味归经】甘，温。归脾、胃经。

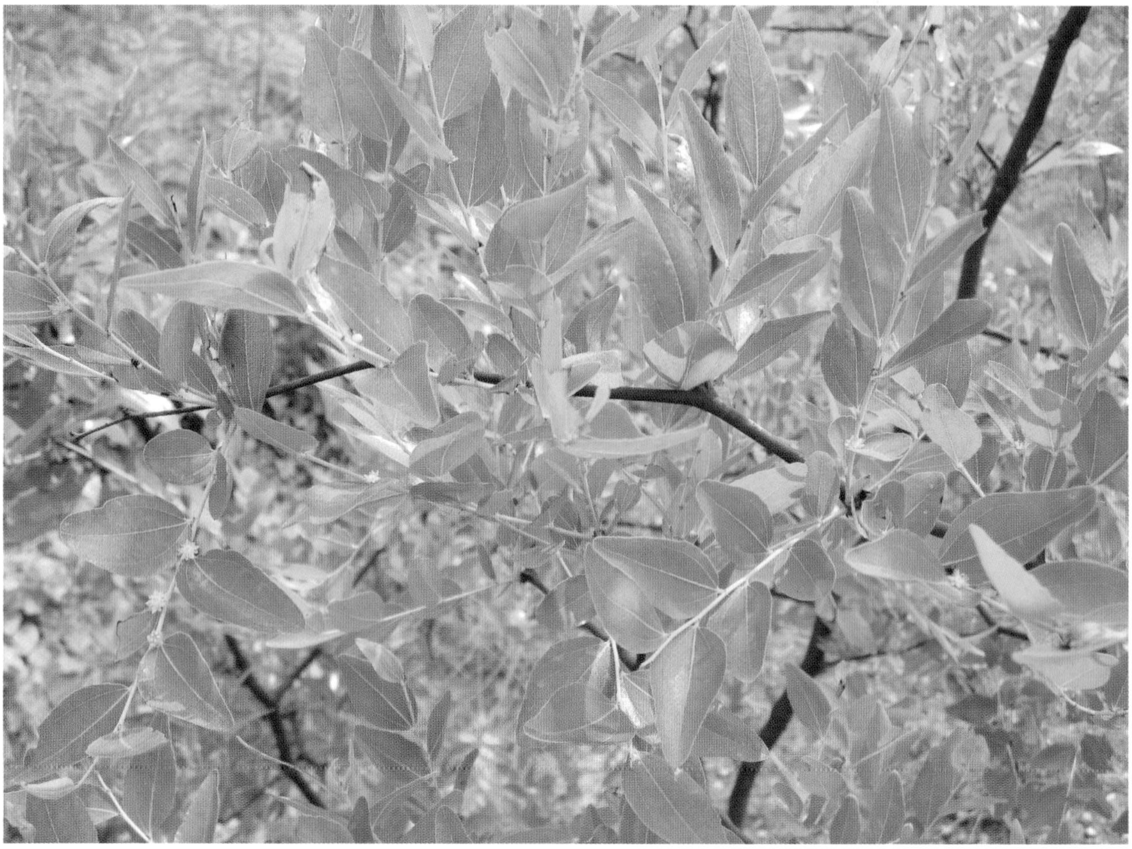

枣

识别特征

灌木或小乔木，高达 10 m。小叶有成对的针刺，嫩枝有微细毛。叶互生，椭圆状卵形或卵状披针形，先端稍钝，基部偏斜，边缘有细锯齿，基出 3 脉。花较小，淡黄绿色，2 ~ 3 朵集成腋生的聚伞花序。核果卵形至长圆形，熟时深红色。花期 5—6 月，果期 9—10 月。

生境分布

生长于海拔 1700 m 以下的山区、丘陵或平原，全国各地均有栽培。分布于河南、河北、山东、陕西等省区。

采收加工

秋季果实成熟时采收，晒干。

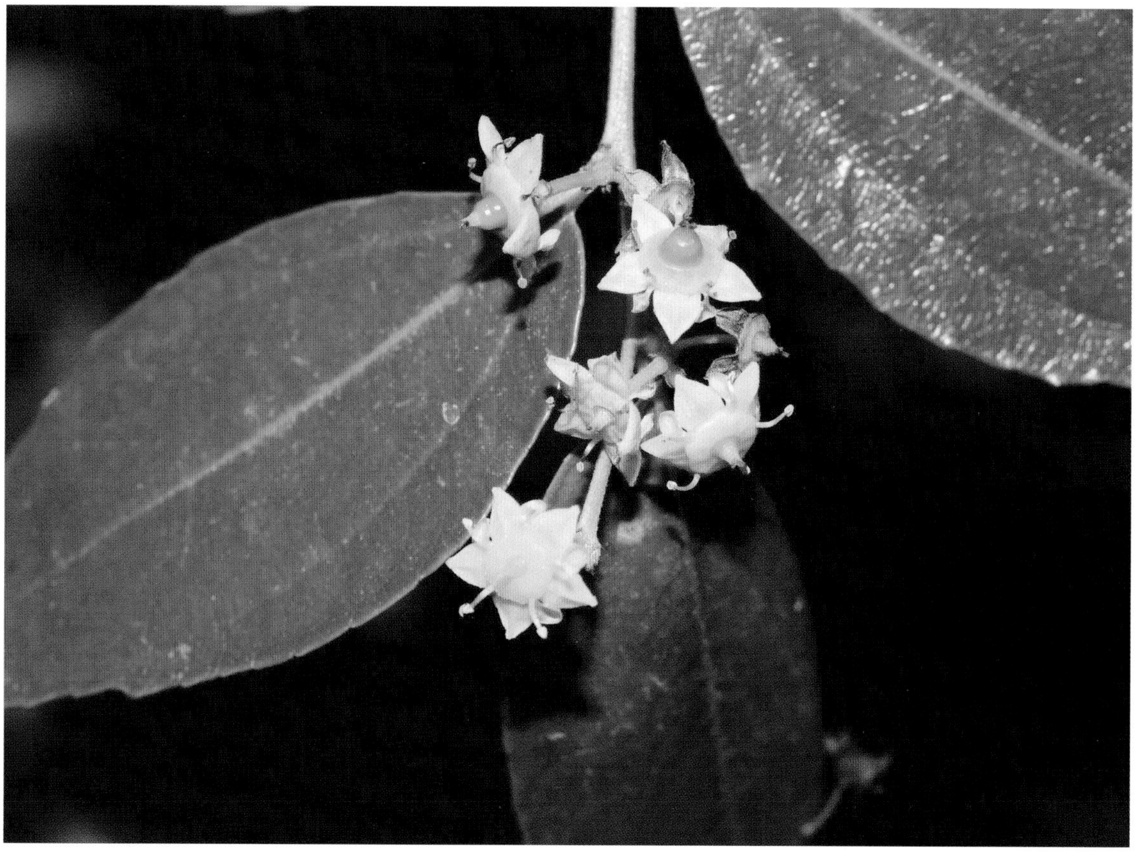

枣花

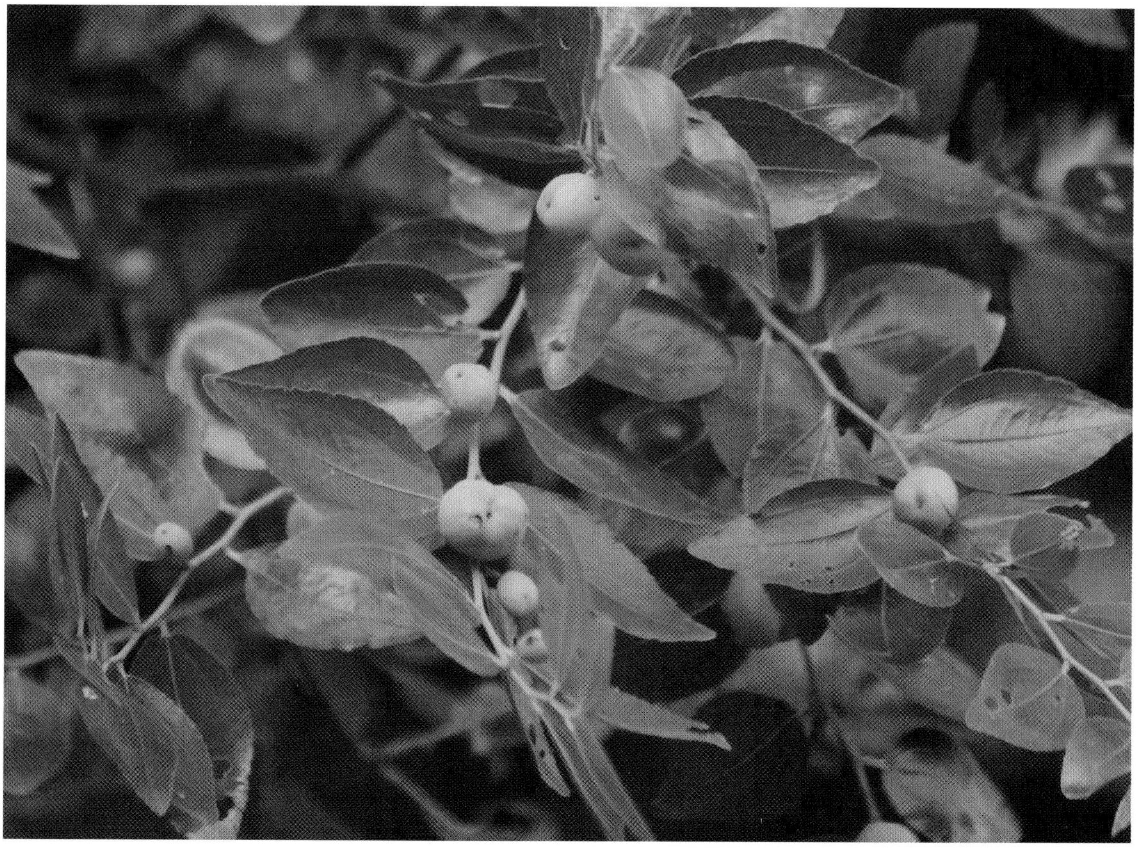

枣

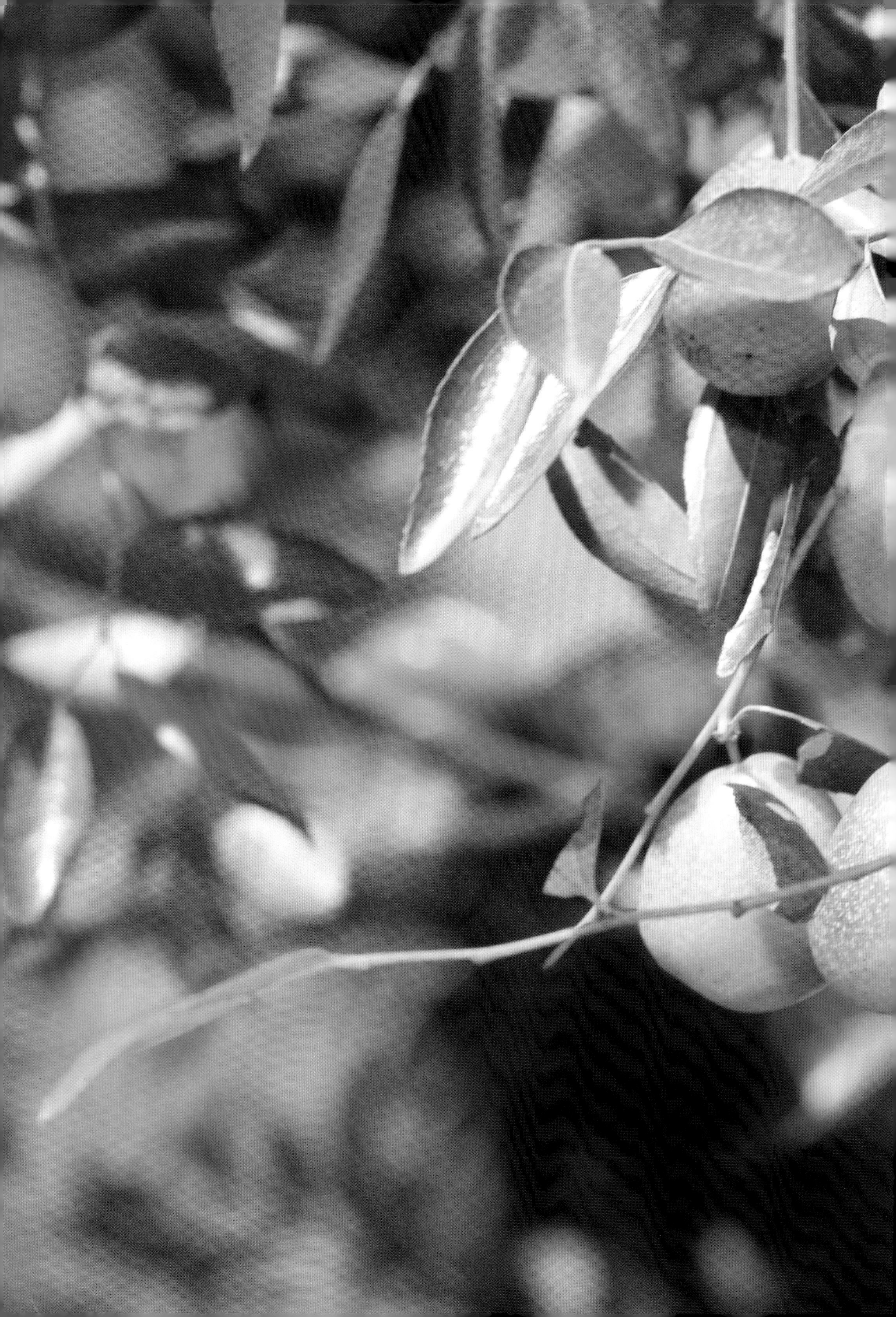

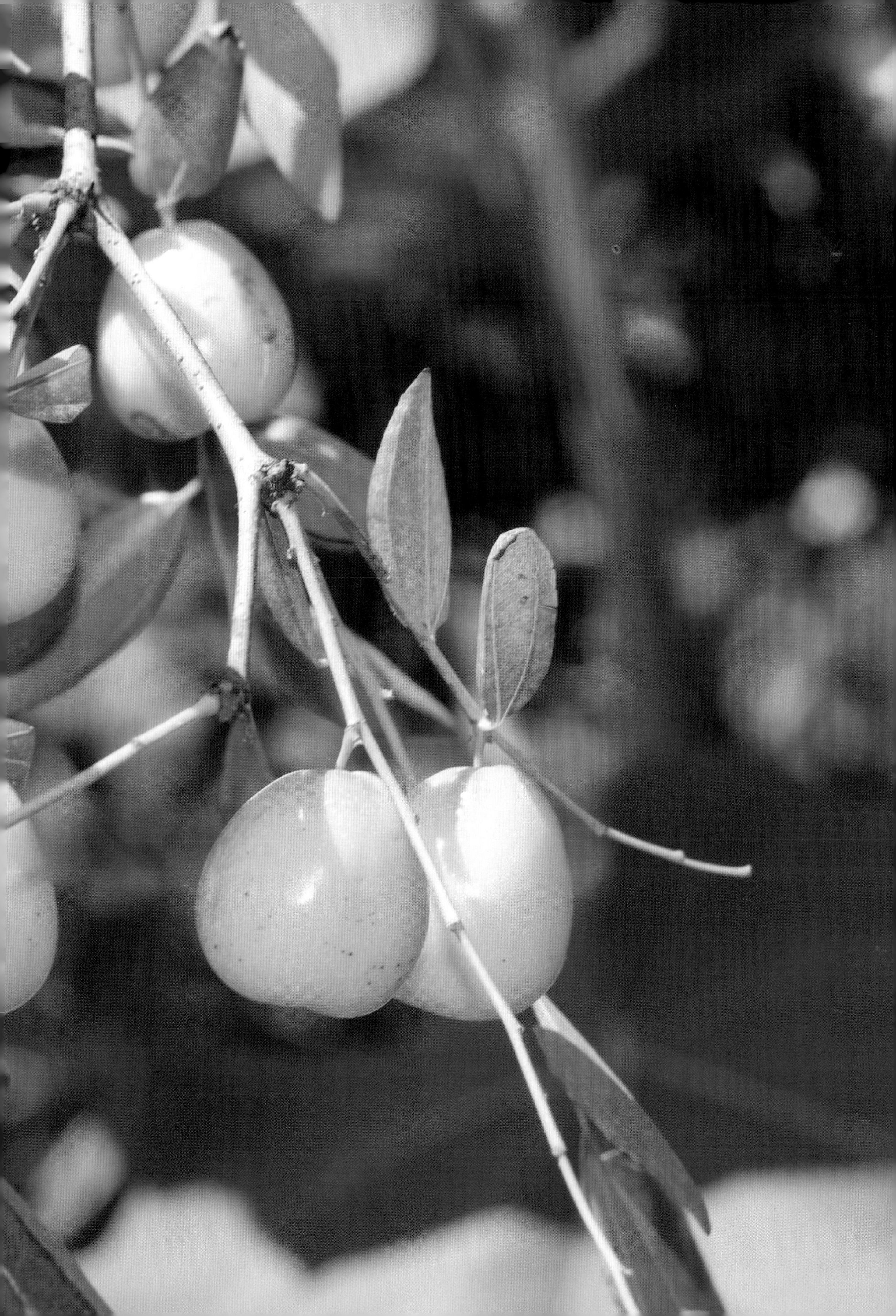

药材鉴别

本品呈不整齐的条状或不规则的碎块状，大小不等，最长 1.5 cm，果肉和果核混合，常黏结成块。果肉外皮皱缩不平，枣红色，有光泽；中层黄棕色或色稍浅，似软木状，较软，果核呈梭形，完整者长约 1.5 cm，表面棕红色，常粘有果肉。坚硬，切断面有中隔，内表面淡绿、黄白色。气微香，味甜。

功效主治

本品甘温，药食兼用，具补中益气、养血安神之功，味甘能缓，以缓和药性。

药理作用

本品增加体重和肌力，保肝。口服后，白细胞内及血浆中 cAMP 含量均明显上升，cAMP/cGMP 比值上升。这是其抗过敏作用的药理机制。大枣的热水提取物，体外试验中对 JTC-26 细胞生长的抑制率达 90% 以上，且与剂量大小有关，小剂量无效。三萜类化合物是抗肿瘤活性成分。有镇静作用。

用法用量

内服：10 ~ 30 g，煎服；或 3 ~ 12 枚，劈开，入丸去皮核、捣烂，入散服宜去核；也可生食。

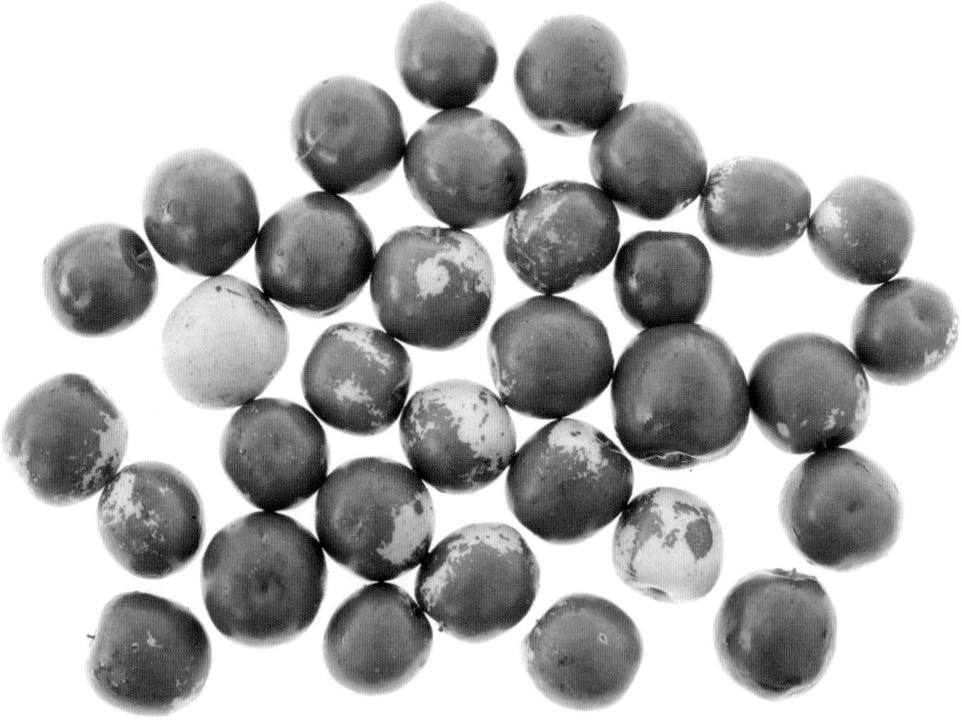

大枣药材

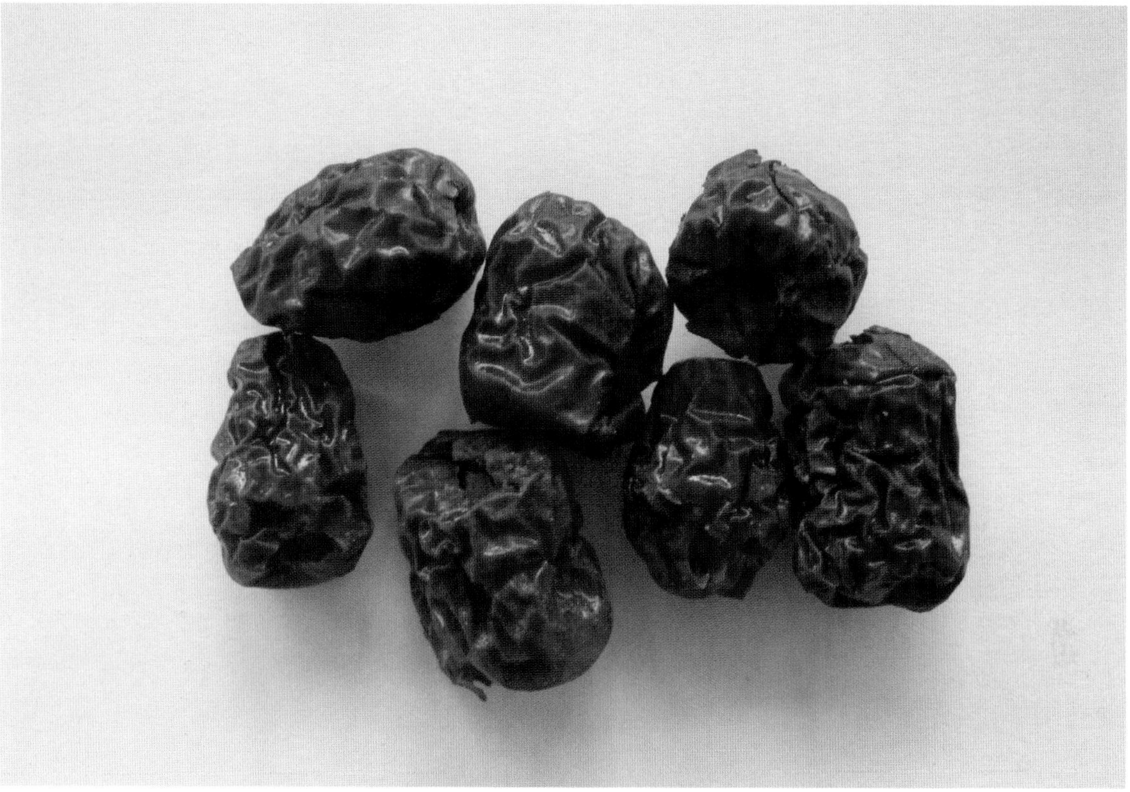

大枣药材

民族药方

1. 腹泻　大枣 10 枚，薏苡仁 20 g，干姜 3 片，山药、糯米各 30 g，红糖 15 g。共煮粥服食。

2. 贫血　大枣、绿豆各 50 g。同煮，加红糖适量服用，每日 1 次。

3. 中老年人低血压　大枣 20 枚，太子参、莲子各 10 g，山药 30 g，薏苡仁 20 g，大米 50 g。煮粥食用。

4. 病后体虚　大枣、花生各 30 g，羊肉 100 g。调料少许炖汤，喝汤食肉。

5. 自汗，盗汗　大枣、乌梅各 10 个，或加桑叶 10 g，浮小麦 15 g。水煎服。

6. 小儿过敏性紫癜　每日煮大枣 500 g，分 5 次食完。

7. 金黄色葡萄球菌肺炎　大枣、甘草、生姜各6 g，枳实、竹茹、半夏、茯苓各10 g，陈皮 12 g。水煎取药汁，每日 2 剂，分 4 次服。

8. 消化不良　大枣 10 枚，橘皮 10 g（可换干品 3 g）。先将大枣放锅内炒焦，然后与橘皮同放入杯中，加沸水冲泡 10 分钟即成。饭后代茶饮。

使用注意

味甘、助湿、生痰、蕴热，令人中满，故湿盛脘腹胀满者忌用。实热、湿热、痰热诸疾均不宜。

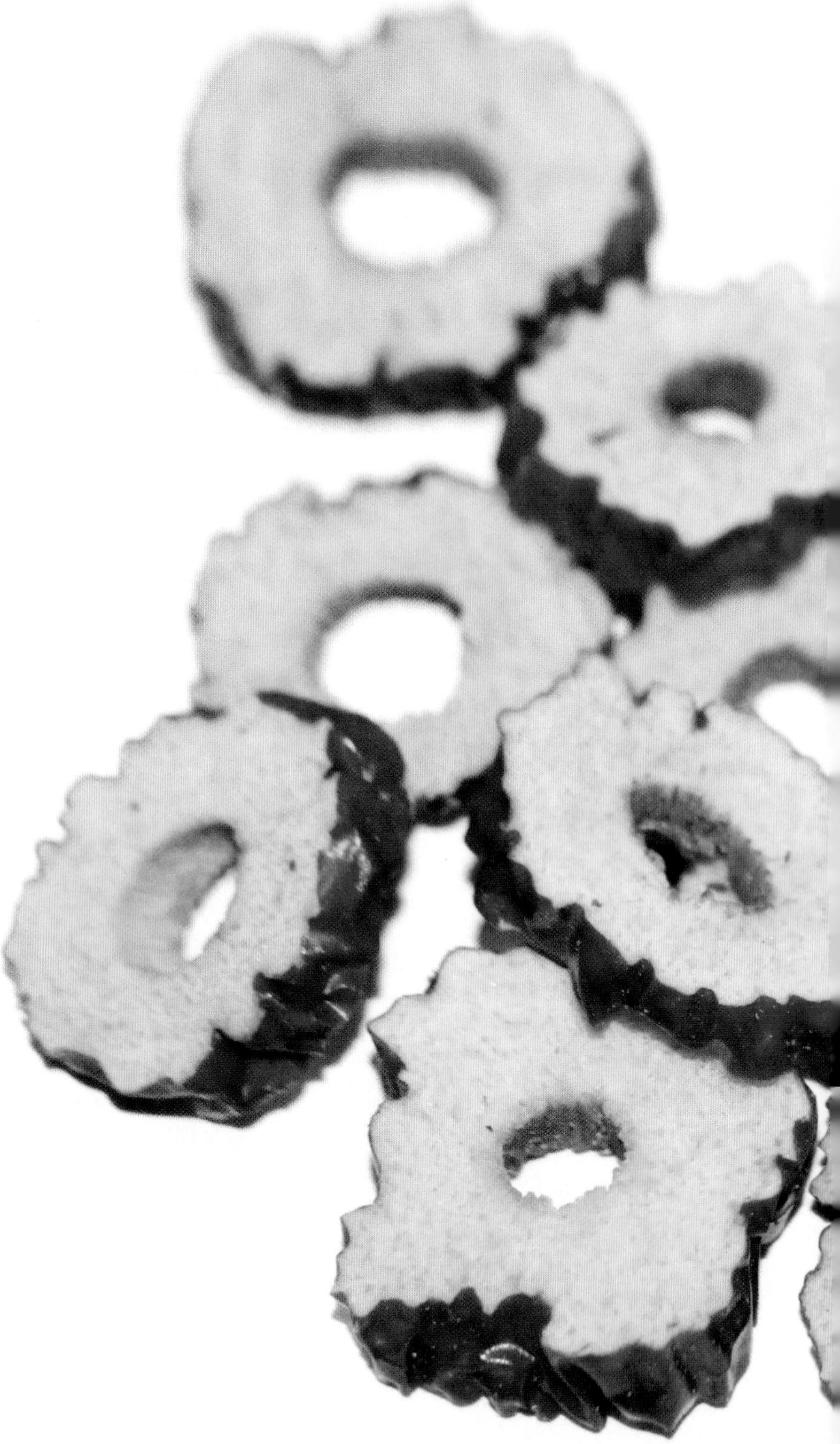

大枣

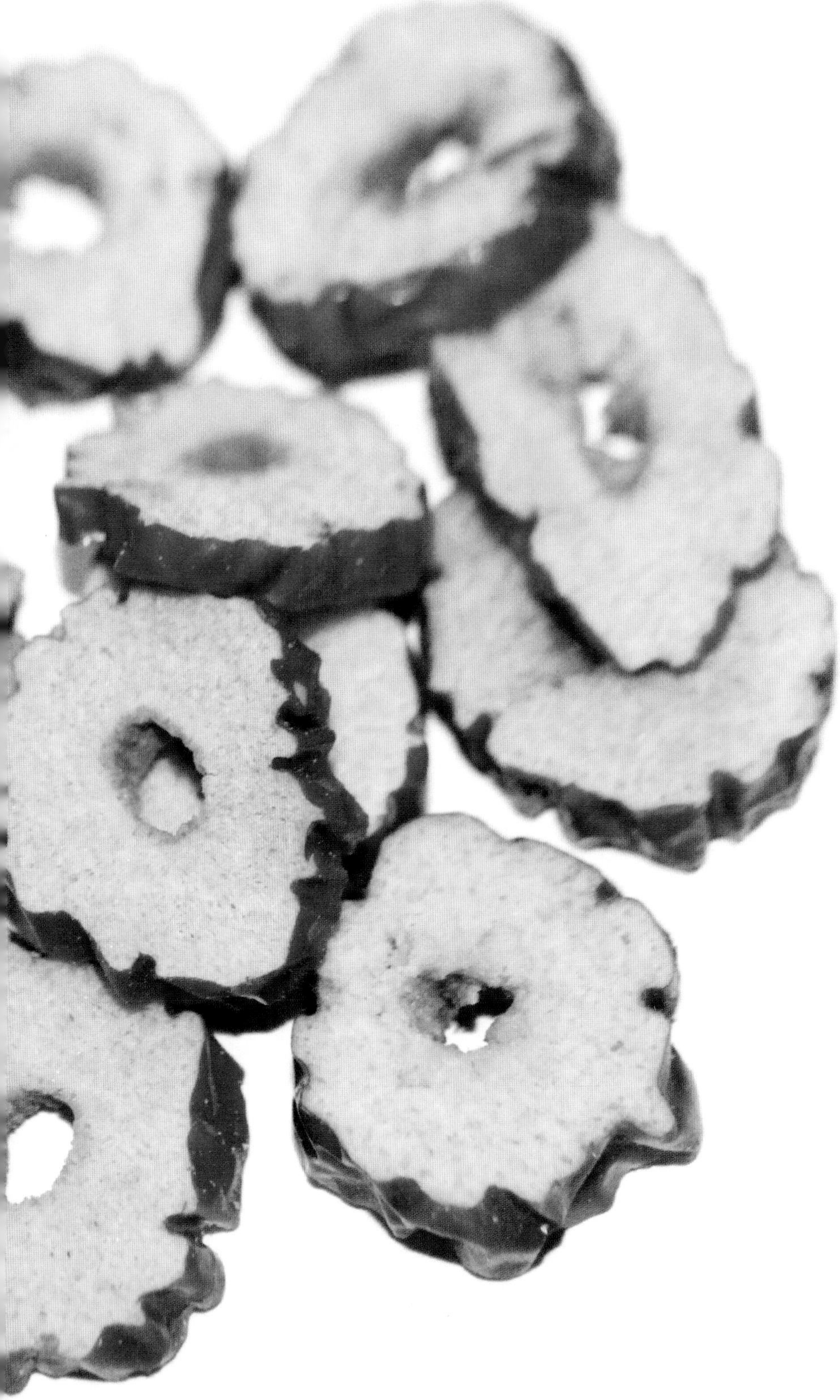

大枣饮片

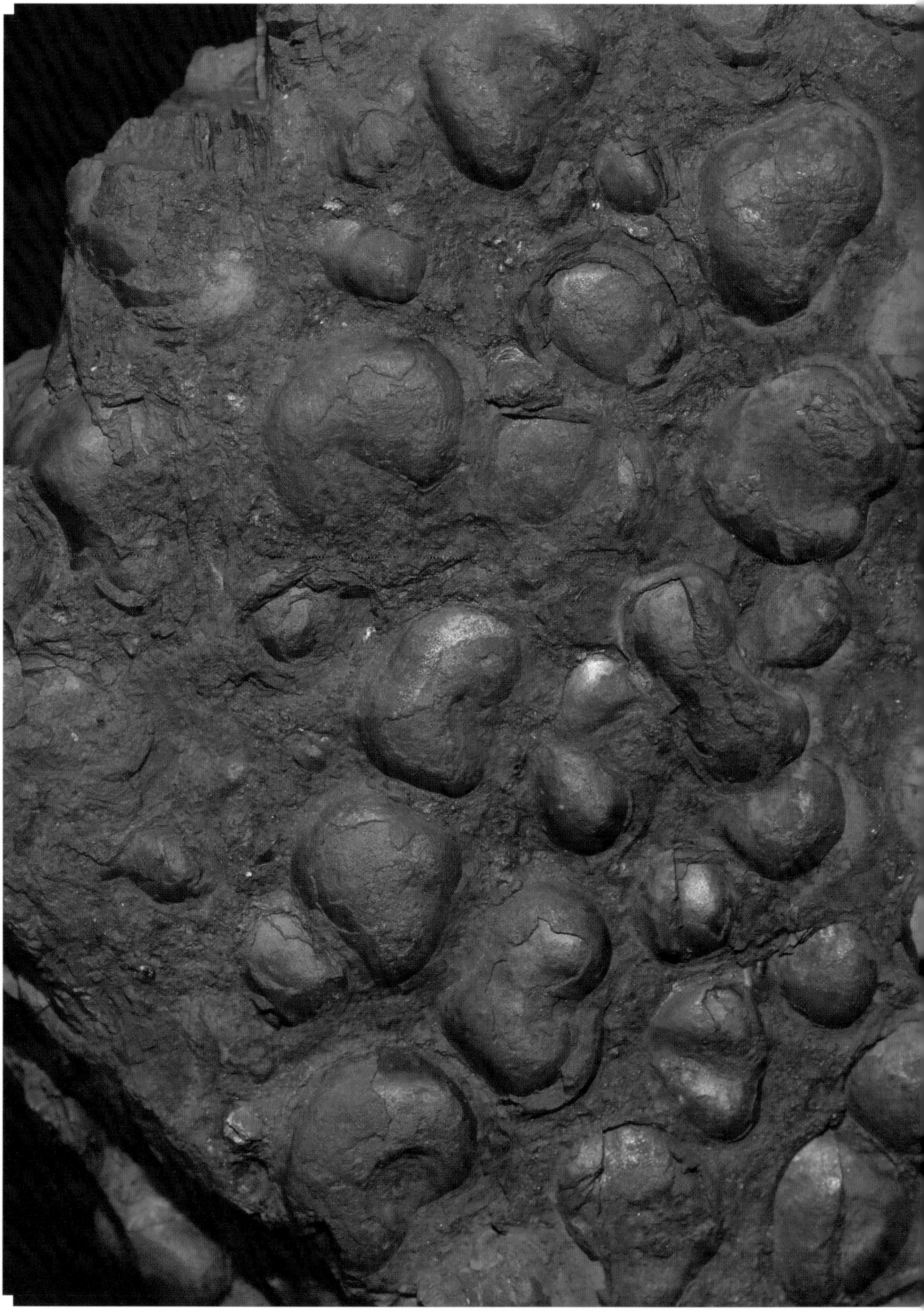

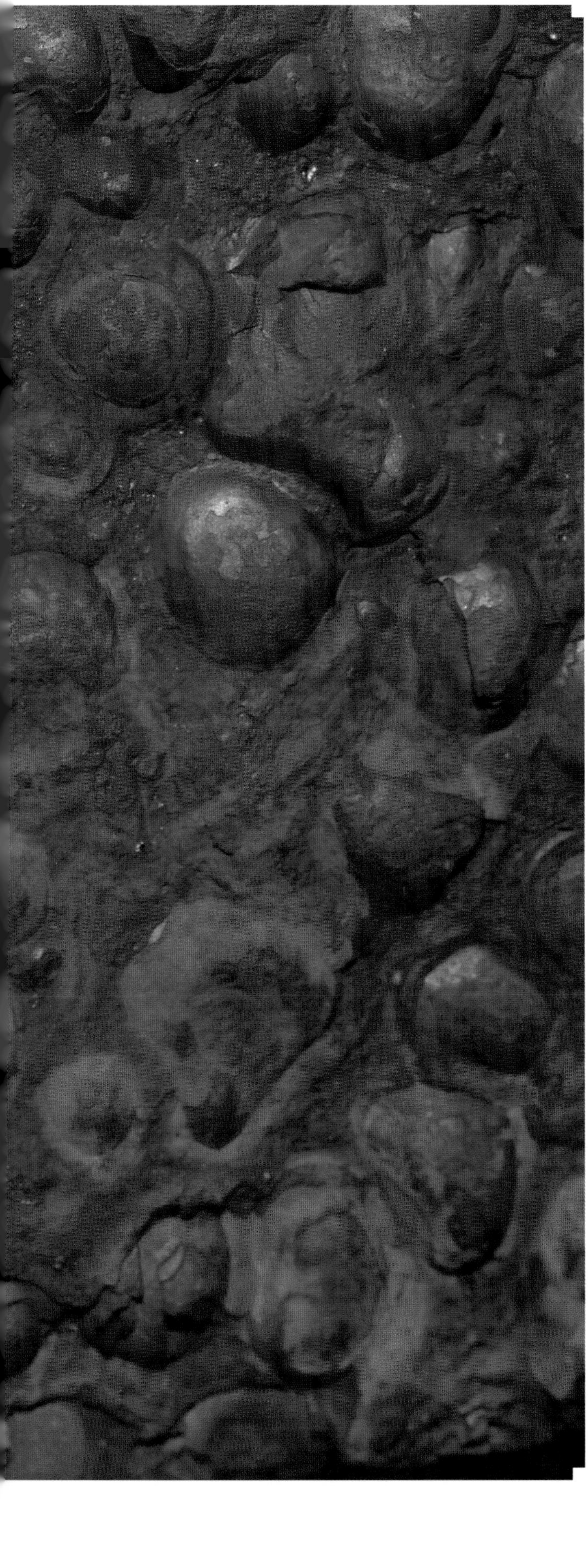

代赭石

【维药名】沙德乃吉。

【别　名】土朱、赤赭石、钉头赭石。

【来　源】本品为三方晶系氧化物类矿物赤铁矿的矿石。分布于许多种矿床和岩石中。

【性味归经】苦，寒。归肝、心经。

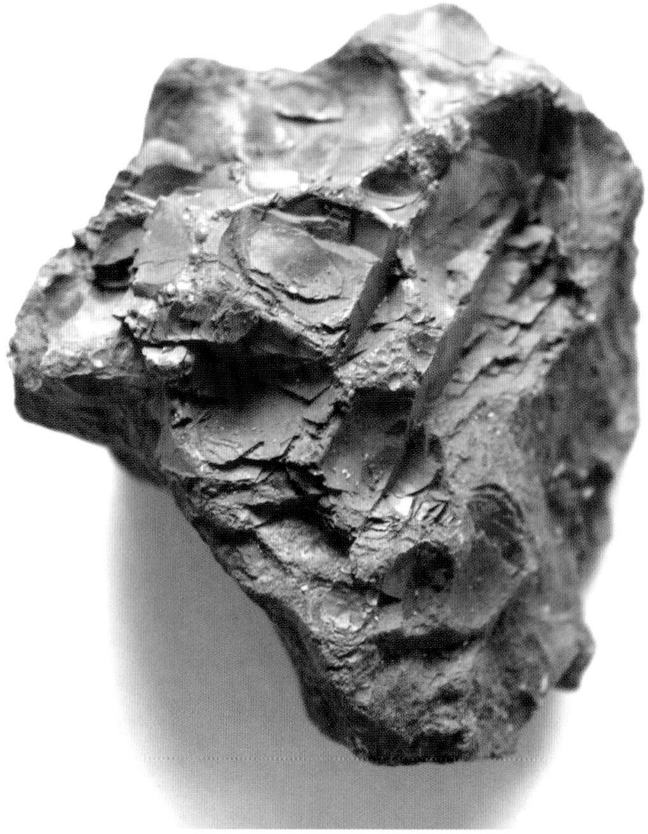

代赭石

识别特征

本品为豆状、肾状、葡萄状集合体，多呈不规则的扁平块状，大小不一。暗棕红色、灰黑色或铁青色，多具金属光泽，也有暗淡或无光泽。一面多有圆形的突起，习称“钉头”。另一面与突起相对应处有同样大小的凹窝。体重，质硬，硬度 5.5 ~ 6.0，比重 5.0 ~ 5.3，条痕樱红色或棕红色。砸碎后断面显层叠状。气微，味淡。

生境分布

出产于许多种矿床和岩石中。分布于山西、河北、河南、山东等省区。

采收加工

开采后，除去杂石泥土。

药材鉴别

本品为不规则碎粒，大小不一。暗棕红色、灰黑色或铁青色，表面附有少量红色粉末，具乳头状突起，或有同样大小的凹窝。体重，断面显层叠状。气微，味淡。

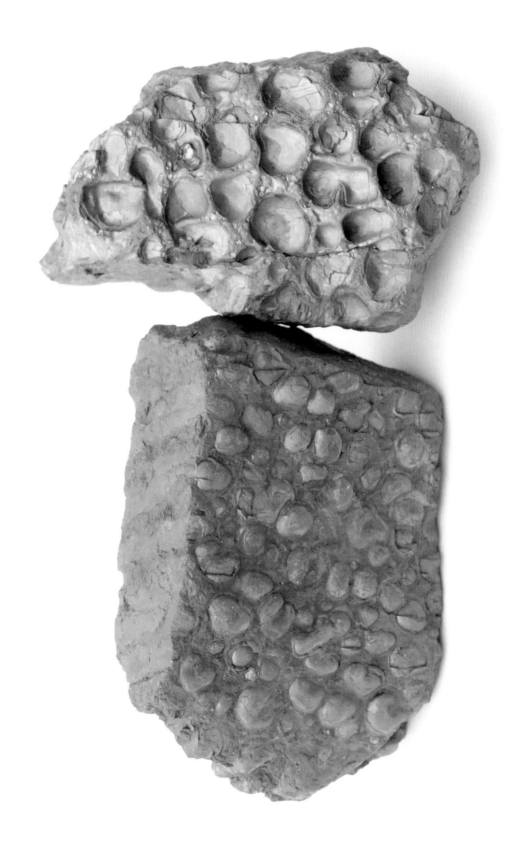

代赭石

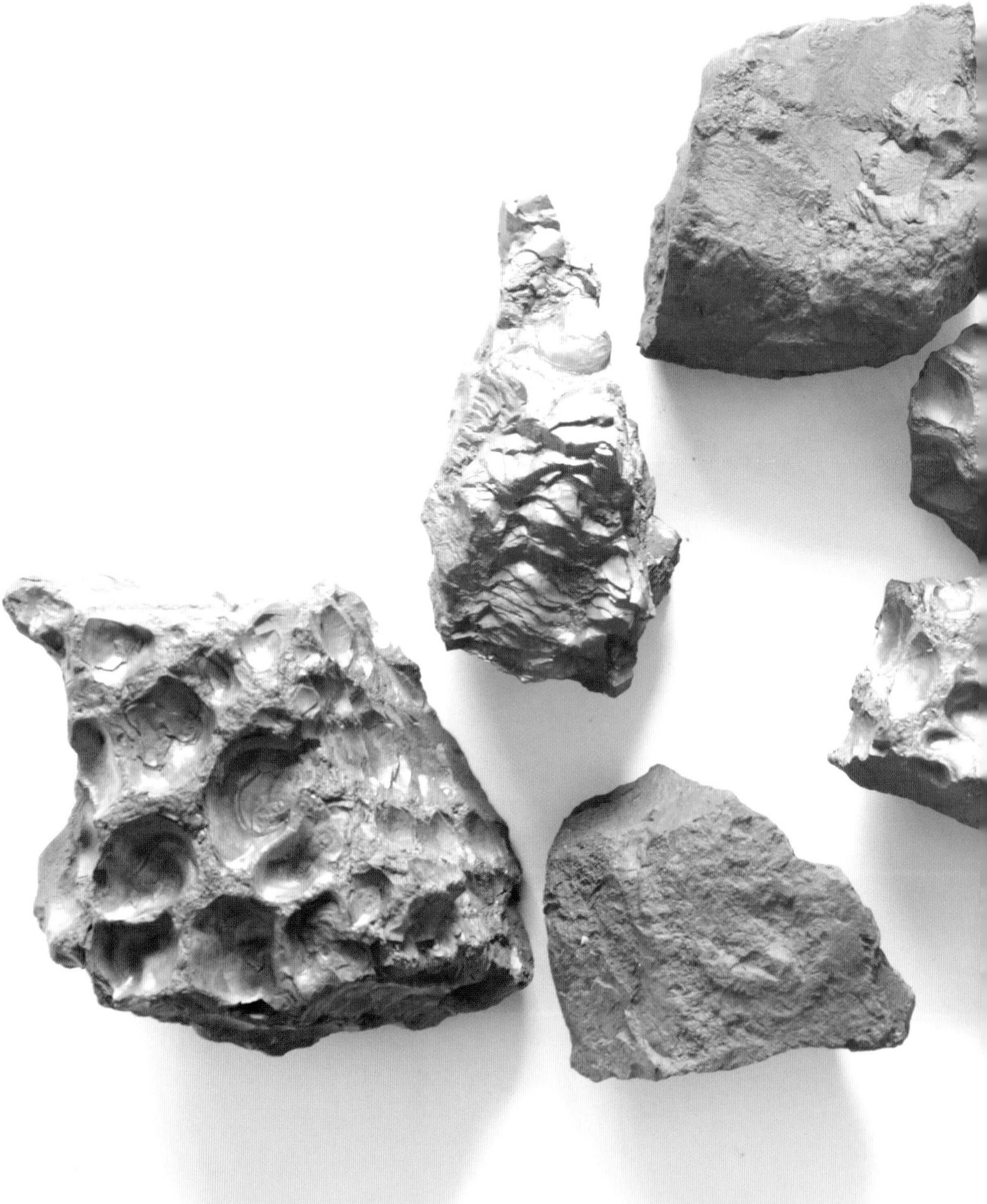

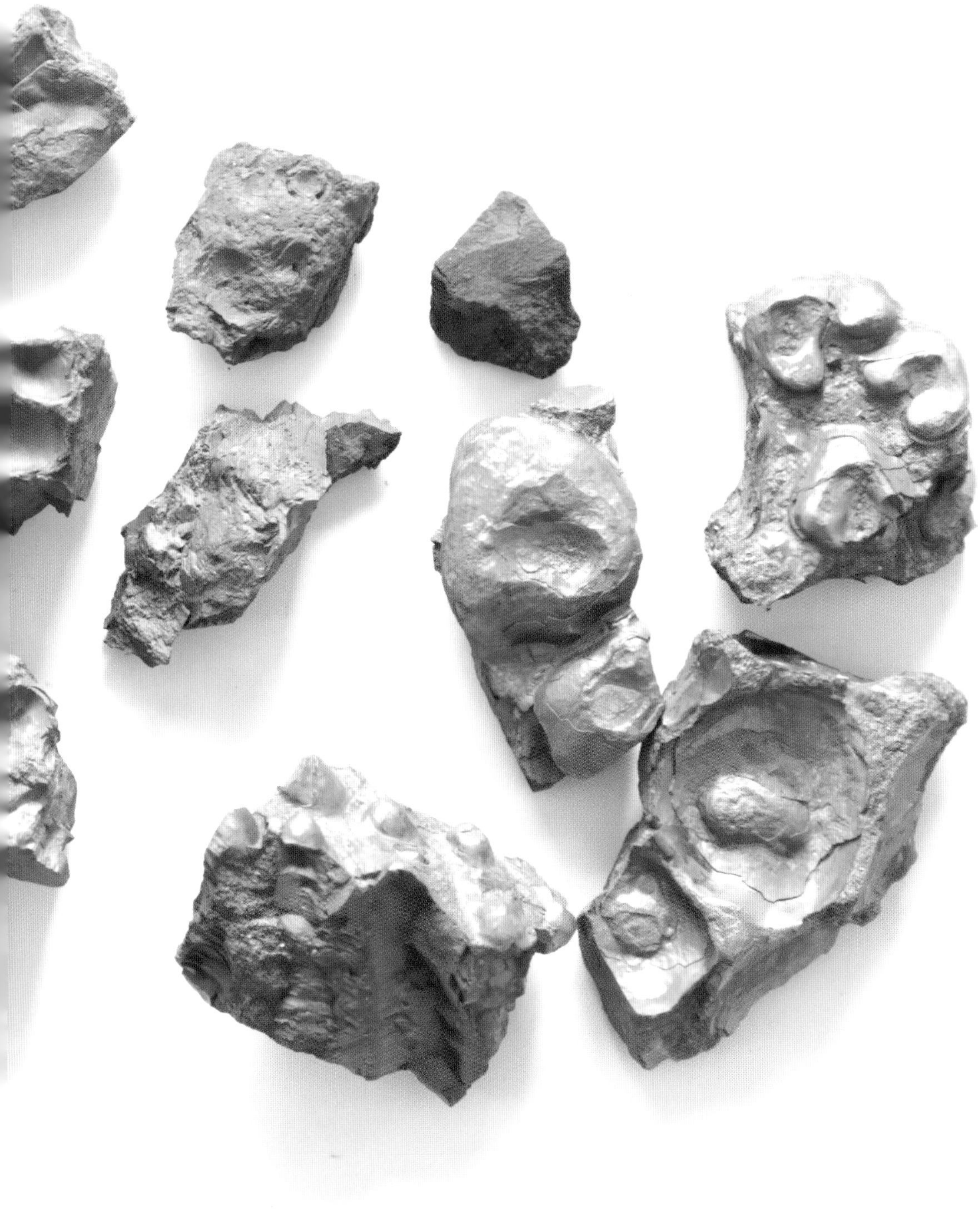

代赭石药材

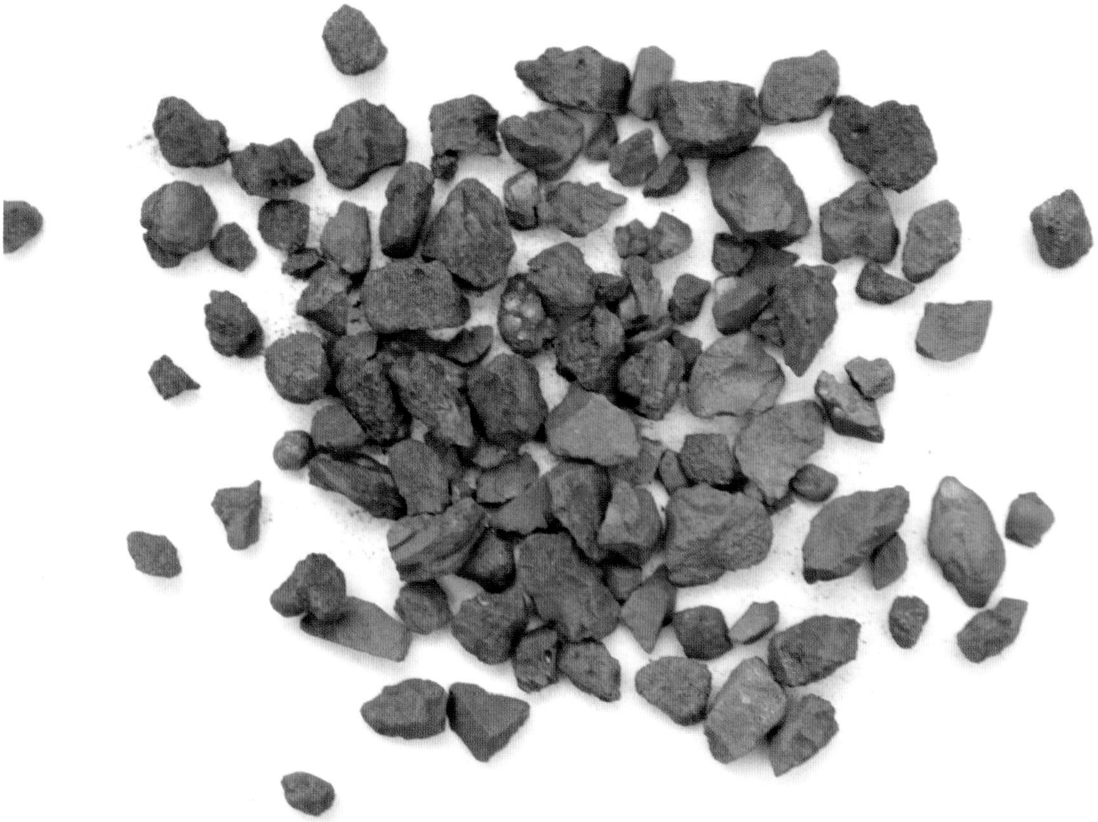

代赭石药材

功效主治

本品苦寒质重，清降镇潜，入心、肝走血分，故有平肝潜阳、重镇降逆、凉血止血之功。

药理作用

本品所含铁质能促进红细胞及血红蛋白的新生；对肠管有兴奋作用，使肠管蠕动亢进；对中枢神经有镇静作用；对离体蛙心有抑制作用。

用法用量

内服：煎服，10 ~ 30 g，宜打碎先煎。入丸、散，每次 1 ~ 3 g。生用降逆平肝，煅用止血。

民族药方

1．癫痫 代赭石、赤石脂各 50 g，巴豆霜 5 g，杏仁 20 g。共研为细末，蜜丸如小豆粒大小，成人每服 3 粒，每日 3 次，饭后服。如无不良反应可增至 5 粒。

2．食管癌 代赭石（先煎）15 g，姜半夏、陈皮、佛手、薤白头各 10 g，旋覆花 12 g，半枝莲、半边莲、藤梨根各 30 g，鲜竹沥 1 支，韭菜汁、生姜汁、蜜汁、梨汁各 1 匙。水煎取药汁，每日 1 剂，分 2 次服，30 剂为 1 个疗程。

3．泛发性神经性皮炎 代赭石、生地黄、磁石、生龙牡、熟地黄各 15 g，当归、白芍、何首乌各 9 g，紫贝齿、珍珠母各 30 g。水煎取药汁，口服，每日 1 剂。

4．跖疣 代赭石、灵磁石、生牡蛎各 30 g，当归、黄柏各 6 g，赤芍 10 g。水煎取药汁，分 2 次服，每日 1 剂，10 日为 1 个疗程。

使用注意

孕妇慎用。因含微量砷，故不宜长期服用。

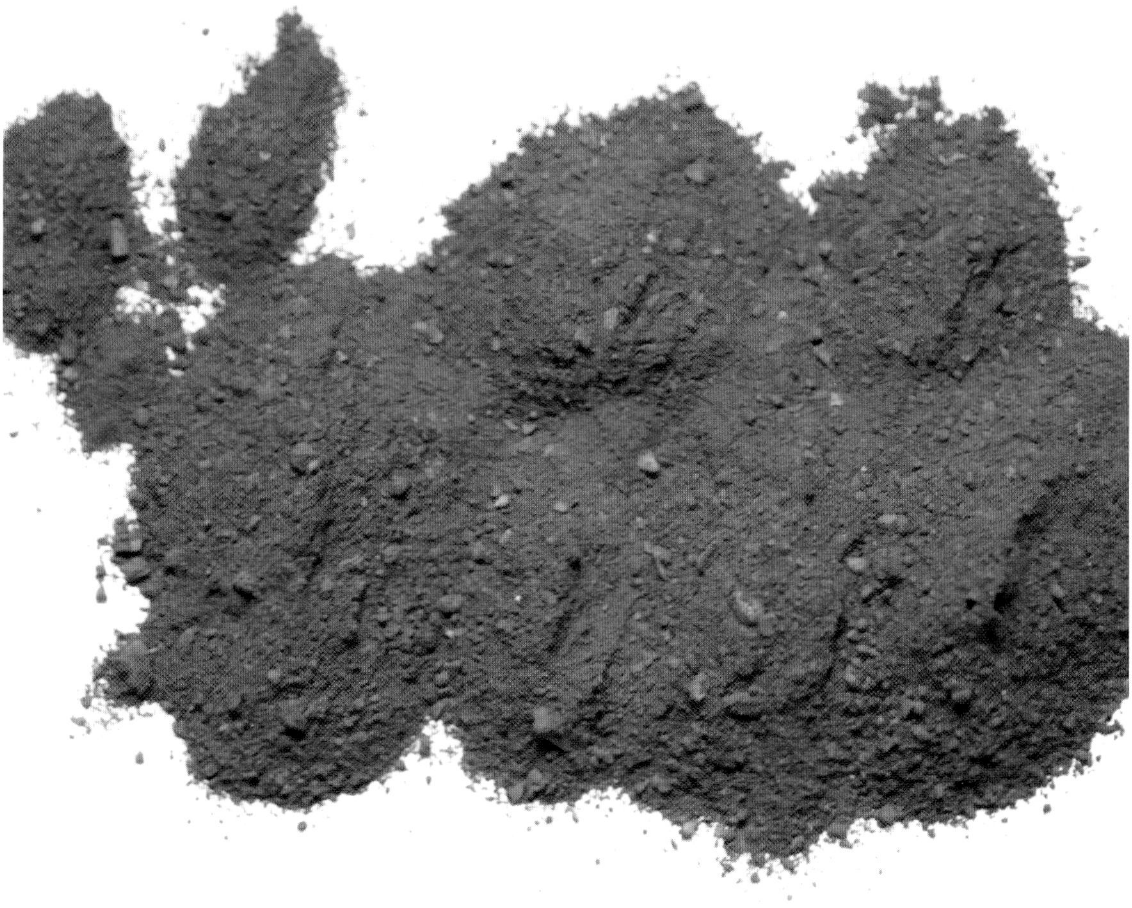

代赭石饮片

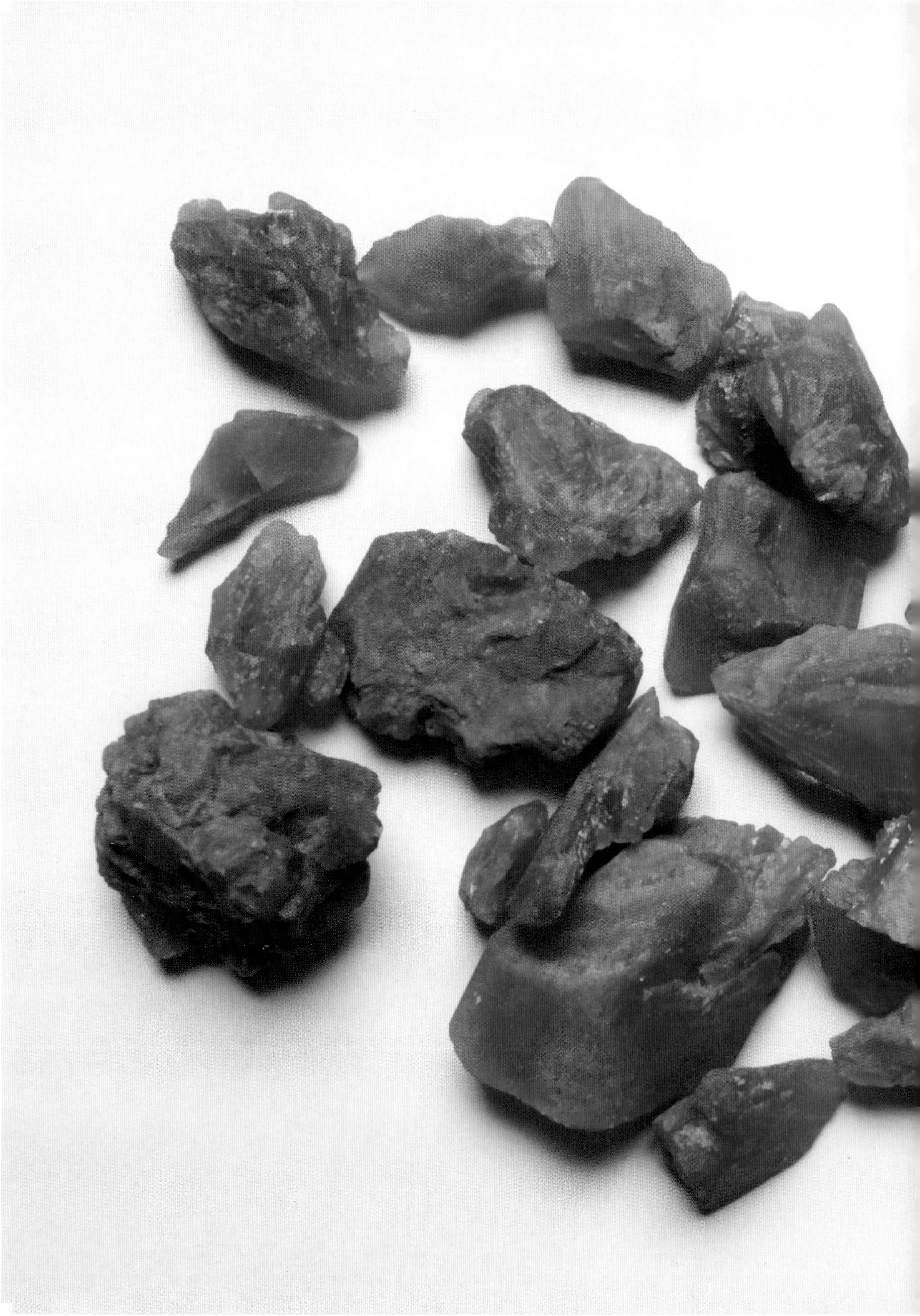

胆矾

【维药名】库克塔西。

【别　名】石胆、蓝矾、鸭嘴绿胆矾。

【来　源】本品为硫酸盐类矿物胆矾 *Chalcanthitum* 的晶体，或为人工制成的含水硫酸铜。

【性味归经】辛、酸，寒；有毒。归肝、胆经。

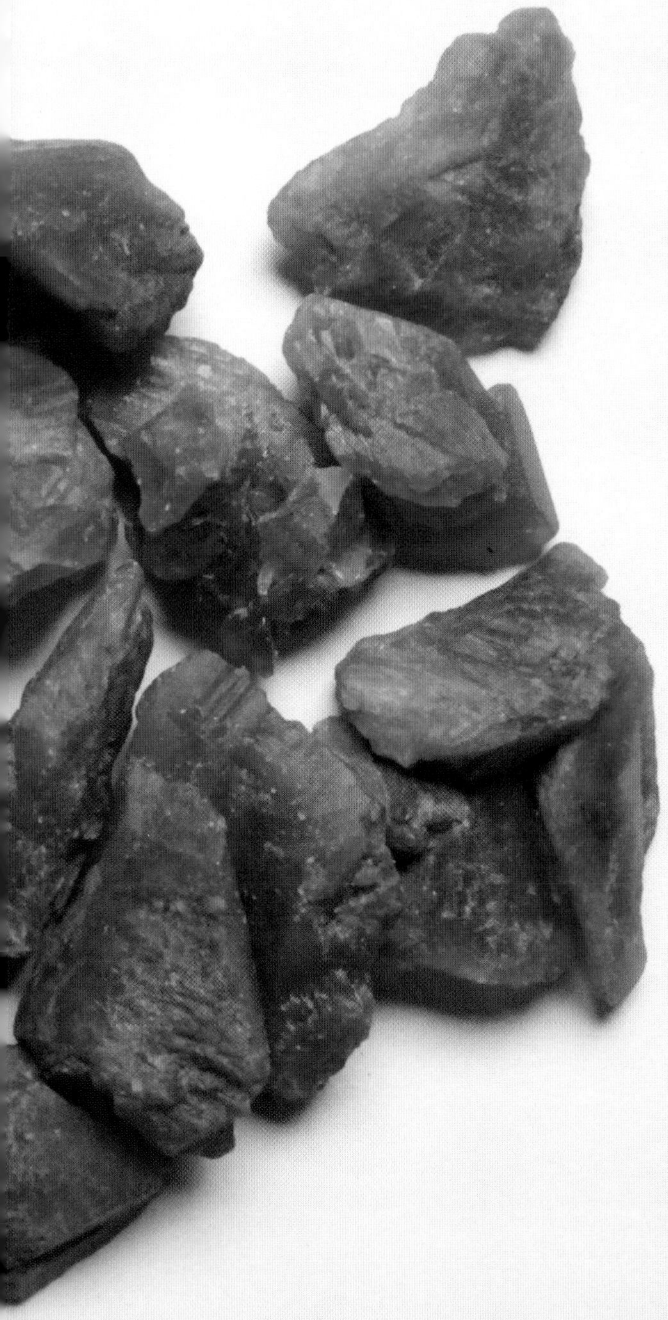

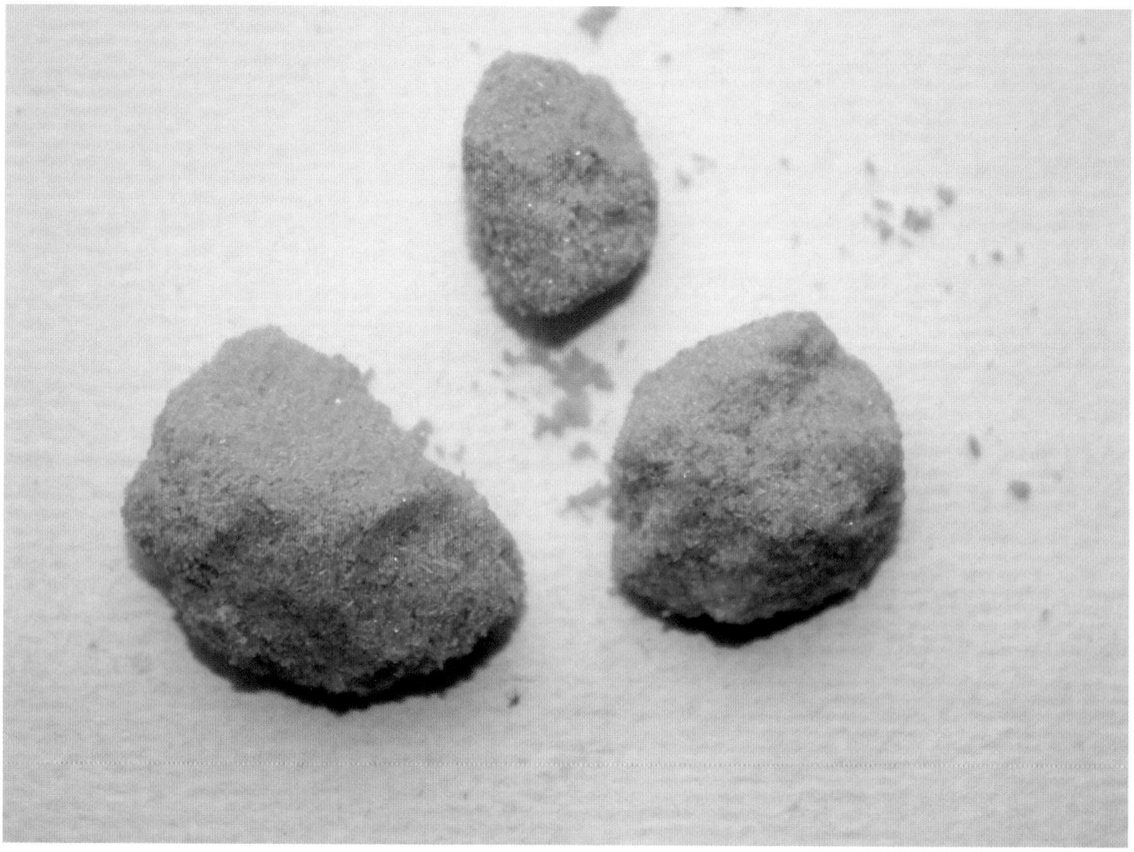

胆矾

识别特征

本品呈不规则粒块状结晶集合体，单体可呈板状或短柱状，大小不一。深蓝色或淡蓝色，或微带绿色。在空气中失水后可呈白色粉末状，附于表面。晶体具玻璃样光泽，透明至半透明。质脆、易碎，硬度 2.5，比重 2.1 ~ 2.3，条痕无色或带浅蓝，断口贝壳状，碎块呈棱柱状。用舌舔之，先涩而后甜。

生境分布

分布于云南、山西，江西、广东、陕西、甘肃等省区也产。

采收加工

可于铜矿中挖得，选择蓝色透明的结晶，即得。人工制造者，可用硫酸作用于铜片或氧化铜而制得。

药材鉴别

本品为不规则的结晶块状，大小不一。表面蓝色或淡蓝色，常附有白色粉霜，半透明，质脆，易碎，断面蓝色，具较强光泽。气无，味涩。

功效主治

涌吐痰涎，解毒收湿，祛腐蚀疮。本品辛散、酸涩，寒以清热、涌吐之功甚捷，内服涌吐风痰，外用燥湿解毒。

药理作用

本品能刺激胃黏膜，引起呕吐中枢兴奋而催吐。

用法用量

内服：0.1 ~ 0.3 g，温汤化服。外用：适量，研细末撒布或调敷，或水溶外洗。

民族药方

1．风痰癫痫 胆矾适量。研细末，温醋调下，服后吐出痰涎即可。

2．误食毒物 胆矾适量。用胆矾催吐，以排出胃中毒物。

3．鹅掌风 胆矾、大黄、青盐、轻粉、儿茶、铜绿、雄黄、枯矾、皂矾各 1.2 g，杏仁 3 个，麝香 0.3 g，冰片 0.15 g。共研为细末，然后以苏合油调匀，即成。以药油搽患处，然后用火烘之，以助药性渗透皮肤。

4．小儿支气管炎 生胆矾 30 g，米醋适量。生胆矾研末，用米醋调成糊状，备用，贴于足心。

使用注意

体虚者忌服。

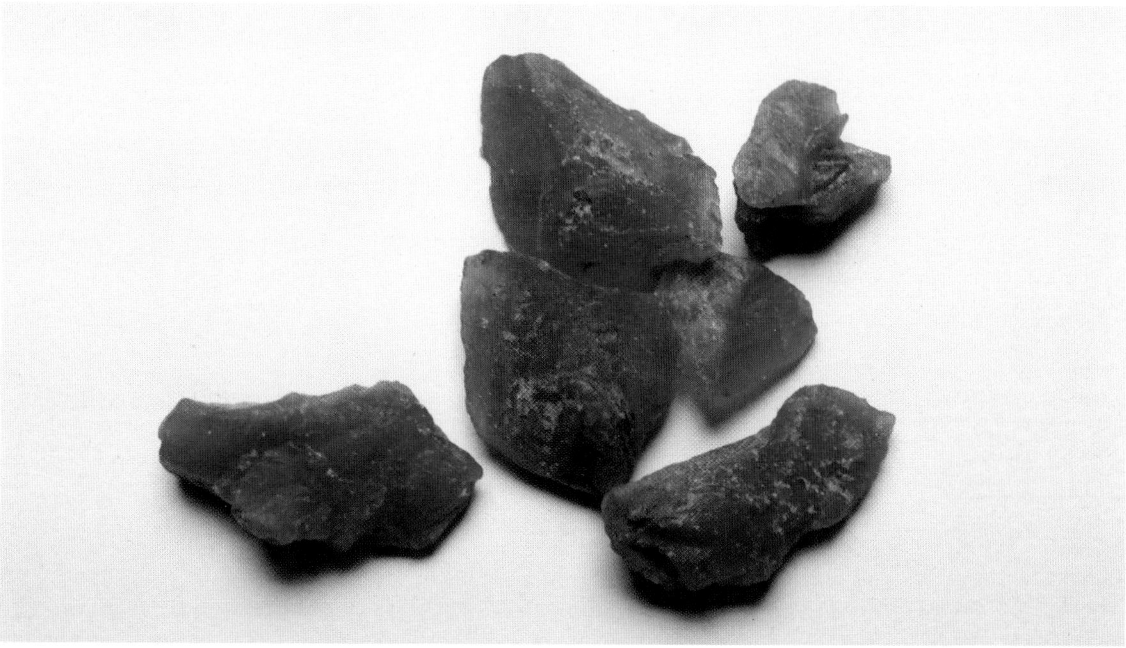

胆矾药材

图书在版编目（CIP）数据

中国民族药用植物图典. 维吾尔族卷 / 肖培根，诸国本总主编. — 长沙 : 湖南科学技术出版社，2023.7

ISBN 978-7-5710-2304-1

Ⅰ. ①中… Ⅱ. ①肖… ②诸… Ⅲ. ①民族地区－药用植物－中国－图集②维吾尔族－中草药－图集 Ⅳ. ①R282.71-64

中国国家版本馆CIP数据核字(2023)第123976号

“十四五”时期国家重点出版物出版专项规划项目

ZHONGGUO MINZU YAOYONG ZHIWU TUDIAN WEIWU'ERZUJUAN DI-YI CE

中国民族药用植物图典 维吾尔族卷 第一册

总 主 编：肖培根 诸国本

主 编：玛依拉・买买提明 谢 宇 李海霞

出 版 人：潘晓山

责任编辑：李 忠 杨 颖

出版发行：湖南科学技术出版社

社 址：长沙市芙蓉中路一段416号泊富国际金融中心

网 址：http://www.hnstp.com

湖南科学技术出版社天猫旗舰店网址：

http://hnkjcbs.tmall.com

邮购联系：0731-84375808

印 刷：湖南凌宇纸品有限公司

（印装质量问题请直接与本厂联系）

厂 址：长沙县黄花镇黄垅新村工业园财富大道16号

邮 编：410137

版 次：2023年7月第1版

印 次：2023年7月第1次印刷

开 本：889mm×1194mm 1/16

印 张：23.25

字 数：354千字

书 号：ISBN 978-7-5710-2304-1

定 价：1280.00元(共四册)